Einführung in die
Praktische Pharmazie
für Apothekerpraktikanten

Von

Dr. Johannes Arends

Apotheker

Wanne-Eickel

Mit 167 Abbildungen

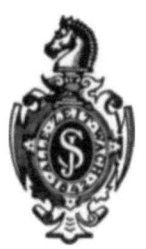

Springer-Verlag
Berlin / Göttingen / Heidelberg
1957

ISBN 978-3-642-49525-0   ISBN 978-3-642-49816-9 (eBook)
DOI 10.1007/978-3-642-49816-9

© by Springer-Verlag OHG, Berlin/Göttingen/Heidelberg 1957
Softcover reprint of the hardcover 1st edition 1957

Inhaltsverzeichnis

Seite

1. Vorwort und Einleitung 1

2. Pharmazeutische Tätigkeiten, Theoretisches 4
   Wägen 4
   Zerkleinern und Sieben 9
   Trocknen 15
   Granulieren 18
   Filtrieren und Kolieren............................... 19
   Abfüllen von Flüssigkeiten 26
   Destillieren, Abdampfen, Eindicken 28
   Sublimieren 36
   Kristallisieren 36
   Das Fällen (Präzipitieren) 37
   Konservierung, Sterilisation, Desinfektion und Asepsis...... 40
   Stabilisieren 45
   Diffusion, Osmose, Dialyse 47

3. Pharmazeutische Zubereitungen 48
   Lösungen 48
   Elixiere 54
   Saturationen, Sättigungen 55
   Aerosole 56
   Essige 57
   Honige, Sauerhonige 58
   Säfte 60
   Sirupe 63
   Medizinische Weine 66
   Aufgüsse, Abkochungen, Kaltmazerate 69
   Schleime 78
   Schüttelmixturen 81
   Mazeration, Dimazeration, Digestion 82
   Arzneiliche Öle 83
   Gallerten, Hautfirnisse 88
   Tinkturen 90
   Pulver 99
   Puder 104
   Pillen 105
   Plfaster.. 115
   Emulsionen 123
   Vasolimente 131
   Linimente 132
   Seifen 134

                                                                      Seite
    Extrakte..   138
    Salben, Pasten, Zerate   152
    Balsame   170
    Stuhlzäpfchen, Vaginalkugeln   171
    Arzneistäbchen (Bacilli)   188
    Ampullen   190
    Injektionslösungen   198
    Pastillen, Plätzchen, Tabletten   199
    Arzneiliche Watten und Mulle..........................   209
    Homöopathie   210

4. Die Stada..   217

5. Arzneimitteluntersuchung   219
    Dichtebestimmung   219
    Bestimmung des Schmelz- und Erstarrungspunktes   221
    Bestimmung des Siedepunktes...........................   226
    Bestimmung des Alkoholgehaltes und Nachweis von Methyl-
    alkohol und Azeton   227
    Gehaltsbestimmung des ätherischen Öls in Drogen   229
    Viskositätsbestimmung   233
    Alkaloidbestimmungen   235
    Maßanalyse   237
    Chromatographische Adsorptionsanalyse   240
    Kapillaranalyse   244
    Refraktometrie   246

Schrifttum   249

Sachverzeichnis   253

1. Vorwort und Einleitung

Zum Verständnis der praktischen Pharmazie im allgemeinen und der Angewandten Pharmazie, der sogenannten Galenik, im besonderen dient dem zukünftigen Apotheker in seiner Praktikanten- und Studienzeit die Ausbildung in den Hilfswissenschaften Botanik, Pharmakognosie, Chemie und Physik. Von ihnen werden in diesem Buch nur die Schulkenntnisse vorausgesetzt. Um ein gutes Verständnis für die bei den pharmazeutischen Arbeiten in Frage kommenden Vorgänge zu vermitteln, mußten also die für den Berufsanfänger notwendigen, weitergehenden Erläuterungen eingeflochten werden. Für das chemisch-physikalische Verstehen besonders wichtige Begriffe, wie z. B. Osmose und Dialyse, wurden unter Berücksichtigung der pharmazeutischen Praxis in besonderen Kapiteln behandelt.

Auch einige in der Apotheke häufig wiederkehrende Arbeiten, wie Filtrieren, Zerkleinern, Trocknen, werden gesondert besprochen, im übrigen aber findet man die pharmazeutischen Tätigkeiten bei den einzelnen Arzneiformen abgehandelt, das Mischen also bei Pulvern, Salben, Lösungen, das Abpressen bei Tinkturen usw. Allgemeine Anweisungen, die erfahrungsgemäß wenig beachtet werden, sind auf das Notwendigste beschränkt worden; nach Möglichkeit wurde immer die Praxis zur Erläuterung herangezogen.

Rein theoretische Erörterungen wurden nur insoweit angestellt, als sie für das Verständnis des betreffenden Arbeitsvorganges (und auch zur Vermeidung des Mißlingens eines chemischen Präparats) notwendig erschienen. So wird z. B. bei „Maßanalyse" nur das Grundsätzliche besprochen; was dagegen unter Acidimetrie, Jodometrie usw. zu verstehen ist, wird der Praktikant in seinem Lehrbuch der pharmazeutischen Chemie nachlesen müssen. Von weiteren Untersuchungsmethoden wurden nebst einigen neueren, die heute neben den Arzneibuchmethoden allgemein in Gebrauch sind (Refraktometrie, Viskosimetrie usw.), hauptsächlich solche behandelt, die für die Praktikantenausbildung in Frage kommen und einer Erläuterung im Hinblick auf die praktische Ausführung *oder den chemischen Vorgang* bedürfen. Nicht jeder einzelne Handgriff — etwa beim Titrieren — wurde so ausführlich beschrieben wie in manchen Lehrbüchern aus früheren Jahren, von dem Gedanken ausgehend, daß die Unterweisung durch den erfahrenen älteren Fachgenossen in keinem Fall zu entbehren ist und daß wir es bei unseren Praktikanten mit auf der Schule meist gut vorgebildeten jungen Leuten zu tun haben, deren Geschicklichkeit und Einfühlungsvermögen man schon einiges zutrauen darf.

In einem Buch, das die Grundzüge der praktischen Pharmazie behandelt, müssen neben altem Erfahrungsgut auch die wichtigsten Ergebnisse neuerer Arbeiten zu finden sein. Daher schien es dem Verfasser, der 15 Praktikanten persönlich ausgebildet hat, notwendig, neben den überlieferten Grundlagen der Apotheker„kunst" das Wichtigste und in der Praxis Bewährte aus der Fachliteratur der letzten Jahrzehnte in diesem neuen Leitfaden zu verarbeiten, um so mehr, als die Galenik seit etwa 25 Jahren zu einer selbständigen Disziplin, der eigentlichen Arzneiwissenschaft, geworden ist, der sich bekannte Apotheker und Hochschullehrer (AWE, BÜCHI, CZETSCH-LINDENWALD, GSTIRNER, KERN, MÜNZEL, NEUWALD, O.-E. SCHULTZ, WOJAHN u. a.) gewidmet haben. Die Werke dieser und anderer Autoren kann der Apotheker und besonders der Apothekerpraktikant nicht alle durcharbeiten; ein für jeden Praktiker und auch für den jungen zukünftigen Kollegen verständlicher Auszug, der nicht nur die einfachsten Grundlagen umfaßt, scheint bisher zu fehlen. Deshalb dürfte auch der Student der Pharmazie und vielleicht auch mancher ältere Fachgenosse aus dieser Zusammenstellung Nutzen ziehen können. Vollständigkeit kann in einem hauptsächlich den Praktikanten gewidmeten Buch nicht beabsichtigt sein; der Verfasser wird es aber stets begrüßen, wenn er von Lehrapothekern und anderen erfahrenen Praktikern auf Fehlendes aufmerksam gemacht wird.

KERN wirft die Frage auf, ob der Apotheker nur für die Apotheke ausgebildet werden soll oder ob er ganz allgemein das Rüstzeug eines Arzneiwissenschaftlers erwerben soll. Es scheint kaum zweifelhaft, daß der junge Apotheker unserer Tage die letztgenannte Formulierung als maßgeblich empfinden wird, und so ergibt sich die Forderung, schon den Praktikanten umfassender auszubilden als früher. Aus diesem Grunde werden in dem vorliegenden Buche nicht nur die dringendsten Fragen der Apothekenpraxis, wie sie etwa das Deutsche Arzneibuch stellt, sondern auch Herstellungs- und Untersuchungsmethoden behandelt, die über den Rahmen der Apotheke bzw. der Praktikantenausbildung hinausgehen und den jungen Kollegen auch nach dem Studium zu weiterem Eindringen anregen können. Das Buch will insofern kritisch gelesen sein; der Praktikant wird sich in erster Linie an die amtlichen Vorschriften und deren Erläuterungen halten; dabei erschiene es mir zweckmäßig, wenn ihn sein Lehrchef auf das für ihn hauptsächlich in Frage Kommende aufmerksam machen wollte. Den Erfahrenen werden vielleicht die Ergänzungen und Verbesserungsvorschläge anziehen.

Der zukünftige Apotheker soll in diesem Buche mit den bewährten Herstellungsweisen und Apparaturen der pharmazeutischen Praxis bekannt gemacht werden. Es wird deshalb auch über solche Methoden berichtet, die nicht im Deutschen Arzneibuch oder dem Ergänzungsbuch stehen. Zweifellos erscheint es wünschenswert, alte Vorschriften abzuändern, wenn sie neueren Ergebnissen der chemischen, physikalischen oder pharmakologischen Forschung nicht mehr gerecht werden. Aber schon an dieser Stelle sei betont, daß solche Angaben sich nicht ohne weiteres für die tägliche Praxis der Apotheke verwerten lassen, wenn nicht ein heilloses, ja gefährliches Durcheinander in der Arzneiversorgung entstehen soll. Der Arzt muß auf stets gleichbleibende Arzneimittel aus dem Apothekenlaboratorium rechnen können; neue Bereitungsweisen erfordern neue klinische Prüfungen, dürfen also nur mit ausdrücklicher

Genehmigung des Arztes angewandt werden. Sie werden, soweit sie sich bewährt haben, erst in einem *neuen* Arzneibuch Aufnahme finden. Dem Zweck des vorliegenden Buches entsprechend, muß hier selbstverständlich das Hauptaugenmerk auf die Besprechung der vorschriftsmäßigen Herstellung solcher Präparate gerichtet werden, die den zur Zeit geltenden Vorschriftenbüchern, also in erster Linie dem DAB 6 und dem Ergänzungsbuch 6, entsprechen.

Der junge Fachgenosse findet im folgenden weiterhin eine Anzahl erprobter *Standardvorschriften,* die, sofern sie typisch sind, auch dann wörtlich aufgeführt werden, wenn sie im Arzneibuch oder im Ergänzungsbuch stehen. Durch die Angabe solcher Rezeptformeln liest sich der Text leichter; man unterbricht nicht gern die Lektüre durch Aufschlagen von Vorschriften in anderen Werken. Auch ist manchem Berufsanfänger nicht immer gleich gegenwärtig, woher er eine brauchbare, das heißt bewährte Formel für ein bestimmtes Präparat nehmen soll. Im Gegensatz zu bloßen Vorschriftenbüchern wird aber hier auf die Erklärung der Technologie und des Chemismus des betreffenden Präparats der Hauptwert gelegt.

Die in dem vorgesehenen Nachtrag zum Deutschen Arzneibuch zu erwartenden Neuerungen wurden, soweit möglich und für den Praktikanten von Interesse, berücksichtigt.

Bei den meisten pharmazeutischen Zubereitungen wurde eine sorgfältige Angabe des Verwendungszweckes gegeben, entsprechend dem Wert, den man heute mit Recht einer gewissen pharmakologischen Ausbildung des Apothekers beimißt. Geschichtliche Hinweise sollen den Text interessanter machen und dazu beitragen, den jungen Fachgenossen in unserem Beruf heimisch werden zu lassen.

Für das Studium der Gesetzeskunde dürften Spezialsammlungen erforderlich sein, wie sie in der einen oder anderen Form in jeder Apotheke zur Verfügung stehen. Von einer Abteilung ,,Gesetzeskunde'' wurde daher in diesem Buche abgesehen, zum Teil auch deshalb, weil die gesetzlichen Bestimmungen vielfach landeseigen und außerdem in dauerndem Fluß sind.

Mit großem Dank gedenke ich einiger Kollegen, die wertvolle Hinweise praktischer und theoretischer Art beisteuerten. Herrn Professor Dr. Ing. WALTHER KERN bin ich für eine Anzahl von Berichtigungen besonders dankbar, ebenso meiner lieben Frau für ihre unermüdliche Hilfe bei der technischen Ausgestaltung des Manuskripts.

2. Pharmazeutische Tätigkeiten
Theoretisches

Das Wägen

In der Apotheke werden folgende Arten von Waagen benützt:

1. Handwaagen
2. Rezepturwaagen
3. Handelswaagen
4. analytische Waagen
5. die Mohr-Westphalsche Waage
6. Dezimalwaagen

Folgende Gewichte dienen den Wägungen in der Offizin:

1 × 1 Milligramm 0,001	2 × 2 Gramm 2,0
1 × 1 Zentigramm 0,01	1 × 5 Gramm 5,0
2 × 2 Zentigramm 0,02	1 × 10 Gramm 10,0
1 × 5 Zentigramm 0,05	2 × 20 Gramm 20,0
1 × 1 Dezigramm 0,1	1 × 50 Gramm 50,0
2 × 2 Dezigramm 0,2	1 × 100 Gramm 100,0
1 × 5 Dezigramm 0,5	2 × 200 Gramm 200,0
1 × 1 Gramm 1,0	1 × 500 Gramm 500,0

Ihre Gestalt wird durch die Eichordnung vorgeschrieben. Die Gewichte unterliegen, wie auch alle Waagen (außer der analytischen Waage), regelmäßigen Nachprüfungen durch das Eichamt. Aller zwei Jahre findet eine amtliche Nacheichung statt.

Die Gewichte bis zu 0,5 g faßt man nicht mit den Fingern, sondern nur mit einer Pinzette an. (Sie sind für diesen Zweck an einer Seite mit einem aufgebogenen Rand versehen.) Für die besonders präzisierten Stücke des analytischen Gewichtssatzes gilt das Anfassen mit Pinzette auch für alle größeren Gewichte.

Auf alten Rezepten kommen gelegentlich noch die vor Einführung des Grammgewichts geltenden alten Medizinalgewichte vor.

Die wichtigsten sind:

1 Unze.....................	(℥)	= 30,00 g
1 Drachme	(ʒ)	= 3,75 g
1 Skrupel	(ϑ)	= 1,25 g
1 Gran.....................	(gr)	= 0,06 g

In der angelsächsischen Pharmazie werden sie noch heute gebraucht.

Außerhalb der Offizin sind in der Apotheke auch Handelswaagen und -gewichte zugelassen. Man verwendet Stücke zu ½, 1, 2, 3, 5 und 10 kg.

In der Offizin dürfen *nur* Hand- und Rezepturwaagen (Tarierwaagen) vorhanden sein.

Die Handwaagen (Abb. 1) bestehen in ihrem Hauptteil aus Messing. An den Enden eines gleicharmigen Waagebalkens aus diesem Metall hängen an je drei Schnüren die vertieften Waageschalen aus Horn oder — bei größeren Handwaagen — ebenfalls aus Messing. Der Waagebalken schwingt um einen Zapfen, der am Grunde eines gabelartigen Griffes liegt, der an seinem oberen, geschlossenen Ende mit einem Metallring versehen ist. An diesem Ring wird die Waage zwischen Daumen und Zeigefinger gehalten. Zwischen dem 3. und 4. Finger spielt beim Wägen

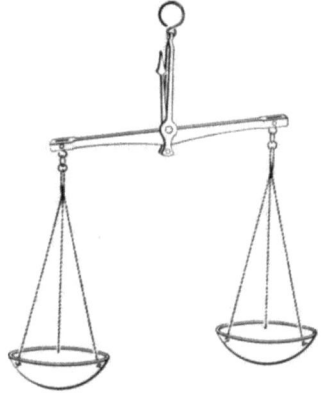

der nach oben gerichtete Pfeil und zeigt dadurch dem Arbeitenden an, wann Gleichgewicht erreicht ist. Stets prüfe man vor der Wägung, ob die Waage frei und ungehindert schwingt. Bei allen Waagen legt man links die Gewichte, rechts das Abzuwägende auf. Für Gifte, Morphium und Jodoform sind besonders bezeichnete Handwaagen (wie auch Mörser und Pistille) vorgeschrieben. Nach der Arbeit hängt man die sauber ausgewischten Handwaagen an einem ihrer Balkenenden in der Weise an einem Häkchen auf, daß die eine Schale in der anderen ruht.

Abb. 1

In neuerer Zeit führen sich auch *feststehende* sogenannte *Universalwaagen* an Stelle der Handwaagen ein (bis zu 50 g), z. B. das praktische Modell nach SEPPELER (Abb. 2), bei dem der Zeiger im Stativ eingeschlossen, ein Verbiegen des Zeigers beim Reinigen also ausgeschlossen ist.

Die Handwaagen dienen in erster Linie dem Abwägen trockener Stoffe in meist kleinerer Menge. Für größere Quanten kommen die Rezeptur- oder Tarierwaagen in Frage. Die *Säule*, das Mittelstück dieser Art

Waagen, besteht bei den älteren Modellen meist aus Gelbmetall. Sie trägt oben das aus besonders hartem Material (Achat oder Stahl) gefertigte, rinnenförmige *Lager*, in dem die Stahlschneide des im übrigen aus Messing hergestellten Waagebalkens ruht. Dieser hat an jedem Ende seinerseits eine Schneide, die mittels sogenannter Pfannen die beiden Waageschalen tragen. Der Waagebalken entsendet in seiner Mitte nach unten eine Zunge aus Metall, deren Spitze über der Skala spielt, die die Beobachtung des Gleichgewichts ermöglicht. Bei neueren

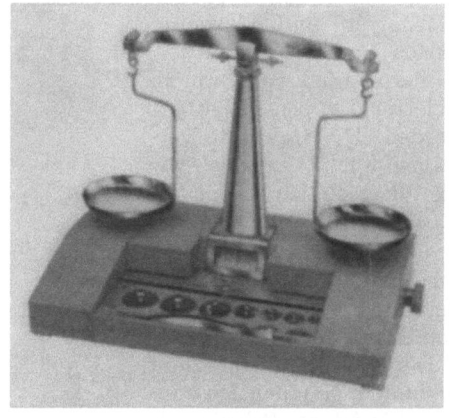

Abb. 2. Präzisions-Dispensierwaage von C. J. Loetschert & Co., G. m. b. H., Höhr-Grenzhausen

Konstruktionen findet man den Zeiger im Gehäuse eingeschlossen (Abb. 3 und 4). Diese Art Waagen sind auch gegen Staub weniger empfindlich. Die Sartoriuswaage ist mit Magnetdämpfung versehen, durch die der Wägevorgang wesentlich beschleunigt wird.

Nach jedem Gebrauch muß die Rezepturwaage festgestellt (arretiert) werden. Herkömmlicherweise geschieht dies dadurch, daß man einen der mit Schrot gefüllten Tarierbecher auf die linke Waagschale stellt. Wenn man die Waage ständig frei schwingen ließe, würden die Lager und Schneiden am Waagebalken übermäßig beansprucht und die Waage würde sich dadurch vorzeitig abnutzen. Die Gewichte müssen nach jedem Gebrauch an den für sie bestimmten Ort im Waagekasten oder neben diesem zurückgebracht werden. Ein Liegenlassen auf der Waage macht einen unordentlichen Eindruck und behindert den Arbeitenden bei der nächsten Wägung.

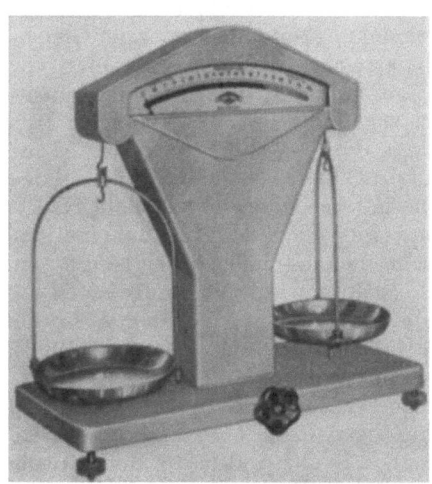

Abb. 3. Präzisions-Schnellwaage
der Sartoriuswerke AG., Göttingen

Handelswaagen und -gewichte sind nicht so präzisiert, das heißt nicht so genau wie die Rezepturpräzisionswaagen und -gewichte. Immerhin steht ihrem Gebrauch außerhalb der Offizin (also beispielsweise im Laboratorium) nichts im Wege.

Waagen und Gewichte dürfen nicht „geputzt", sondern nur mit einem weichen Lappen gesäubert werden. Die Gewichte vertragen auch — ebenso wie die Waagschalen — ein Abwaschen mit Seife. Schneiden und Lager der Rezepturwaagen werden regelmäßig mit einem Haarpinsel von Staub befreit.

Die *Analysenwaage* dient besonders genauen Messungen. Sie ist im Prinzip wie die Rezepturwaage gebaut, enthält aber noch gewisse Vorrichtungen, die ein besonders genaues Wägen gestatten (Abb. 5).

Die Ausführung mit *Luftdämpfung* (Abb. 6) ermög-

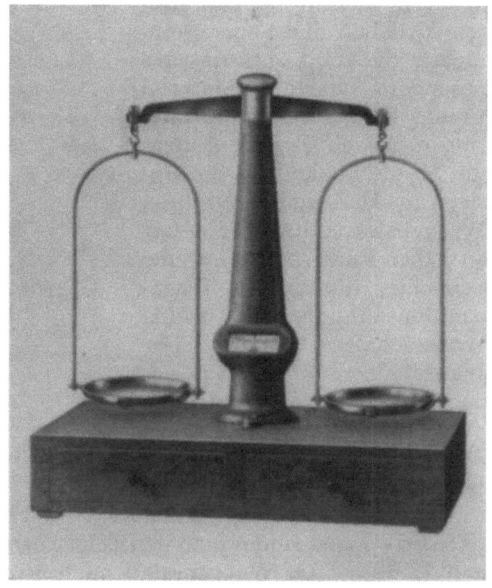

Abb. 4. Präzisions-Rezepturwaage
C. J. Loetschert & Co., GmbH.,
Höhr-Grenzhausen

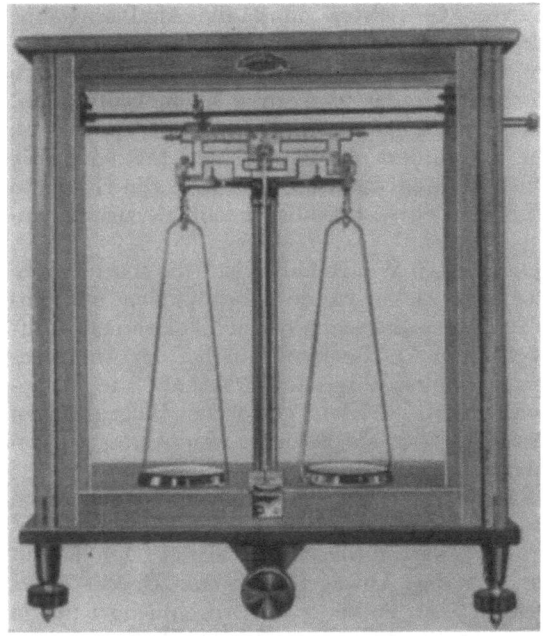

Abb. 5. Analysenwaage St 3
der Sartoriuswerke AG., Göttingen

licht ein schnelleres Arbeiten als die gewöhnliche Analysenwaage, bei der an der Skala stets sorgfältig das gleichmäßige Schwingen des Zeigers nach rechts oder links beobachtet werden muß, bevor die Wägung beendet ist. Diese zeitraubenden Schwingungen vermeidet die luftgedämpfte Waage dadurch, daß nach dem Prinzip der Luftkompression durch Kolben und Zylinder die Schwingungen der Waage abgebremst werden. Jede mechanische Reibung wird dadurch weitgehend vermieden.

Alle analytischen Waagen sind zum Schutz gegen Staub und Luftzug in einem Glaskasten untergebracht, unter dem auch — nach Einbringung der gröberen Gewichte durch die nach oben verschiebbare vordere Glaswand — die feinere Abwägung stattfindet. Für diesen Zweck können mit einer hin und her beweglichen, vorn mit einem Häkchen versehenen Stange die Bruchgramme als Reitergewichte in Einkerbungen des Waagebalkens eingesetzt werden, ohne daß der Glaskasten geöffnet zu werden braucht. Es gibt auch Waagen mit Luftdämpfung, die an ihrer linken Seite Drehknöpfe tragen, mit deren Hilfe Ringgewichte verschiedener Größe an die linke Waagschale angehängt werden.

Vor dem Belasten der rechten Schale und vor *jedem*

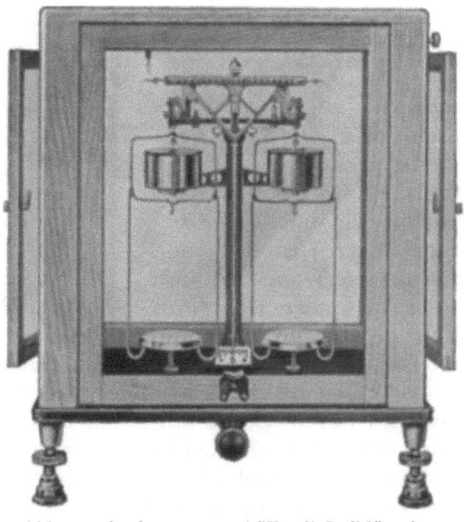

Abb. 6. Analysenwaage ASE mit Luftdämpfung
von Paulus & Thewalt, Höhr-Grenzhausen

Auflegen bzw. Anhängen von Gewichten muß die Analysenwaage arretiert werden, selbstverständlich auch beim Wegnehmen von Gewichten. Beim langsamen Lösen der Feststellungsvorrichtung durch Drehen des hierfür bestimmten Knopfes kann man schon beobachten, nach welcher Seite die Waage ausschlägt und daraus entnehmen, ob die Gewichte vermehrt oder vermindert werden müssen. Das endgültig festgestellte Gewicht kontrolliert man dadurch, daß man die Gewichte beim Zurückbringen in den Gewichtssatzkasten nochmals zusammenzählt.

Zum Abwägen auf der analytischen Waage haben sich die sogenannten *Wägegläschen* bewährt; das sind kleine runde Glastöpfchen mit eingeriebenem Glasstopfen, der einen angeschmolzenen, gläsernen Griff trägt (Abb. 7). Nie legt man bei der Analysenwaage das zu Wägende direkt auf die Waagschale; stets werden gewogene Wägegläschen oder Uhrgläser als Behälter bzw. Unterlage benutzt.

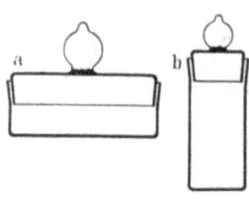

Abb. 7. Wägegläschen
verschiedener Form

Fast in jedem Laboratorium findet sich neben einer gleicharmigen Waage auch eine (ungleicharmige) *Dezimalwaage*. Sie eignet sich · besonders für das Abwägen schwerer Gegenstände, z. B. größerer Pulver- oder Drogenmengen; beim Mischen von Flüssigkeiten in großen Flaschen oder Glasballons ist sie unentbehrlich. Ein handliches Modell zeigt die Abb. 8. Ihren Namen verdankt die Dezimalwaage bekanntlich ihrer besonderen Bauart, durch die nur der zehnte Teil des Lastgewichts durch Gewichte ausgeglichen zu werden braucht.

Die MOHR-WESTPHAL-sche *Waage*, dargestellt durch Abb. 9, dient der Bestimmung des spezifischen Gewichts bzw. der Dichte flüssiger Stoffe. Sie ist im Grunde eine zweiarmige Waage wie die

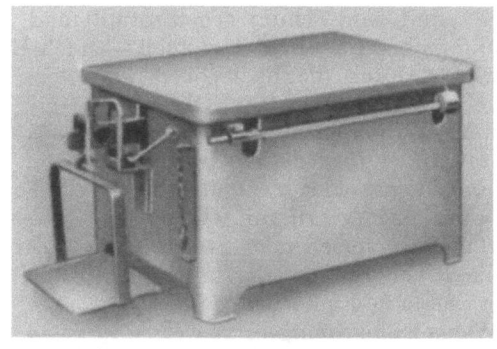

Abb. 8. Tisch-Dezimalwaage für Apotheker

Rezepturwaage. Die rechte Seite des Waagebalkens ist in zehn gleiche Teile geteilt und an jedem Teilstrich eingekerbt, um Reitergewichte verschiedener Größe aufsetzen zu können. Am äußersten Ende hängt an einem Platindraht ein als Thermometer gearbeiteter Senkkörper, der in der Luft durch den Metallkörper am linken (kurzen) Waagebalken mitsamt der nur zu denkenden linken Seite des Waagebalkens im Gleichgewicht erhalten wird. Der Senkkörper wird in das rechts vorgelegte Gefäß mit Flüssigkeit eingesenkt; wenn es sich um Wasser (von 15°) handelt, wird der Auftrieb des Körpers durch einen Reiter ausgeglichen, der an

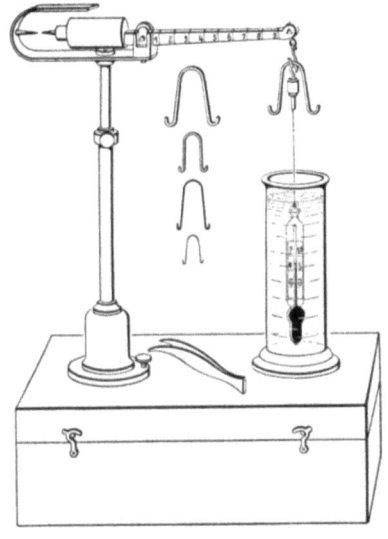

Abb. 9. Mohr-Westphalsche Waage

demselben Haken Platz findet, der den Senkkörper trägt. Ist die zu prüfende Flüssigkeit leichter als Wasser, so wird der Reiter in eine Kerbe weiter links eingehängt, bis ungefähres Gleichgewicht erreicht ist; die genaue Wägung wird mit kleineren Reitern ($^1/_{10}$ und $^1/_{100}$ des großen Reitergewichts) ausgeführt. So erhält man mit drei verschieden schweren Reitern die ersten drei Dezimalstellen des spezifischen Gewichts. Bei Flüssigkeiten mit höherem spezifischen Gewicht als Wasser bleibt der große Reiter rechts am Ende des Waagebalkens hängen; ein ebenso schwerer wird dann in einer der Kerben das angenäherte spezifische Gewicht in seiner ersten Dezimale ergeben, während die kleineren Reitergewichte die zweite, dritte und vierte Stelle hinter dem Komma erkennen lassen.

Zerkleinern und Sieben

Das Zerkleinern chemischer Arzneistoffe, also etwa das Pulvern grobkristallischer oder in Klumpen zusammengebackener Chemikalien, geschieht in der Apotheke, sofern es sich um kleine Mengen handelt, durch Zerstoßen des vorher getrockneten Materials im eisernen Mörser oder durch Zerreiben in Porzellanschalen mit rauher Innenseite und angerauhtem Porzellanpistill. Das zerstoßene und zerriebene Gut wird gesiebt; die auf dem Sieb verbleibenden Teile zerstößt man nochmals, bis nach wiederholtem Absieben der gesamte Stoff den gewünschten Feinheitsgrad erreicht hat. Die Maschenweite des zu verwendenden Siebes wird durch diesen Feinheitsgrad bestimmt. Das Arzneibuch läßt grobes Pulver (pulvis grossus) durch ein Sieb mit der Maschenweite 0,75 mm schlagen (Sieb 4); Siebe von

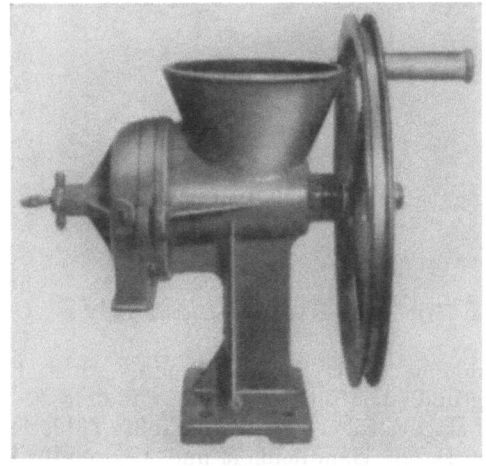

Abb. 10. Scheibenmühle Beco Type G 48 für Hand- und Kraftbetrieb

0,3 mm Weite (Sieb 5) ergeben mittelfeines Pulver (pulvis schlechthin); feines Pulver (pulvis subtilis oder subtilissimus) erfordert eine Maschenweite von 0,15 mm (Sieb 6). Die meisten Chemikalien werden heute dem Apotheker in dem geforderten Zerkleinerungsgrad (bis zur Kolloidfeinheit) fertig angeliefert.

Dasselbe gilt für die pflanzlichen Rohstoffe. Mit den bisher gebräuchlichen Mitteln der Apotheke sind die vorzüglichen Verarbeitungen kaum herzustellen, die der Großdrogenhandel, ausgestattet mit neuzeitlichen Schneide- und Pulverisiermaschinen, heute zur Verfügung stellt. Immerhin gibt es neuerdings auch recht gute, für die Apotheke geeignete Zerkleinerungsmaschinen. So eignet sich als Drogenmühle die moderne Zahnscheibenmühle „Beco" (Abb. 10) oder Condux (Abb. 11a und 11b) sowohl zum Zerkleinern von Drogen als auch zum Granulieren (vgl. S. 204ff.) von Chemikalien und zum Zerschro-

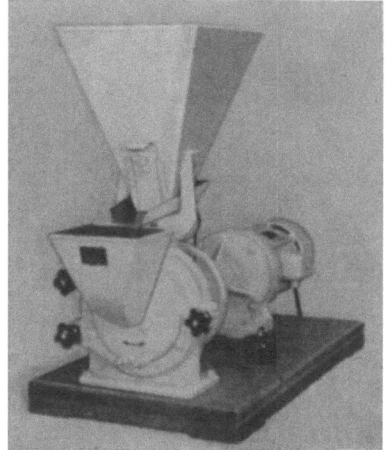

Abb. 11a.   Condux-Zahnscheibenmühle Typ V 2 geschlossen

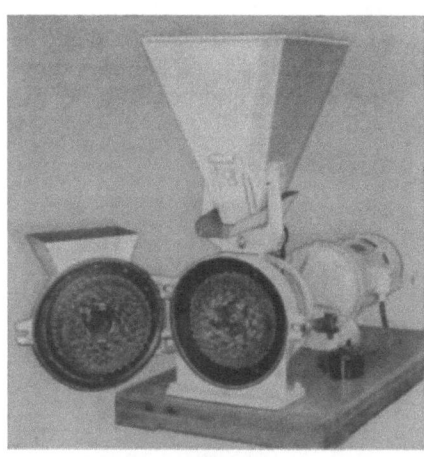

Abb. 11b.   Condux-Zahnscheibenmühle Typ V 2 geöffnet

ten von brikettierten Tabletten (S. 205). Auch Geräte nach Art des vom Küchengebrauch her bekannten „Starmix" (Abb. 12a, b, c) sind mit gutem Erfolg in Apotheken im Gebrauch, z. B. zur schnellen Herstellung geschrotenen Leinsamens und zur Zerkleinerung anderer nicht zu harter Drogen. Man gibt die getrockneten Blätter, Früchte oder Wurzeln in den Apparat, beobachtet den Fortgang der Zerkleinerungsarbeit durch das Glas und schaltet aus, wenn die Zerschneidung den gewünschten Grad erreicht hat. So lassen sich z. B. Cortex Chinae, Pericarpium Aurantii, Flores Chamomillae, Folia Belladonnae, Folia Sennae, Fructus Anisi, Fructus Foeniculi schneller und gründlicher zerkleinern als mit dem Fleischwolf, ebenso übrigens auch hartgewordene bzw. vorgepreßte Tabletten. (Siehe „Tabletten" S. 202ff.)

Durch Handlichkeit und Verwendbarkeit in Gefäßen jeder Art und Größe und die dadurch gegebene Möglichkeit, 50 g ebenso wie kg-Mengen bearbeiten zu können, empfiehlt sich der „Bamix" genannte Apparat

(Abb. 13 und 13a—d). Der Messerstern und die Mühle lassen ihn wie den „Starmix" zur Zerkleinerung und Pulverisierung von Drogen und Chemikalien geeignet erscheinen. Weitere Verwendungsmöglichkeiten siehe unter Salben, Emulsionen, Linimente, Lösungen,

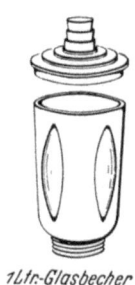

1 Ltr.-Glasbecher
bzw. 1,5 Ltr.-Glasbecher

Universal-Messerkreuz

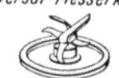

Schraubsockel

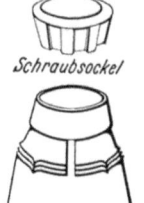

Starmix (komplett)

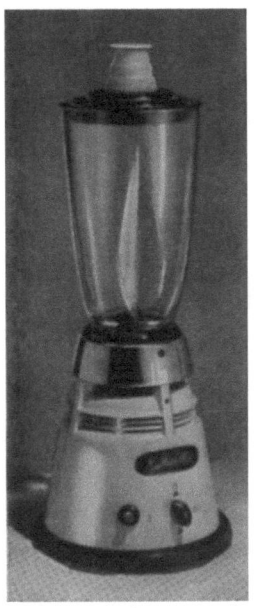

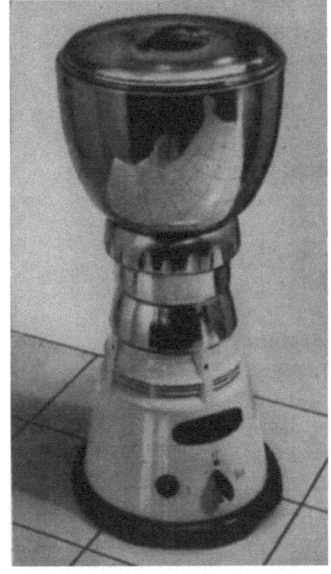

Abb. 12a   Abb. 12b   Abb. 12c

Abb. 12a, b, c. „Starmix"-Zerkleinerungs- und Emulgiergerät

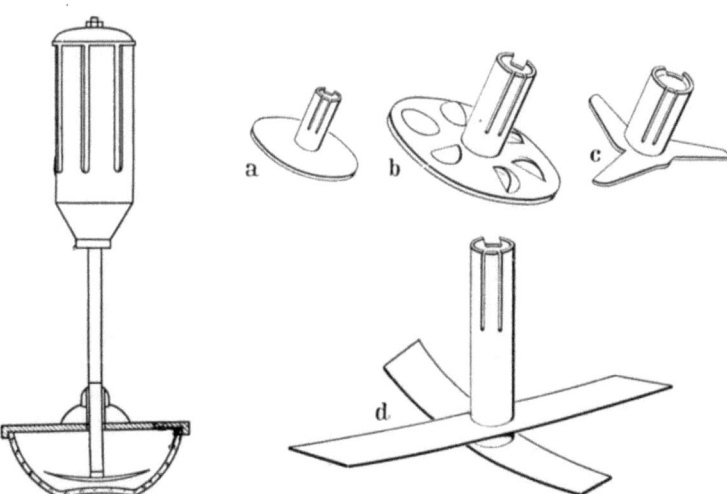

Abb. 13. „Bamix"-Zerkleinerungs- und Emulgiergerät

Schleime. Auch zur Bereitung kleiner Mengen von Emulsionen und zum Mischen von Pulvern wird das Gerät mit gutem Erfolg verwendet. (Vgl. „Emulsionen" und „Pulver" S. 123 u. 99.)

Mit diesen Hilfsmitteln kann man auch in der Apotheke aus den meisten Drogen ein pulvis grossus herstellen, denn öfters wird neuerdings die Forderung erhoben, grobe Pulver für Tinkturen und Extrakte wieder im Apothekenlaboratorium herzustellen, um auf jeden Fall einwandfreie Ausgangsmaterialien zu haben. — *Mittlere Feinheitsgrade* von Pflanzenteilen und Chemikalien werden in der Industrie mittels Kollergang und feine Pulverung mit der Kugel- oder Pulvermühle erzielt, von der Abb. 14 ein Modell zeigt, das einen Teil des Stada-Allzweckgeräts darstellt, sich also für Apothekenzwecke eignet. Es handelt sich hier um eine geschlossene, rotierende Trommel, die Hartporzellankugeln

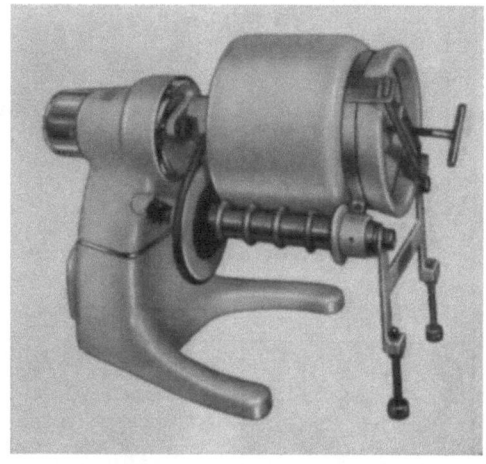

Abb. 14. Kugelmühle des Stada-Allzweckgeräts

enthält. Die Zerkleinerung geschieht durch Reibung und Schlag; sie wird um so feiner, je länger die Mühle läuft. Durch das Mahlen unter Luftabschluß wird Staubbildung vermieden.

Für die Gewinnung kolloidaler Verreibungen sind Kolloidmühlen konstruiert worden (Abb. 15). Sie enthalten ein sehr schnell in entgegengesetzter Richtung rotierendes Scheibenpaar und können auch zum Homogenisieren von Emulsionen verwandt werden.

Zum Zerkleinern zarterer Pflanzenteile genügt mitunter ein einfaches Wiegemesser oder ein Kräutermesser mit kreisrunden Stahlklingen, wie es Abb. 16 zeigt. Das Kräuterschneidemesser (Abb.17)

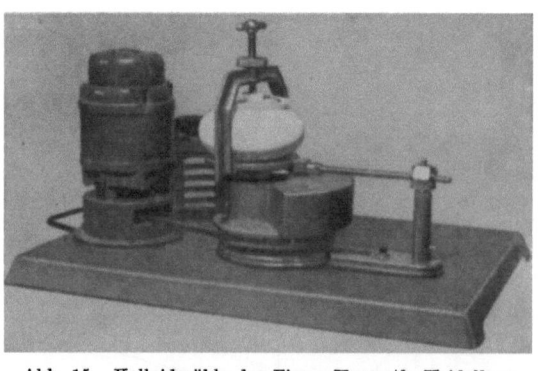

Abb. 15. Kolloidmühle der Firma Hormuth, Heidelberg

war früher in jeder Apotheke zu finden.

Mutterkorn darf nicht gepulvert vorrätig gehalten werden, weil das in der Droge enthaltene Fett bei Berührung mit der Luft, wie sie bei

Zerkleinerung gegeben
ist, ranzig werden würde.
Für die Rezepturver-
wertung von Secale cor-
nutum steht eine Mut-
terkornmühle zur Ver-
fügung (Abb. 18), die
nach Art der Kaffee-
mühle arbeitet. Geras-
peltes Kakaoöl (Oleum
Cacao raspatum) zur
Bereitung von Supposi-
torien wird in einer Rei-
bemühle hergestellt, wie

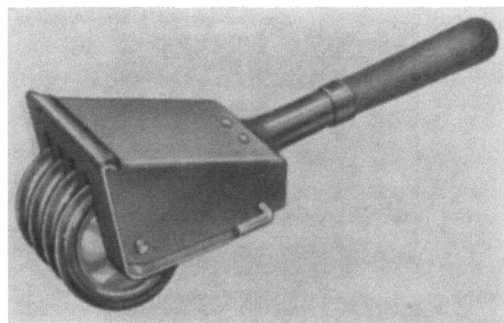

Abb. 16. Loeco-Kräuterschneidemesser mit 4 kreisrunden
Stahlklingen

sie in der Küche gebraucht wird, oder auch auf einem Reibeisen abgerieben. Dabei empfiehlt es sich, Reibgerät und Kakaoöl vorher zu kühlen.

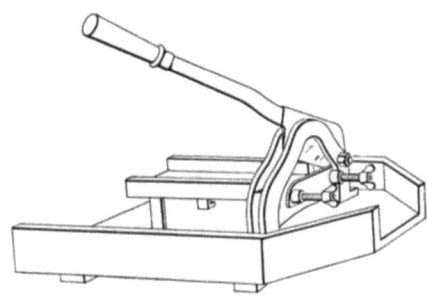

Abb. 17. Kräuterschneidemesser

Für grobgeschnittene Drogen
sieht das Arzneibuch ein Sieb mit
4 mm Maschenweite vor (Sieb 1),
mittelfeiner Schnitt ergibt sich
bei Verwendung von Sieb 2 (mit
3 mm Weite), feinen Schnitt erhält man durch Absieben mittels
Sieb 3 (2 mm Maschenweite). Für
Chemikalien und Drogen haben
sich gleichermaßen die KRESSNER-
Siebe bewährt (Abb. 19a—c), die
auch mit Bürstenvorrichtung geliefert werden. Sie bestehen aus

einem Siebboden für das Abgesiebte und einem Oberteil zur Aufnahme
des zu Siebenden. Zwischen beiden liegt der auswechselbare Siebeinsatz,

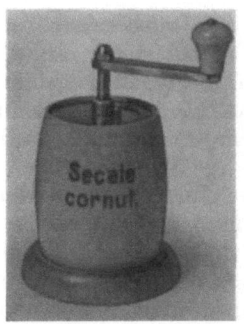
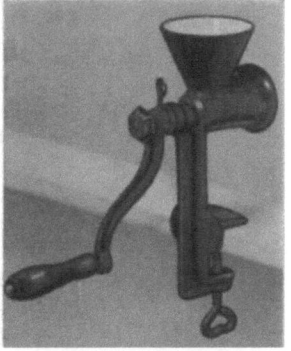

Abb. 18. Mutterkornmühlen verschiedener Ausführung

der vor der Arbeit in das Oberteil eingelegt wird und dann gewissermaßen

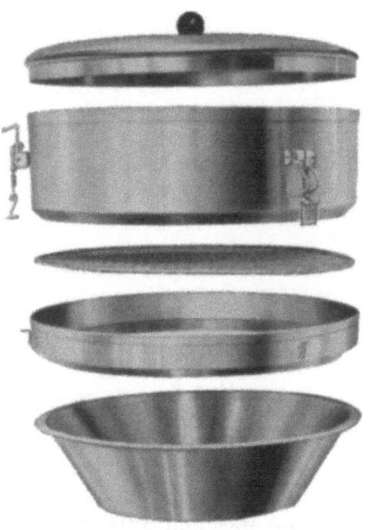

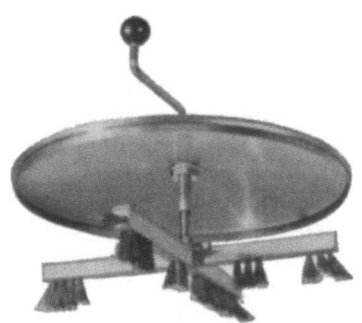

Abb. 19b. Bürstenvorrichtung
des Kressner-Siebes mit Deckel

Abb. 19a. Kressner-Sieb, Einzelteile

dessen Boden bildet. Das Ganze ist
aus emailliertem Eisen oder Aluminium angefertigt und mit einem Dek-
kel verschließbar. Beim Absieben
der Droge wird das zugedeckte Sieb

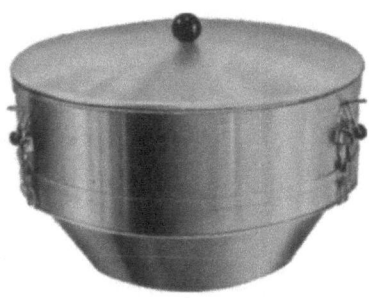

Abb. 19c. Kressner-Sieb, geschlossen

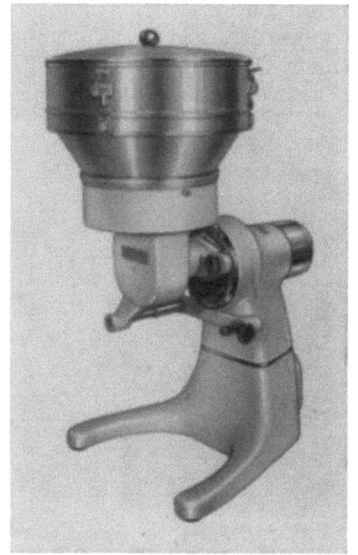

Abb. 20
Vibrationssieb des Stada-Allzweckgeräts

so lange kräftig geschüttelt, bis nichts
mehr durchfällt. Die erwähnten Sieb-
bürsten machen das Schütteln und
Durchreiben entbehrlich. Wo sie nicht
zur Verfügung stehen, reibt man Chemikalien, ebenso Tablettenmassen (vgl.
Tablettae S. 202ff.) mit der Hand oder
mit einer 2 cm dicken Holzscheibe
von 10 bis 15 cm Größe durch, die
mit einer Lederschlaufe versehen ist,
durch die man die Hand stecken kann.
Doch soll das Sieb niemals als Zer-
kleinerungsapparat benutzt werden, da
die Siebeinsätze unter zu starkem
Druck leiden. — Für Rezepturzwecke
dienen kleinere Siebe von ähnlicher
Bauart wie die KRESSNER-Siebe.

Für Absiebungen größeren Ausmaßes verwenden Fabrikbetriebe elektrisch betriebene Rüttelsiebe; für Apotheken eignet sich das Vibrationssieb des Stada-Allzweckgeräts (Abb. 20).

Trocknen

Das Trocknen dient in der Pharmazie recht unterschiedlichen Zwecken, denen die verschiedenen Trockenmethoden und -geräte angepaßt werden müssen. Im allgemeinen versteht man darunter die Vertreibung von Wasser aus wasserhaltigen festen, flüssigen oder auch gasförmigen Stoffen. Daß die „Drogen" getrocknete Pflanzenteile sind, sagt schon ihr Name; durch das Trocknen von Frischpflanzen führen wir diese in eine haltbare Form über, „stabilisieren" sie also zum Zweck der Aufbewahrung.

In den alten Apotheken wurden die zu trocknenden Pflanzen oder Pflanzenteile auf *Trockenböden* in dünner Schicht ausgebreitet und unter häufigem Wenden möglichst rasch und schonend getrocknet. So behandelte man die Blüten- und Blattdrogen; Wurzeln dagegen wurden ganz oder geteilt an Fäden aufgereiht und so getrocknet. Auch *Hürden* (Horden), deren Böden aus Draht- oder Rohrgewebe bestanden, fanden Verwendung; sie konnten in schrankähnlichen Gestellen beliebig hoch aufeinandergestapelt werden und ließen der Luft überall Zutritt. Heute überläßt der Apotheker das Trocknen von Drogen meist den dafür besonders eingerichteten Großdrogenhandlungen, allenfalls werden Kamillen und Lindenblüten da und dort noch durch den Apotheker direkt vom Sammler gekauft und in althergebrachter Weise aufbereitet.

Für Drogen- und Chemikalientrocknung benutzen wir gern den *Kalkkasten*, eine gut schließende Holzkiste (in verbesserter Ausführung auch aus Metall wie Abb. 21) mit übergreifendem Deckel, die am Boden auf einem verzinnten Blecheinsatz eine Lage von gekörntem Kalziumchlorid oder frisch gebranntem Kalk enthält, die durch eine Drahtauflage abgedeckt ist. Auf diese stellt man nun die Dinge, die getrocknet bzw. trokken gehalten werden sollen, etwa eine soeben von der Großhandlung erhaltene Sendung von Flores Verbasci oder Gefäße mit hygroskopischem Inhalt wie Extractum Belladonnae. Daß man für Trockenextrakte auch Gefäße mit hohlem Glasstopfen geschaffen hat, der mit Chlorkalzium gefüllt ist und

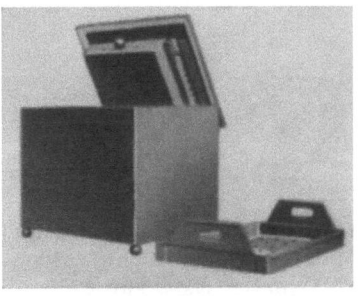

Abb. 21. Kalktrockenkasten
nach J. Köttermann GmbH., Hänigsen
über Lehrte

so den Gefäßinhalt vor Feuchtigkeit schützt, wird bei „Extrakten" auf S. 144 erwähnt.

Neben dem Kalkkasten finden wir auch *Kalkbüchsen* in Gebrauch, runde Papp- oder Porzellanbehälter, die am Boden dieselbe mit Drahtgewebe überdeckte, trocknende Schicht enthalten wie die Kalkkiste. Solche Behälter dienen als Standgefäße für hygroskopische Chemikalien und Drogen.

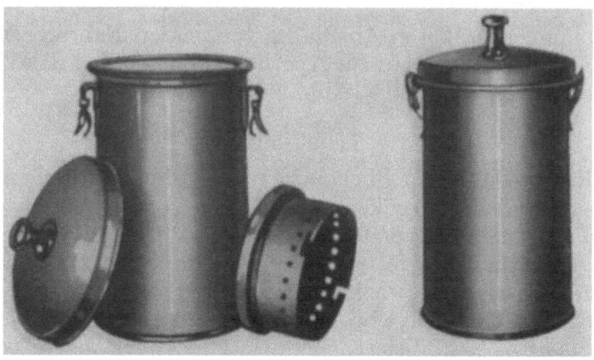

Abb. 22. Kalkbüchsen als Standgefäße für hygroskopische Stoffe

Der in jeder Apotheke vorhandene *Exsikkator* (Abb. 23) arbeitet mit Hilfe einer wasseranziehenden Substanz in derselben Weise, jedoch können mit diesem Gerät auch Trocknungen vorgenommen werden, die, wie etwa in der Gewichtsanalyse, höheren Anforderungen entsprechen. Der Exsikkator ist aus Glas, sein aufgeschliffener Deckel wird am Rande

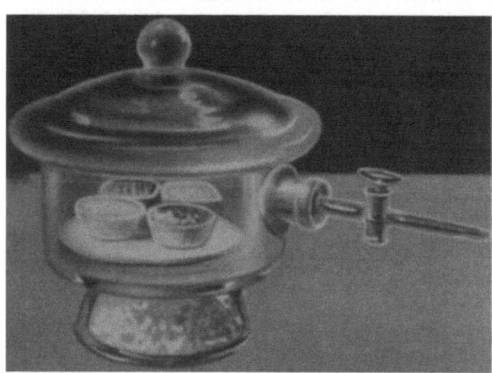

Abb. 23. Exsikkator mit Tubus
(Aus dem Großen Brockhaus Bd. 3, S. 736)

eingefettet und schließt dann das Gefäß wirklich dicht ab. Neben getrocknetem Kalziumchlorid finden wir ihn mitunter auch mit konzentrierter Schwefelsäure als Trockenmittel oder mit bläulichem Silikagel beschickt. Wenn dieser Stoff kein Wasser mehr aufzunehmen vermag, verfärbt er sich rötlich und kann dann durch Erhitzen wieder in den ursprünglich bläulichen, also verwendbaren Zustand übergeführt werden. Auch die erwähnten einfachen Trockenmittel müssen von Zeit zu Zeit gegen neues Material ausgetauscht werden.

Wenn der Exsikkator einen Tubus trägt, der die Verbindung mit einer Wasserstrahl- oder Medvagpumpe (vgl. S. 195, 196) gestattet, kann man mit einem solchen *Vakuum-Exsikkator* noch bessere, vor allem aber schnellere Trocknungsergebnisse erzielen.

Einen wesentlichen Fortschritt in der Trockentechnik bedeuten die modernen, elektrisch beheizten *Trockenschränke*, die u. a. von der Firma W. C. Heraeus in Hanau hergestellt werden. Gegenüber dem am alten „Dampfapparat" angebrachten Schrank (vgl. S. 32), der allenfalls in den nun wohl 50 Jahre zurückliegenden Zeiten von Wert war, in denen der Apparat täglich geheizt wurde, bieten sie den Vorteil einer nach Belieben einstellbaren Temperatur, die in selbsttätiger Regelung während der ganzen Arbeitsdauer erhalten bleibt. Einen runden und einen rechteckigen Schrank dieser Art zeigen uns die Abb. 24 und 25. Die Höhe der damit erreichbaren Temperaturen lassen diesen Schrank auch für die Sterilisation und damit für die Ampullenherstellung in der Apotheke, ferner auch für die Digestion geeignet erscheinen (vgl. S. 40, 82, 190, 198).

Einen *Ventilatortrockenschrank* gibt die Abb. 26 wieder; mit Hilfe starker, künstlicher Luftumwälzung erzielt man damit auch größere Trockenleistungen, z. B. bei der Trocknung feucht granulierter Tablettenmassen (vgl. S. 205). Für die Trocknung empfindlicher Substanzen bedient man sich der elektrisch oder mit Dampf beheizten

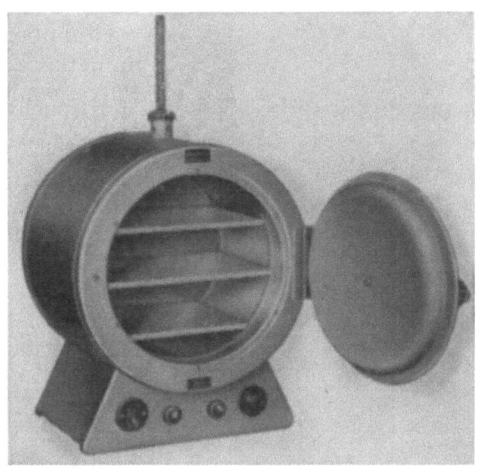

Abb. 24. Runder Trockenschrank RT und Heißluftsterilisator mit selbsttätiger Temperaturregelung von W. C. Heraeus GmbH in Hanau

Vakuumtrockenschränke, die sich — für kleinere Maßstäbe bestimmt — im Äußeren nur durch ein aufgesetztes Manometer von den Schränken nach Abb. 24 und 25 unterscheiden. Das Trockengut wird in einem solchen Schrank in kleinen, wenig gefüllten Schalen eingestellt.

Als Vorstufe zur Trocknung zunächst gelöster Stoffe (z. B. von Pflanzenextrakten) dient die einfache und die unter Vakuum erfolgende *Destillation* (vgl. S. 28).

Ein praktisches Verfahren zur Trocknung kleinerer Mengen von Extrakten in der Apotheke ist auf S. 144 („Extrakte") beschrieben.

Über die Bereitung besonders schöner Trockenextrakte nach dem KRAUSE-Zerstäubungsverfahren wird ebenfalls im Abschnitt „Extrakte" (S. 147) gesprochen. Leider werden diese Verstäuber nur in so großen Ausmaßen hergestellt, daß sie für die Apotheke nicht in Betracht kommen.

Dasselbe gilt für die *Gefriertrocknung*, die als ideale Methode zur Gewinnung von Frischpflanzenauszügen bezeichnet

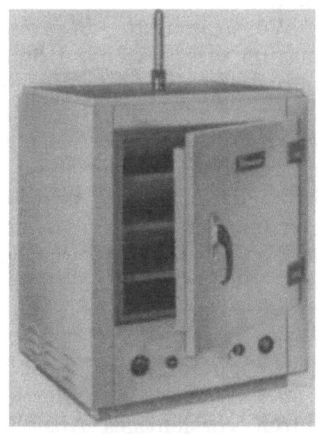

Abb. 25
Rechteckiger Trockenschrank KT mit selbsttätiger Temperaturregelung einstellbar von 40 bis 300° von W. C. Heraeus GmbH, Hanau

wird. Das Trockengut wird in einer besonderen Kühlvorrichtung zunächst eingefroren, anschließend entfernt man in einer Vakuumkammer

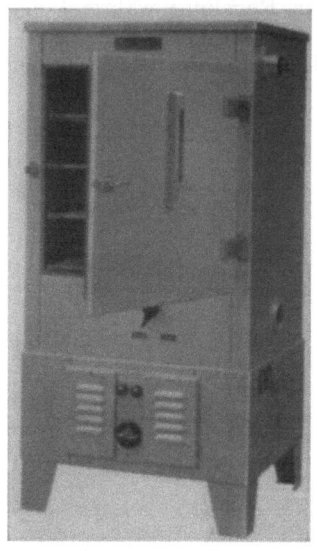

Abb. 26
Ventilator-Trockenschrank VFU
mit selbsttätiger Temperaturregelung,
einstellbar von 40 bis 220°

das Eis durch Sublimation, so daß die getrocknete Substanz zurückbleibt.

Granulieren

Granulieren heißt Körnen (vom lat. granum, das Korn). Pulverförmige Stoffe oder Pulvergemische, die infolge Aufnahme von Luftfeuchtigkeit leicht zusammenbacken („hygroskopisch" sind), bringt man gern in die Form eines Granulats. Ferner ist bei der Herstellung von Tablettenmassen, auch solchen aus nicht hygroskopischen Stoffen, eine Körnung des Pulvers in den meisten Fällen nicht zu umgehen, da die Masse sonst im Füller der Tablettenpresse nicht „nachfließen", sondern an seinen Wänden hängenbleiben und sich nach dem spezifischen Gewicht der Einzelbestandteile trennen würde. (Vgl. Tablettae S. 204—206.)

Das Wesen der Granulierung beruht zum Teil darauf, daß die in feinen Pulvern reichlich enthaltene Luft herausgetrieben wird. Dadurch wird das spezifische Gewicht des Pulvers erhöht und somit das Fließen der Masse befördert. Bei der Tablettenherstellung unterscheidet man nasse und trockene Granulation. (Vgl. S. 204—206.)

Wo sogenannte *Brausesalze* noch gebraucht werden (etwa Sal bromatum effervescens, Brausendes Bromsalz), mischt man zunächst die pulverigen Bestandteile und durchfeuchtet sie dann mit Weingeist, dessen Stärke von der Alkohollöslichkeit der zu granulierenden Stoffe bestimmt wird. Die nach dem Durcharbeiten (mit der Hand oder mittels Granuliermaschine wie Abb. 131, 132 auf S. 205 bei „Tablettae") krümelige, beinahe plastische Masse wird durch Sieb 2 oder 3 geschlagen und auf Pergamentpapier in dünner Schicht bei höchstens 40° getrocknet. (Das Aufbrausen des fertigen Granulats beim Einnehmen mit Wasser wird durch eine Kohlendioxydentwicklung hervorgerufen, die aus einer Beimengung von Natriumbikarbonat und Zitronensäure herrührt.)

Ein gutes Granulat ist von annähernd gleicher Korngröße und frei von Pulver. Es ist daher notwendig, das Erzeugnis nach dem Trocknen durch vorsichtiges Absieben (Sieb 4) von den kleinen und kleinsten Bestandteilen zu befreien. Diese können einer späteren Granulation wieder zugefügt werden.

Granulate sind luftdicht verschlossen aufzubewahren, da sie andernfalls allmählich wieder zu Pulver zerfallen und nach Abgabe des Kohlendioxyds nicht mehr aufbrausen (soweit Brausesalze in Frage kommen).

Filtrieren und Kolieren

Filtrieren bedeutet die Trennung fester Körper von Flüssigkeiten. Der Zweck ist die Gewinnung des festen Körpers, die Klärung einer Flüssigkeit oder die Gewinnung des Filtrats. (Mit Filtrat wird die durch das Filter gegangene Flüssigkeit bezeichnet.) Der Vorgang vollzieht sich durch die Wirkung des Druckes, der auf die Filterfläche wirkt, so daß die Höhe der Flüssigkeit und ihr spezifisches Gewicht wesentliche Faktoren bei der Filtration darstellen. Die Spitze des Filters ist also dem Druck am meisten ausgesetzt, deshalb unterstützt man sie bei der Filtration durch Papier — zumal bei größeren Mengen von Filtriergut — durch Einlegen eines glasierten Porzellankonus oder eines kleineren Trichters, damit das Filtrierpapier nicht reißt.

Die Filtration kann auf verschiedene Weise vorgenommen werden:

1. durch Watte und Glaswolle,
2. durch Filtrierpapier,
3. durch Filtriertücher,
4. durch Nutschen,
5. durch Glasfritten,
6. durch Kollodiumhaut (Membranfilter),
7. durch Asbest- und Zelluloseschichten (Seitzfilter).

Ein Hilfsmittel bildet die Adsorption an Sand, Kohle, Aluminiumoxyd, Bolus, Talk, Eiweiß, Asbest, Aerosil.

Für die Apotheke kommen hauptsächlich die ersten drei Arten der Filtration in Frage.

Angefeuchtete Watte, die man in den Trichterhals einlegt, eignet sich zum Abfiltrieren weniger, grober Partikel (Korkstückchen, Strohteilchen usw.) in sonst klaren Flüssigkeiten. Glaswolle dient zum Abfiltrieren von Kali- oder Natronlauge, die Filtrierpapier zerfressen würde. Bei der Filtration durch Papier ist zu überlegen, ob ein glattes oder ein Faltenfilter angewendet werden muß. Wenn es darauf ankommt, einen Niederschlag zu sammeln (Hydrargyrum oxydatum flavum, Hydrargyrum praecipitatum album usw.), verwendet man glatte Filter; wo man jedoch das *Filtrat* gewinnen will, wie bei Lösungen, Tinkturen, Fluidextrakten, die geklärt werden sollen, sind Faltenfilter am Platze, weil sie die Flüssigkeit besser und schneller ablaufen lassen. Man kann sie gebrauchsfertig kaufen, doch muß der Praktikant auch verstehen, sie selbst anzufertigen. Er lasse sich die dazu notwendigen Handgriffe von einem erfahrenen Apotheker zeigen. Fast jeder ältere Fachgenosse hat seine eigene Methode; es kommt darauf an, daß das fertige Filter möglichst viele Falten enthält, weil dadurch die Durchlaufgeschwindigkeit gefördert wird.

Die Trichter werden aus Glas, Porzellan, Kunststoffen oder Emaille hergestellt; sie zeigen im Längsschnitt einen Winkel von 60°. Das Ablaufrohr ist an seiner Spitze meist etwas verengt und länger als der obere, konische Teil des Trichters. Sehr wesentlich ist die Wahl des richtigen Papiers. Es werden Papiere für die verschiedensten Zwecke in den Handel gebracht, da Porosität und Kapillareinflüsse wesentliche Faktoren beim Filtrieren darstellen. — Das Filtrierpapier darf den Rand des Trichters nicht überragen, soll vielmehr etwa 1 cm unterhalb des Randes enden, da anderenfalls unnötige Verdunstungsverluste entstehen und man auch nicht, wie üblich, eine Glasplatte oder ein Uhrglas auflegen könnte, um die Verdunstung von der Oberfläche des Filtriergutes her einzuschränken.

Hat man einen der Menge der zu filtrierenden Flüssigkeit entsprechenden Trichter gewählt, so wird das gefaltete Papier möglichst tief in den Trichter eingesetzt und die Flüssigkeit — wenigstens bei größeren Mengen — tunlichst an einem Glasstab am Rande des Filters langsam aufgegossen, damit sich das Papier dem Trichter anschmiegt und das Filter Zeit hat, sich vollzusaugen. Die zuerst ablaufende Flüssigkeit ist meist nicht klar; deshalb gießt man sie zurück und filtert nochmals. Der Vorgang ist notfalls mehrmals zu wiederholen, bis das Filtrat völlig klar ist. Erst dann kann man größere Mengen auf das Filter geben. Der Trichter wird bei kleineren Filtrationen auf einen Erlenmeyerkolben gesetzt oder an einem Stativ in einen Stativring eingesetzt. Hierbei muß beobachtet werden, daß das Stativ fest genug steht, damit es nicht durch das Gewicht des Trichterinhalts umfallen kann. Man sichert sich durch Belasten des Stativfußes durch ein größeres Gewichtstück.

Hat man die Flüssigkeit aufgegossen, so sorgt man für eine möglichst gleichbleibende Höhe der Füllung. Bei länger dauernden Filtrationsarbeiten hält das Nachgießen recht auf; man kann sich viel Zeit durch

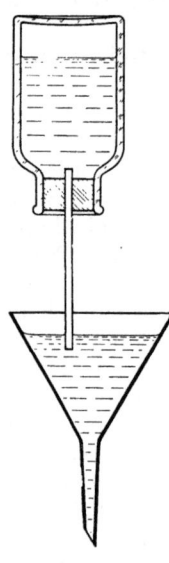

Anwendung eines Reservegefäßes ersparen, wie es die Abb. 27 darstellt. Das Reservegefäß besteht aus einer Flasche, die gefüllt mit einem Korken verschlossen wird, durch den ein Glasrohr geführt ist. Der Kork wird zweckmäßig mit dem Rand des Flaschenhalses mittels Bindfadens fest verbunden. Jetzt wird die Flasche umgekehrt und an dem Stativ mit Hilfe eines Ringes und mit Stativklammern befestigt. Das aus dem Kork herausragende Glasrohr taucht nun etwa 1 cm tief in die Flüssigkeit auf dem Trichter ein. Aus der Flasche kann nunmehr nur so viel Flüssigkeit nachlaufen, wie Luft in sie hineinströmt, so daß das Niveau im Trichter stets konstant bleibt. Es muß immer dafür gesorgt sein, daß aus dem Auffanggefäß die Luft entweichen kann. Man erreicht dies durch Einlegen eines Streifens Filterpapier zwischen Flaschen- und Trichterhals. Beim Filtrieren in eine Schale filtriere man bei niedrig aufgehängtem Trichter in die Mitte der Schale, da viele Salze in konzentrierteren Lösungen gern am Rande „emporklettern".

Abb. 27
Filtrieren mit
Reservegefäß

Für die Filtration schlecht klärbarer Flüssigkeiten gibt man ein Adsorbens aufs Filter. Oft bewährt sich Talk, in anderen Fällen gepulverte Holz- oder Tierkohle (die zugleich entfärbend wirkt), auch mit Kieselgur oder Asbestfasern („Seitzsche Filtriermasse") oder Aerosil erzielt man gute Erfolge. Ein mehrfaches Wiederzurückgießen des Filtrats auf das Filter kann ebenso notwendig sein wie bei Filtration ohne Klärmittel. Für die Klärung viskoser Flüssigkeiten, z. B. die Filtration von Honiglösungen mit suspendiertem Aerosil (für die Herstellung von eisenfreiem Mel depuratum), empfiehlt die STADA das Filtrierpapier Nr. 1405 von Schleicher und Schüll.

Ein absolut faserfreies Filtrierpapier bringt dieselbe Firma neuerdings unter der Nr. 575 auf den Markt. Die Laufgeschwindigkeit auch dieses Filterpapiers ist normal; es eignet sich besonders für die Herstellung von Augentropfen und Injektionsflüssigkeiten.

Damit die Trichter auf der Flasche nicht wakkeln, benutzt man einen Trichterhalter (Abb. 28); ein Streifen mehrfach zusammengelegten Filtrierpapieres erfüllt denselben Zweck.

Beim Filtrieren von Fetten und Ölen bedient man sich eines Heißwassertrichters mit Sporn (Abb. 29), der mit Gas (Bunsenflamme) erhitzt wird. Auch elektrisch beheizte Geräte dieser Art sind im Gebrauch, ferner Trichter mit Dampfheizschlangen (Abb. 30). Ein passender Trichter mit nicht zu langem Ablaufrohr wird in den Mantel eingesetzt oder auch ohne weiteres ein

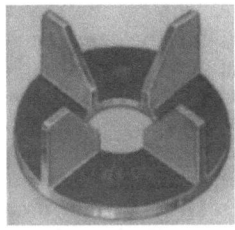

Abb. 28
Trichterhalter „Loeco"

Faltenfilter eingelegt. Dann wird durch den Tubus (a) Wasser eingefüllt. Nun wird der Sporn (b) mittels Bunsenflamme langsam erhitzt. Das Filter hat man zweckmäßig vorher im Trockenschrank erwärmt, um das aus der Luft aufgenommene Wasser zu entfernen. Man kann auf das Filter auch noch etwas Natrium sulfuricum siccatum geben, um letzte Reste von Feuchtigkeit aus den Fetten zu entfernen. Diese Art des Filtrierens wird angewandt, um Oleum camphoratum, Adeps suillus, Adeps benzoatus oder Unguentum Majoranae klar zu erhalten. (Vgl. auch „Salben" S. 152.) Auch hier ist es — wie bei den Filtrationen flüssiger Körper — wichtig, den Trichter stets bedeckt zu halten, um

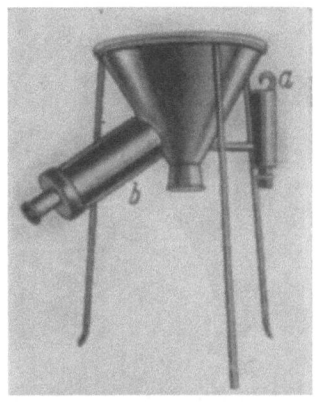

Abb. 29. Heißwassertrichter
von Greve & Behrens, Hamburg

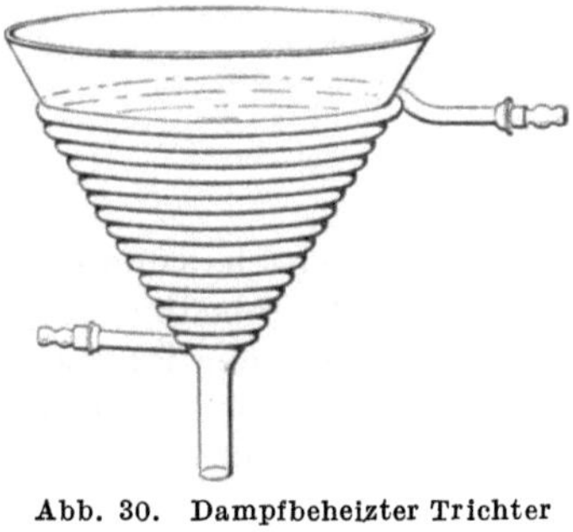

Verdunstungsverluste an flüchtigen Wirkstoffen zu vermeiden.

Haben wir bis jetzt die Filtration unter normalem Druck besprochen, so wollen wir uns jetzt dem Filtrieren unter vermindertem bzw. unter Überdruck zuwenden. Ein Unterdruck wird in der Apotheke am einfachsten mit einer Wasserstrahlluftpumpe erzeugt (Abb. 31), doch sind die sogenannten Medvag-Pumpen (Abb. 32) insofern vorzuziehen, als sie unabhängig von dem häufig wechseln-

Abb. 30. Dampfbeheizter Trichter

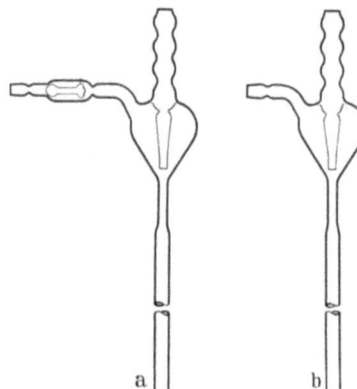

Abb. 31. Wasserstrahlluftpumpe
a mit, b ohne Ventil

den Wasserdruck sind und auch zur Herstellung eines Überdrucks verwendet werden können. Am bekanntesten ist die Filtration durch Porzellannutschen unter Verwendung verminderten Druckes. Sie wird gebraucht, um Niederschläge schnell abfiltrieren und dann auch abpressen zu können, vor allem für präparatives Arbeiten. Man versteht unter einer Nutsche ein annähernd trichterförmiges Glasgerät, das mit einer festverschmolzenen Glassinterplatte versehen ist (Abb. 33). Auf die Siebplatte wird ein glattes Papierfilter gelegt, das man anfeuchtet und gut andrückt. Die Nutsche setzt man dann auf eine Saugflasche, die unter Zwischenschaltung eines Dreiwegehahns oder einer WOULFFschen Flasche mit der Wasserstrahlpumpe oder

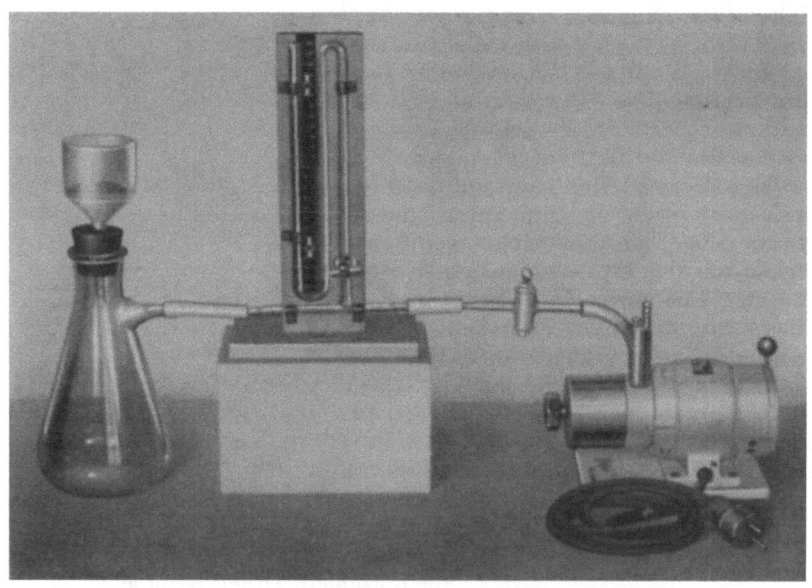

Abb. 32.   Medvag-Pumpe von Arthur Pfeiffer GmbH, Wetzlar
zur Erzeugung von Unter- und Überdruck

einem anderen Sauggerät verbunden wird. Die Zwischenschaltung eines Dreiwegehahnes oder der WOULFFschen Flasche ist unbedingt notwendig, damit nicht bei wechselndem Druck Wasser aus der Pumpe in die Saugflasche gelangt. — Nach Beendigung der Filtration ist durch den Dreiwegehahn stets erst das Vakuum aufzuheben, bevor die Pumpe abgestellt wird.

Auf größeren Nutschen kann man auch frisch gefällte
Niederschläge gut absaugen, die zu sogenannten Pultiformsalben (vgl. ,,Salben" S. 152) verarbeitet werden
sollen, wie Hydrargyrum oxydatum flavum und Hydrargyrum praecipitatum flavum. Alkoholhaltige Flüssigkeiten filtriert man zweckmäßig *nicht* im Vakuum
ab, da der Alkohol in zu starkem Maße verdunsten
würde.

Im Apothekenbetrieb leisten die Glassinterfilter nach
Schott gute Dienste, weil sie faserfrei filtrieren und
weil bei ihnen das Filterpapier eingespart wird. Die
Siebplatte entsteht durch Zusammensintern von Glas-
pulver verschiedener Korngröße. Die Porenweite beträgt bei

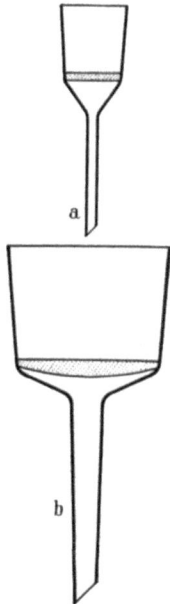

Nummer 1 .... 100—120 μ
Nummer 2 .... 40— 50 μ
Nummer 3 .... 20— 30 μ
Nummer 4 ....   5— 10 μ

Neuerdings werden diese ,,Glasfritten" auch so fein-
porig hergestellt, daß man damit sogar bakterienfrei
filtrieren kann (vgl. ,,Sterilisation" S. 40).

Die Schottschen Glasfilter eignen sich recht gut in
der Rezeptur für Augentropfen, Ringerlösung und ähnliches, in entsprechender Feinheit auch für Injektionslösungen.

Abb. 33
Glasfilternutscher
von Schott & Gen.,
Mainz

Die Nutschen sind stets unmittelbar nach dem Gebrauch durch Ab-
spritzen von der Rückseite her oder — bei empfindlicheren Geräten —
durch Durchsaugen reinen Wassers sorgfältig zu reinigen. Bei starker

Verschmutzung kann auch heiße
Salpetersäure oder heißes Königs-
wasser durchgesaugt werden; aus-
giebiges Nachwaschen mit Wasser
ist dann selbstverständlich. Alle
Schottschen Filter vertragen eine
Sterilisation durch Hitze.

Zur Herstellung *keimfreier* Lösungen in der Apotheke sind ferner die *Filterkerzen* gut brauchbar,
die aus Ton, gesintertem Kieselgur
oder Porzellanmasse bestehen. Die
kleinsten Poren haben die Kerzen
aus hartgebrannter Porzellanmasse.
Es ist nötig, die Filterkerze zu
prüfen, ob sie dicht ist, da gelegentlich Risse oder Sprünge vor-

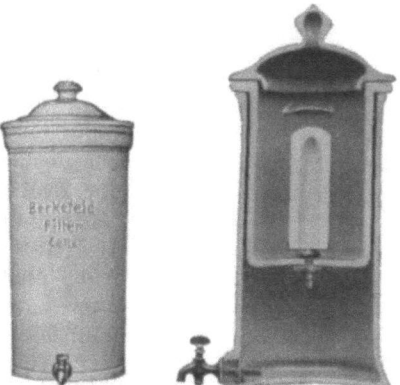

Abb. 34. Berkefeld-Filter
von außen und im Querschnitt

kommen. Man legt die Kerze in Wasser und bläst Luft ein; ein Sprung
macht sich hierbei schnell bemerkbar. Ein Berkefeld-*Filter* (Abb. 34)
hat als wesentlichen Bestandteil einen hartgebrannten, feinporigen Zy-

linder aus Infusorienerde, der bakteriendicht ist. Auch dieses Gerät wird in der Apotheke gern zur Gewinnung kleiner Mengen keimfreien, destillierten Wassers für Augentropfen usw. benutzt; die Filtration geht allerdings sehr langsam vonstatten. — Die Kerzen sind vor dem Gebrauch sorgfältig zu reinigen und zu sterilisieren. Nach längerem Gebrauch verschleimen die Zylinder infolge der darauf niedergeschlagenen Bakterien, Algen und Verunreinigungen; dann besteht infolge Saug-- wirkung die Gefahr des Durchwachsens von Bakterien. Die Zylinder müssen daher ab und zu durch gründliches Abbürsten mit Luffaschwamm und Abwaschen mit Sodalösung gereinigt werden. Danach ist mit ausgekochtem Wasser nachzuspülen.

Keimfrei filtrieren ferner die Ultrafilter aus Kollodium, auch Membranfilter genannt. Sie werden unter anderem von der Göttinger Membranfilter G. m. b. H. hergestellt. Man arbeitet mit ihnen immer unter vermindertem Druck. Es handelt sich um dünne,
gleichmäßige Gallerten, die in den verschiedensten Porenweiten zur Verfügung stehen. Sie dürfen nur feucht oder in einem Wasser aufbewahrt werden, das zur Konservierung mit Nipagin oder Formalin versetzt ist. Sterilisation der Membranen ist ohne Einfluß auf Geschmeidigkeit und Filtrierfähigkeit. Die Filtrierleistung ist sehr gering. Infolge des Vakuums tritt leicht eine Verdampfung des Lösungsmittels ein, so daß die Konzentration der Lösung sich ändert. Durch Filtration mit Überdruck kann dieser Fehler vermieden werden. Abb. 35 zeigt ein Gerät, das sich zum Abfiltrieren feinster Niederschläge und auch zur keimfreien Filtration eignet. Es ist für Arbeiten unter Druck und im Vakuum eingerichtet. Die Glasglocke ermöglicht

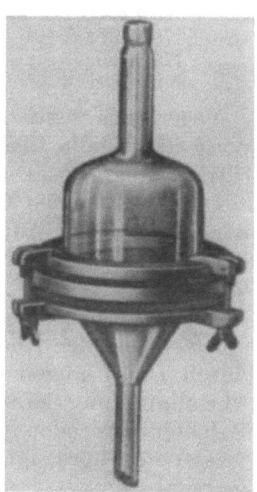

Abb. 35. Druckfiltrationsgerät der Membranfilter-Ges. Göttingen

eine Beobachtung der Filtriervorgänge.

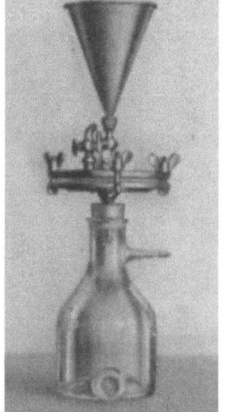

Abb. 36. Seitz-EK-Filter mit Aufgußtrichter

Die Seitzwerke in Bad Kreuznach stellen Filtriergeräte für dieselben Zwecke her, die unter dem Namen EK-Filter (EK = Entkeimung) im Handel sind. Das eigentliche Filter besteht hauptsächlich aus Asbest und Zellulose; die Porengröße ist den verschiedensten Verwendungszwecken angepaßt. Auch diese Filter, die übrigens stets mit Unterdruck arbeiten (Abb. 36), dienen zur Herstellung keimfreien Wassers in der Rezeptur und zu Injektionslösungen. Gegenüber den SCHOTT-Glasfiltern haben die SEITZ-Filter den Nachteil geringerer Filtriergeschwindigkeit und höheren Preises, der

bei jenen allerdings durch die umständlichere Reinigung teilweise wieder
ausgeglichen wird. Sie sind aber frei von den geschilderten Nachteilen

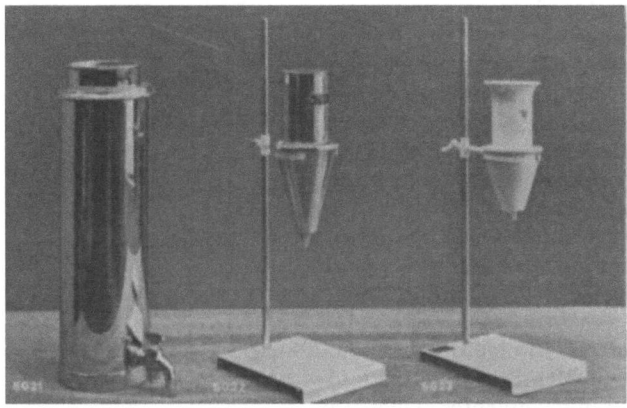

Abb. 37. Seitz-Kleinfilter (rechts aus Porzellan)

der BERKEFELD-Filter. Der Gewinnung pyrogenfreier Injektionslösungen
dienen u. a. die EKS-Filterschichten von SEITZ.

Auch die einfachen Filtriergeräte der Firma SEITZ haben in Apotheken
Eingang gefunden (Abb. 37). Sie enthalten im Inneren ein feinporiges
Sieb, das zum Schutz mit einem gröberen umgeben ist. In das innere
Sieb wird eine Anschwemmung von SEITZscher Filtermasse (aus Asbest-
fasern bestehend) mit etwas Filtriergut gebracht; die Filtermasse ersetzt
in diesen Geräten das Filtrierpapier.

Alle Filtriergeräte müssen peinlich gepflegt werden.

Denselben Zwecken wie das Filtrieren dient das **Kolieren.** Man versteht
darunter das Seihen durch Tücher aus Leinen, Wolle, Baumwolle, Jute,
Flanell oder auch nur durch eine doppelte oder
dreifache Mull-Lage. Man koliert bei größeren
Flüssigkeits- oder Niederschlagsmengen, z. B.
bei Sirupen oder frischgefälltem Eisenhydro-
xyd, oder wenn man einen Rückstand auf dem
Seihtuch noch abpressen will, also bei der
Herstellung von Tinkturen, gekochten Ölen
usw. Die Tücher werden mittels einer am Rand
eingenähten Schnur auf einem viereckigen
Holzrahmen (Tenakel) mit dem Saum nach
unten festgespannt oder auf einem Nagel an
jeder Ecke des Rahmens aufgespießt. Auch in
Form von Spitzbeuteln werden die Tücher verwandt, in besonders praktischer Form als
Loeco-Kolier-Apparat (Abb. 38 und 39) zum
Filtrieren von Mel depuratum usw. Für Infuse

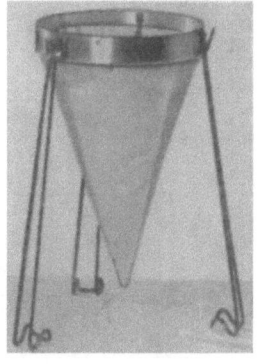

Abb. 38
Loeco-Kolier-Gerät

und Dekokte sind handliche *Koliersiebe* im Gebrauch, in die man ein Stück Mull oder auch Kolierscheiben aus Watte einlegen kann.

Es sei an dieser Stelle an die Vorschrift der ABO erinnert, Koliertücher, soweit erforderlich, nach dem Verwendungszweck zu bezeichnen. Das ist in der Praxis kaum durchführbar, doch findet man in den Apotheken meist ein Schränkchen, in dem die Tücher in guter Ordnung nebeneinander an Haken aufgehängt sind. Sie müssen selbstverständlich tadellos ausgewaschen sein. Daß man nicht gerade ein infolge Durchseihens stark gefärbter Tinkturen oder Fluidextrakte dunkelgefärbtes Tuch für

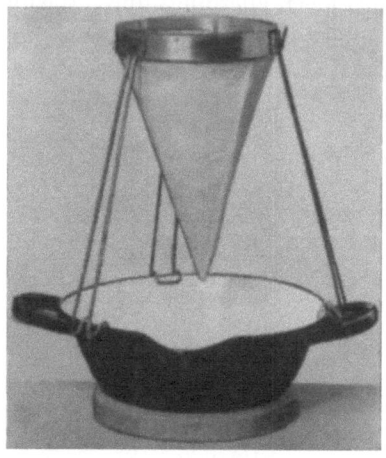

Abb. 39.   Loeco-Kolier-Gerät im Gebrauch

einen hellen Auszug wählen wird, versteht sich schließlich von selbst.

Abfüllen von Flüssigkeiten

(Abfüllen von Salben, Pulvern usw. bei den betreffenden Abschnitten)

Zum Abfüllen von Flüssigkeiten in der Apotheke („Abfassen") eignen sich vorzüglich Abfülltrichter aus Metall, die in verschiedenen Größen im Handel sind. Durch auswechselbare Anschraubfüllöffnungen können Flaschen und Dosen jeder Halsweite mit dick- oder dünnflüssigen Arzneien gefüllt werden. Zum Öffnen drückt man auf einen Hebel oder zieht an einer Schnur. Durch gute Federvorrichtungen wird ein Nachtropfen vermieden.

Einen Füllapparat für Handbetrieb, der zugleich dosiert, zeigt die Abb. 40. Die Maschine arbeitet nach dem Saug- und Druckprinzip. Beim Betätigen des Hebels wird zunächst Material (außer Flüssigkeit kann auch weiche Salbe oder Krem mit diesem Gerät abgefüllt werden) aus dem Trichter in die Pumpe gesaugt, dann aber das Füllgut in der vorher durch die Dosierschraube nach Kubik-

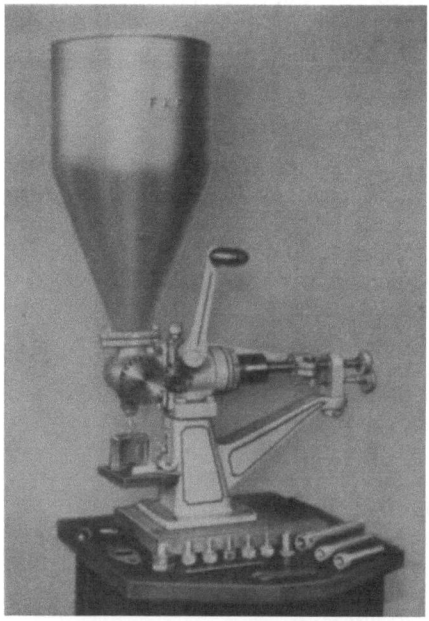

Abb. 40.   Füllapparat „Füllfix" für Handbetrieb
der FKF-Werke Friedrich Schmitt & Co.,
Frankfurt/M

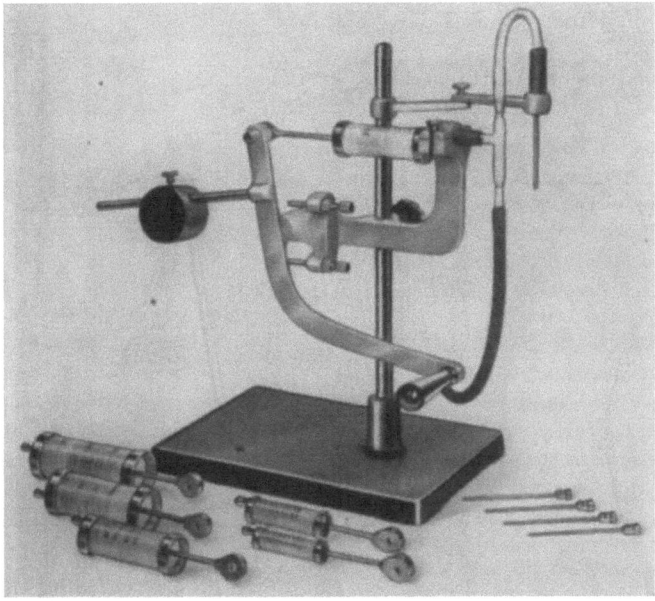

Abb. 41. Füllvorrichtung Simplex von Paul Raebiger, Berlin-Spandau

zentimetern eingestellten Menge in die Tuben, Dosen oder Flaschen gepreßt.

Ganz ähnlich arbeitet die durch Abb. 41 wiedergegebene Apparatur, die sich auch zur Ampullenfüllung eignet. Die mit der Abfüllflüssigkeit in Berührung kommenden Teile lassen sich leicht herausnehmen und sterilisieren.

Kleinere Mengen von Flüssigkeiten kann man gut aus Büretten abfüllen, die mit einem Quetschhahn verschlossen sind.

Das Entleeren von Fässern, Korbflaschen und anderen großen Flaschen geschieht am besten mit einem Abfüllschlauch. Man stellt das Gefäß, aus dem abgefüllt werden soll, etwas hoch. Das notwendige Ansaugen läßt sich dann leichter bewerkstelligen, da man ja nur dann zum Ziel kommt, wenn der außerhalb des Gefäßes liegende Schenkel des Schlauchs länger ist als der hineinragende (Heberprinzip). Vorsicht beim Ansaugen ätzender Flüssigkeiten! Hat man mit diesen zu tun, so verwendet man gern einen Sicherheitsheber, wie ihn Abb. 42 zeigt. Der kurze Schenkel wird eingetaucht, der lange mit

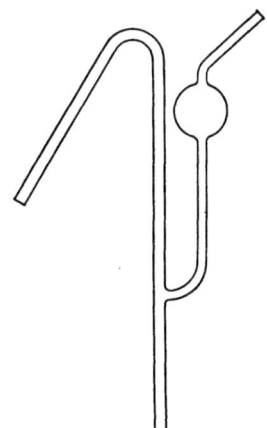

Abb. 42. Sicherheitsheber

dem Daumen oder einem Stopfen verschlossen. Nun wird an dem Kugelrohr angesaugt, und wenn beide Heberschenkel voll sind (auch hier ist der außerhalb befindliche der längere!), nimmt man den Daumen

oder Stopfen fort, so daß der Ablauf beginnen kann.

Zum bequemen Ausfüllen aus Glasballons sind *Ballonkipper* (Abb. 43) vorzüglich
geeignet, wenn die Ballons häufig gebraucht werden
und keine ätzen-
den Flüssigkeiten
enthalten. Mit den
Ketten wird der
Ballon im Korb
festgehalten; sie
verhindern, daß er
beim Neigen he-
rausgleitet.

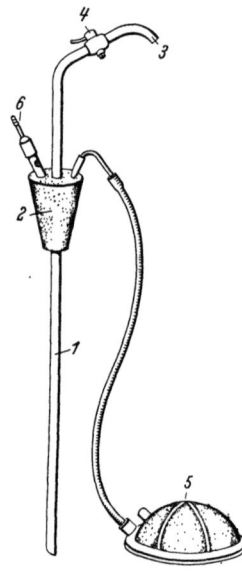

Eleganter arbei-
tet der Frinet-
Abfüllapparat mit
Fußpumpe (Abb.

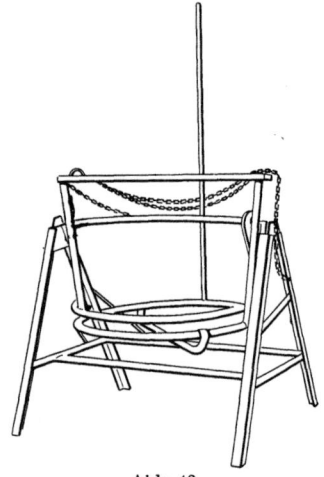

Abb. 43
Ballonkipper mit Kettenhalterung
und Feststellvorrichtung

44). Das Rohr (1) führt man in den zu ent-
leerenden Behälter, dessen Öffnung mit dem
Gummistopfen (2) abgedichtet wird. Das zu
füllende Gefäß wird an das Auslaufrohr (3) gehalten. Der Hahn (4) wird durch Längsstellung
geöffnet und mit Fußpumpe (5) wird Luft in den
Behälter gepumpt. Ist das Gefäß voll, wird der

Abb. 44. Frinett-Abfüll-
apparat mit Fußpumpe

Hahn (4) durch Querstellung geschlossen.

Bei Wegnahme des Apparats erst Ventil (6)
ziehen, Hahn (4) öffnen und Apparat langsam herauszuziehen.

Destillieren, Abdampfen, Eindicken

Unter *Destillieren* (lat. destillare = herabtröpfeln) versteht man die
Überführung einer Flüssigkeit durch Erhitzen in die Form des Dampfes
und dessen Kondensation durch Abkühlung. Der Zweck einer Destillation
ist entweder die Reinigung von Flüssigkeiten, da Verunreinigungen nicht
flüchtiger Art meist nicht mit überdestillieren (Aqua destillata), oder
— bei der Wasserdampfdestillation — die Gewinnung solcher Stoffe,
die mit Wasserdämpfen flüchtig sind (ätherische Öle), oder auch die
Trennung von verdampfbaren Flüssigkeiten mit verschiedenen Siede-
punkten (*fraktionierte Destillation*). Auch die Trennung von Gemischen
fester und flüssiger Substanzen kann durch Destillation erfolgen; so
wird der Alkohol aus der Maische „abdestilliert". Eine wiederholte
Destillation nennt man *Rektifikation*; sie dient der besonders weitgehenden Reinigung flüssiger Körper. Die Destillation wird nicht nur in der
Apotheke, sondern im großen Umfang auch in der Technik angewandt.
Sie war schon Plinius d. Ä. (um 50 n. Chr.) bekannt, wurde um 300 n. Chr.
in Alexandrien verbessert und besonders seit der Entdeckung des Alko-

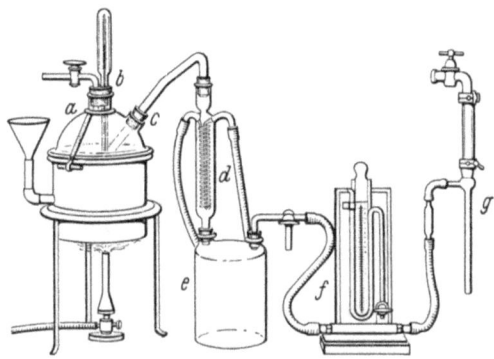

Abb. 45. Vakuumapparat nach Wojahn

hols gefördert. („Liber de arte destillandi" von HIERONYMUS BRAUNSCHWEIG, um 1500.)

Die sogenannte *trockene Destillation* hat mit den eben erwähnten „echten" Destillationen kaum etwas zu tun. Sie ist ein Verfahren, bei dem trockene organische Stoffe unter Luftabschluß erhitzt und dadurch zersetzt werden; es entstehen feste, flüssige oder gasförmige Produkte. Im Gegensatz zur physikalisch bedingten wirklichen Destillation haben wir es hier in der Hauptsache mit chemischen Vorgängen zu tun, wie sie z. B. bei der Gewinnung des Leuchtgases aus Kohle auftreten. Neben Rohteer bilden sich in diesem Fall an Gasen hauptsächlich Kohlenoxyd, Wasserstoff, Methan, Äthylen (Leuchtgasbestandteile); als Rückstand hinterbleibt Koks. Holz liefert bei der trockenen Destillation Essigsäure, Azeton, Phenol, Methylalkohol; Holzkohle bleibt zurück. Das Verfahren wird also nicht nur der Destillate wegen, sondern auch zwecks Gewinnung der wertvollen Rückstände ausgeführt. Auch bei der trockenen Destillation werden übrigens die entstehenden gasförmigen und flüssigen Produkte durch Kühlung zur Abscheidung gebracht.

Die *Vakuumdestillation* unterscheidet sich dadurch vom einfachen Destillieren, daß man sie im Vakuumapparat vornimmt, der ein Erhitzen im luftverdünnten Raum gestattet. Der Siedepunkt wäßriger Flüssigkeiten liegt in diesem Fall weiter unter 100° (je höher das Vakuum, desto niedriger der Siedepunkt) und gestattet so ein schonendes Abdampfen der Auszugsflüssigkeit bei hitzeempfindlichen Extrakten. (Vgl. Extracta S. 138.) Die „Blase", das heißt das Aufnahmegefäß für die zu destillierende Flüssigkeit, steht in diesem Fall mit einer Wasserstrahlpumpe in Verbindung, die für das notwendige Vakuum sorgt; ein Manometer zeigt den Luftdruck und damit die Höhe des Vakuums an. Durch ein rundes Glasfenster — in der Abb. 45 ist der ganze Oberteil der Blase aus Glas — lassen sich die Vorgänge im Inneren der Blase beobachten (z. B. das Kochen und Schäumen), ein Zuleitungsrohr mit Hahn gestattet die Aufnahme neuen Destilliergutes.

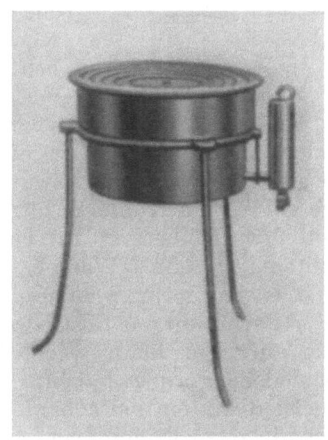

Abb. 46. Wasserbad mit konstantem Niveau für Gasbeheizung

Über den recht leistungsfähigen *Vakuumumlaufverdampfer* vgl. „Extrakte" S. 140—142.

Nebenher sei hier der einfachsten Form des Abdampfens gedacht: des Verdunstenlassens in offener Schale mit oder ohne Wärmezufuhr. Meist erwärmt man die Schale auf einem Wasserbad, von dem die Abb. 46 ein praktisches Modell (aus Kupfer) mit konstantem Wasserniveau zeigt. Rechts muß man sich zwei Gummischläuche angeschlossen denken, von denen der eine das notwendige Wasser aus einer Wasserleitung zuführt, während der andere das etwa zuviel hinzufließende ableitet. Zur Heizung des Kessels dient eine Bunsenflamme.

Im Gegensatz zu diesen Apparaten, bei denen es weniger auf das Destillat als auf das Zurückbleibende (z. B. ein Extrakt) ankommt, stehen die eigentlichen Destilliergeräte. In kleinem Maßstab gebraucht man zum Destillieren den in Abb. 47 dargestellten *Siedekolben* (Fraktionierkolben), dessen seitliche Abzweigung als Kühler wirkt (Luftkühlung; bei Substanzen, die über 150° sieden, genügt sie stets). Dem gleichen Zweck dienen die früher viel verwendeten *Retorten*. Abb. 48a stellt eine einfache, Abb. 48b eine tubulierte Retorte dar. Durch den Tubus kann mit Hilfe

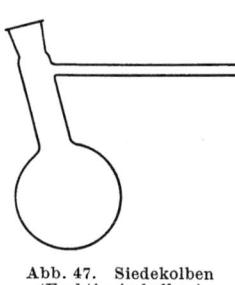

eines durchbohrten Korkes ein Thermometer geführt werden. — Bei größeren Destillierarbeiten wird die Apparatur mit LIEBIGschem Kühler mit Vorteil verwandt. Sie besteht aus dem Koch- oder Destillierkolben, der mit freier Flamme (aber stets dazwischengelegtem Draht-

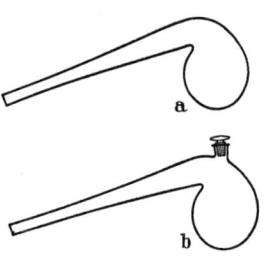

Abb. 47. Siedekolben
(Fraktionierkolben)

Abb. 48. Retorten
a) ohne, b) mit Tubus

oder Asbestnetz!) oder auch in einem Wasser-, Öl- oder Sandbad erhitzt wird und nur etwa zur Hälfte gefüllt sein darf. Durch den angeschlossenen Kühler (Abb. 49) — eine zweite Durchbohrung des Korkes auf dem Kolben ist für ein Thermometer gedacht — fließt stets von unten her kaltes Wasser (Gegenstromprinzip); eine Vorlage nimmt das Destillat auf. Sie kann verschiedene Formen haben, meist dient ein einfacher Rund- oder Erlenmeyerkolben diesem Zweck.

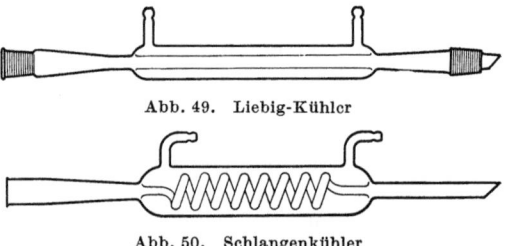

Abb. 49. Liebig-Kühler

Abb. 50. Schlangenkühler

Da das Arbeiten mit den langen LIEBIGschen Kühlern mitunter lästig ist, kann man zur Verkürzung der Apparatur Schlangenkühler anwenden (Abb. 50).

Zum kontinuierlichen Betrieb dient der sehr empfehlenswerte Wasserdestillationsapparat nach STADLER (Abb. 51). Kolben und Kühler dieses

Geräts sind zu einem Stück vereinigt und pendelnd wie an einem Waagebalken aufgehängt. Sobald im Verlauf des Destillierens das Wasser im
Kolben einen gewissen Tiefstand erreicht hat, steigt der Kolben in die
Höhe, und aus dem ständig
vom Kühlwasser durchflossenen
Kühler tritt so lange Wasser in
den Kolben, bis das Gleichgewicht wiederhergestellt ist.

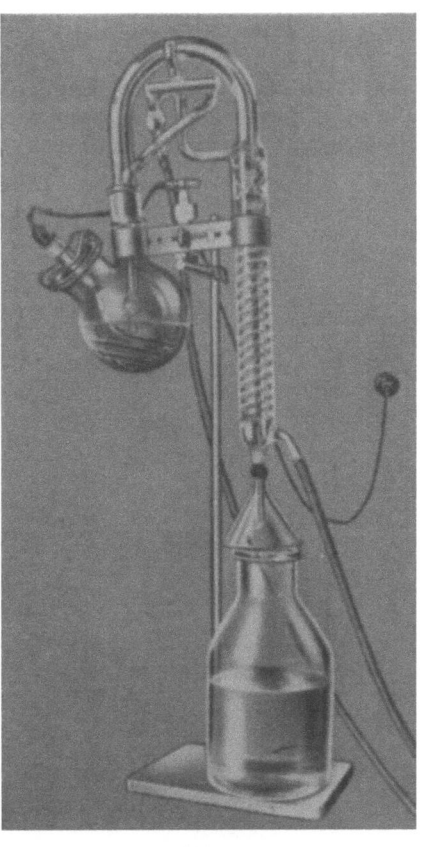

Sofern nicht — wie auf unserem Bilde — der Kolben durch
einen elektrischen Tauchsieder
beheizt wird, bedient man sich
des üblichen Bunsenbrenners.
Man läßt zu Beginn der Arbeit
durch den Zulaufschlauch Leitungswasser in den Kühler eintreten und setzt gleichzeitig die
Heizung in Gang. Das Wasser
durchläuft den Kühler und
fließt durch den Abflußschlauch
wieder ab, nachdem es zuvor
den Kolben so weit gefüllt hat,
daß er infolge seiner Schwere
sich senkt und dadurch bewirkt,
daß nunmehr das Kühlwasser
nur noch durch den Abfluß den
Apparat verlassen kann. Durch
das kaum merkliche Hin- und
Herneigen des Ganzen hält sich
die Kolbenfüllung von selbst
konstant. — Die Schläuche
müssen so aufgehängt sein, daß
sie die Pendelbewegung nicht
behindern.

Abb. 51
Wasserdestillationsgerät nach Stadler

Wenn der Apparat zusätzlich
mit einem Dreiwegehahn ver-
sehen wird, läßt sich damit auch *Aqua bidestillata* für Injektionslösungen usw. herstellen. Der Hahn läßt sich so einstellen, daß dem Kühlwasser der Weg zum Kolben versperrt wird und daß — statt des
Leitungswassers — aus einem hochgestellten Gefäß destilliertes Wasser
in den Kolben fließt.

Das Stoßen der Flüssigkeit beim Sieden verhindert man durch Zugabe
von Talk zum Kolbenwasser. Ein Zusatz von Phosphaten behebt die
Verkrustung, und etwas Kaliumpermanganat zerstört etwa vorhandene
organische Substanz. Schließlich kann man noch eine alkalische Flüssigkeit (etwa Barytlauge) zur Bindung von gelöstem Kohlendioxyd oder
Chlor zufügen.

Bei Destillierarbeiten kann der Siedeverzug sehr störend wirken. Man unterbindet ihn durch Beigabe von Siedesteinchen oder -stäbchen zum Destilliergut im Kolben. Es entsteht ein Strom von Luftbläschen, durch den die Flüssigkeit in Bewegung gehalten und somit die Oberflächenspannung vermindert wird. Bei brennbaren Flüssigkeiten sind solche Siedesteine unbedingt notwendig.

Bei den Dampfapparaten haben wir es mit größeren Destilliervorrichtungen zu tun, die außer der Vakuumapparatur und dem Dampftrichter auch noch einen Trockenschrank und eine Koch- und Abdampfschale umfassen. Der eigentliche Dampfapparat besteht aus der Blase, die das Destilliergut aufnimmt und von einem Heizkessel umgeben ist, der Wasser enthält. Unter dem Heizkessel liegt die Feuerung. Durch den Aufsatz und den Helm gelangen die Dämpfe in den Kühler, in dessen von kaltem Wasser umgebener Kühlschlange sie kondensiert werden. Eine Vorlage nimmt das Destillat auf. Gern verwendet man dazu enghalsige Flaschen oder Kolben, um das Hineinfallen von Staub aus der Luft nach Möglichkeit zu vermeiden. Das Kesselwasser dient zur Herstellung destillierten Wassers und wird in einer zweiten Kühlschlange kondensiert. Die mit dem Dampf in Berührung kommenden Teile der Apparatur dürfen nicht aus Kupfer bestehen, da sonst Kupferspuren mit in das destillierte Wasser übergehen. Sie sollen deshalb aus Zinn hergestellt sein. Neuere Dampfapparate arbeiten mit gespanntem Dampf, mit ihnen läßt sich in den meisten Fällen bes-

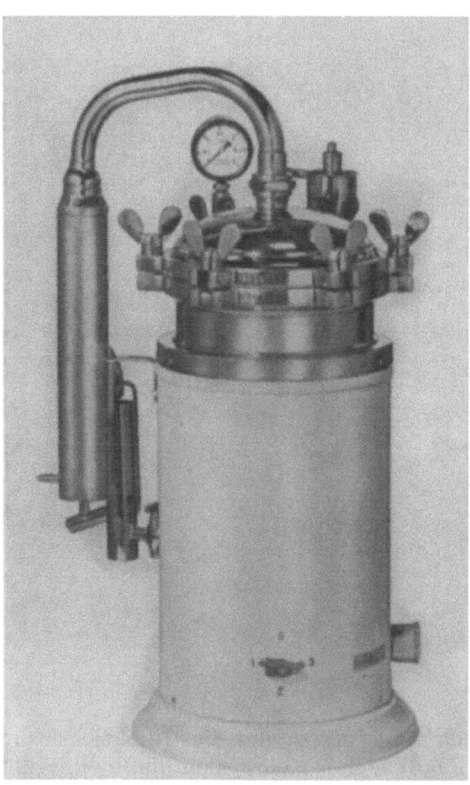

Abb. 52. Destillier- und Sterilisierapparat, Autoklav, Infundiergerät und Wasserbad in einem Gerät von Steinbuch, Wien

ser arbeiten als mit den alten, einfachen Bauarten, auf denen man wohl abdampfen und destillieren, aber nicht kochen konnte. Das stets gefahr- und — im Hinblick auf die Güte der Präparate — risikoreiche Arbeiten über freiem Feuer ist leicht zu vermeiden, wenn gespannter Dampf zur Verfügung steht.

Abb. 52 zeigt einen Apparat für elektrische Beheizung, der zum Destillieren, Abdampfen, Infundieren und Sterilisieren verwendbar ist. (Vgl. auch die Abbildungen 54, 59, 60, 61.)

Beim Arbeiten mit größeren Destilliergeräten ist vor allem auf einen ausreichenden Wasserstand im Kessel zu achten, den man durch das Wasserstandsrohr beobachten kann. Man überzeuge sich aber auch, daß es nicht etwa infolge Verstopfung oder Schmutzringbildung (Kesselstein usw.) eine nicht vorhandene Wasserhöhe anzeigt, da sonst die Gefahr einer Kesselexplosion besteht. Während des Destillierens darf der Apparat nie aus den Augen gelassen werden. Wenn die Destillation nachläßt, kann es vorkommen, daß das Destillat aus der Vorlage in das Kühlrohr zurückgesaugt wird. Wünscht man die Arbeit zu unterbrechen, so entfernt man die Vorlage, bevor die Wärmezufuhr aufhört.

Die *Wasserdampfdestillation* dient neben der Gewinnung destillierten Wassers u. a. der Herstellung von ätherischen Ölen, die — obwohl ihr Siedepunkt weit über dem des Wassers liegt — mit Wasserdämpfen flüchtig sind. Die ölhaltige Droge, z. B. Folia Menthae piperitae, wird in zerkleinertem Zustand, nachdem man sie 12 Stunden lang in bedeckter Schale mit einem Weingeistwassergemisch

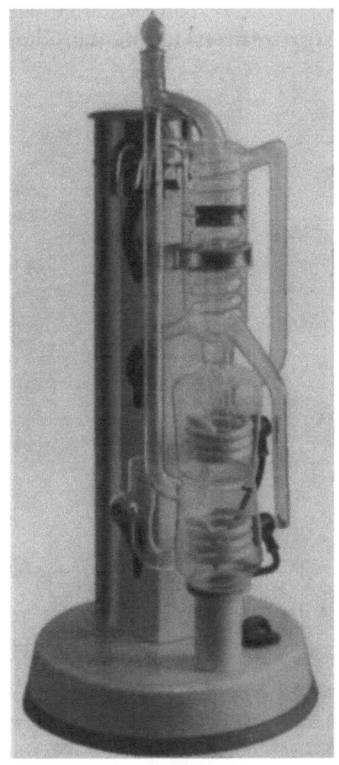

Abb. 53
Bidestillierapparat
aus Quarzglas von Heraeus GmbH,
Hanau

hat quellen lassen, in die Destillierblase gebracht, in die zuvor eine Siebplatte eingelegt wurde. Unterhalb dieser Platte mündet ein für diesen besonderen Zweck bestimmtes Dampfrohr, aus dem nach dem Anheizen des Apparats Wasserdämpfe strömen, die das Drogengut durchdringen, sich mit ätherischem Öl beladen und dann durch die Kühlschlange in der üblichen Weise kondensiert werden. Das Destillat fängt man in eng- und langhalsigen Flaschen auf; das leichte ätherische Öl steigt nach oben und kann in dem engen Flaschenhals vom darunterliegenden Wasser abgetrennt werden. Das Wasser in der Vorlage ist mit ätherischem Öl gesättigt und stellt nunmehr ein „aromatisches Wasser" dar. Aquae aromaticae wurden noch vom 5. Deutschen Arzneibuch in dieser Weise durch Destillation hergestellt; die 6. Pharmakopoe gestattet die vereinfachte Bereitung durch Auflösen von ätherischem Öl (Aqua Cinnamomi, Foeniculi, Menthae piperitae, Rosae).

Für Injektionslösungen, also auch zur Herstellung von Ampullen, gibt es neuerdings Apparate, die in *einem* Arbeitsgang doppelt destilliertes Wasser gewinnen lassen. Ein solches sehr vollkommenes Gerät zeigt

Abb. 53. In Apotheken gewinnt man Aqua bidestillata gern aus kleineren
Apparaturen „ganz aus Glas", indem man ein gutes destilliertes Wasser

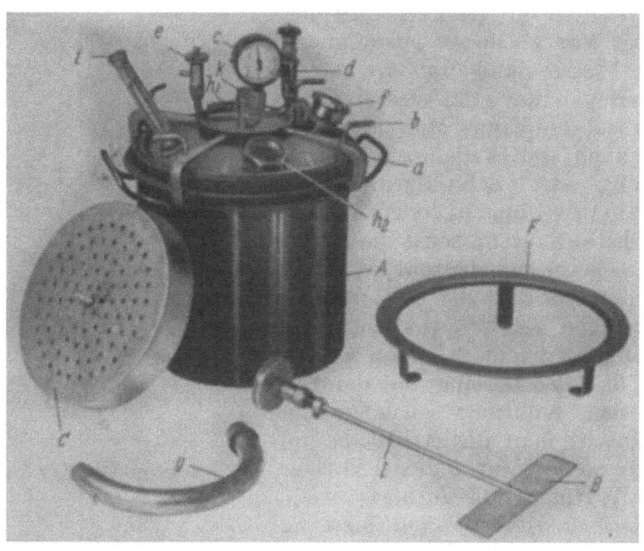

Abb. 54. Siko-Spezialtopf

nochmals der Destillation unterwirft. Der Sikotopf (Abb. 54) ist ein
Kleinautoklav und dient in erster Linie der Sterilisation (vgl. S. 40) von
Arzneistoffen, doch ist er
auch für Destillierarbeiten
sowie zum Abdampfen
im Vakuum eingerichtet
(Abb. 55). Das S. 32 er-
wähnte STEINBUCHsche
Universalgerät ist ihm
ähnlich.

Beim Kochen am *Rück-
flußkühler* wird das De-
stillat nicht aufgefangen,
sondern fließt in das Siedegefäß zurück. In seiner
einfachsten Form besteht
der Rückflußkühler aus
einem Glasrohr von etwa

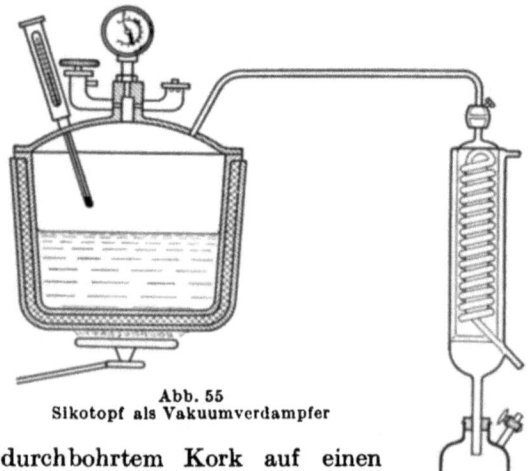

Abb. 55
Sikotopf als Vakuumverdampfer

1 m Länge, das mittels durchbohrtem Kork auf einen
Kochkolben aufgesetzt und von der umgebenden Luft gekühlt wird. Das Ganze wird an einem Stativ durch Ringe
oder Klammern befestigt und so vor dem Umfallen bewahrt. Man bezweckt mit dem Erhitzen am Rückflußkühler
die (länger andauernde) Behandlung eines Stoffes mit einem Lösungs-

mittel bei Siedetemperatur. Vor allem wird bei der Methode ein Verlust an flüchtigen Bestandteilen weitgehend vermieden. Um bei stets gleichbleibender Konzentration und mit möglichst geringem Flüssigkeitsverlust arbeiten zu können,
läßt man die entstehenden
Dämpfe im Steigrohr sich
abkühlen oder kühlt sie mit
Hilfe eines aufrecht gestellten LIEBIGschen Kühlers
so weit ab, daß sie sich

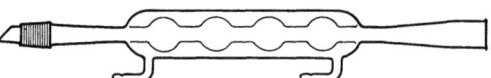

Abb. 56. Kugelkühler nach Allihn, als Rückflußkühler geeignet

kondensieren und wieder zurückfließen. Als Rückflußkühler finden auch Kühler Anwendung, bei denen das innere Rohr mehrfach kugelförmig ausgebildet ist (Abb. 56).

Ein interessantes Präparat des Arzneibuchs, das durch Destillation und nachfolgende Rektifikation gewonnen wird (es eignet sich vorzüglich zu Übungszwecken!), ist der **Spiritus Aetheris nitrosi** (versüßter Salpetergeist), der aus 3 Teilen Salpetersäure und 12 Teilen Weingeist in folgender Weise zu bereiten ist:

Die Salpetersäure wird mit 5 Teilen Weingeist vorsichtig überschichtet und die Mischung zwei Tage lang ohne Umschütteln stehengelassen. Alsdann wird die so entstandene Flüssigkeit aus einer Glasretorte destilliert und das Destillat in einer Vorlage aufgefangen, die 5 Teile Weingeist enthält. Sobald in der Retorte gelbe Dämpfe auftreten, bricht man die Destillation ab. Das Destillat wird sodann mit gebrannter Magnesia neutralisiert und die Mischung nach 24 Stunden auf dem Wasserbad bei anfänglich sehr gelindem Erwärmen der Destillation unterworfen. Das Destillat fängt man in einer Vorlage auf, die 2 Teile Weingeist enthält; die Destillation wird unterbrochen, sobald das Gesamtgewicht der in der Vorlage befindlichen Flüssigkeit 8 Teile beträgt.

Die Überschichtung hat den Zweck, die heftige Reaktion zu mildern, die bei unmittelbarem Mischen von Weingeist und Salpetersäure auftreten würde. Sie geschieht zweckmäßig in einem genügend großen Standzylinder, der mit einer Glasplatte zuzudecken ist. An der Berührungsfläche der Flüssigkeiten beobachtet man nach mehrstündigem Stehenlassen die Bildung kleiner, anscheinend farbloser Gasbläschen, die später — nach fortgeschrittener Vermischung — auch aus tieferen Schichten nach oben perlen. (Die chemische Natur des entstehenden Gases ist schwer zu bestimmen; wahrscheinlich handelt es sich um nitrose Gase oder um Kohlendioxyd.) Nach 2 Tagen ist in der Flüssigkeit im Zylinder keine Schichtung mehr zu erkennen; die Mischung riecht nunmehr nach Aldehyd.

Aus einer tubulierten, mit einem Thermometer versehenen, nur halb gefüllten Retorte, die man in ein Wasserbad einstellt, wird nun unter guter Kühlung (LIEBIGscher Kühler, vgl. S. 30) in die Vorlage (Erlenmeyerkolben) abdestilliert. Sie wurde zuvor mit 5 Teilen Weingeist beschickt, in den das Abflußrohr des Kühlers hineinragen muß.

Bei 25° beginnt Aldehyd überzugehen; bei 75° ist die Flüssigkeit in vollem Sieden, und bei etwa 80° geht die Hauptmenge des Destillats über. Zuletzt steigt die Temperatur bis auf 95°; wenn sich dann in der Retorte gelbbraune Dämpfe zeigen (Stickoxyde), beendet man die Destillation. Infolge mit übergegangener, nicht gebundener Säure (siehe unten) reagiert das Destillat sauer und wird deshalb zwecks Neutralisierung mit so viel gebrannter Magnesia versetzt, daß eine abfiltrierte Probe Lackmuspapier nicht mehr rötet. Nach 24stündigem Stehen (unter mehrfachem Umschütteln) wird abfiltriert und nun von dem Filtrat — wiederum aus dem Wasserbad — so viel in die mit 2 Teilen Weingeist versehene Vorlage abdestilliert, daß im ganzen 8 Teile Flüssigkeit erhalten werden.

Das *Äthylnitrit*, den eigentlichen Wirkstoff im Spiritus Aetheris nitrosi, kann man sich durch folgende Gleichung entstanden denken:

$$2\ C_2H_5\ OH + HNO_3 = CH_3\ CHO + C_2H_5ONO + 2\ H_2O$$

Weingeist   Salpeter-   Aldehyd   Äthylnitrit
            säure

Neben dem Äthylnitrit und dem durch Oxydation des Alkohols entstandenen Aldehyd enthält das ursprüngliche Destillat noch unveränderten Weingeist, freie salpetrige und freie Salpetersäure, Essigsäure und Essigsäureäthylester, Ameisen- und Oxalsäure und auch das giftige Äthylzyanid (C_2H_5CN), das durch die Rektifikation ausgeschieden wird, da es erst bei 97° übergeht. Die erwähnten Säuren wurden durch die Neutralisation mit MgO beseitigt; somit finden wir im fertigen Spiritus Aetheris nitrosi in der Hauptsache Äthylnitrit, Äthylazetat und Aldehyd in alkoholischer Lösung. Bei längerer Lagerung bildet sich durch Oxydation Essigsäure; man fertige also nur Mengen an, die in absehbarer Zeit verbraucht werden.

Das Präparat wird gelegentlich noch (wie Natriumnitrit) als gefäßerweiterndes und blutdrucksenkendes Mittel verordnet.

Sublimieren

Eine Abart der Destillation ist die *Sublimation*, bei der feste Stoffe durch Erhitzung unmittelbar in dampfförmigen Zustand übergeführt werden. Die Dämpfe werden bei der Abkühlung nicht zu flüssigen, sondern gleich wieder zu festen Substanzen (dem Sublimat) kondensiert. Ein bekanntes Beispiel ist die Herstellung von Benzoesäure aus Benzoeharz mittels Sublimation, die öfters von Praktikanten zur Übung ausgeführt wird.

Kristallisieren

Der große schwedische Arzt und Naturforscher LINNÉ (1707—1778) nennt die Kristallisationskraft die „wunderbarste Naturerscheinung". Auch wir Heutigen bewundern im Kristall eine erste, schon sehr vollkommene Organisation der Materie.

Bei der Kristallisation als pharmazeutische Arbeit handelt es sich um eine in der Apotheke nur noch selten vorkommende Tätigkeit, die der Gewinnung besonders reiner Chemikalien dient (vgl. auch „Lösungen" S. 48). Ihr Ergebnis beruht nicht auf chemischen Vorgängen, sondern auf dem Entzug des Lösungsmittels eines Stoffes, der dadurch in den Stand gesetzt wird, sich in Kristallen abzuscheiden, sofern das in seiner Natur liegt. Dieser Lösungsentzug kann durch Abdampfen bewirkt werden, aber auch durch Verdrängen der lösenden Flüssigkeit durch eine andere, in der der in Kristallen abzuscheidende Stoff unlöslich ist. So verfährt man z. B. bei der Herstellung des Ferrum sulfuricum DAB 6.

Die nach Vorschrift bereitete Ferrosulfatlösung wird dabei in Alkohol eingegossen, in dem das Eisensalz sich nicht löst. Man rührt während des Eingießens um und erhält so die in diesem Fall erwünschten *kleinen* Kristalle (Kristallmehl). Kalium und Natrium bromatum *trublatum* (= gerührt) wird, heute wohl stets industriell, in der Weise gewonnen, daß man die übersättigte wäßrige Lösung während des Kristallisierprozesses andauernd umrührt.

Läßt man eine übersättigte Lösung ruhig stehen, so wachsen in der langsam verdunstenden Flüssigkeit Kristalle in jeder gewünschten Größe, je nach der Menge und Konzentration der in Frage kommenden Lösung und der Zeit, die man ihr zur Entwicklung der Kristalle gewährt. Der Beginn der Übersättigung einer Lösung kündet sich meist durch die Bildung eines Kristallhäutchens über der Flüssigkeit an.

Das Fällen (Präzipitieren)

Die Technik des Fällens wird am besten an konkreten Beispielen erörtert. Chemisch-physikalisch versteht man darunter die Abscheidung unlöslichen Stoffes beim Zusammengeben zweier Lösungen, deren Inhaltsstoffe so miteinander reagieren, daß in dem betreffenden Lösungsmittel eine unlösliche Verbindung entsteht. Je verdünnter solche Lösungen sind, um so feinkörniger wird der Niederschlag ausfallen. Die Praxis setzt dem Verdünnungsgrad gewisse Grenzen.

Bei einigen sogenannten *Pultiform-Salben* (pultiforme = breiförmig) wie **Unguentum Hydrargyri album** (Weiße Quecksilbersalbe) und **Unguentum Hydrargyri flavum** (Gelbe Quecksilbersalbe) läßt das Arzneibuch die eigentlichen Wirkstoffe der Salben als Fällung herstellen und noch feucht weiterverarbeiten, um sie in besonders fein verteilter Form zu erhalten und auch in der Salbe so zu bewahren. Die beiden für die erwähnten Salben als Wirkstoffe in Frage kommenden Quecksilberverbindungen würden durch völliges Austrocknen des Niederschlags hart und grobkörnig werden; man verreibt daher sowohl den weißen Quecksilberpräzipitat als auch das gelbe Quecksilberoxyd in noch feuchtem Zustand mit der Salbengrundlage.

Bei der Herstellung des Unguentum Hydrargyri album sind bei der Fällung des Quecksilberpräzipitats alle vom Arzneibuch vorgeschriebenen Mengenverhältnisse — auch des Wassers! — sorgfältig zu beachten, da andernfalls nicht die gewünschte Verbindung entstehen würde. Zur Gewinnung des gelben Quecksilberoxyds in Unguentum Hydrargyri flavum wird dagegen Wasser „nach Bedarf" verwendet. Beide Niederschläge werden auf einem glatten Filter aus gehärtetem Filtrierpapier gesammelt und nach dem vorgeschriebenen Auswaschen (das weiße Hg-

Präzipitat wird auch noch bis zu einem bestimmten Gewicht abgepreßt)
mit der etwas erwärmten Salbengrundlage gründlich verrieben.

Sehr gut eignen sich zum Sammeln dieser und ähnlicher Niederschläge
und zum Absaugen des überschüssigen Wassers (zuvor tarierte) Filter-
nutschen mit siebartig durchlöchertem Boden (vgl. Abb. 56 und „Filtri-
ren und Kolieren" S. 19), auf den man eine Scheibe ge-
härteten Filtrierpapiers mitsamt dem Niederschlag zum Ablaufen und Absaugen legt.

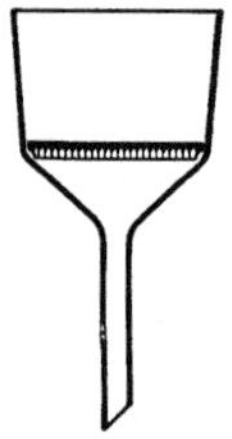

Beide Salbenpräparate eignen sich gut für das Arbeits-
tagebuch des Praktikanten, da sie klar das Wesen einer
Fällung erkennen lassen. Bei Unguentum Hydrargyri album
fällt aus Quecksilberchlorid- und Ammoniaklösung der gewünschte weiße Präzipitat aus, und das in Unguentum
Hydrargyri flavum vorhandene gelbe Quecksilberoxyd ist
das Fällungsprodukt aus Quecksilberchloridlösung und Natronlauge.

Abb. 57. Jenaer
Glas-Büchner-
Trichter mit
plan-
geschliffenem
Schlitzsieb

Unguentum Hydrargyri album wird oft in etwas größerer
Menge hergestellt. Man bedient sich daher zum Sammeln
und Auswaschen des Niederschlags meist eines Koliertuchs,
das über ein Tenakel gespannt wird. Für die Herstellung sehr großer
Mengen kann ein Absetzgefäß aus Ton nützlich sein, wie es Abb. 58
zeigt. In verschiedener Höhe sind seitlich Stutzen
angebracht, die durch Korken verschlossen werden.
Nach dem Absetzen des Niederschlags kann man das
überstehende Wasser aus diesen Stutzen bequem abfließen lassen.

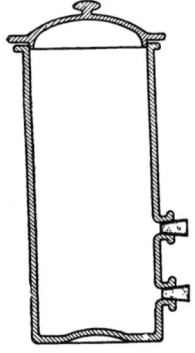

Abb. 58
Absatzgefäß
mit zwei verkorkten
Stutzen zum Ablaufen
der Flüssigkeit über
dem Niederschlag

Diese Maßnahme leitet zum sogenannten *Dekantieren*
über, mit dessen Hilfe sich Niederschläge von unerwünschten Verunreinigungen befreien lassen. Man
gießt in dem Gefäß, in dem die Fällung stattgefunden
hat, die (meist) wäßrige Flüssigkeit vom Niederschlag
ab oder entfernt sie durch Absaugen mit einem
Schlauch. Dann gibt man reines Wasser zu und rührt
den Bodensatz wieder auf. Nach erneutem Absetzen
gießt man wieder ab („dekantiert") usf., bis — laut
Probe mit einem entsprechenden Reagenz — die abfließende Flüssigkeit von der zu entfernenden Verunreinigung frei ist.

Das Abpressen des weißen Quecksilberpräzipitats
kann bei kleinen Mengen zwischen Filtrierpapier geschehen, wie es das Arzneibuch vorschreibt. Hat man dagegen den
Niederschlag auf einem Koliertuch gesammelt, so legt man dieses, über
dem gut abgetropften Brei zusammengefaltet, in eine Presse. (Eisenteile
vermeiden! Es entstehen rotbraune Eisenquecksilberverbindungen.) Nur
ganz allmählich darf der Druck der Presse verstärkt werden, da das Tuch
platzen würde, wenn dem Wasser nicht genügend Zeit zum Abfließen
zur Verfügung stünde. Das Entwässern des gelben Quecksilberoxyds,
für das ein Auspressen vom Arzneibuch nicht vorgesehen ist, kann

dadurch gefördert werden, daß man Filtrierpapier samt Niederschlag zunächst auf eine poröse Tonplatte legt, die viel Wasser aufnimmt, und danach erst das Ganze auf die vom DAB geforderte Glasplatte hinüberzieht, auf der sich dann der Niederschlag mit einem Porzellanspatel oder Kartenblatt gut von dem feuchten Filtrierpapier abnehmen läßt. Daß bei dem Arbeiten mit gelbem Quecksilberoxyd das Licht möglichst ferngehalten werden muß, sei noch besonders betont; anderenfalls verliert das Präparat bzw. die damit hergestellte Salbe die schöne orangegelbe Farbe und damit die volle Wirksamkeit infolge teilweiser Reduzierung des Oxyds zu metallischem Quecksilber.

Ein viel gebrauchtes, gleichfalls durch Fällung herzustellendes Präparat ist das offizinelle **Ferrum oxydatum cum Saccharo** (Eisenzucker), die Grundlage der meisten Eisenliquores („Eisenweine"). Beim Zusammenbringen von Eisenchlorid- mit Natriumkarbonatlösung fällt Ferrihydroxyd aus, das bei Erhitzung mit Zucker und etwas Alkali (in Form von Natronlauge) wasserlöslichen Eisenzucker bildet. Bei dieser Fällung ist es sehr wichtig, daß die Natriumkarbonatlösung anfangs nur in kleinen Teilmengen zugesetzt wird und vor weiteren Zugaben die Wiederauflösung des entstandenen Niederschlags abgewartet wird. In dem zunächst noch vorhandenen Ferrichlorid löst sich nämlich das Ferrihydroxyd als kolloidales Hydroxyd wieder auf, bis schließlich nach Zusatz von etwa $\frac{3}{4}$ der Natriumkarbonatlösung alles Eisen als Hydroxyd ausgefallen ist. Wird die erwähnte Vorsichtsmaßregel nicht beachtet, so entsteht bei der Weiterverarbeitung ein schwer lösliches Saccharat, das sich nicht mehr zu flüssigen Eisenpräparaten verwenden läßt.

Dem meist größeren Bedarf an Eisenzuckerlösung (Sirupus Ferri oxydati) entsprechend nimmt man die Fällung in einer 10- bis 15-Liter-Flasche oder auch in einem Glasballon ohne Korb (um den Vorgang beobachten zu können) vor. Den Ballon stellt man auf einen zusammengelegten Sack oder dergleichen, damit er ohne Bruchgefahr geschwenkt werden kann. Mit einem Schlauch läßt sich das Wasser über dem Bodensatz sowohl aus der Flasche als auch aus einem Ballon gut abziehen. Man wäscht die Fällung mit Hilfe eines an die Wasserleitung angeschlossenen Schlauchs drei- bis viermal mit Leitungswasser aus; stets muß sich vor erneutem Zusatz von Wasser der Niederschlag wieder zu Boden gesetzt haben. Zuletzt gibt man, wenn das Leitungswasser chlorhaltig ist, noch einmal destilliertes Wasser hinzu und prüft, ob die Chlorreaktion mit Silbernitrat nunmehr negativ ausfällt. Schließlich wird der Niederschlag auf einem Koliertuch gesammelt, das — über ein Tenakel gespannt — auf einer großen Emailleschale liegt, die ihrerseits, um festzustehen, auf einem Strohkranz oder Korkring ruht. Sobald kein Wasser mehr abtropft, geht man an die Weiterverarbeitung, das heißt an das Erhitzen mit Zucker und Natronlauge auf dem Wasserbad bis zur klaren Löslichkeit einer Probe in Wasser und Weingeist. Wenn man warten würde, bis an den Rändern des Niederschlagsbreis auf dem Koliertuch trockene Krusten entstehen, erhielte man kein klar lösliches Saccharat mehr.

Konservierung, Sterilisation, Desinfektion und Asepsis

(Vgl. auch „Ampullen" und „Injektionsflüssigkeiten" S. 190 und 198)

Die *Konservierung* stellt gewissermaßen eine Vorstufe der Sterilisation dar. Sie dient dazu, Nahrungs- und Arzneimittel vor dem Verderben zu bewahren, das teils durch chemische Zersetzung, teils durch Einwirkung von Bakterien oder Pilzen (Schimmel!) bewirkt werden kann. Ziel der Konservierung ist, die chemischen Umwandlungen bzw. die Zersetzungen durch Kleinlebewesen so einzudämmen, daß beide — wenigstens während einer begrenzten Zeit — nicht mehr schaden können.

Das bekannteste Konservierungsverfahren ist das *Pasteurisieren* (nach dem französischen Chemiker PASTEUR, 1822—1895), das besonders bei Lebensmitteln, z. B. Milch, angewandt wird. Die betreffende Flüssigkeit wird 15—30 Minuten lang auf 60—70° erhitzt und dann schnell abgekühlt. Wie aus dem weiter unten Gesagten hervorgeht, wird eine Sterilisation damit nicht erreicht. In der Pharmazie wird das Pasteurisieren unter anderem zur Haltbarmachung von Sirupen verwendet, zumal diese schon durch ihren Zuckergehalt bis zu einem gewissen Grade vor Gärung und Schimmelbildung geschützt sind. (Vgl. „Sirupe" S. 63.)

Konservierung durch starke *Kälte* wird in der Apotheke nicht angewandt, doch ist die oft gegebene Vorschrift „Kühl aufzubewahren" so zu verstehen, daß den zerstörenden Mikroorganismen wie auch den etwa möglichen chemischen Umwandlungen (z. B. dem Ranzigwerden der Fette) durch Temperaturherabsetzung die Lebens- bzw. Aktionsmöglichkeit entzogen oder wenigstens geschmälert werden soll.

Weitgehenden Gebrauch macht der Apotheker von der Konservierung durch Wasserentzug, nämlich beim Trocknen von Drogen. Es sei hier erwähnt, daß selbst bei vorsichtigem Trocknen Vitamine zerstört werden (vor allem Vitamin C), so daß die Forderung der Homöopathie nach *frischen* Ausgangsstoffen vielfach berechtigt erscheint. Andererseits erlangen manche Drogen, z. B. die Baldrianwurzel, Radix Valerianae, erst durch die beim Trocknen vor sich gehenden chemisch-enzymatischen Veränderungen ihre spezifischen Wirkungen und ihren eigenartigen Geruch und Geschmack. In diesem Zusammenhang verdient auch die Arzneibuchanweisung für die Faulbaumrinde, Cortex Frangulae, Beachtung, die vor Gebrauch ein Jahr lang gelagert haben muß, um einen in der frischen Rinde enthaltenen, noch nicht näher erforschten brechenerregenden Stoff zu verlieren.

Auch die *chemische Konservierung* wird täglich in der pharmazeutischen Praxis gebraucht. Ihr dienen unter anderen die folgenden Stoffe: Alkohol, Phenol, Borsäure, Salizylsäure (als „Einmachsalizyl" auch der Hausfrau bekannt), Benzoesäure und deren Natriumsalz (Natrium benzoicum), Zephirol und besonders Nipagin und Nipasol, die beide Ester der Benzoesäure sind und sich als sehr geeignet erwiesen haben zur Herstellung konzentrierter Rezepturlösungen und -mixturen, zu Emulsionen, Schleimen, Sirupen, Suppositorien, Zinkleim und anderen Galenika. Man setzt davon 0,1—0,15% zu. (Heiß in Wasser oder kalt in Alkohol lösen.) In der Rezeptur hat sich *Aqua conservans* gut eingeführt. Nach einem

Anhang zu den Stada-Vorschriften werden zu seiner Herstellung 0,7 g Nipagin und 0,3 g Nipasol in 999 g destilliertem Wasser unter Aufkochen (5 Minuten) gelöst, danach wird durch das Glassinterfilter (D 4) filtriert. (Vgl. „Filtrieren" S. 19.) In der Defektur bereitet man mit Aqua conservans die 10prozentige Lösung von Cupro-natrium citricum, die zur Kupferung des Marsinal „Stada" und anderer flüssiger Eisenpräparate dient. — Sehr groß ist auch die antibakterielle Kraft des *Thymols*; man setzt daher einem Harn, der zur Untersuchung in die Apotheke gebracht wird, ein Körnchen Thymol zu, wenn man die Untersuchung nicht sofort durchführen kann. Auch ein Zusatz von *Chloroform* bewährt sich in diesem Falle.

Unter *Sterilisation* versteht man die Keimfreimachung von Gegenständen und besonders von Flüssigkeiten, die dadurch haltbar und — bei zweckentsprechender Zusammensetzung — zu Injektionen geeignet gemacht werden. Nach dem DAB darf ein Gegenstand oder Stoff nur dann als steril bezeichnet werden, wenn er frei von allen lebenden Organismen (vegetativen und Dauerformen) ist. Als Sterilisiermethoden gibt das DAB an:

> direktes Erhitzen,
> Erhitzen in heißer Luft,
> Auskochen mit Wasser,
> Behandeln mit strömendem oder gespanntem Wasserdampf,
> Zusatz keimtötender Stoffe,
> fraktionierte Sterilisation,
> Filtration durch sterile Filterkerzen,
> aseptische Zubereitung.

Im Arzneibuch finden sich auch besondere Vorschriften für die Sterilisation verschiedener Gegenstände und Arzneizubereitungen, die dort nachzulesen sind. Im übrigen wird das weite Gebiet der Sterilisation in dem vorzüglichen Buch von STICH: Bakteriologie, Serologie und Sterilisation im Apothekenbetriebe (Springer-Verlag) erschöpfend behandelt.

Gegenüber der Sterilisation verlangt die *Desinfektion* nur, daß ein Gegenstand nicht mehr infizieren kann, daß also die ihm anhaftenden Krankheitserreger unwirksam gemacht werden. Dies wird durch Zusatz desinfizierender Chemikalien erreicht, von denen Sublimat, Phenol und Chlorkalk genannt seien. Der Begriff der Desinfektion deckt sich etwa mit dem der *Antiseptik*, die der Engländer LISTER um die Mitte des 19. Jahrhunderts zum Segen der Menschheit einführte. (In den Kriegen um 1870 starben viel weniger Menschen an ihren Verwundungen als in früheren Kämpfen, weil man die Karbolsäure — Phenol — als Antiseptikum anzuwenden gelernt hatte.)

Unter *Asepsis* versteht man einen Zustand des Keimfreiseins, der im idealen Falle dadurch erreicht wird, daß Keime überhaupt nicht hinzutreten können. *Alle Sterilisierungsarbeiten sollten von vornherein so vorgenommen werden, als wollte man nur durch Asepsis Keimfreiheit erzielen.* Dazu gehört peinlichste Sauberkeit und Hygiene („hygienische Gesinnung") sowohl im Hinblick auf die Arbeit selbst als auch auf alle verwendeten Geräte, Gefäße und Materialien. Man achte also auf einen

peinlich sauberen Arbeitsplatz, verwende stets neu gewaschene und ge-
bügelte Hand- und Wischtücher (Bügeltemperatur tötet Mikroben!) und
frisch gewaschene Arbeitsmäntel und reinige vor der Arbeit die Hände
sorgfältig mit fließendem Wasser und Seife. Nur frisch destilliertes
Wasser darf für aseptische Zubereitungen verwendet werden (auch zum
Abspülen von Geräten und Gefäßen). Die Aufbewahrungs- und Auffang-
gefäße müssen sterilisiert, die Ausgangsmaterialien von bester Beschaffenheit sein. Für die notwendigen (aseptischen) Filtrationen ergeben nach
der Erfahrung des Verfassers die Glassinterfilter der Firma SCHOTT &
GEN. in Mainz (früher Jena) einen vollen Erfolg (z. B. für Injektionslösungen), nicht nur zur Beseitigung von mechanischen Verunreinigungen
(Schwebestoffen), sondern auch zur Abfiltrierung aller Keime. (Bakterien-
dichte Filter dürfen in ihrer Porenweite 0,0025 mm nicht überschreiten.)
Bei größerem Bedarf ist das Mehrzweck-Filtergerät der Seitzwerke in
Kreuznach zu empfehlen. Der Sicherheit halber wird auch nach einer
keimfreien Filtration noch eine kurze Erwärmung angeschlossen, wenn
es im Hinblick auf die Beschaffenheit des Sterilisiergutes möglich ist.
(Weiteres über keimfreie Filtration siehe S. 190 ff. und 198 ff.)

Zur Abtötung von Mikroorganismen an Pinzetten, Spateln, Platin-
gegenständen bringt man diese Dinge einige Zeit in die nicht rußende
Flamme eines Gas- oder Spiritusbrenners, weniger widerstandsfähige
Geräte, z. B. Bürettenausläufe, Bechergläser usw. flammt man mit einer
Bunsenflamme ab, nachdem sie zuvor mit frisch destilliertem, sterilem
Wasser abgespült wurden. Weiterhin verwendet man die trockene Hitze
eines elektrisch beheizten Lufttrockenschrankes mit bestem Erfolg zur
Sterilisation, denn alle Bakteriensporen werden durch einstündige Erhitzung in diesem Schrank auf 180° oder durch zweistündige Einwirkung
von 160° sicher abgetötet. (Pharmacopoea Danica 1948 schreibt drei-
stündiges Erhitzen auf 140° vor.) Die im Kapitel „Trocknen" auf S. 17, 18
gezeigten elektrisch beheizten Trockenschränke können auch zur Sterilisation herangezogen werden.

Nicht völlig steril, aber doch von den meisten pathogenen Keimen
befreit werden Gegenstände durch halbstündiges Kochen in siedendem
Wasser, dessen sterilisierende Wirkung durch Zusatz von 1 % Natriumkarbonat noch bedeutend erhöht wird. So werden z. B. ärztliche Instru-
mente keimfrei gemacht.

Ein sehr wirksames Sterilisationsmittel ist der Wasserdampf, weil er
in die Bakterienmembranen eindringt, sie auflockert und das eiweiß-
haltige Protoplasma im Bakterienleib koaguliert. Besonders gern wird
strömender Wasserdampf verwendet, weil er die Luft aus dem Sterilisier-
gerät vertreibt, die jenes Durchdringungsvermögen nicht hat, in der
also bei gleicher Temperatur nicht dieselbe Anzahl von Keimen abgetötet
wird wie im Wasserdampf. Ein halbstündiges Erhitzen im strömenden
Dampf hält das Arzneibuch für ausreichend; um mit Sicherheit Keimfreiheit zu erzielen, muß jedoch nach neuerer Erfahrung ungespannter
Dampf 1½ Stunde lang einwirken. Die für die Dampfsterilisation gebrauchten Geräte enthalten einen durchlöcherten Einsatz, auf dem das
Sterilisiergut von dem Wasserdampf umströmt wird, der durch siedendes

Wasser am Boden des Gefäßes erzeugt wird. Für Apothekenverhältnisse eignet sich die Vorrichtung nach KOCH (Abb. 59) oder das Gerät vonKÖTTERMANN (Abb. 60a und b), für kleine Gefäße außerdem jede Infundierbüchse mit durchlöchertem Einsatz. Sterilisierungen, besonders von Injektionslösungen, sollten nur in Gefäßen mit Glas- oder Gummistopfen (besonders bewährt haben sich Stopfen aus Siliconkautschuk) vorgenommen werden, da Kork luft- und damit bakteriendurchlässig ist. Man sterilisiert mit aufgesetztem Stopfen, den man zuvor mittels Bügelknotens befestigt hat, sterilisiert also den Verschluß mit. Auch kann vor der Erhitzung ein dünner Bindfaden zwischen Stöpsel und Flaschenhals gelegt werden, den man nach dem Erkalten herauszieht. Für sterile Lösungen, die — wie bei der Ampullenherstellung — bald verwendet werden sollen, eignen sich sehr gut feste, mit Mull umwickelte Wattepfropfen; die Watte dient hier als Bakterienfilter. Auf alkalifreie Gläser (Jenaer Glas!) ist zu achten, da bei

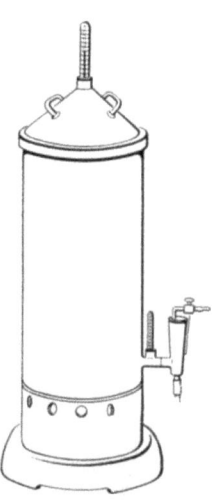

Abb. 59
Dampfsterilisator
nach Robert Koch

höherer Temperatur das Glasalkali z. B. auf Alkaloidsalzlösungen zersetzend wirken würde.

Wie im Vakuumapparat von der Siedepunktserniedrigung Gebrauch gemacht wird, die unter vermindertem Luftdruck eintritt, so erreicht man im *Autoklaven* bei Überdruck, daß Wasser erst bei einer Temperatur

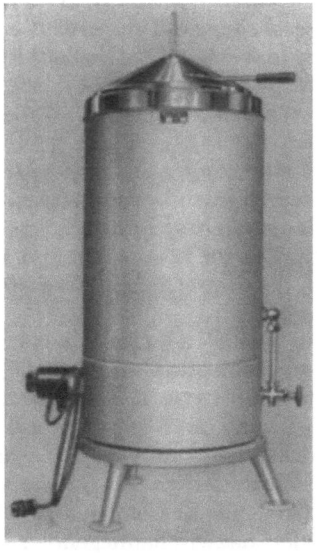

Abb. 60a. Dampfsterilisator (drucklos)
für elektrische Beheizung von
Köttermann, GmbH, Hänigsen üb.Lehrte

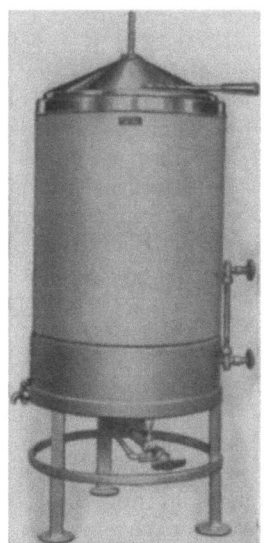

Abb. 60b
Dasselbe Gerät für
Gasbeheizung

über 100° zum Sieden kommt. 2 at Druck genügen beispielsweise, um den Siedepunkt des Wassers auf 120° zu erhöhen („gespannter Dampf"). Daher dient der Autoklav als Hochdrucksterilisator, weil gespannter Dampf — abgesehen von seiner höheren Temperatur — das schon erwähnte Durchdringungsvermögen in noch höherem Maße hat als ein gewöhnlicher, ungespannter Wasserdampf. Seine keimtötende Kraft ist größer als trockene Heißluft; er wirkt bei ¼stündiger Einwirkung unbedingt sicher, während ungespannter, strömender Dampf wenigstens eine halbe Stunde lang angewendet werden muß. Ein guter Autoklav für die Apotheke ist auch der Sikotopf (Abb. 53), ferner der Sterilisierapparat des Boda-Universalgeräts Abb. 61. Für die Rezeptur hat die Firma Steinbuch in Wien einen brauchbaren Kleinautoklaven geschaffen, der zur Sterilisation bei 120° oder im strömenden Wasserdampf von 100° verwendbar ist. — Mit der Einführung des Autoklaven für die Sterilisation der Injektionslösungen in ein neues Arzneibuch ist zu rechnen.

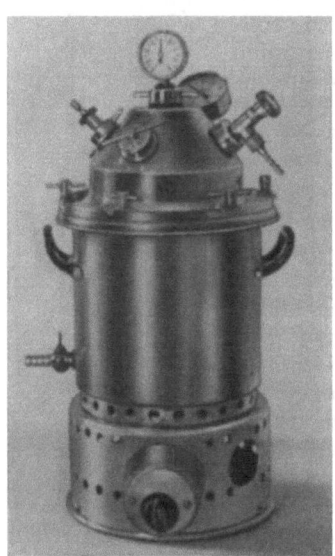

Abb. 61. Sterilisierapparat
des Boda-Universalgeräts

Bei allen Sterilisationsverfahren darf die Zeitdauer erst von dem Zeitpunkt an gerechnet werden, bei dem der Gegenstand oder Arzneistoff *selbst* die vorgeschriebene Temperatur angenommen hat. Zur Kontrolle werden (z. B. in Verbandstoffballen) Stoffe eingelegt, die erst bei der geforderten Sterilisationstemperatur schmelzen oder durch Farbumschlag von blau auf rot anzeigen, daß die gewünschte Temperatur erreicht wurde.

Das Sterilisieren *durch Zusatz keimtötender Stoffe*, kurz gesagt die chemische Sterilisation, vermag im allgemeinen nur die vegetativen Formen der Krankheitserreger, nicht aber die Sporen abzutöten. Sie wäre also besser als Konservierung oder Desinfektion zu bezeichnen und kann wichtig sein, wenn es sich darum handelt, die Keimfreiheit einer sterilisierten Lösung zu erhalten.

Für Flüssigkeiten bzw. Lösungen, die durch höhere Wärmegrade zersetzt werden, kommt die fraktionierte Sterilisation in Betracht, die nach ihrem Erfinder, dem englischen Physiker TYNDALL, auch Tyndallisation genannt wird. Bei diesem Verfahren wird die Flüssigkeit an vier aufeinanderfolgenden Tagen 40—60 Minuten lang auf 70—80° erhitzt und in der Zwischenzeit auf 30° erhalten. Zwar werden die Dauersporen dadurch nicht abgetötet, doch genügen 70—80° Erwärmung zur Vernichtung der vegetativen Formen. In der dazwischenliegenden Zeit keimen die Sporen bei der für die Keimung optimalen Temperatur von 30° aus, so daß sie bei der nächsten stärkeren Erhitzung mit vernichtet werden. Das DAB 6 bezeichnet die fraktionierte Sterilisation als für praktische Zwecke ausreichend.

Wegen der Umständlichkeit des Verfahrens wird es heute möglichst durch aseptische Kaltfiltration ersetzt, die — wie schon erwähnt — mit Glassinterfiltern verschiedener Größe und Porenweite, aber auch durch Filterkerzen, Entkeimungsfilter oder Membranfilter bewirkt wird (vgl. „Filtrieren" S. 19). Der grundsätzlichen Sterilfiltration, bei der also die Keime abfiltriert werden, dürfte die Zukunft gehören, besonders in Verbindung mit antiseptischen, chemischen Zusätzen, die die Sicherheit der Wirkung erhöhen. — Außerhalb der Apotheke wurde neuerdings auch Sterilisation mit Ultraschall, infraroten und ultravioletten Strahlen, Radioaktivität und hochfrequenten, elektrischen Schwingungen mit nennenswertem Erfolge versucht.

Stabilisieren

Im weiteren Sinne versteht man unter Stabilisieren jedes Haltbarmachen, z. B. auch die Maßregeln, die eine Emulsion vor dem Auseinandergehen bewahren. Auch nennt man gewisse Stoffe *Stabilisatoren*, die — etwa bei der Ampullenfabrikation — leicht veränderliche Arzneistofflösungen vor Zersetzung schützen. Das Trocknen von Drogen kann man ebenfalls (vgl. S. 15) eine Stabilisierung nennen, da ja in der Frischpflanze durch den Trockenprozeß die Wirkstoffe bis zu einem gewissen Grade stabil erhalten werden. Wir verstehen unter Stabilisation hier jedoch die Verfahren, die eine Droge und die daraus hergestellten pharmazeutischen Zubereitungen vor den Zersetzungen und damit Wertminderungen schützen, die beim Trocknen oder Aufbewahren durch Enzymeinwirkung oder chemische Umlagerung entstehen können. Besonders Alkaloide und Glykoside, die ja in vielen, besonders auch in frischen Arzneipflanzen das wirksame Prinzip bilden, werden durch die in den Drogen vorhandenen Enzyme leicht zersetzt. Durch Stabilisierung der entsprechenden Drogen lassen sich in manchen Fällen gehaltreichere Tinkturen gewinnen.

Als Beispiele für ein Stabilisieren in diesem Sinne seien die Bereitungsweisen des Schweizer Arzneibuchs für Tinctura Absinthii und Tinctura Valerianae angeführt. Im ersten Fall wird die Preßflüssigkeit durch Erhitzen stabilisiert, im zweiten die Ausgangsdroge. Durch die Erhitzung werden die Enzyme in frischen Pflanzen oder deren Preßsäften vernichtet, Glykoside aber und leicht zersetzliche Alkaloide unverändert erhalten. Es sei hier ausdrücklich betont, daß in Deutschland selbstverständlich nach den Angaben des DAB gearbeitet werden muß, zumal eine nach der schweizerischen Methode bereitete Tinktur nicht wirksamer zu sein scheint als ein DAB-Erzeugnis. Geschmacklich und dem Geruch nach dürfte das Schweizer Erzeugnis dem deutschen allerdings überlegen sein.

Tinctura Absinthii Ph. Helv. V · 1000 Teile frisches Wermutkraut werden fein zerschnitten und scharf abgepreßt. Der Preßsaft wird auf Eis gestellt. der Preßrückstand mit 200 Teilen Weingeist gleichmäßig durchgemischt, über Nacht bedeckt stehengelassen und darauf ein zweites Mal abgepreßt,

Der Preßrückstand wird mit 250 Teilen Wasser nochmals gleichmäßig durchgemischt und abgepreßt. Dies wird mit so viel Wasser wiederholt, daß im ganzen 1000 Teile Preßflüssigkeit erhalten werden. Die Preßflüssigkeiten werden vereinigt und während einer Stunde in heißem Wasser auf 65—70° erwärmt (Thermometer in der Tinktur). Hierauf wird die Tinktur einige Tage lang auf Eis gestellt und dann filtriert.

Die Verwendung des Eises hat den Zweck, im Preßsaft vor Weiterverarbeitung Zersetzungen durch Mikroorganismen zu verhindern. Wenn man schließlich die *fertige* Tinktur vor dem Filtrieren einige Zeit auf Eis stellt, so sollen mit dieser Unterkühlung diejenigen (wirkungslosen) Inhaltsstoffe zum Absetzen gebracht werden, die späterhin die Tinktur trüben würden.

Tinctura Valerianae Ph. Helv. V · 1000 Teile *frische* Baldrianwurzel werden unzerkleinert in einem mit Rückflußkühler (vgl. Destillieren S. 34) versehenen Glaskolben mit 1000 Teilen Weingeist auf dem Wasserbad erhitzt. Man hält 20 Minuten lang im Sieden, läßt dann erkalten, gießt die weingeistige Lösung ab und stellt sie beiseite. Dann werden die Wurzeln fein zerkleinert, mit dem abgegossenen Weingeist wieder in den Kolben gebracht, der Kolbeninhalt mit Weingeist auf 2000 Teile ergänzt und nochmals 20 Minuten im Sieden erhalten. Nach dem Erkalten wird die weingeistige Lösung abgegossen, der Rückstand abgepreßt, die Preßflüssigkeit mit der abgegossenen Lösung vereinigt und nach achttägigem Kühlstellen filtriert.

Die Wurzel wird im unzerschnittenen Zustand stabilisiert, weil bereits durch die Zerkleinerung Veränderungen in der Droge vor sich gehen können. Durch die Erhitzung im siedenden Alkohol werden die Enzyme getötet, während die Wirkstoffe unverändert erhalten bleiben. Neben dem für die Wirkung unwesentlichen ätherischen Öl enthält die Baldrianwurzel leicht zersetzliche Alkaloide, die nur in der *frischen* Droge enthalten sind, sowie ein Methyl-Pyrrilketon. Weitere Drogen, die für eine Stabilisierung in Betracht kommen, sind Cortex Frangulae, Folia Digitalis (Digitalisblätter dürfen ja nur in stabilisiertem, amtlich geprüftem Zustand in der Apotheke vorrätig sein), Herba Convallariae, Radix Gentianae, Rhizoma Rhei, Semen Colae.

Ein altes Verfahren zur Heilkräuterkonservierung und -stabilisierung ist die Einzuckerung. Wenn man gereinigte, frische Pflanzenteile zwischen Zuckerlagen in ein bedecktes Gefäß bringt, so bildet sich aus dem Zucker und dem Pflanzensaft ein dicker Sirup, der infolge seines hohen osmotischen Wertes weder gärt noch schimmelt. Zur Herstellung eines Tees wird etwas von diesem Sirup mit kochendem Wasser übergossen. — Bevor Zucker in größerer Menge zur Verfügung stand, wurde an seiner Stelle Honig verwendet.

Manche Tinkturen (Tinctura Cantharidum) zersetzen sich durch Lichteinwirkung. In solchen Fällen wirken dunkle Gefäße stabilisierend. Umgekehrt beobachten wir bei Sirupus Ferri jodati, daß sich das Präparat in hellem Licht, das reduzierend wirkt, besonders gut hält; hier haben wir also eine konservierende Wirkung des Lichts vor uns.

In einer neuzeitlichen Methode, die z. B. bei der Herstellung der sogenannten Plantrite und Teeps angewendet wird, werden frische Pflanzenteile mit Milchzucker gemischt und verrieben. Man trocknet im Vakuum, verreibt nochmals und verabreicht die so gewonnene Verreibung in Pulver- oder Tablettenform.

Ein stabilisierter Auszug liegt in gewissem Sinne auch vor, wenn Tinkturen oder Fluidextrakte durch einfaches Auflösen von Trockenextrakten hergestellt werden (vgl. Tinkturen S. 95, 96). Das Trockenpräparat bietet — zumal wenn es in zugeschmolzenen Glasflaschen oder Ampullen aufbewahrt wird — einen weitgehenden Schutz vor Zersetzung verschiedener Art. Wir finden diese Erkenntnis bei dem Trockengranulat „Secale concentratum Stada" und bei vielen Tinkturen des schweizerischen bzw. französischen Arzneibuchs verwertet.

Diffusion, Osmose, Dialyse

Unter *Diffusion* versteht man das gegenseitige Eindringen zweier mischbarer Flüssigkeiten oder Gase ineinander ohne Anwendung äußerer Einwirkung. Wird z. B. eine Salz- oder Zuckerlösung in einem Gefäß mit Wasser überschichtet, so zeigen die Salz- oder Zuckermoleküle das Bestreben, so lange in das Wasser einzuwandern, bis ein völlig homogenes Gemisch entstanden ist. Auch Lösungen verschiedener Konzentration mischen sich in derselben Weise durch Diffusion. Sie ist für den Pharmazeuten unter anderem deshalb interessant, weil die wichtigen Extraktionsformen der Tinkturen und Extrakte hauptsächlich durch Diffusion zustande kommen. (Vgl. „Tinkturen" S. 90.)

Flüssigkeiten, die nicht miteinander mischbar sind, diffundieren nicht ineinander (Öl und Wasser). Die Diffusion von Flüssigkeiten oder Gasen findet jedoch nicht nur bei direkter Berührung miteinander statt, sondern auch, wenn diese durch eine Scheidewand voneinander getrennt sind. Die Scheidewand kann aus verschiedenem Material bestehen; es werden Pergamentpapier, Schweinsblase, Ton, Kollodiumhäutchen, Zellophan u. a. verwendet. Diese Diffusion durch eine Trennwand heißt *Osmose*. Da die Scheidewand semipermeabel (halbdurchlässig) ist, gestattet sie wohl dem Wasser, nicht aber den auf der einen Seite etwa vorhandenen gelösten Molekülen (z. B. eines Salzes oder Zuckers) den Durchtritt. In dem Streben nach Konzentrationsausgleich prallen nun die Moleküle gegen die Scheidewand, so einen „osmotischen Druck" erzeugend; da sie aber nicht durchzudringen vermögen, strömt Wasser von der anderen Seite zu, um den Ausgleich zu bewirken. Immer wird der Strom von der schwächer zur stärker konzentrierten Lösung fließen, bis ein Ausgleich erfolgt ist.

Übrigens üben in wäßriger Lösung alle Körper, gleichviel ob in Ionen gespalten oder nicht, in geschlossenen Behältern einen gewissen Druck auf die Gefäßwand aus, der ebenfalls als osmotischer Druck bezeichnet wird. (Er ist gleich dem Druck, den ein Gas ausübt, wenn es ebenso viele Moleküle im Liter enthält wie der gelöste Stoff in einem Liter der Lösung.)

Im Leben von Pflanzen und Tieren spielt die Osmose eine bedeutende Rolle, da auf ihr z. B. die Aufnahme der Flüssigkeit durch die Wurzeln, die Straffheit (Turgor) frischer Pflanzenteile und viele andere biologische Vorgänge beruhen. Wesentlich ist, daß nur Kristalloide der Osmose fähig sind. Kolloide können nicht durch Scheidewände wandern. Dieser Unterschied wird zur Trennung von Kolloiden und Kristalloiden verwandt und heißt *Dialyse*.

Sie beruht also auf der Eigenschaft poröser Membranen, Kolloide zurückzuhalten, andere Inhaltsstoffe aber durchzulassen. So wird nach dem Arzneibuch Liquor Ferri oxychlorati, der eine kolloide Lösung von Eisenoxychlorid darstellt, von den verunreinigenden Kristalloiden Ammonium- und Eisenchlorid durch Dialyse gereinigt (Liquor Ferri oxychlorati dialysati). Man füllt die Eisenoxychloridlösung in eine Schweinsblase oder ein sackförmiges Stück Pergamentpapier (beides muß zuvor angefeuchtet werden) und hängt diesen „Dialysierschlauch" in ein Gefäß mit reinem Wasser, das so oft gewechselt wird (zuletzt ist destilliertes Wasser zu verwenden), bis die Chlorreaktion mit Silbernitrat negativ ausfällt.

Übrigens sind die bekannten Dialysate von Golaz und Bürger — wie schon der Name sagt — mittels Dialyse gewonnene Zubereitungen. Die frischen Pflanzensäfte werden durch Dialyse geklärt, d. h. von den unwirksamen und als Ballast unerwünschten Eiweißstoffen befreit.

In vielen Apotheken ist ein an den Wänden durchlöcherter Dialysiertrichter aus Porzellan vorhanden. Man kleidet ihn mit einem glatten Filter aus Pergamentpapier aus und setzt ihn nach Beschickung mit der zu dialysierenden Flüssigkeit in eine passende Mensur mit Wasser. Auch kann man sich leicht aus einer Weithalsflasche mit abgesprengtem Boden ein Dialysiergefäß herstellen; die Flaschenöffnung wird mit Pergament überzogen. In allen Fällen wird durch häufigen Wechsel des Wassers die Geschwindigkeit der Dialyse erhöht, ebenso durch Temperatursteigerung oder durch Anlegen eines Stromes, wobei der eine Pol in dem äußeren Wasser, der andere in der Lösung sich befindet. Bei der Herstellung von Pepton z. B. wird das salzfreie Präparat durch Dialyse gewonnen. (Über Dialyse siehe auch „Lösungen" S. 48ff.)

3. Pharmazeutische Zubereitungen
Solutiones, Lösungen

im pharmazeutischen Sinne entstehen, wenn Arzneistoffe in geeigneten Medien aufgelöst werden, ohne daß dabei chemische Umsetzungen stattfinden. (Für *chemische* Präparate in flüssiger Form ist vielfach der Name *Liquor* im Gebrauch, z. B. Liquor Aluminii acetici, Liquor Plumbi subacetici; doch heißen auch manche wirklichen Lösungen im Sprachgebrauch der Medizin Liquores, wie z. B. Liquor Ammonii caustici, Liquor Kalii acetici, Liquor Cresoli saponatus.) Das wichtigste Lösungsmittel ist das Wasser; in diesem Abschnitt soll in der Hauptsache von wäßrigen Lösungen die Rede sein.

Es muß hier etwas näher auf das Wesen der Lösungen eingegangen werden. Sie sind von größter Bedeutung für die Arzneiwissenschaft, ließe sich doch die Beschaffenheit vieler Salben, Suppositorien, ferner der Infuse, Dekokte und anderer Drogenauszüge ohne eine Kenntnis der ihrer Herstellung zugrunde liegenden Lösungsvorgänge nicht erklären.

Eine solche Kenntnis ist auch für das Verständnis biologischen Ge-
schehens unerläßlich.

Es gibt drei Arten von Lösungen, die sich nach der Größe der gelösten
Teilchen richten, oder, wie man zu sagen pflegt, „drei disperse Systeme".
1. Teilchen von 0,1 μμ bis 1 μμ finden wir in den *echten*, den „molekular-
dispersen" Lösungen.
2. Teilchen von 0,001 μ bis 0,2 μ ergeben die „unechten", kolloiden
oder „kolloiddispersen" Lösungen.
3. Noch größere Teilchen bilden Aufschwemmungen oder Suspensionen, die allmählich den festen Anteil (die feste im Gegensatz zur
flüssigen „Phase") zu Boden sinken lassen. Wenn die Schwebeteilchen
flüssig sind (etwa aus Öl bestehen, sie haben dann infolge ihrer geringen
Dichte das Bestreben, sich oberhalb der wäßrigen Phase abzuscheiden)
und durch besondere Hilfsmittel (Emulgatoren) an der Abscheidung
verhindert werden, sprechen wir von Emulsionen.
Bei den meisten wäßrigen Lösungen haben wir es mit *molekular-
dispersen*, echten Lösungen zu tun. Sie enthalten entweder ganze Moleküle wie in den Lösungen vieler organischer Körper (z. B. Zucker) oder
deren ionisierte Spaltstücke, die Ionen (NaCl, K_2SO_4 usw.). Die Teilchen
sind in allen diesen Fällen so klein, daß sie durch die Poren einer Per-
gamentmembran hindurchzugehen vermögen. Sie sind daher in dieser
Größenordnung ein Zeichen der echten Lösungen, durch Filtration von
ihrem Lösungsmittel nicht zu trennen. Solche ionisierten Stoffe heißen
„*Kristalloide*", da sie meist Kristalle bilden können. Dagegen nennt man
Substanzen, die nicht durch Pergament diffundieren und nicht kristallisieren, „*Kolloide*" (vom griechischen κόλλα = Leim, an dem die ty-
pischen Merkmale dieser Gruppe zuerst beobachtet wurden). Sie ergeben
unechte Lösungen, da sie sich abfiltrieren lassen. (Vgl. „Kristallisie-
ren" S. 36.)
Jede kolloide Lösung stellt ein System von zwei Stoffen dar, die
Phasen genannt werden. In einem solchen Zweiphasensystem ist die eine
Phase in der anderen fein verteilt. Den fein verteilten Stoff eines kolloidalen Systems nennt man disperse[1] oder innere Phase und den unzer-
teilten (zusammenhängenden) geschlossene oder äußere Phase oder auch
Dispersionsmittel. Kolloide Lösungen heißen auch „Sole", je nach dem
Lösungsmittel z. B. Hydrosol, Alkohosol usw. Zu den echten Kolloiden
gehören wichtigste Grundstoffe, wie Eiweiß, Stärke, Zellulose, Gelatine,
arabisches Gummi usw. Diese wie Eiweiß und Gelatine zum Teil sehr
beständigen Kolloide halten auch nach der Abscheidung mitunter noch
viel Wasser fest und heißen in diesem Zustand „Gele".
Diese Bezeichnung leitet sich von dem Wort *Gelatine* ab. Zu den Gelen
gehören solche kolloiden Systeme, die zwar formbeständig, aber leicht
deformierbar sind. Wir sprechen von einem plastischen Gel, wenn die
Verformung, z. B. ein Eindruck, längere Zeit erhalten bleibt (bei vielen
Salben); ein elastisches Gel dagegen nimmt seine ursprüngliche Gestalt
wieder an.

---

[1] dispergere (lat.) = zerstreuen.

Kolloide Lösungen entstehen also beim Auflösen mancher organischer Körper (wie arabisches Gummi und Eiweiß), aber auch bei Extraktion vieler Drogen, ferner bei der Lösung von Argentum colloidale, Sulfur colloidale usw. Die gute Wirkung gewisser homöopathischer Mittel wird auf eine kolloide Verteilung sehr lange und dadurch aufs feinste verriebener Pharmaka zurückgeführt. Die Industrie bedient sich der Kolloidmühlen und auch chemischer Methoden zur Herstellung kolloidaler Lösungen.

Die verschiedene Größe kristalloider und kolloider Teilchen benutzt die praktische Pharmazie in der sogenannten ,,Dialyse'' zu ihrer Trennung. (Vgl. ,,Diffusion, Osmose, Dialyse'' S. 47.)

Die meisten Lösungen sind ungesättigt, das heißt, sie vermögen bis zur vollständigen Sättigung bei derselben Temperatur noch mehr des gelösten Stoffes haltbar aufzunehmen. Übersättigte Lösungen entstehen dadurch, daß ein Medium mehr von dem Stoff löst, als der Aufnahmefähigkeit bei der betreffenden Temperatur eigentlich entspricht. Bei Impfung mit einem Kristall desselben Stoffes oder auch bei Erschütterung lassen übersättigte Lösungen die gelöste Substanz ausfallen oder sich kristallisch abscheiden. Dabei und überhaupt bei jedem Lösungsvorgang spielt die Temperatur insofern eine Rolle, als sich die meisten Stoffe in der Wärme leichter lösen als bei Zimmertemperatur. Daher können in der Wärme ungesättigte Lösungen bei Absinken der Temperatur leicht zu gesättigten werden. Sobald in solchen Flüssigkeiten Lösungsmittel verdampft oder verdunstet, fällt oder kristallisiert der gelöste Körper aus. Löslichkeitsangaben müssen daher die Temperaturhöhe oder wenigstens den Vermerk enthalten, ob zur Lösung kaltes (15—20°), warmes (50—60°) oder heißes (über 80°) Wasser verwendet wurde.

Die Tatsache, daß chemische Körper sich aus gesättigten oder übersättigten Lösungen in besonders reiner Form abscheiden, macht sich die Chemie zur Herstellung reiner Grundstoffe zunutze. So dient besonders die Kristallisation oft zur Reinigung von Chemikalien. Die Verunreinigungen bleiben in der ,,Mutterlauge''. (Vgl. ,,Kristallisieren'' S. 36.)

Lösungen, die die gleiche Anzahl von Molekülen pro Liter enthalten, die also bei gleicher Temperatur gleichen osmotischen Druck haben (vgl. ,,Diffusion, Osmose, Dialyse'' S. 47) heißen *isotonisch* (ἴσος = gleich; τόνος = Spannung), weil sie denselben osmotischen Wert haben. Auch äquimolare Lösungen, das sind solche, die das Molekulargewicht einer Substanz in g (= 1 ,,Mol'') im Liter enthalten, sind isotonisch. Blutisotonisch, also von gleichem osmotischem Wert wie das Blut, ist die physiologische Kochsalzlösung des Arzneibuchs (Solutio Natrii chlorati physiologica) und die physiologische Lösung nach RINGER, die meist nach folgender DAB-Formel hergestellt wird:

0,6 Teile Natriumchlorid, 0,04 Teile Kalziumchlorid, 0,01 Teil Kaliumchlorid und 0,01 Teil Natriumkarbonat sind nacheinander in 100 Teilen Wasser zu lösen.

Ist die Lösung für Warmblüter bestimmt, so sind anstatt 0,6 Teile Natriumchlorid 0,8 Teile zu nehmen.

Ein Zusatz von 0,05 Teilen Traubenzucker ist zweckmäßig; diese Lösung ist jedoch nur kurze Zeit haltbar.

Für Injektionslösungen muß stets Blutisotonie angestrebt werden, um die roten Blutkörperchen nicht zu schädigen. (Bei zu hohem osmotischem Druck würden sie deformiert werden, bei zu niedrigem könnten sie platzen. In beiden Fällen wären unangenehme Nebenwirkungen zu be-

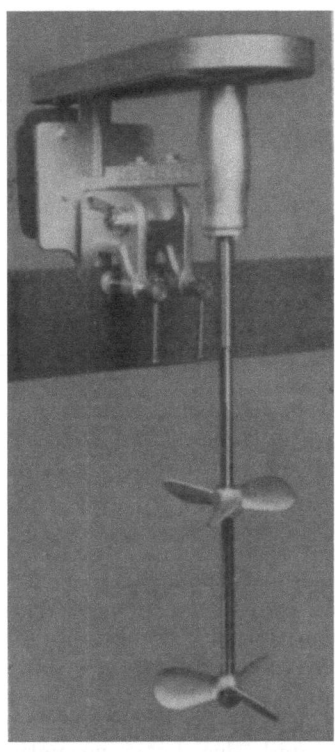

fürchten.) Durch Zugabe pharmakologisch indifferenter Salze (meist Natriumchlorid) lassen sich alle bekannten Injektionsflüssigkeiten blutisotonisch machen. In seinem ausgezeichneten Buch ,,Angewandte Pharmazie" gibt KERN Beispiele für die Herstellung isotonischer Injektionslösungen durch Zugabe wechselnder Mengen von Natriumchlorid.

Tränenisotonische Lösungen haben den gleichen osmotischen Wert wie die Tränenflüssigkeit des Menschen.

Die Auflösung eines Salzes oder eines anderen wasserlöslichen Körpers geschieht in Rezeptur und Defektur durch einfaches Schütteln des Stoff- und Lösungsmittel enthaltenden Gefäßes. Lösen in größerem Maßstabe wird durch Rühren beschleunigt. Die pharmazeutische Industrie verwendet dazu Maschinen. Ein Gerät, das sich auch für größere Apothekenlaboratorien eignet, ist der transportable Elektrorührer, den Abb. 62a und b wiedergibt. Er wird an die Gefäßwand angeschraubt

Abb. 62a. Mischer mit kleinem Motor von Eichtersheimer, Mannheim-Rheinau

und erzeugt mit Hilfe eines ebenfalls transportablen Elektromotors eine kräftige Rührwirkung.

Im kleineren Betriebe haben sich die sogenannten Mixgeräte nach Art des Starmix und Bamix (Abb. 12 und 13) auch für Lösungszwecke als sehr brauchbar erwiesen, zumal man auch die Erwärmung spart. Arzneiliche Öle

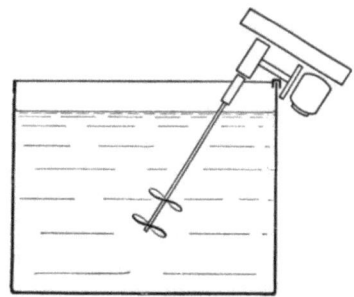

Abb. 62b
Dasselbe Gerät in anderer Anbringungsart

(z. B. Oleum camphoratum forte), Sirupus simplex, Solutio Acidi borici, Borglycerin 10 % und Aminophenazonlösung 5 %, Hypophosphitlösung für Lebertranemulsion, Tylose- und Alginatschleim sowie Mucilago

Gummi arabici lassen sich schnell und ohne Erwärmung mit dem Starmix herstellen. Eine interessante Weiterentwicklung stellt der „Bamix" genannte Apparat dar, mit dem — wie mit dem „Starmix" — Lösungsvorgänge aller Art erheblich beschleunigt werden können. Er wird unter „Zerkleinern und Sieben" (S. 9) im Bilde vorgeführt und beschrieben.

Stellt der Rezeptar eine Kaliumjodidlösung (etwa 10,0 auf 200,0) her, so bemerkt er eine starke Abkühlung des Lösungsgefäßes: beim Auflösen wird Wärme verbraucht, die dem Medium entzogen wird. (Auf diesem Prinzip beruhen auch die Kältemischungen. Vergleiche hierzu das Schmelzen: Hier muß die Wärme von außen zugeführt werden, um den Übergang vom festen in den flüssigen Aggregatzustand zu bewirken.) Es leuchtet ein, daß besonders schwerer lösliche Körper durch Verwendung warmen Wassers oder durch Warmstellen des Gefäßes schneller zur Auflösung gebracht werden können. Dabei muß auf die etwaige Hitzeempfindlichkeit der Stoffe geachtet werden. Man wähle also mit Überlegung gelindes Erwärmen auf dem Ofen oder Heizkörper des Arbeitsraumes oder im Trockenschrank oder die kräftigere Wärmezufuhr im Wasserbad oder endlich die auf freiem Feuer. Flüchtige oder mit Wasserdämpfen flüchtige Stoffe (Borsäure, ätherische Öle) dürfen nur in bedeckter Schale und nur kurze Zeit zwecks Lösung erwärmt werden.

Die Berechtigung der viel geübten Gepflogenheit, langsam in Lösung gehende Körper, wie Protargol (Argentum proteinicum) und Targesin, durch Aufstreuen auf das in einer Schale abgewogene Wasser zu lösen, vermag der Verfasser nicht einzusehen, zumal die Schalen meist offen stehen bleiben und so für mindestens zwei Tage den Einflüssen des Staubes usw. überlassen werden. Man kommt ebenso schnell und hygienisch einwandfrei zum Ziel, wenn man in die Flasche zunächst einen Teil des Wassers gibt (um das Anbacken des Stoffes am Boden zu vermeiden), dann die Substanz zufügt und schließlich den Rest des Wassers daraufgießt. Häufiges, vorsichtiges Umschwenken (nicht Schütteln, Gefahr übermäßigen Luftzutritts!) des Gefäßes führt allmählich zur Lösung. Auch Tyloseschleim nach der Stadavorschrift (40,0 auf 1000,0), der ein Bestandteil der Stada-Lebertranemulsion und der Lotio cosmetica Kummerfeld DRF ist, läßt sich in einer Weithalsflasche (!) gut in dieser Weise bereiten, wenn man den sehr bald entstehenden dicken Schleim innerhalb 24 Stunden (der Mindestlösungszeit) etwa dreimal mit einem Spatel durchrührt.

In der Rezeptur überzeuge man sich grundsätzlich vor der Abgabe einer Lösung durch den Augenschein davon, daß sie klar und frei von Schwebestoffen ist. Anderenfalls wird die Flüssigkeit durch wenig langfaserige Watte gegossen, die man lose in einen Trichterhals stopft. Ebensogut kann man sich eines kleinen, glatten, bei schwer filtrierbaren Flüssigkeiten auch gefalteten Papierfilters bedienen. Ein Filtrierpapier der Firma SCHLEICHER & SCHÜLL, das keine Fasern abgibt, wurde schon auf S. 21 erwähnt.

Man gebe keine Arzneien mit noch nicht völlig gelösten Stoffen ab (etwa Borax in Augentropfen), vielleicht mit der Weisung an den

Patienten, er möge das Lösen zu Hause durch Schütteln vollziehen.
Richtig ist es, *vor der Abgabe* durch gelindes Erwärmen für vollständige
Auflösung zu sorgen. Sind mehrere Lösungsmittel verordnet (z. B. Bor-
alkohol aus Weingeist und Wasser), so wird der Arzneikörper in dem
Medium gelöst, das ihn am leichtesten aufnimmt (in unserem Beispiel
in Wasser); danach gibt man die andere Flüssigkeit (Alkohol) zu.

Bezeichnungen wie 1 = 10, 1 = 100 usw. sind bei Lösungen (und
Verreibungen) immer so zu verstehen, daß ein Teil Wirkstoff mit 9 bzw.
99 Teilen Medium (bzw. indifferentem Milchzucker) zu versetzen (bzw. zu
verreiben) ist.

Bisher in Wasser nicht oder nur schwer lösliche Arzneistoffe lassen
sich oft mit Hilfe neuartiger Lösungsvermittler in Lösung bringen. Als
solche haben sich die amerikanischen Handelsprodukte „Tween" und
„Span" bewährt, die freilich geschmacklich mitunter nicht indifferent
sind. Es handelt sich um nicht ionisierte Fettsäureester 6wertiger
Alkohole und deren Äthylenoxyd-Anlagerungsprodukte. Tween 80 z. B.
ist ein Polyoxyäthylensorbitan-monooleat, mit dessen Hilfe sich z. B.
die sonst wasserunlösliche Phenyläthylbarbitursäure in Wasser lösen
läßt. Wie weit sich derartige Zusätze in der Arzneiwissenschaft vertreten
lassen, muß weiteren Forschungen vorbehalten bleiben. (Vgl. hierzu:
„Der Einsatz von Lösungsvermittlern in der modernen Rezeptur" von
Dr. ELSA ULLMANN — D. Ap.-Ztg. 1956, 6, 107ff.)

Phosphorus solutus (Phosphorlösung). Unter diesem Namen läßt das
Arzneibuch eine Lösung von Phosphor in flüssigem Paraffin bereit-
halten, die etwa ½prozentig ist (1:200). Sie wird hergestellt aus

> Phosphor .... 1 Teil
> flüssigem Paraffin .... 194 Teile
> Äther .... 5 Teile.

Der Äther dient der Konservierung des Präparats, da er oxydierende
Luft verdrängt, durch die der gelöste „elementare" Phosphor zu unwirksamen Oxyden verwandelt werden könnte. (Man gebraucht am besten
den peroxydfreien Narkoseäther.)

Zunächst erhitzt man in einer Emailleschale das reichlich bemessene
flüssige Paraffin auf 150° (Stabthermometer verwenden), um es völlig
wasserfrei und somit unfähig zur Oxydation des Phosphors zu machen.
Ganz sicher wird dies durch halbstündiges Erhitzen des Paraffins auf
150° von dem Zeitpunkt an erreicht, an dem die Temperatur der Flüssigkeit auf 150° angestiegen war. Sobald dies geschehen ist, schneidet man
mit einer langen, kräftigen Schere von einer Stange Phosphor unter
Wasser zunächst eine kleine Scheibe ab, die nicht verwendet wird, da der
Phosphor an seiner Außenseite auch unter Wasser stets mit etwas Oxyd
überzogen ist und *nur* der elementare Phosphor die erwartete, thera-
peutische Wirkung hat. Dann wird eine weitere, etwas dickere, ungefähr
1 g schwere Scheibe abgeschnitten, mit einer Tiegelzange herausgeholt
und in eine bereitstehende Schale mit Wasser gelegt, in der man unter
Wasser die äußere Oxydationsschicht des Phosphorscheibchens mit
einem Messer nach Möglichkeit entfernt. Eine weitere große Schale mit

Wasser steht auf dem Tisch bereit, in die etwa in Brand geratener Phosphor sofort geworfen werden kann. Auch eine Handwaage nebst Gewichten (Gramme und Bruchgramme) und eine Anzahl verschieden großer Filtrierpapierstücke liegen griffbereit, ferner ist eine geräumige (etwa 250 ccm fassende), tarierte, *trockene* Glasstopfenflasche in Reichweite *angewärmt* bereitzuhalten, die zur Aufnahme der fertigen Phosphorlösung bestimmt ist.

Sobald nun das flüssige Paraffin auf etwa 60° abgekühlt ist, entnimmt man das abgeschnittene und gereinigte Stück Phosphor dem Wasser, trocknet es schnell mit den bereitliegenden Filtrierpapierstücken, wägt es genau auf der Handwaage ab und wirft es in die zur Aufnahme des Phosphor. solut. bestimmte, *vorgewärmte* Flasche mit Glasstopfen. Darin übergießt man es sofort mit so viel flüssigem Paraffin, daß der Phosphor bedeckt ist und sich nicht mehr entzünden kann. Auf einer Tarierwaage wird dann der Rest des nach der Phosphormenge berechneten Paraffins und die ebenfalls darauf bezogene Äthermenge hinzugefügt und der Phosphor durch sanftes Umschwenken, notfalls nach Erwärmen des Gefäßes im Wasserbad, darin gelöst.

Man bewahrt die Phosphorlösung an einem kühlen Ort in ganz gefüllten, braunen, trockenen, gut verschlossenen Flaschen von höchstens 50 ccm Inhalt auf. Da wir es mit einer kolloidalen Lösung zu tun haben, kommen leichte Trübungen, zumal bei längerer Aufbewahrung, vor. Lösungen mit deutlichem Bodensatz sind zu verwerfen.

Phosphorbrandwunden behandelt man mit Waschungen und Umschlägen aus 5%iger Natriumbikarbonat- oder 2%iger Kupfersulfatlösung. — Ärztliche Hilfe in Anspruch nehmen!

Elixiria, Elixiere
Essentiae, Essenzen

Das Wort Elixier ist arabischen Ursprungs (al-iksir = „Stein der Weisen", „Lebenssaft"). Im Mittelalter verstand man darunter eine Flüssigkeit von zauberkräftiger Wirkung; sie sollte unedle Metalle in Gold verwandeln und auch lebensverlängernde Eigenschaften haben. So finden wir noch im DAB 6 „Elixir ad longam vitam" als Unterbezeichnung für Tinctura Aloes composita. Paracelsus (um 1500) verstand unter Elixieren konzentrierte Auszüge aus mehreren Drogen. In demselben Sinne wird auch die Bezeichnung „Essenz" (lat. essentia, „das Wesen"; von esse = sein) in der älteren Medizin gebraucht. Die Homöopathie (siehe dort) verwendet den Ausdruck noch heute für aus frischen Pflanzenteilen bereitete, mit Spiritus verdünnte Preßsäfte.

An weiteren Elixieren führt unser Arzneibuch noch Elixir Aurantii compositum (Pomeranzenelixier) und Elixir e Succo Liquiritiae (Brustelixier). Als Stada-Vorschriften kennen wir Elixir Chinae (Robochinal) und Elixir nervinum (Nervinum Stada).

Elixir Aurantii compositum wird bei Magendarmkatarrh und Kolik verordnet. Es läßt sich nach der Arzneibuchvorschrift ohne Schwierigkeit herstellen. Vor der Filtration muß man die Flüssigkeit mindestens 8—14 Tage lang an einem kühlen Ort absetzen lassen, wenn man ein klares und auch klar bleibendes Elixier erhalten will. Bei rasch eintretendem Temperaturwechsel bildet die Lösung aber trotzdem einen Bodensatz, der nochmaliges Filtrieren notwendig macht.

Elixir e Succo Liquiritiae mindert hauptsächlich infolge seines Gehalts an Liquor Ammonii anisatus den Hustenreiz. Auch der Süßholzsaft wirkt in diesem Sinne. Der Ammoniakzusatz dient im übrigen der Lösung des im Succus Liquiritiae enthaltenen Glyzyrrhizins.

Das Stehenlassen und Filtrieren muß bei einer über 15° liegenden Temperatur erfolgen, da sich bei geringerer Wärme ein Teil des Anisöls auf der Oberfläche der Flüssigkeit kristallisch abscheiden und dann auf dem Filter zurückbleiben würde. Auch setzt sich das Elixier bei niedrigerer Temperatur nur zögernd und unvollständig ab und filtriert dann sehr langsam.

Die zur Zeit gültige Schweizer Pharmakopoe gibt Vorschriften für 4 Elixiere, sie enthält aber ebensowenig wie die deutsche allgemeine Angaben über diese Arzneiform. So müssen wir es begrüßen, daß der Codex Français (VII) von 1949 und die USA-Pharmakopoe XV folgende Erklärung geben: „Elixiere sind flüssige, aromatisierte Arzneizubereitungen, die Zucker oder Glyzerin sowie Alkohol und Wasser enthalten. Man stellt sie durch einfaches Mischen der Flüssigkeiten her; die Wirkstoffe sind zuvor im Alkohol oder im Wasser zu lösen." Im pharmazeutischen Sprachgebrauch versteht man im übrigen unter Elixieren (und Essenzen) besonders gehaltreiche Arzneilösungen bzw. -mischungen. In der Rezeptur spielen sie nur noch eine geringe Rolle, doch sind sie wegen ihres guten Geschmacks in großer Anzahl als Fabrikarzneien (Spezialitäten) im Handel. In den Vereinigten Staaten finden wir in den amtlichen Vorschriftenbüchern noch 23 Elixiere verzeichnet. Eine Anzahl ähnlicher Zubereitungen würde — in einem neuen Arzneibuch — auch den deutschen Arzneischatz auf dem Gebiet der Galenika zweifellos bereichern.

Saturationes, Sättigungen

Saturationen werden kohlensäuregesättigte Flüssigkeiten genannt, die durch chemische Absättigung einer Säurelösung mit einem Alkalikarbonat entstanden sind.

Man wählt eine starkwandige Flasche und löst bzw. mischt darin die feste oder flüssige Säure mit Wasser. Dann setzt man die übrigen etwa verordneten Bestandteile zu, falls sie nicht — wie Sirupe oder Extraktlösungen — mit dem entstehenden Kohlendioxyd zusammen schäumen. (Übermäßiges Schäumen läßt sich, *auch in anderen Fällen,* durch Zugabe einiger Tropfen Spiritus beheben. Der Alkoholzusatz setzt die Oberflächenspannung herab und läßt so den Schaum zusammenfallen. (Weiteres über Entschäumer siehe bei „Extracta" S. 140.) Nun wird nach und nach das kristallisierte Karbonat zugegeben und durch langsames Schwenken gelöst. Jetzt erst darf der Sirup oder anderes leicht schäumendes Material zugesetzt werden. Man mischt das Ganze durch vorsichtiges Umschwenken mit aufgesetztem Kork.

Die fertige Zubereitung wird mit Bügelknoten (auch Champagnerknoten genannt) verschlossen; als Stopfen wählt man einen besonders guten Kork mit glattem Spiegel. Man tektiert, falls eine Tektur erwünscht ist, über den bindfadenverschlossenen Kork. Die Signatur muß die Warnung enthalten: „Kühl aufzubewahren, nicht schütteln!"

Als Typus einer Saturation finden wir im Arzneibuch die Potio Riverii, den Riviëreschen Trank. Er dient als Refrigerans (abkühlendes, erfrischendes Mittel). Seine Bestandteile sind

Zitronensäure	4 Teile
Natriumkarbonat	9 Teile
Wasser	190 Teile.

Die bei der Bereitung entweichende Kohlensäure ist nicht als Verlust zu betrachten, da die Flüssigkeit nur so viel davon enthalten soll, wie sie bei Zimmertemperatur zu lösen vermag.

Als weiteres Beispiel sei noch eine mit *Saturatio simplex* bezeichnete Zubereitung angeführt:

Liquor Kalii carbonici	15,0
(33,3 % Kalium carbonicum)	
Acetum	80,0
Sirupus simplex	10,0
Aqua destillata	ad 150,0

Erwärmen und Filtrieren von Saturationen ist zu vermeiden (CO_2-Verlust!). Um Trübungen bzw. Schwebestoffe auszuschalten, sind völlig reine Bestandteile zu verwenden, wenn möglich in kristallisierter Form.

Alle Saturationen sind frisch zu bereiten.

Wird eine Saturation ohne Angabe der Zusammensetzung verordnet, so ist Potio Riverii abzugeben.

Aerosole

Arzneimittelaerosole sind feinst vernebelte, flüssige bzw. gelöste Medikamente (Sprays), die besonders bei Erkrankungen der Atmungsorgane und auch in vielen Fällen dort verwendet werden, wo ein Arzneistoff im Magen-Darm-Trakt zerstört werden würde. Aerosole können in der Lunge resorbiert werden; ihre Herstellung muß den Apotheker deshalb interessieren, weil ihre industrielle Gewinnung nicht lohnt, da sie vielfach wenig haltbar sind.

Von einem brauchbaren *Aerosolgerät* muß gefordert werden, daß es Nebel von sehr geringer Teilchengröße zu erzeugen imstande ist, da nur Teilchen unter 0,5 μ bis in die Alveolen vorzudringen vermögen. Die endgültige Resorption eines vernebelten Arzneimittels ist auch von den besonderen Verhältnissen in der Lunge und von der Diffusionsgeschwindigkeit des Arzneimittels in dem meist krankhaft veränderten Gewebe abhängig; ferner spielt der Dissoziationsgrad und pH-Wert der Flüssigkeit eine Rolle. Als Lösungsmittel dient neben destilliertem Wasser physiologische Kochsalzlösung, Ringerlösung, Glyzerin, Spiritus usw. In allen Fällen ist darauf zu achten, daß die Düsen des Aerosolgeräts von der Lösung nicht verstopft werden.

Die Zahl der für die Aerosoltherapie brauchbaren Medikamente ist gering. Die meisten Arzneimittel stellt die Adrenalingruppe. Die übliche

Adrenalinlösung (1:1000) kann man unverdünnt benutzen, wenn sie vor der Verneblung auf einen pH-Wert von 3 eingestellt wurde. Auch eine 3%ige Lösung von Ephedrinhydrochlorid erweist sich als wirksam. Interessant ist die Rezeptur eines Asthma-Sprays nach Prof. Dr. K. A. Bock, Ulm:

Rp.	Adrenalinlösung (1:1000,0)	3,0
	Ephedrinum hydrochloricum	4,0
	Papaverinum hydrochloricum	4,0
	Hypophysin „Bayer"	3 Amp.
	Atropinum sulfuricum	0,02
	Adhaegonlösung 5%	25,0

Als Aerosole brauchbar sind ferner die Purinkörper; so hat Koffein gut broncholytische Eigenschaften und eine erregende Wirkung auf das Atemzentrum. Eine wäßrige 10%ige Lösung von Coffeinum-Natrium benzoicum mit einem Koffeingehalt von 5% ist als Aerosol gut wirksam. Atropinum sulfuricum wird in 0,03%iger Lösung angewendet, meist zur Verstärkung der bronchodilatorischen Wirkung der Adrenalinabkömm-linge. Auch Sulfonamide, Antibiotika und Thiosemikarbazone wurden erfolgreich als Aerosole eingesetzt. (Vgl. SCHMID, Arzneimittelaerosole. Beilage [Pharmazeutische Praxis] der Zeitschrift „Die Pharmazie", Heft 4/1956.)

Die Herstellung der Arzneimittelaerosole erfordert Genauigkeit und größte Gewissenhaftigkeit bei der Auswahl der Dosierung, da der Wir-kungseintritt sehr rasch erfolgt. Die meisten dieser Zubereitungen sind in der Apotheke herstellbar; der Apotheker sollte in der Lage sein, den Arzt bei der Aufnahme der Aerosoltherapie durch entsprechende Beratung über Fragen der Löslichkeit und Dosierung zu unterstützen.

Aceta, Essige

Der Essig (Acetum) des Arzneibuchs ist eine 6% Essigsäure enthaltende Flüssigkeit, die entweder durch Essiggärung oder durch Verdünnen von Essigsäure mit Wasser erhalten wird.

Schon zu Moses' Zeiten war die Essigbereitung aus zuckerhaltigen Fruchtsäften durch saure Gärung bekannt. Zu Anfang des 18. Jahrhun-derts erkannte man, daß der Essiggärung die weingeistige vorausgehen müsse. Die Herstellung des Essigs aus verdünntem Weingeist kennt man erst seit 1823.

Medizinische Essige definiert das Arzneibuch unter „Tincturae" folgen-dermaßen: „Tinkturen, die mit einer essigsäurehaltigen Flüssigkeit hergestellt sind, bezeichnet man als Essige." Diese Essige spielten noch vor 100 Jahren eine große Rolle in den Apotheken; man benutzte sie zum Ausziehen von Drogen nach Art der Tinkturen (Mazeration) und hat neuerdings wieder Verfahren entwickelt, nach denen in einzelnen Fällen Essigauszüge aus Drogen mit gutem Erfolg hergestellt werden können. Eine genaue Nachprüfung der so gewonnenen Zubereitungen steht noch aus. Heute führt das DAB außer dem Artikel Acetum selbst nur noch Acetum pyrolignosum crudum et rectificatum — roher und gereinigter Holzessig — und Acetum Sabadillae, Sabadillessig.

Holzessig entsteht bei der unvollständigen Verbrennung von Holz in Meilern. Dabei werden die sich kondensierenden Verkohlungsprodukte, Teer und Holzessig, in Rinnen abgeleitet. Zur Darstellung des *gereinigten* Holzessigs wird roher Holzessig der Destillation unterworfen.

Holzessig diente früher zu desinfizierenden Spülungen.

Den noch ab und zu gebrauchten **Acetum aromaticum** (aromatischer Essig) bereitet man durch Auflösen von ätherischen Ölen in Spiritus. Die Lösung wird mit verdünnter Essigsäure in Wasser versetzt und nach achttägigem Stehenlassen filtriert. Acetum aromaticum ist ein Wundmittel, das sich die desinfizierende und anästhesierende Eigenschaft der ätherischen Öle und die adstringierende des Essigs zunutze macht.

Acetum Scillae (Meerzwiebelessig) ist ein — inzwischen durch wirksamere Scilla-Zubereitungen überholtes — Diuretikum und Kardiakum. Zerschnittene Meerzwiebeln werden mit Weinessig und verdünnter Essigsäure ausgezogen; danach wird gelinde ausgepreßt, um nicht zuviel Schleim aus der Droge in den Auszug gelangen zu lassen, und nach 24stündigem Absetzenlassen filtriert.

Acetum Sabadillae (Sabadillessig [Läuseessig]) läßt das Arzneibuch aus zerquetschten Sabadillsamen herstellen, die zunächst mit Wasser gekocht werden, um das in ihnen enthaltene, trübende Ferment zu zerstören und dann mit Weingeist und Essigsäure nach Art einer Tinktur 10 Tage lang mazeriert werden. Nach dem Abpressen wird filtriert.

Acetum Veratri ist dem Sabadillessig mindestens gleichwertig und wird in ähnlicher Weise (ohne Kochen) aus Rhizoma Veratri durch Mazeration mit 3%igem Essig bereitet.

Mella, Honige
Oxymella, Sauerhonige

Bis zur Einführung des Kolonialzuckers (aus dem Mark der tropischen Graminee Saccharum officinarum) war sowohl die Hauswirtschaft als auch die Pharmazie lediglich auf Bienenhonig als Süßungsmittel angewiesen. Da der natürliche Rohrzucker als Auslandsprodukt sehr teuer war, erhielt sich die Beliebtheit des Honigs in den Apotheken noch lange.

Honig ist der süße, charakteristisch schmeckende Stoff, den die Bienen aus eingesammelten Nektariensäften oder aus anderen an lebenden Pflanzenteilen vorkommenden Säften aufnehmen, in ihrem Körper verändern, in den Wachszellen (Waben) ablagern und dort reifen lassen. Aus den Waben wird er meist durch Schleudern, mitunter auch durch Pressen gewonnen. Als *Mel* ist er offizinell und stellt frisch eine dickflüssige, gelb bis braune Masse dar, die in der Hauptsache Trauben- und Fruchtzucker, also ein natürlicher Invertzucker ist. Nach längerem Lagern wird Honig durch Auskristallisieren der Glukose, die die Fruktose einschließt, fest. Infolge Überwiegens des Fruchtzuckers dreht er den polarisierten Lichtstrahl nach links. Die vom Arzneibuch vorgeschriebene Fiehesche Reaktion auf künstlichen Invertzucker (Kunsthonig) beruht darauf, daß bei der Invertzuckerbildung aus Rohrzucker stets Oxymethylfurfurol gebildet wird, das sich mit Resorzinsalzsäure kirschrot färbt. Bei der Prüfung auf Stärkesirup und Dextrin mit rauchender Salzsäure und absolutem Alkohol dient die Gerbsäure zur Entfernung des trübenden Eiweißes. — Gleichfalls offizinell ist **Mel depuratum** (gereinigter Honig). Arzneibuchvorschrift:

```
Honig ............................ 40 Teile
Wasser ........................... 30 Teile
Weißer Ton ....................... 3 Teile
```

Man gewinnt ihn durch Auflösen des Honigs in Wasser und Anrühren der Lösung mit Bolus alba, den man zuvor mit Salzsäure und nachheriges Auswaschen- mit Wasser vom Eisen befreite. Nach halbstündigem Erwärmen auf dem Wasserbad filtriert man nach einigem Absetzen noch heiß und dampft schließlich bis zur Dichte 1,34 ein. Eisenhaltiger Ton würde mit dem in jedem Honig vorkommenden Gerbstoff eine grünschwarze Verfärbung hervorrufen; ein eisenhaltiger Honig würde sich außerdem *nicht* zur Verarbeitung mit Vitaminlösungen (Vitasellan Stada) eignen, da Eisen zerstörend auf Vitamine einwirkt. Im Vitasellan finden wir Mel depuratum neben Sirupus simplex verwendet.

Die Reinigung des Honigs hat den Zweck, das Naturprodukt von Pollen, Wachs und anderen Stoffen zu befreien, die bei der Mischung des Honigs mit Wasser Trübungen hervorrufen würden. Dazu gehören auch die stets vorkommenden eiweißhaltigen Verunreinigungen, die durch Erhitzen koagulieren und schließlich abfiltriert werden; sie würden, wenn man sie nicht entfernte, eine Gärung des Honigs begünstigen. Gleichzeitig werden die Enzyme des frischen Honigs zerstört, die ebenfalls — besonders nach dem Verdünnen mit Wasser oder wäßrigen Arzneilösungen — der Zersetzung Vorschub leisten könnten.

Von heute noch angewandten pharmazeutischen Zubereitungen mit Honig sind zu erwähnen:

Mel rosatum boraxatum (Rosenhonig mit Borax), der bei den Aphten („Schwämmchen", Mundfäule) kleiner Kinder zu Auspinselungen dient. Das Erg.-B. 6 gibt folgende Vorschrift:

```
Borax ............................ 100 Teile
Mel rosatum ...................... 900 Teile
```

Der Borax wird in dem Rosenhonig durch Erwärmen auf dem Wasserbad gelöst.

Mel rosatum erhält man am einfachsten durch kräftiges Schütteln von 250,0 gereinigtem Honig mit einem Tropfen Rosenöl; das Erg.-B. läßt zur Konservierung noch Glyzerin zufügen:

```
Rosenöl .......................... 0,05 Teile
Gereinigter Honig ................ 900   Teile
Glyzerin ......................... 100   Teile
```

Mel Foeniculi (Fenchelhonig)

```
Mel depuratum .................... 150,0
Sirupus simplex .................. 300,0
Glyzerin ......................... 25,0
Liquor Ammonii foeniculatus....... 5,0
```

Liquor Ammonii foeniculatus wird wie Liquor Ammonii anisatus, jedoch mit Fenchel- statt Anisöl, hergestellt. Den Sirupus simplex bereitet man am besten frisch und löst darin während des Erwärmens 0,1 g Nipagin zur Unterstützung der konservierenden Wirkung des Glyzerins.

Wo ein Sikotopf zur Verfügung steht, erhitzt man den Fenchelhonig darin auf 100° und seiht nach dem Erkalten auf 50° durch dreifachen Mull. So erhält man ein klares Präparat, da die trübenden Eiweißstoffe infolge der Erhitzung koagulieren und anschließend abfiltriert werden.

Von den früher recht beliebten **Oxymella** (den Sauerhonigen) ist wohl nur noch **Oxymel Scillae** (Meerzwiebelsauerhonig) im Gebrauch. Man bereitet ihn nach dem Erg.-B. 6 aus

> Mel depuratum 1000,0
> Acetum Scillae 500,0,

die man zusammen auf dem Wasserbad auf 1000,0 eindampft und durchseiht. Alle Metallgeräte (besonders Kupfer) sind zu vermeiden! — Nach demselben Vorschriftenbuch wird auch *Oxymel simplex* hergestellt durch Mischen von

> Acidum aceticum dilutum 25,0
> Mel depuratum 975,0,

Oxymel simplex wird gelegentlich als Geschmackskorrigens verordnet.

Succi, Säfte

Die beiden vom Arzneibuch behandelten Säfte werden in dem einen Fall als Mus (Succus Juniperi inspissatus, Wacholdermus), in dem anderen als *Saft* bezeichnet (Succus Liquiritiae depuratus, gereinigter Süßholzsaft). Der Ausdruck *Succus* bezeichnet demnach verschiedene, auf unterschiedliche Weise gewonnene Pflanzenauszüge; nach seiner Herstellungsweise könnte man Succus Liquiritiae wohl mit noch mehr Recht als ein Extractum crudum bezeichnen. Als Succi bezeichnet die Pharmazie weiterhin die Grundkörper für einige viel gebrauchte Sirupe; diese „Säfte" entstehen durch Gärung frischer, zuckerhaltiger Früchte und nachfolgendes Abpressen. Die Herstellung von Succus Rubi Idaei und Succus Cerasi ist lehrreich und interessant; ein solcher oder ähnlicher Saft sollte zum mindesten zu Übungszwecken einmal im eigenen Laboratorium bereitet werden. Am Schluß dieses Abschnitts findet sich daher die Besprechung der Herstellung von Succus Rubi Idaei.

Succus Juniperi inspissatus[1] (Wacholdermus). Nach dem Arzneibuch wird ein Teil zerquetschte Wacholderbeeren (portionsweise im eisernen Mörser zerdrücken) mit 4 Teilen Wasser von etwa 70° übergossen. Man läßt 12 Stunden unter wiederholtem Umrühren stehen und preßt dann aus. Die durchgeseihte Flüssigkeit wird zu einem dünnen Mus eingedampft.

Da die Herstellung keine Schwierigkeiten bietet, sollte der Apotheker das Wacholdermus selbst herstellen, zumal die Handelserzeugnisse oft zu

---

[1] inspissatus = eingedickt.

wünschen übriglassen. Sie schmecken mitunter „empyreumatisch"
(brenzlig, teerartig), ein Zeichen, daß sie zu hoch erhitzt wurden. Es
leuchtet ein, daß in solchen Fällen, abgesehen vom schlechten Geschmack,
auch der Gehalt an ätherischen Ölen ungenügend sein muß. Man darf
daher Wacholdermus nicht über freiem Feuer abdampfen, sondern soll
das Wasserbad oder noch besser die Vakuumapparatur benutzen. Kupferkessel sind zu vermeiden.

Die beste Ausbeute (40—50 %) liefern die italienischen Wacholderbeeren. Sie sind größer als deutsche Früchte und werden daher auch gern
für den Handverkauf verwendet. Auf möglichst frische Ware ist Wert zu
legen; alte Beeren mit teilweise verharztem ätherischem Öl können
naturgemäß keinen vollwertigen Succus ergeben, deshalb schrieb die
4. und 5. Deutsche Pharmakopoe mit Recht *frische* Wacholderbeeren vor.

Wacholdermus hat eine geringe harntreibende Wirkung und dient in
der Volksmedizin als Blutreinigungsmittel.

Succus Liquiritiae (Süßholzsaft). Schon Plinius und Dioskurides kennen
die Süßholzwurzel und auch ein daraus bereitetes Extrakt. In Deutschland findet sich der volkstümlich *Lakritzen* genannte Süßholzsaft in einer
Frankfurter Aufstellung von 1450, und schon ein Jahrhundert früher
finden wir ihn bei einem Konrad von Megenberg erwähnt.

Den Weltbedarf von Lakritzensaft decken vorzugsweise Süditalien,
Spanien und Kleinasien.

Süßholzsaft kommt in Form harter, glänzender, schwarzer Stangen in
den Handel, die in scharfkantige Stücke brechen und süß schmecken.
Sie tragen meist einen Stempel mit dem Namen des Fabrikanten. Bei uns
ist die italienische Marke Barracco am besten eingeführt, da sie den
Arzneibuchanforderungen stets zu entsprechen pflegt. Wegen beobach-
teter Verfälschungen kaufe man nur bei einer verläßlichen Großhandlung
und untersuche die Ware nach Anweisung des Arzneibuchs.

Die Herstellung des Succus Liquiritiae geschieht in den Ursprungs-
ländern in einer ländlichen Industrie durch Auskochen der zerriebenen
Wurzeln mit Wasser, darauffolgendes Klären des Saftes durch Absetzenlassen und schließliches Eindampfen über freiem Feuer. Der wirksame Bestandteil ist *Glyzyrrhizin*, ein Glykosid, von dem mindestens
15 % gefordert werden.

Süßholzsaft wird in der Pharmazie zur Bereitung des *Succus Liquiritiae depuratus* gebraucht, der ebensogut ein dickes Extrakt genannt
werden könnte. Er ist seiner mild expektorierenden Wirkung und seines
Wohlgeschmacks wegen Bestandteil vieler Hustenmittel, z. B. des Elixir
e Succo Liquiritiae, der Mixtura solvens und der Pastilli Ammonii
chlorati (Salmiakpastillen). Auch als Pillenbindemittel wird Süßholzsaft
gelegentlich gebraucht.

Succus Liquiritiae depuratus (gereinigter Süßholzsaft) wird durch
Extraktion von Lakritzenstangen mit Wasser und Eindampfen zu einem
Spissum-Extrakt hergestellt. Das Ausziehen geschieht durch Perkolation
in zylindrischen Gefäßen aus Steingut oder Holz mit Wasser, dem
5 % Ammoniakflüssigkeit zugesetzt wurde, da Glyzyrrhizin sich in

ammoniakalischem Menstruum besonders gut löst. Die Auszüge läßt man absetzen und dampft sie danach auf dem Wasserbad oder besser im Vakuum zu einem dicken Extrakt ein. Die Ausbeute beträgt 60—90 %, je nach der verwendeten Lakritzensorte.

Da die Herstellung etwas umständlich und für die Apotheke wenig lohnend ist, hat man sie in den letzten Jahrzehnten den Spezialfabriken überlassen.

Solutio Succi Liquiritiae depurati. Für Rezepturzwecke pflegt man eine Lösung von gereinigtem Süßholzsaft in gleichen Teilen Wasser vorrätig zu halten. Der besseren Haltbarkeit wegen gibt man häufig noch 5 % Weingeist und ebensoviel Glyzerin zu. Aufbewahrung in kleinen, ganz gefüllten Flaschen.

Succus Rubi Idaei (Himbeersaft) und **Sirupus Rubi Idaei** (Himbeersirup). 1000,0 Himbeeren und 250,0 saure Kirschen werden zerquetscht. (Das Arzneibuch läßt *nur* Himbeeren verwenden; ein ohne Kirschen hergestelltes Präparat gewinnt aber, wenigstens nach einiger Zeit der Aufbewahrung, ein bräunliches, wenig ansprechendes Aussehen). Man läßt dann bei 15, besser 20° in einem bedeckten Gefäß (Tontopf) unter öfterem Umrühren (Holz- oder Porzellanspatel) vergären, bis keine Gasblasen mehr aufsteigen und eine Probe des abfiltrierten Saftes sich mit der halben Menge Weingeist nicht mehr trübt, d. h. bis die Pektinstoffe durch die Gärung vollständig ausgeschieden sind. Verläuft der Vorgang bei über 25°, so kann Essigsäuregärung eintreten und das Ganze verderben. (Interessant ist das Auftreten einer gewissen kleinen Fliegenart [Essigfliege, Fruchtfliege] während der Gärung, das sich bei jeder Herstellung eines Succus aus süßen Früchten beobachten läßt.) Der Preßsaft wird filtriert. Man gießt ihn nochmals auf das Filter zurück, wenn er nicht sofort vollkommen klar abfließt. Um mit der Filtration möglichst schnell fertig zu werden, setzt man gleichzeitig mehrere Filter auf. Das Filtrat wird schließlich mit Zucker (im Verhältnis 65 Teile Zucker zu 35 Teilen Saft) zu *Sirupus Rubi Idaei* verkocht.

Für Fruchtsäfte muß ein besonders reiner, ungeblauter Zucker verwendet werden; die färbenden Bestandteile des geblauten Zuckers entwickeln beim Kochen mit Fruchtsaft mitunter Schwefelwasserstoff!

Durch Erhitzen des Zuckers mit den in dem Succus enthaltenen organischen Säuren wird er weitgehend zu Invertzucker umgewandelt. Als solcher kristallisiert er weniger leicht aus als Rohrzucker. Das ist in unserem Fall erwünscht (bei längerem Lagern von Sirupus Rubi Idaei kristallisiert mitunter Zucker aus), und da je nach den verwendeten Früchten der Säuregehalt schwankt, empfiehlt es sich, beim Aufkochen des Sirups zur Unterstützung der Invertierung $\frac{1}{4}$—$\frac{1}{2}$ % Zitronensäure zuzusetzen.

In einem langsameren Verfahren, das aber die Aromastoffe und Vitamine des Himbeersirups weitgehend schont, wird der Zucker ohne Anwendung von Wärme bei Zimmertemperatur in dem Succus gelöst. — Will man den Succus nicht gleich zu Sirup verarbeiten, so kann man ihn in Weinflaschen oder Tonkrügen durch Erhitzen auf 80° pasteurisieren (vgl. S. 40) und so für spätere Verarbeitung aufbewahren.

Zum Kochen von Fruchtsirupen werden gern blank geputzte Kupferkessel verwendet. Emailleschalen können ebenfalls benutzt werden, wenn
ihr Überzug nirgends abgesprungen ist. Verzinnte Kessel kommen für
Fruchtsäfte nicht in Frage, da sie Spuren des Zinns durch Lösung aufnehmen und dadurch ihre Farbe verändern. Man wähle die Kochgefäße
recht geräumig, da alle Sirupe zum Überkochen neigen. Tarieren des
Kochkessels nicht vergessen!

Während des Erwärmens wird mit einem flachen, durchlöcherten
Schaumlöffel ständig abgeschäumt. Sobald die Masse in ein ruhiges
Wallen gekommen ist (dies ist unter dem „einmaligen Aufkochen" des
A. B. zu verstehen, nicht das erste Hochsteigen der Flüssigkeit), nimmt
man vom Feuer und ergänzt das verdunstete Wasser auf der Waage
mit frisch abgekochtem, heißem Wasser.

Fruchtsirupe dürfen nicht in Kupferkesseln stehenbleiben, um nicht
durch den beim Erkalten aufgenommenen Luftsauerstoff im Verein mit
dem im Succus enthaltenen organischen Säuren kupferhaltig zu werden.
Sie werden vielmehr — auch aus Gründen der besseren Haltbarkeit —
sofort nach dem Aufkochen unter Vermeidung jedes Eisengeräts, das die
schöne Farbe und auch den Geschmack des Sirups beeinträchtigen
würde, koliert.

Sirupi, Sirupe

Der Name Sirup leitet sich vom Arabischen sirab, scharab oder
scherbet = Trank, Zuckersaft ab. Sirupe sind 60—70 %ige Lösungen von
Zucker in Wasser, Pflanzensäften, Pflanzenaufgüssen oder Mischungen
anderer flüssiger Arzneimittel mit einfachem **Sirupus simplex** (Zuckersirup). Sie sind eine Darreichungsform von meist pflanzlichen Wirkstoffen, die sich etwa den Extrakten und Tinkturen anschließt, aber
weniger gehaltreich ist als diese. So dienen sie häufig als geschmack-
verbessernde Adjuvantien; nur Sirupus simplex ist lediglich Versüßungs-
mittel.

Die Einführung der Sirupe in den Arzneischatz dürfte sich aus der
Erfahrung herleiten, daß Zucker in hoher Konzentration auf wäßrige
Arzneiflüssigkeiten aller Art konservierend wirkt, weil er infolge seines
hohen osmotischen Wertes den Mikroorganismen das zum Leben notwendige Wasser entzieht. Für gesättigte Zuckerlösungen gilt dies fast
unbedingt, und nur die Tatsache, daß die meisten Arzneisirupe *nicht*
zuckergesättigt sind, erklärt die Möglichkeit ihres Verderbens durch
Gärung. *Alle* Sirupe halten sich vorzüglich, wenn man ihnen 0,1 % Nipagin M zufügt, doch ist dieser Zusatz vom Arzneibuch noch nicht gestattet.
(Nipagin löst sich nur heiß in reichlich Wasser, muß also den Sirupen
schon während des Kochens beigegeben werden. Sollte man sich erst
nachträglich zur Verwendung des Konservierungsmittels entschließen, so
müßte man das Nipagin in der vierfachen Menge Alkohol lösen und diese
Lösung dann dem fertigen Sirup beimischen.)

Eine längere Haltbarkeit von Sirupen *ohne* derartige Zusätze läßt sich
durch Sterilisation (in strömendem Wasserdampf) der kleinen Flaschen
erreichen, in die man die Sirupe nach der Herstellung noch heiß einfüllt.

Sie werden während der Sterilisation mit einem festen Wattebausch und zuletzt mit einem ausgekochten Kork verschlossen, den man — des luftdichten Verschlusses wegen — noch mit einer Schrumpfkapsel (Brolonkapsel) oder mit Zellophan überdeckt. Gut bewährt sich auch das Eintauchen in geschmolzenes Hartparaffin zur Herstellung eines Überzuges über Stopfen und Flaschenhals. Man kann auch Gläser mit sogenanntem Raupertverschluß, der dem der Selterswasserflasche ähnlich ist, verwenden (Abb. 63). Auf jeden Fall ist der Sirup in vollkommen trockene Flaschen abzufüllen, die zuvor möglichst noch im Trockenschrank bei 105—120° zu sterilisieren sind. Verwendet man nasse Gefäße, so mischt sich das am Boden stehende Wasser *nicht* mit dem eingegossenen Sirup, sondern scheidet sich an der Oberfläche unter dem Kork ab und begünstigt so die Entwicklung von zersetzenden Keimen.

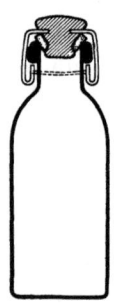

Abb. 63
Rollrand-
flaschen mit
Raupert-
Verschluß
von
Schott & Gen.,
Mainz

Nach der Abkühlung sind die mit Sirup fast ganz gefüllten Flaschen gut umzuschütteln, damit das zwischen Flüssigkeitsoberfläche und Kork abgeschiedene Kondenswasser dem sterilen Sirup beigemischt wird, da es sonst ebenfalls den Mikroorganismen Gelegenheit zur Entwicklung bieten würde. Aus dem gleichen Grunde empfiehlt es sich auch, vor dem Verschließen der Flaschen einige Tropfen Alkohol auf den Sirup zu träufeln. Der kleine Luftraum unter dem Stopfen wird dann immer von einer Alkoholatmosphäre erfüllt sein, der die Lebenstätigkeit von Bakterien und Pilzen unterbindet.

Die Herstellung der meisten Sirupe erfolgt in der Weise, daß man Pflanzenauszüge oder -preßsäfte oder (bei Sirupus simplex) auch nur Wasser mit der vorgeschriebenen Menge Zucker versetzt, bei gelinder Wärme den Zucker durch Umrühren löst und das Ganze *einmal* aufkocht. Man verwendet einen reinen, in Wasser klar löslichen Kristallzucker oder ungeblauten Hut- oder Plattenzucker. Dadurch werden von vornherein *klare* Sirupe gewährleistet. Als Gefäße verwendet man blankgeputzte Kupfer- oder verzinnte Kupferkessel, auch Gefäße aus Aluminium oder gut emailliertem Eisen eignen sich zum Sirupkochen. In allen Fällen sind die Gefäße wegen der Gefahr des Überkochens nur etwa zur Hälfte zu füllen.

Kleine Mengen von Sirupus simplex lassen sich schnell und ohne Erwärmung mit Hilfe der sogenannten Mixgeräte herstellen (vgl. Abb. 12 und 13).

Für Fruchtsirupe kommen verzinnte Kessel, wie im vorhergehenden Kapitel schon erwähnt, *nicht* in Betracht, weil die Farbe dieser Säfte durch Aufnahme von Zinnspuren sich verändert.

Das vom Arzneibuch vorgeschriebene einmalige Aufkochen der Sirupe hat seinen Grund: bei *längerem* Erhitzen geht der Zucker zum Teil in Invertzucker über, der Fehlingsche Lösung reduziert und so z. B. in Sirupus simplex nachgewiesen werden kann. Durch das Erhitzen des Sirups werden die meisten darin enthaltenen Keime abgetötet; gleichzeitig wird durch Koagulation kolloider Bestandteile des Zuckers und der in den Pflanzenteilen enthaltenen Eiweißstoffe eine Klärung der Flüssigkeit bewirkt. Alle durch Aufkochen bereiteten Sirupe schäumt man während des Erhitzens bis zum Aufkochen mit einem flachen, durchlöcherten Schaumlöffel ab. Damit werden Eiweißgerinsel und allerlei mechanische Verunreinigungen entfernt. Das verdunstete Wasser ist durch frisch abgekochtes, noch heißes Wasser zu ersetzen. — Nach dieser Methode werden außer Sirupus simplex noch hergestellt: Sirupus Althaeae, Aurantii, Cerasi, Cinnamomi, Mannae, Menthae piperitae, Rhamni catharticae, Rhei, Rubi Idaei, Senegae.

Nach dem Abschäumen wird der Sirup abgeseiht und notfalls filtriert. Zum Kolieren dient ein dichtes Leinen- oder ein dünnes Flanelltuch, das man *trocken* über ein Tenakel spannt. Mit Ausnahme des Mandelsirups, der aus Zuckersirup mit Mandelemulsion aus süßen und bitteren Mandeln gewonnen wird, müssen alle Sirupe klar sein. Im allgemeinen wird dies schon durch das Abschäumen und Kolieren erreicht; nur in Ausnahmefällen (bei Sirupus simplex *immer*) wird filtriert werden müssen. Man verwendet dann ein nicht zu dickes, aber festes Filtrierpapier (es sind besondere Papiere für Sirupfiltration im Handel) und verhindert das Durchreißen der Filterspitze — Sirup ist ja besonders schwer — durch Einlegen eines kleinen Trichters in den Grund des großen. Der Gebrauch eines Heißwassertrichters (vgl. S. 21) ist sehr zu empfehlen, um schnelles Filtrieren zu gewährleisten. Durch zu langsames Durchlaufen würden Infektionen begünstigt werden.

Sollte ein Sirup — etwa im Anbruch — trotz aller Vorsichtsmaßregeln einmal in Gärung geraten, so kann er nur im Beginn des Vorgangs durch Aufkochen und nachfolgendes Kolieren gerettet werden. Sauer gewordene Sirupe sind als verdorben zu betrachten.

Einige Sirupe dürfen nicht erhitzt werden, da sie verdunstende oder zersetzliche Wirkstoffe enthalten. Man erhält sie durch Vermischung von Sirupus simplex mit kalt bereiteten Pflanzenauszügen (Tinkturen wie bei Sirupus Ipecacuanhae oder wäßrigen Auszügen wie bei Sirupus Liquiritiae). Andere Sirupe gewinnt man durch Auflösen von Salzen oder Salzlösungen (Sirupus Kalii sulfoguajacolici und Sirupus Ferri jodati) in Sirupus simplex oder Mischen von Sirup mit Fluidextrakten (Sirupus Thymi compositus). Ein interessantes chemisches Präparat ist Sirupus Ferri oxydati, in dem der auf dem Wasserbad gelöste Zucker mit frisch gefälltem Ferrihydroxyd in alkalischem Milieu eine kolloide Verbindung eingeht und so zu einem löslichen Saccharat wird. — Sirupus Ferri jodati enthält einen Zusatz von Zitronensäure, die reduzierend wirkt; auch bewahrt man diesen Sirup in farblosen Gläsern bei hellem Licht auf, das gleichfalls eine reduzierende Wirkung ausübt.

Die Sirupe aus frischen, süßen Früchten, im Arzneibuch durch Sirupus Cerasi, Rhamni catharticae und Rubi Idaei vertreten, sind wegen des Gärungsvorganges bei der Herstellung des Saftes (Succus) und wegen verschiedener technischer Überlegungen, die dabei anzustellen sind, gleichfalls interessant und lehrreich. Es wurde daher schon bei den

„Säften" die Darstellung eines Sirupus Rubi Idaei ausführlich beschrieben (vgl. S. 62).

Vina medicata, Medizinische Weine

Die medizinischen Weine sind pharmazeutisch gesehen eine Abart der Tinkturen. Statt des für diese meist verwendeten verdünnten Weingeists gelten bei den Vina medicata die verschiedenen Weinarten (mit 10—15 % Alkohol) als Auszugs- oder Lösungsmittel. Das DAB schreibt zur Herstellung medizinischer Weine Xereswein vor, doch dürfen auch andere Süßweine verwendet werden, wenn sie in Farbe und Geschmack dem Xereswein ungefähr entsprechen. Viele Tinkturen würden sich übrigens ebensogut als Weine herstellen lassen, denn Wein ist ein ausgezeichnetes Extraktionsmittel besonders für alkaloid-, glykosid- und bitterstoffhaltige Drogen. Er sollte seines anregenden Wohlgeschmacks wegen mehr als bisher als Auszugsmittel Verwendung finden.

Über die *Weine* äußert sich das Arzneibuch folgendermaßen:

Wein ist das durch alkoholische Gärung aus dem Saft frischer Weintrauben hergestellte Getränk. Wein, auch Dessertwein (Süd-, Süßwein), muß den Bestimmungen des Weingesetzes vom 7. April 1909 und den dazu ergangenen Ausführungsbestimmungen entsprechen.

Die Untersuchung des Weines ist nach der vom Reichsminister des Innern unter dem 9. Dezember 1920 bekanntgegebenen „Anweisungen zur chemischen Untersuchung des Weines" vorzunehmen. An Stelle des vorgeschriebenen Xeresweins darf zur Herstellung arzneilicher Zubereitungen auch ein anderer Dessertwein verwendet werden, wenn er in Farbe und Geschmack dem Xereswein ähnlich ist.

Der Weinüberwachung wird zwar von den Lebensmitteluntersuchungsämtern große Aufmerksamkeit gewidmet, doch sollte der Apotheker trotzdem Weine nur von zuverlässigen Firmen beziehen, um mit Sicherheit vor Übervorteilung bewahrt zu bleiben.

Weiterhin heißt es im Arzneibuch:

Medizinische Weine sind Arzneizubereitungen, die durch Lösen oder Mischen von Arzneimitteln mit Wein hergestellt werden. Wird Xereswein oder ein anderer Dessertwein verwendet, so ist dieser zuvor, wenn nötig, mit 10 ccm einer durch Erwärmen bereiteten wäßrigen Lösung von weißem Leime (1 + 9) auf je 1000 ccm Wein zu versetzen, die Mischung mehrmals gut durchzuschütteln und nach mehrtägigem Stehen zu filtrieren. Medizinische Weine sind mit Ausnahme von Kampferwein klar abzugeben.

Daraus geht hervor, daß die Pharmakopoe weinige Auszüge zu den Tinkturen rechnet (**Tinctura Rhei vinosa**); nur Lösungen in Weinen und Mischungen mit solchen ergeben „echte" Vina medicata im Sinne des DAB.

Nach der Ansicht des Verfassers beeinträchtigen die Gerbstoffe in einem guten Ansatzwein den Geschmack nicht. Die Weine müssen nur dann von den Gerbstoffen („vom Tannin") befreit werden, wenn sie zum Ausziehen alkaloid- oder glykosidhaltiger Drogen bzw. zum Mischen mit den entsprechenden Fluidextrakten verwendet werden sollen. Die Entgerbung geschieht nach dem Arzneibuch durch Zusatz von Gelatine, doch nicht als Muß-, sondern als Kannvorschrift („wenn nötig"). Wo allerdings medizinische Weine längere Zeit gelagert werden sollen, z. B.

bei Erzeugnissen der pharmazeutischen Industrie, empfiehlt sich in *allen* Fällen die Behandlung mit Gelatine, da der Gerbstoffgehalt der Weine Nachtrübungen verursachen kann. Es hat sich erwiesen, daß eine halbprozentige Gelatinelösung vorteilhaft ist. Auch davon darf aber nicht zuviel zugesetzt werden, da bei gleichzeitigem Zusatz anderer Stoffe schwer zu entfernende Trübungen und sogar Fällungen auftreten können. Es empfiehlt sich eine Vorprobe: Man läßt zu 50 ccm Wein aus einer Bürette so lange Gelatinelösung zufließen, bis keine Fällung mehr entsteht. Aus der verbrauchten Menge der Lösung errechnet sich dann leicht die für den betreffenden Wein notwendige Gelatinemenge.

Von Vorschriften für medizinische Weine finden wir im Arzneibuch:

Vinum camphoratum (Kampferwein). Wird wegen seines schlechten Geschmacks für den inneren Gebrauch (als anregendes Mittel) kaum noch verordnet, doch verwendet man ihn gelegentlich äußerlich zu Hautwaschungen gegen Aufliegen. Seine Bereitungsweise — als eine Art Emulsion — läßt ihn mitunter bei pharmazeutischen Prüfungen als Übungspräparat erscheinen:

Camphora...........................	1,0
Spiritus.............................	1,0
Mucilago Gummi arabici	3,0
Weißwein	45,0

Das Arzneibuch läßt Kampferwein in der Weise bereiten, daß der Kampfer in der vorgeschriebenen Weingeistmenge gelöst und die mit Gummischleim verriebene Lösung mit Weißwein emulgiert wird.

Eine feinere Verteilung des Kampfers wird erzielt, wenn man 1 Teil Kampfer in 1 Teil Spiritus löst, die Lösung mit 1 Teil Gummi arabicum pulvis anreibt und dann durch allmählichen Zusatz kleiner Mengen Wein emulgiert.

Vinum Chinae (Chinawein) ist ein gutes Magenmittel. Zu seiner Herstellung wird Chinafluidextrakt mit Xereswein und Pomeranzentinktur vermischt. Man läßt eine Woche stehen, filtriert und löst in dem Filtrat den Zucker nebst einer kleinen Menge Zitronensäure, die ein Ausfallen der Chinaalkaloide verhindern soll. Hier die Arzneibuchvorschrift:

Extractum Chinae fluidum	5,0
Tinctura Aurantii	1,0
Saccharum album......................	15,0
Acidum citricum.......................	0,1
Vinum Xerense	80,0

Feiner im Geschmack ist ein Chinawein, der durch tinkturenmäßiges Ausziehen der Droge mit dem Wein gewonnen wurde; der Arzneibuchwein dürfte allerdings alkaloidreicher sein.

Vinum Condurango (Kondurangowein) dient ebenfalls als Stomachikum. Er wird durch Mischen von Kondurangofluidextrakt mit Wein und aromatischer Tinktur hergestellt. Man fügt dann nach einwöchigem Stehenlassen und Filtrieren noch den Zucker hinzu. — Der für die Herstellung des Kondurangoweins vorgeschriebene Sherry läßt sich papierchromatographisch durch eine im Ultraviolett hellblau fluoreszierende

Zone nachweisen. Die aromatische Tinktur mit ihrem „altmodischen"
Aroma würde wohl zweckmäßig durch Tinctura Aurantii oder ein anderes
Aromatikum ersetzt werden.

Vinum Pepsini (Pepsinwein) fördert die Verdauung. Die Arzneibuchvorschrift lautet:

Pepsinum	24,0
Glycerinum	20,0
Acidum hydrochloricum	3,0
Aqua destillata	20,0
Sirupus simplex	92,0
Tinctura Aurantii	2,0
Vinum Xerense	839,0

Das Pepsin wird mit dem Glyzerin angerieben, die Anreibung mit dem
Wein und den übrigen Bestandteilen außer der Salzsäure vermischt.
Zuletzt gibt man die Säure zu und filtriert das Ganze nach mehrtägigem
Stehen über Talk.

Die vom Arzneibuch geforderte *Lösung* von Pepsin in Glyzerin und
Wasser kann nicht entstehen, weil Pepsin DAB 6 mit Milchzucker hergestellt ist, der sich in der genannten Mischung praktisch nicht löst und
aus dem fertigen Produkt schließlich abfiltriert wird.

Die Salzsäure darf nicht unmittelbar mit dem Pepsin in Berührung
gebracht werden; die Fermentwirkung, das heißt die Verdauungskraft
des Enzyms würde dadurch geschädigt werden.

Weißwein und Malaga eignen sich am besten zur Pepsinweinberei-
tung; Sherry verursacht mitunter Nachtrübungen.

Pepsinwein soll nicht zu alt werden; man fertigt zweckmäßig nur
Mengen an, die etwa in einem halben Jahr verbraucht sind. Bei längerem
Lagern läßt die Wirksamkeit nach, weil dann ein an sich zulässiger
Gehalt des Weins an schwefeliger Säure zusammen mit dem Alkohol-
gehalt des Weines die Fermentwirkung herabsetzt.

Interessant ist die vom Arzneibuch angegebene biologische Wert-
bestimmung: Von einem hartgekochten Hühnerei wird das Eiweiß durch
Sieb 4 gerieben; 10 g davon schüttelt man mit 100 ccm Wasser und
0,5 ccm Salzsäure an. Dem Gemisch werden 5 ccm Pepsinwein zugefügt.
Nach dreistündigem Stehen bei 45° unter häufigem Umschütteln muß
das Eiweiß gelöst sein.

Der Bereitungsweise nach ist zu den Arzneiweinen auch die **Tinctura
Rhei vinosa** (Weinige Rhabarbertinktur) — „Rhabarberwein" — zu
rechnen. Sie dient als Stomachikum und Amarum; in Ausnahmefällen
auch als teelöffelweise zu nehmendes Abführmittel. Bei der Verwendung
als Stomachikum gelten 2,5 g als Normdosis.

Nicht mehr offizinell, aber im Erg.-B. 6 enthalten ist **Vinum stibiatum**
(Brechwein). Er ist eine Auflösung von 0,4 % Brechweinstein (Tartarus sti-
biatus) in Xereswein, der in kleinen Mengen die Schleimsekretion anregt,
in größeren dagegen brechenerregend wirkt. Brechwein gilt als veraltet.

Allgemeiner Beliebtheit erfreut sich dagegen der Wermutwein, **Vinum
Absinthii**. Er stellt einen Auszug aus sehr kleinen Mengen von Herba

Absinthii mit Südweinen verschiedener Herkunft dar und ist ein gutes Mittel zur Anregung des Appetits.

Auch **Vinum Angosturae** (Angosturawein) ist ein gutes Magenmittel, das die Geschmacks- und Wirkstoffe von Cortex Angosturae enthält.

Vinum Valerianae (Baldrianwein) hat sich in den letzten Jahrzehnten als wohlschmeckender Schlaftrunk eingebürgert. Er wird hergestellt durch Ausziehen von Baldrianwurzel mit Wein oder durch Mischen von Baldrianfluidextrakt mit Süd- oder Weißweinen.

Zu **Vinum ferratum** (Eisenwein) kann ebenfalls Wein als Grundlage verwendet werden; meist versteht man allerdings darunter aromatisierte Auflösungen von Eisenzucker (Ferrum oxydatum cum Saccharo) in Wasser mit etwa 10 % Weingeist.

Das Ergänzungsbuch führt weiterhin **Vinum Cascarae Şagrada** (Sagradawein) — abführend — und **Vinum Colae** (Kolawein) — anregend —.

Man bereitet diese Weine teils durch einfaches Mischen von Xereswein oder Goldmalaga mit den entsprechenden Fluidextrakten, teils durch Mazeration mit Drogen.

Etwas komplizierter zusammengesetzt sind die beiden folgenden medizinischen Weine des Ergänzungsbuches: **Vinum diureticum** (Harntreibender Wein).

Fein zerschnittene Meerzwiebel	10	Teile
Zerquetschte Wacholderbeeren	60	Teile
Xereswein	1000	Teile
Kaliumazetat	2,5	Teile

Die Meerzwiebel und die Wacholderbeeren werden mit dem Xereswein 8 Tage lang bei Zimmertemperatur unter häufigem Umrühren stehengelassen und dann ausgepreßt. In der abgepreßten Flüssigkeit wird das Kaliumazetat gelöst und die Lösung filtriert.

Vinum tonicum (Stärkungswein) enthält meist Chinarinde und als weitere Bitterstoffdroge Herba Ivae moschatae im Auszug, dazu lösliche Kalzium- und Eisenphosphorverbindungen als Nervennähr- und Blutbildungsmittel. Recht gut bewährt hat sich ferner ein Zusatz von möglichst salzarmem, flüssigem Fleisch- oder Hefeextrakt.

Infusa, Aufgüsse
Decocta, Abkochungen,
Kaltmazerate

Aufgüsse und Abkochungen sind seit den frühesten Menschheitstagen im Gebrauch. Der Papyrus Ebers meldet z. B., daß ähnliche Zubereitungen schon um 1600 v. Chr. in Ägypten verwendet wurden.

Die Arzneibuchvorschrift für *Infusa* lautet folgendermaßen:

„Aufgüsse sind wäßrige Auszüge aus in der Regel zerkleinerten Pflanzenteilen, die mit siedendem Wasser übergossen, 5 Minuten lang unter wiederholtem Umrühren im Wasserbad erhitzt und nach dem Erkalten ausgepreßt werden. Die Flüssigkeit wird dann durch Mull geseiht.

Bei Aufgüssen, für die die Menge des anzuwendenden Arzneimittels nicht vorgeschrieben ist, wird ein Teil des Arzneimittels auf 10 Teile Aufguß genommen. Ausgenommen hiervon sind Arzneimittel der Tabelle C, von denen Aufgüsse nur dann abzugeben sind, wenn die Menge des Arzneimittels vorgeschrieben ist.

Aufgüsse, mit Ausnahme von Wiener Trank, sind zur Abgabe frisch zu bereiten."

Als Infuse werden solche Drogen verarbeitet, die flüchtige oder leicht zersetzliche Bestandteile, wie ätherische Öle und Glykoside, enthalten.

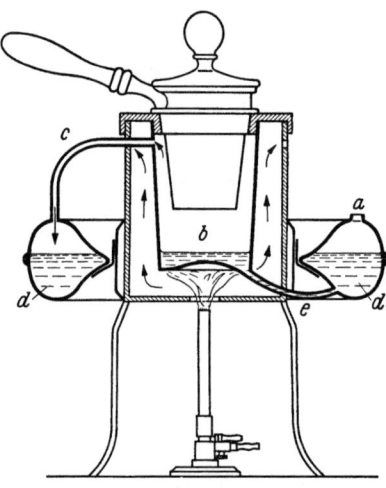

Da ätherische Öle mit Wasserdämpfen flüchtig sind, würden sie bei längerem *Kochen* größtenteils verloren gehen, und Glykoside würden durch eine längere Erhitzung zersetzt werden. Demnach wären beispielsweise als Infuse zu behandeln Folia Menthae piperitae, Folia Salviae, Herba Thymi; von Glykosiddrogen Bulbus Scillae, Folia Digitalis, Herba Adonidis, Rhizoma Rhei.

Die ABO verlangt in § 6 von jeder Apotheke einen ,,Handdampfkocher mit je einer Infundierbüchse von Zinn und Porzellan". Man findet daher heute in fast jeder Apotheke einen Infundierapparat (auch Dekoktorium genannt), wie ihn Abb. 64 zeigt. Er hat gegenüber primitiveren Geräten den Vorteil, daß er *schnell* den notwendigen Dampf

Abb. 64
Schnitt durch einen Handdampfkocher
a. Wassereinguß, b. Dampfraum, c. Kondenswasserrückleiter, d. Wasservorratsbehälter
e. Verbindungsrohr

liefert und wegen des konstanten Wasserniveaus keiner besonderen Wartung bedarf. Man gießt in den Apparat durch den stets offen zu haltenden Tubus *a* etwa ein Liter *destilliertes* Wasser (zur Vermeidung von Kesselstein!). In den eigentlichen Dampfkessel, unter dem die Bunsenflamme brennt, läuft durch das Verbindungsrohr *b* nur wenig Wasser hinein, daher die schnelle Dampfentwicklung. Der Wasserdampf strömt durch das Rohr *c* zurück und kondensiert sich bei Berührung mit dem kalten Wasser des Behälters. Durch *b* fließt stets so viel Wasser nach, wie unter der Infundierbüchse verdampft.

Eine Apparatur mit elektrischer Beheizung zeigt die Abb. 65. Das Boda-Universalgerät (Abb. 66) das als Infundier-, Sterilisier- und Destilliergerät dient, wird auch mit Gasbeheizung geliefert.

Für Infuse und Dekokte mit Säurezusatz oder für gerbsäurehaltige Drogen (China, Rheum) ist eine Infundierbüchse aus Porzellan zu verwenden; für alle übrigen Drogenaufgüsse und -abkochungen ist die Zinnbüchse bestimmt.

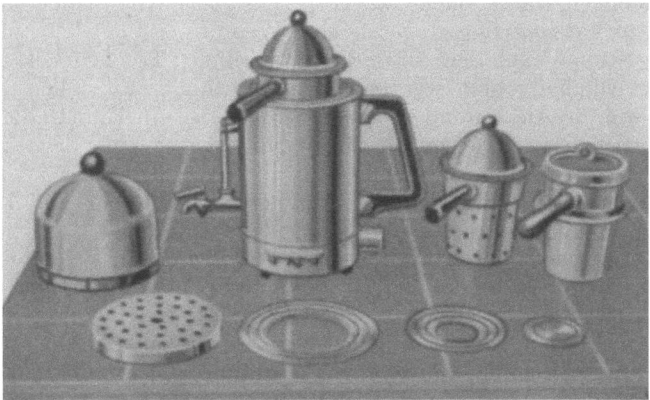

Abb. 65. Infundier- und Sterilisierapparat mit elektrischer Beheizung
von Greve & Behrens, Hamburg 1

Die abgewogene, zerkleinerte Droge (Folia Digitalis und Folia Uvae
Ursi dürfen nur als grobes Pulver verwendet werden; die Fingerhut-
blätter sind nur in dieser Form in den plombierten Gefäßen bzw. Ampullen enthalten, in denen allein die staatlich geprüfte, das heißt stan-

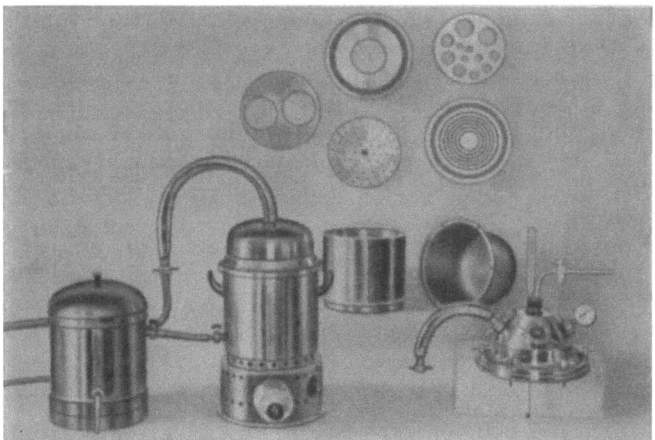

Abb. 66. Boda-Universalgerät

dardisierte Droge vom Apotheker bezogen werden darf) wird in einem
solchen Gefäß mit so viel siedendem, destilliertem Wasser übergossen,
daß man unter Berücksichtigung der Wasseraufnahme der Droge die
notwendige Menge Infusum erhält. *Gut zugedeckt* wird dann unter öfterem
Umrühren in einem zum Sieden erhitzten Wasserbad 5 Minuten weiter-
erhitzt. Man sieht durch eine doppelte bis dreifache Mull-Lage oder durch
ein nicht zu dichtes Koliertuch in eine graduierte Mensur ab und kann
dadurch sofort feststellen, ob die erforderliche Menge Aufguß gewonnen
wurde. Notfalls spült man die Droge auf dem Kolatorium noch mit

kleinen Mengen Wasser nach. Das vorgeschriebene Abkühlen auf Zimmertemperatur hat freiwillig zu geschehen. Wenn irgend möglich, sollte man erst eine Stunde nach dem Infundieren abseihen; Trockenrückstand und etwaiger Alkaloidgehalt werden dadurch erhöht. Einstellen in kaltes Wasser, um die Abkühlung zu beschleunigen, ist ein Kunstfehler, da die Zusammensetzung eines so bereiteten Infuses von einer lege artis hergestellten Zubereitung abweicht.

Dem wiederholten Umrühren während des Erhitzens *und* Erkaltens von Infusen und Dekokten muß besondere Aufmerksamkeit gewidmet werden, weil dadurch verhindert wird, daß der erhöhte Sättigungsgrad in unmittelbarer Nähe der Droge ein weiteres Ausziehen erschwert. Der Unterschied in der Bereitungsweise von Infusen und Dekokten ist streng zu beachten. Wenn man eine „Infus-Droge" wie ein Dekokt mit kaltem Wasser ansetzen und dann erwärmen wollte, so würden flüchtige und leicht zerstörbare Stoffe durch die lang andauernde Erhitzung unwirksam werden bzw. verschwinden, und wenn andererseits als Dekokt zu verarbeitende Pflanzenteile sofort mit heißem Wasser übergossen würden, so käme das Eiweiß in den Pflanzenzellen zum Gerinnen, und eine weitere Extraktion würde erschwert. Ein besonders einprägsames Beispiel des Unterschiedes zwischen Infus und Dekokt begegnet uns bei der Verarbeitung von Rhizoma Rhei: Das kurz erhitzte Infusum läßt die abführenden Anthrachinonglykoside wirksam werden, bei Anwendung der längeren Erwärmung als Dekokt würden sie zerstört, und nur noch die stopfende Gerbsäure des Rhabarbers träte in Erscheinung. Es würde also eine Umkehrung der beabsichtigten Wirkung stattfinden. Auch die Vorschrift, Infuse und Dekokte nicht zu filtrieren, sondern nur leicht abgepreßt als Mull-Kolatur abzugeben, hat ihre guten Gründe: Aufgüsse und Abkochungen sind in der Hauptsache kolloide Lösungen, deren Wirkstoffe durch Filtrierpapier zum mindesten teilweise adsorbiert werden würden.

Es sei an dieser Stelle an die Vorschrift der ABO erinnert, Koliertücher, soweit erfordert, zu bezeichnen. Das ist in der Praxis kaum durchführbar, doch findet man in den Apotheken meist ein Schränkchen, in dem die Tücher in guter Ordnung nebeneinander an Haken aufgehängt sind. Sie müssen selbstverständlich tadellos ausgewaschen sein. Daß man nicht gerade ein dunkelgefärbtes Tuch für einen hellen Auszug wählen wird, versteht sich schließlich von selbst.

Eine sehr interessante Vorrichtung zur Herstellung von Infusen und Dekokten ist die Sintrax-Apparatur, die in verschiedenen Ausmaßen geliefert wird. Die für Apotheken in Frage kommende Größe hat im unteren Teil eine bei 200 ccm mit einem Strich versehene Kochflasche (Abb. 67). Darüber sehen wir ein zugleich als Trichter dienendes Gefäß, das mit einem Glasdeckel lose verschlossen ist und unten (über dem in der Mitte liegenden Hahn) eine eingeschmolzene, mit dem Trichter also fest verbundene Glasfilterplatte trägt, unterhalb deren ein Trichterrohr bis fast auf den Boden der Kochflasche hinabreicht. Das Ganze steht auf einer elektrischen Kochplatte oder anderen Heizvorrichtungen (z. B. Bunsenflamme mit Drahtnetz).

Zur Bereitung eines *Infuses* wird die Kochflasche bis zur Marke mit Wasser gefüllt und der Trichter mit geöffnetem Hahn daraufgesetzt. Nun wird das Wasser erhitzt. Die eingeschlossene Luft über dem Wasser wird mit erwärmt, dehnt sich infolgedessen aus und drückt etwa zwei Drittel des siedenden Wassers nach oben in den Trichter. Die abgewogene Droge wird nun in den Trichter geschüttet, der Deckel aufgelegt und die Flüssigkeit 5 Minuten lang im Sieden gehalten. Danach wird der Apparat

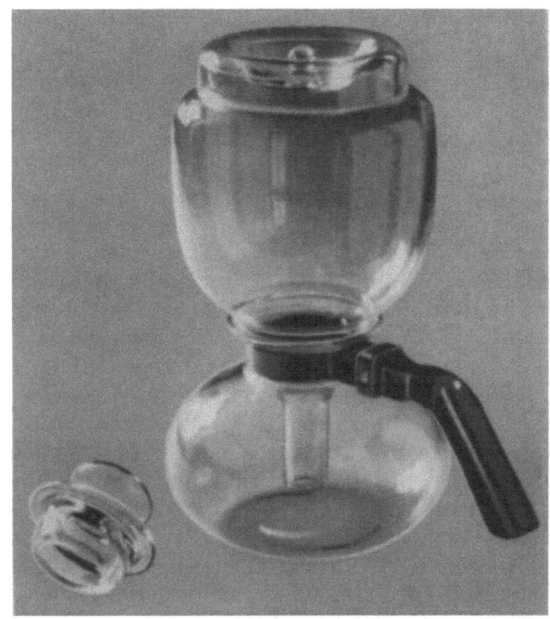

Abb. 67.   Sintrax-Apparatur

von der Heizquelle genommen und im gleichen Augenblick der Hahn geschlossen. Man läßt abkühlen und öffnet ihn dann langsam wieder. Nun fließt das fertige, filtrierte Infusum in die Kochflasche zurück.

Bei *Dekokten* bringt man die Droge sofort in den Trichter und erhitzt das Wasser 30 Minuten lang. Der Hahn wird in diesem Fall offen gelassen; das fertige Dekokt fließt also nach der Filtration sofort in die Kochflasche zurück. Nach längerem Gebrauch verstopft sich die Filterplatte. Durch einen Wasserstrahl von unten her oder auch durch heiße Schwefelsäure ist sie leicht wieder zu reinigen.

Der Wirkstoffgehalt der mit dem Sintraxkocher gewonnenen Infuse und Dekokte ist im allgemeinen gleich oder etwas höher als bei den im Infundierapparat hergestellten Erzeugnissen. Da trotzdem noch Bedenken geäußert werden, die die Gleichwertigkeit der Apparatur anzweifeln, muß bis zum Inkrafttreten neuer Vorschriften an der alten Bereitungsweise festgehalten werden.

Die Angaben des Arzneibuchs über Infuse und Dekokte haben KERN und NEUWALD in einer Weise ergänzt, die den seither gewonnenen neuen Erkenntnissen gerecht wird. Nach den Anweisungen der Autoren wird die in dem für Abkochungen vorgeschriebenen Zerkleinerungsgrad zu verwendende Droge in einer Porzellanschale mit Hilfe eines Pistills mit so viel kaltem Wasser kräftig durchgearbeitet, daß sie gleichmäßig durchfeuchtet ist. Die so vorbehandelte Droge wird mit der Hälfte der für den Aufguß vorgeschriebenen Wassermenge kalt versetzt und eine Viertelstunde lang unter häufigem Umrühren stehengelassen. Hierauf wird durch befeuchtete Watte filtriert und das Filtrat beiseitegestellt. Der Rückstand wird mit der zweiten Hälfte der vorgeschriebenen Wassermenge siedend heiß übergossen und während einer Viertelstunde bedeckt stehengelassen. Dann wird durch die oben erwähnte Watte zum ersten Auszug filtriert und das Ganze durch das Wattefilter mit der nötigen Menge Wasser auf das für den Aufguß vorgeschriebene Gewicht ergänzt.

Aufgüsse alkaloidhaltiger Drogen: Die Droge (Sieb 5) wird, wie oben beschrieben, mit der nötigen Menge kalten Wassers durchfeuchtet, in welchem die gleiche Menge Zitronensäure gelöst wurde, wie die Droge Alkaloid enthält. (Beispiel: 1 g Radix Ipecacuanhae = 0,02 g Alkaloid = 0,02 g Zitronensäure.) Die Weiterverarbeitung geschieht wie oben.

Adonis-, Convallaria- und Digitalisaufgüsse sind mit der grob gepulverten Droge herzustellen. Das Drogenpulver (höchstens im Verhältnis 1:100) wird auf die vorgeschriebene Wassermenge aufgestreut, sorgfältig umgerührt und im siedenden Wasserbad auf 90° erhitzt. Diese Temperatur wird etwa 15 Minuten eingehalten, danach wird unter mehrmaligem Umrühren nach dem Abkühlen auf Zimmertemperatur durch angefeuchtete Watte filtriert und durch das Wattefilter mit der nötigen Menge Wasser auf das für den Aufguß vorgeschriebene Gewicht ergänzt.

Konzentrierte Infuse dürfen nicht verwendet werden, da die daraus hergestellten Erzeugnisse nicht den lege artis bereiteten entsprechen. (Stabilisierte Trockeninfuse werden von der dänischen, englischen, finnischen und schwedischen Pharmakopöe zur Herstellung von Infusen und Dekokten verwendet; der Schweizer Arzneimittelforscher BÜCHI setzt sich neuerdings sehr für die Verwendung solcher Zubereitungen als Grundlage verschiedener Drogenauszüge (Tinkturen, Fluidextrakte usw.) ein.

Das wichtigste Infus ist das aus **Folia Digitalis** bereitete, weil es wegen seiner schnellen Wirkung und Bekömmlichkeit allen anderen Digitalispräparaten überlegen ist. Es enthält die wichtigsten Digitalisglykoside (Digitoxin, Gitalin, Gitoxin) im gleichen Verhältnis wie die Blätter und ist deshalb auch den meisten Digitalisfertigpräparaten vorzuziehen, weil diese nur Teile der Glykosidgesamtmenge zu enthalten pflegen. Als Lösungsvermittler der Glykoside dienen die reichlich vorhandenen Gerbsäuren. Nach 21 Tagen hat das Infus noch 80 % der anfänglichen Wirksamkeit. Es kommt hinzu, daß das Infusum gegenüber anderen Zubereitungen (z. B. der Tinctura Digitalis) nur eine geringe Kumulation (Haftfähigkeit) am Herzen bewirkt.

Bei seiner Herstellung empfiehlt es sich, zunächst das genügend feine Blätterpulver mit dem Pistill im Mörser mit kaltem Wasser zu verreiben. Es ist besonders darauf zu achten, daß ein solches Infus nie heiß koliert wird, da die Digitalisglykoside in der Hitze „gerinnen" und sich erst nach völligem Erkalten wieder lösen. Man darf daher einen Digitalisaufguß erst nach ½—1stündigem Stehenlassen kolieren. Auch ein längeres Erhitzen als vorgeschrieben ist zu vermeiden; die Wassertemperatur soll 90° nicht übersteigen.

Zur Erhöhung der Haltbarkeit kann der Arzt einen Zusatz von 5—10 % Weingeist verordnen. Ein so konserviertes Infus hält sich eine Woche lang unverändert, während ein einfacher Aufguß schon nach 24 Stunden in seiner Wirksamkeit nachläßt. Sirupus simplex als Geschmackskorrigens sollte verboten werden, da er die Zersetzung fördert; gegen den Zusatz von 1—2 % Glyzerin, das gleichfalls den Geschmack verbessert, ist nichts einzuwenden, dagegen schädigt ein Zusatz von Alkali das Infus erheblich. Infuse aus Bulbus Scillae, Folia Convallariae und Herba Adonidis werden ebenso bereitet wie Digitalisaufgüsse. Es ist wichtig, daß auch Bulbus Scillae und Herba Convallariae genügend fein zerkleinert sind.

Ein Auszug aus **Radix Ipecacuanhae** wird am besten durch Watte koliert, weil diese weniger Flüssigkeit zurückhält und weniger Alkaloide adsorbiert als Mull oder Koliertücher und somit ein Infus mit möglichst hohem Alkaloidgehalt verbürgt.

Durch Herstellung als Dekokt und Zusatz von 0,5 % Acidum hydrochloricum dilutum wird die doppelte Menge von Alkaloiden aus der Wurzel herausgelöst als bei Herstellung eines Infuses ohne Säure; dadurch kann etwa ein Drittel der teuren Auslandsdroge eingespart werden. Außerdem erhöht der Säurezusatz die Haltbarkeit des Infuses. Auch hier spielt der Zerkleinerungsgrad eine Rolle: pulvis grossus und subtilis ergeben um etwa 50 % höhere Werte als minutim concisus.

Ein viel verbreiteter Fehler ist die Beigabe von Liquor Ammonii anisatus zu Ipecacuanha-Infusen; der darin enthaltene Ammoniak läßt etwa 30 % der Alkaloide ausfallen! Bei Verwendung von Sirupus Althaeae oder Elixir e Succo Liquiritiae wird dieser Übelstand vermieden.

Secale cornutum wird in grob gepulvertem Zustand (frisch mit der Secale-Mühle herzustellen) am besten als Infusum mit 1 % Weinsäure verarbeitet. Der Säurezusatz erhöht den Alkaloidgehalt.

Folia Sennae. Der Aufguß ist ohne Pressung durch Mull abzuseihen, da sonst zuviel Schleim in das Infus mit übergehen würde. Da die Folia viel Wasser zurückhalten, sind sie mit mehr Wasser anzusetzen als andere Blattdrogen.

Für **Dekokte** gibt das Arzneibuch folgende Anweisungen:

„Abkochungen sind wässerige Auszüge aus in der Regel zerkleinerten Pflanzenteilen, die, mit kaltem Wasser übergossen, eine halbe Stunde unter wiederholtem Umrühren im Wasserbad erhitzt und warm ausgepreßt werden. Die Flüssigkeit wird dann durch Mull geseiht. Abkochungen von Kondurangorinde sind erst nach deren völligem Erkalten abzupressen.

Bei Abkochungen, für die die Menge des anzuwendenden Arzneimittels nicht vorgeschrieben ist, wird ein Teil des Arzneimittels auf 10 Teile Abkochung genommen. Ausgenommen hiervon sind Arzneimittel der Tabelle C, von denen Abkochungen nur dann abzugeben sind, wenn die Menge des Arzneimittels vorgeschrieben ist.

Verordnet der Arzt Decoctum Althaeae oder Decoctum Seminis Lini, so ist keine Abkochung zu bereiten, sondern es wird die grob zerschnittene Wurzel oder der ganze Samen mit kaltem Wasser übergossen und eine halbe Stunde lang ohne Umrühren stehengelassen. Der schleimige Auszug wird ohne Pressen von dem Rückstand getrennt.

Abkochungen sind zur Abgabe frisch zu bereiten.''

Pflanzenteile mit stabileren Wirkstoffen als die Infusdrogen, z. B. die gerbstoff- und saponinhaltige Senega, Ratanhia, Uva ursi, werden als *Dekokte* behandelt. Ganz allgemein gilt dies auch für Wurzeln, Rhizome und Rinden, die infolge ihrer verholzten Zellmembranen durch Abkochen besser ausgezogen werden als durch Infundieren. Daher sind auch Cortex Condurango, Frangulae und Granati sowie Radix Saponariae und Sarsaparillae als Dekokt zu verarbeiten.

Abkochungen sind wie die Infuse im Infundierapparat herzustellen, nicht über freiem Feuer, da in diesem Fall Präparate entstehen können, die erheblich von den vorschriftsmäßig gewonnenen abweichen. Dekokte dürfen ebensowenig vorrätig gehalten werden wie Infuse, und die Verwendung von Konzentraten ist auch hier verboten. Bei der Abschätzung der Wassermenge für ein Dekokt ist zu berücksichtigen, daß die Droge nach dem Abkochen etwa ihre doppelte Gewichtsmenge Wasser wie ein Schwamm zurückhält.

Im Gegensatz zum Infusum wird die Droge beim Dekokt mit kaltem Wasser übergossen und dann eine halbe Stunde lang der Einwirkung eines siedenden Dampfbades ausgesetzt. Danach wird heiß abgepreßt und koliert.

Neueren Erkenntnissen zufolge hat sich in manchen Fällen eine verlängerte Erwärmungszeit als vorteilhaft erwiesen (Decoctum Chinae, Sarsaparillae), etwa so, daß man die halbstündige Erhitzungszeit erst vom Augenblick der Erreichung der Wasserbadtemperatur an berechnet.

Wünscht man Dekokte und Infuse zu konservieren, so gibt man der Flüssigkeit 0,1 % Nipagin zu. Da sich dieser Stoff nur in *heißem* Wasser löst, wird er bereits der heißen Flüssigkeit zugefügt. Auch ein Zusatz von 0,3 % Chloroform oder 0,07 % Thymol macht Aufgüsse und Abkochungen für 1—2 Wochen haltbar.

Cortex Condurango läßt das DAB 6 zunächst in der üblichen Weise als Dekokt verarbeiten, schreibt aber dann vor, daß Abkochungen von Kondurangorinde erst nach dem völligen Erkalten abzupressen sind. Das Glykosid Kondurangin ist nur in der Kälte löslich und würde daher bei einem Abseihen direkt nach dem Kochen nicht in das Dekokt mit übergehen.

(Übrigens erhält man durch 12stündige Mazeration der Droge mit Wasser einen höheren Kondurangingehalt als bei Herstellung eines Dekokts aus Condurangorinde. Eine 15stündige Kaltmazeration mit 25%igem Alkohol ergibt einen Kondurangingehalt von nahezu 100 %.)

Das Dekokt aus **Cortex Chinae** wird (im Porzellaninfundiertopf!) mit 1 % Salzsäure hergestellt, da ohne diesen Säurezusatz die Abkochung höchstens die Hälfte an Chinaalkaloiden enthalten würde.

Fein zerschnittene Droge liefert fast die doppelte Alkaloidausbeute als grob geschnittene.

Radix Primulae wird zweckmäßig mit einem Zusatz von 1 % Natriumbikarbonat als Dekokt bereitet; dadurch werden die sauren Primulasaponine weit besser ausgezogen als bei einem zusatzlosen Dekokt. Der durch den Alkalizusatz etwas verschlechterte Geschmack kann durch Beigabe von Sirupus Althaeae oder Elixir e Succo Liquiritiae angenehmer gemacht werden.

Radix Sarsaparillae wird als Dekokt in der üblichen Weise hergestellt. Die Ausbeute an wirksamen Saponinen ist schlecht, weil die Extraktion durch die Verkleisterung der in der Droge reichlich vorhandenen Stärke (Stäuben beim Zerbrechen!) behindert wird. Durch kaltes Ausziehen mit 60 %igem Weingeist ließe sich ein vollwertiges Erzeugnis herstellen.

Die im DAB 6 enthaltenen Decocta Zittmanni (fortius und mitius) werden nicht mehr verordnet und können deshalb unbesprochen bleiben.

Radix Senegae enthält ebenfalls sauer reagierende Saponine, daher empfiehlt sich auch hier, der Abkochung — nach Rücksprache mit dem verordnenden Arzt — 1 % Natrium bicarbonicum zuzusetzen. Auch der Zerkleinerungsgrad spielt wieder eine Rolle; grobes Pulver wird besser ausgezogen als die Konzisdroge.

Folia Uvae ursi verlangen gebieterisch die Verwendung der Droge in grob gepulverter Form, wie es das Arzneibuch auch vorschreibt. Die geschnittene Droge würde einen viel weniger gehaltreichen Auszug ergeben.

Eine kalt bereitete Mazeration von 10stündiger Dauer liefert ein „Dekokt" mit dem gleichen Gehalt an dem wirksamen Glykosid Arbutin wie die DAB-Abkochung, enthält aber nur die Hälfte an Gerbstoffen und ist daher bekömmlicher.

Als **Kaltmazerate** gewinnt man die wäßrigen Auszüge aus Altheewurzel und Leinsamen. Obwohl sie also keine eigentlichen Abkochungen sind, werden sie trotzdem als Dekokte bezeichnet. Man muß bei diesen Schleimdrogen auf Erhitzung verzichten, weil die Viskosität der gewonnenen Zubereitungen, die die Wirkung bedingt, durch erhöhte Temperaturen herabgesetzt werden würde.

Radix Althaeae. Man übergießt, wenn Decoctum Althaeae verschrieben ist, die geschnittene Droge mit kaltem Wasser und läßt eine halbe Stunde lang ohne Umrühren stehen. Ein Rühren während dieser Zeit würde den Auszug zu schleimig werden lassen. (Nur direkt nach dem Ansetzen muß gut durchgerührt werden, um einen gehaltvollen Auszug zu erhalten.) Aus dem gleichen Grund wird auch ohne Pressung abgeseiht.

Da der Schleim der Altheewurzel einen besonders guten Nährboden für Bakterien abgibt, wird in Altheedekokten schon nach einigen Stunden eine mit Viskositätsverminderung verbundene, geringfügige Zersetzung beobachtet, der man durch Zugabe eines Konservierungsmittels (0,1 % Nipagin) entgegenwirken kann. Man löst das Nipagin in der 10fachen Menge Weingeist und vermischt diese Lösung mit der wäßrigen Flüssigkeit.

Semen Lini. Die ganzen Samen werden eine halbe Stunde lang ohne Umrühren mit kaltem Wasser ausgezogen. Man koliert ohne Pressung durch Watte. (Auch hier erscheint ein Umrühren unmittelbar nach dem Übergießen mit Wasser vorteilhaft.)

Das warm bereitete Infusum zeigt übrigens eine höhere Viskosität als das Kaltmazerat, doch genügt dieses den therapeutischen Anforderungen. Für Infuse aus Carragen und Lichen islandicus gilt dasselbe.

Für die Behandlung von *Süßholzaufguß* und von *Aufgüssen schleimhaltiger Drogen* (Radix Althaeae, Semen Cydoniae, Semen Lini usw.) in einem neuen Arzneibuch schlagen KERN und NEUWALD vor, die grob zerschnittenen Wurzeln oder ganzen Samen vor dem Ansetzen mit wenig kaltem Wasser auf einem Sieb rasch abzuspülen, eine zweifellos sehr angebrachte Maßnahme. Die Autoren lassen dann nach Zusatz der 20fachen Menge Wasser eine halbe Stunde lang „unter Umrühren" stehen und ergänzen schließlich das Durchgeseihte mit der nötigen Menge Wasser auf das für den Aufguß vorgeschriebene Gewicht.

Mucilagines, Schleime

Man versteht darunter Lösungen oder Aufquellungen von Pflanzenstoffen gummi- oder tragantähnlicher Beschaffenheit. Diese natürlichen Schleimmittel sind neuerdings vielfach durch synthetische Zellulosederivate und die halbsynthetischen Alginate verdrängt worden, weil diese einfacher zu handhaben, dazu haltbarer und billiger sind. Wie die eben besprochenen Kaltmazerate aus schleimhaltigen Drogen zeichnen sich die Schleime durch Dickflüssigkeit und hohe Viskosität aus.

Eine Beurteilung der Schleime ist durch die Bestimmung ihrer Viskosität möglich (vgl. „Viskositätsbestimmung" S. 233). Eine interessante Beobachtung hat ergeben, daß ein Zusatz von einigen Tropfen Ammoniakflüssigkeit oder von 0,5 % Natriumkarbonat zur Auszugsflüssigkeit die Viskosität der Schleime zum Teil wesentlich erhöht (Radix Althaeae, Lichen islandicus), zum Teil auch herabsetzt (Carrageen, Semen Lini). In anderen Fällen verändert sie sich durch den alkalischen Zusatz nicht.

Mucilago Gummi arabici (Gummischleim) läßt das Arzneibuch nach wiederholtem Abwaschen zur Entfernung des Staubes und anderer äußerlich anhaftender Unreinigkeiten durch Ansetzen (Lösen) von einem Teil Droge (in lacrimis) mit zwei Teilen Wasser bereiten. Ohne Umschütteln wird das gut verschlossene Gefäß liegend an einem kühlen Ort täglich zwei- bis dreimal gedreht, bis der Gummi gelöst ist. Dann wird durch doppelten Mull koliert und der fertige Mucilago in kleine, bis unter den Kork gefüllte Flaschen abgefüllt und kühl aufbewahrt.

Die oxydierende Wirkung der in der Droge enthaltenen Oxydasen und Peroxydasen kann gelegentlich störend sein. (Veränderung oxydabler Wirkstoffe einer mit Gummischleim bereiteten, z. B. Vitamin-C-haltigen Arznei.) Das Schweizer Arzneibuch läßt daher ein Gummi arabicum desenzymatisatum verwenden, das diesen Übelstand nicht zeigt. Hierzu wird das Gummi arabicum unter vermindertem Druck auf 60° erhitzt, bis die Oxydase zerstört ist, und dann gepulvert.

Mucilago Salep (Salepschleim) ist zur Abgabe stets frisch zu bereiten. Man stellt ihn am besten aus einem feinkörnigen Pulver her („Tubera Salep pro mucilagine" des pharmazeutischen Großhandels). Dieses läßt sich nach der Arzneibuchvorschrift mit einem Teil Weingeist durch Schütteln leicht und gleichmäßig in der Flasche verteilen und ergibt nach Zusatz von zunächst 10 Teilen siedenden Wassers, dem nach kräftigem Schütteln auch noch der Rest des siedenden Wassers (ad 100 Teile) zugefügt wird, einen schönen, gleichmäßigen Schleim.

Wenn nur das übliche pulvis subtilis der Droge zur Verfügung steht, wird man nach den Angaben der Pharmakopoe nur schwer einen klumpenfreien Schleim erzielen können. In diesem Fall ist zu raten, das Saleppulver mit der gleichen Menge Milchzucker zu mischen, dieses Gemisch mit 2 Teilen Weingeist anzuschütteln und es dann erst mit kochendem Wasser in kleinen Teilmengen zu übergießen.

Mucilago Cydoniae (Quittenschleim) wird nach dem Erg.-B. 6 folgendermaßen bereitet:

Quittensame	20 Teile
Rosenwasser	1000 Teile

werden bei Zimmertemperatur eine halbe Stunde lang unter häufigem Umrühren stehengelassen und dann durchgeseiht.

Zur Abgabe frisch zu bereiten.

Wichtiger ist **Mucilago Tragacanthae** (Tragantschleim), der mitunter zum Granulieren von Tablettenmassen Verwendung findet.

Das Erg.-B. 6 läßt ihn nach folgender Vorschrift herstellen:

Fein gepulverter Tragant	10 Teile
Glyzerin	50 Teile
Lauwarmes Wasser	940 Teile

Der Tragant wird mit dem Glyzerin angerieben, das Wasser auf einmal hinzugefügt und kräftig geschüttelt.

Zur Abgabe frisch zu bereiten.

Mucilago Tylose (Tyloseschleim). Zu seiner Herstellung kann Tylose oder Adulsion Verwendung finden. Beide enthalten methylierte Zellulosen, die für pharmazeutische Zwecke besonders geeigneten Adulsionsarten, auch noch einen Zusatz von Zelluloseglykolat und (bei Adulsion St) auch eine sehr geringe Beigabe von Saponin[1]. Alle diese Zellulosederivate sind faserige, graugelbe Substanzen, die praktisch unbegrenzt haltbar sind und auch in Wasser gelöst nicht gären.

Tyloseschleim wird 4- oder 5%ig in der Weise bereitet, daß man in einer Schale die Substanz auf das darin enthaltene Wasser aufstreut. Wenn man, etwa bis zum nächsten Tag, dann und wann umrührt, erhält man einen gleichmäßigen Schleim. Hat man es eilig, kann man auch in einer Flasche den Stoff mit Wasser übergießen und durch häufigeres Schütteln in ½—2 Stunden zur Lösung bringen. Noch schneller kommt man mit dem Rührwerk des Stada-Allzweckgeräts (Abb. 68) oder mit

---

[1] Saponin ist ein guter Stabilisator, daher eignet sich Adulsion St auch gut zur Bereitung von Emulsionen.

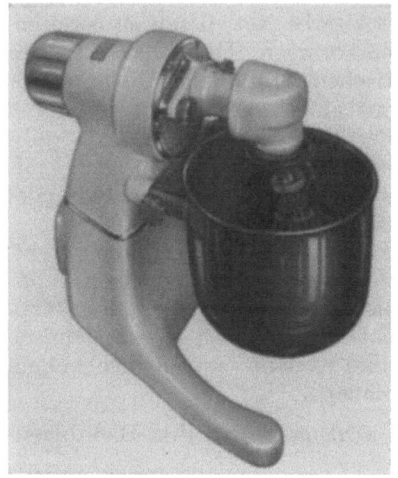

Abb. 68. Rührwerk des Stada-Allzweckgeräts

einem der bekannten Mixgeräte (Abb. 12 und 13 S. 11 und 12) zum Ziel, mit dem sich auch Mucilago Gummi arabici und Mucilago Cydoniae und ähnliche Schleime sowie Glyzeringelees leicht herstellen lassen. Ebenso läßt sich Vitasellan Stada mit diesem Gerät gut anfertigen.

Die Tyloselösung reagiert nahezu neutral. Hierdurch und durch ihre hohe Beständigkeit gegen bakterielle Zersetzungen unterscheidet sie sich vorteilhaft von den Naturschleimen. Auch Säuren und Alkalien rufen keine Veränderungen im Tyloseschleim hervor.

KERN und NEUWALD führen in ihren Ergänzungsvorschlägen zum Deutschen Arzneibuch folgende Vorschrift für einen Methylzelluloseschleim auf:

Mucilago Methylcellulosi

Methyl-p-oxybenzoesäure	0,15 Teile
Methylzellulose	6,00 Teile
Glycerin	20,00 Teile
Wasser	73,85 Teile

Das Konservierungsmittel (erste Zeile der Formel) wird im Wasserbad durch Kochen gelöst, und nach dem Abkühlen auf Zimmertemperatur werden die übrigen Bestandteile unter intensivem Rühren zugemischt, bis ein homogener Schleim entstanden ist. Die oben genannten Autoren lassen einige interessante Vorschriften folgen, die Methylzellulose enthalten:

Mucilago Zinci
Zincum oxydatum	20,0
Mucilago Methylcellulosi ad	100,0

Lotio Zinci
Zincum oxydatum	25,0
Amylum	25,0
Glycerin[1]	25,0

Aqua destillata	10,0
Mucilago Methylcellulosi ad	100,0

Unguentum Glycerini
Methylcellulosum	6,0
Aqua destillata	44,0
p-Oxybenzoesäuremethylester	0,1
Glycerin[1] . . . . ad	100,0

Einen Übergang zu den künstlichen Schleimen stellt **Mucilago Tagat** dar. Er wird aus Tagat N 4 hergestellt, gehört zu den sogenannten Alginaten und ist das Natriumsalz der Alginsäure, die in Braunalgen gebildet wird. Die Alginsäuren stehen den in höheren Pflanzen vorkommenden Pektinen nahe. Man verwendet das grießförmige, gelblichweiße Tagat-Pulver[2] durchschnittlich in 2%igen Lösungen. Die abgewogene Menge gibt man trocken in das Ansatzgefäß und teigt mit etwa der gleichen

---

[1] Kann evtl. ersetzt werden durch Karion ,,Merck'' (Sorbitlösung).
[2] Hersteller Th. Goldschmidt AG, Essen I

Menge Wasser energisch und gleichmäßig an. Unter ständigem Durch-
arbeiten fügt man den Rest des Wassers in mehrerenPortionen zu.
Wird mit Hilfe eines Rührwerks gearbeitet (vgl. Mucilago Tylose), so
füllt man die vorgesehene Wassermenge in das Rührgefäß, läßt das
Rührwerk laufen und streut dann das Tagatpulver gleichmäßig auf die
Oberfläche der durchgewirbelten Flüssigkeit auf.

Sehr bewährt hat sich auch hier die Bereitungsweise im Starmixbecher
(vgl. S. 10—12). Wenn man beispielsweise in 1200 g Wasser nach Einschal-
tung 20 g Natriumalginat schüttet (es ist auch unter dem Namen *Conasal*
im Handel), so hat man in 5—8 Sekunden (!) einen völlig homogenen hoch-
viskosen Schleim (mit Stufe I beginnend und mit Stufe III endigend).

Schüttelmixturen

Die meist zum äußerlichen Gebrauch bestimmte Arzneiform der
Schüttelmixtur ähnelt insofern einer Emulsion, als auch sie aus zwei
Phasen besteht. Während aber bei den Emulsionen zwei an sich nicht
mischbare *Flüssigkeiten* mit Hilfe eines Emulgators zu einem System
zusammentreten, sehen wir hier aus einer fein verteilten *festen* Phase —
meist ebenfalls unter Verwendung eines Emulgators oder Stabilisators —
mit einem flüssigen Anteil eine mehr oder minder haltbare Zubereitung
entstehen, die im Grunde eine Suspension darstellt. Vom pharmakologischen Blickpunkt aus sind die stets fettfreien Schüttelmixturen teils
den Salben zuzurechnen (man verwendet sie bei fettempfindlicher Haut
und dort, wo keine Tiefenwirkung beabsichtigt ist), teils den Pudern,
denn nach dem Abdunsten der flüssigen Phase (Kühlwirkung!) bleibt
eine zusammenhängende Schicht des festen Anteils auf der Haut zurück.
Von dieser „Puderschicht" wird eine gute Haftfestigkeit und ferner eine
gute Durchlässigkeit für Sekrete verlangt.

Um ein zu rasches Eintrocknen der Mixtur auf der Haut zu verhindern,
setzt man der hauptsächlich aus Wasser bestehenden flüssigen Phase
Glyzerin zu, das außerdem die *Viskosität* erhöht und somit das Absinken
der suspendierten festen Teilchen verlangsamt. Der im *Karion* Merck in
Lösung vorliegende Sorbit, ein sechswertiger Alkohol, der in den Früchten
der *Sorbus aucuparia* (Vogelbeeren) vorkommt, ist dem Glyzerin als
Viskoseerhöher überlegen, auch klebt er weniger und hat eine hier will-
kommene Emulgier- und Schaumwirkung. Der häufig der flüssigen Phase
beigegebene Alkohol soll ein rasches Verdunsten der Flüssigkeit bewirken.

Beliebt als *Verdickungsmittel* (Stabilisatoren) sind Mucilago Gummi
arabici, Gelatinelösung und 4%iger Tyloseschleim; beide erhöhen
zugleich die Haftfähigkeit an der Haut. Auch der reizlose *Bentonit*
(vgl. S. 158) ist dermatologisch empfehlenswert.

Die feste Phase einer Schüttelmixtur besteht in der Regel aus Talk
und Zinkoxyd. Folgende Mischung wird als Grundlage für Schüttelmixturen viel verordnet:

Zincum oxydatum	25,0
Talcum	25,0
Glycerin	25,0
Aqua destillata	25,0

Als medikamentöse Beigaben finden wir **Ichthyol, Tumenol, Liquor Carbonis detergens** (Teerstoffe) und öfters auch Schwefel und Bleiverbindungen.

Manche *Kosmetika* kann man als stabilisierte Schüttelmixturen auffassen; die als „Hautmilch" bezeichneten Präparate leiten zu den Emulsionen über, da sie meist zusätzlich ein fettes, emulgierendes Öl enthalten.

Von den echten Schüttelmixturen unterscheidet sich das **Oleum Zinci** (Zinköl) des Erg.-B. 6 nur dadurch, daß es vor der Abgabe nicht geschüttelt zu werden braucht, da es infolge seiner viskosen Ölphase ziemlich stabil bleibt. Es besteht aus gleichen Teilen Zinkoxyd und Olivenöl. Man siebt das Pulver in das Öl hinein (Emailleschale) oder reibt das gesiebte Zinkoxyd mit dem Öl an und läßt dann das Ganze durch eine Salbenmühle gehen. Ein so bereitetes Zinköl scheidet längere Zeit hindurch kein Öl ab; es empfiehlt sich aber, es vor der Abgabe gut durchzurühren. — Therapeutisch ist das Zinköl als Paste oder Puder zu betrachten, denn auf der Haut wird ein Teil des Öls durch Emulgierung entfernt, und es entsteht eine Paste, da der Anteil der festen Phase nunmehr größer ist. Schließlich resultiert mehr oder weniger ein Puder. Daraus erklärt sich wohl zum Teil die Beliebtheit des Zinköls, da dieser dem Sekret einen besseren Abfluß ermöglicht als eine Paste. Da auch die übliche Schüttelmixtur mit wasserhaltiger oder verdünnt alkoholischer flüssiger Phase nach dem Aufpinseln auf die Haut schließlich als trockener Puder wirkt, hat man sie auch *Trockenpinselung* genannt.

Die Herstellung einer „echten" Schüttelmixtur erfolgt in der Weise, daß der trockene, fein verriebene oder gesiebte Anteil mit etwas Flüssigkeit, unter Umständen auch mit dem vorgeschriebenen Glyzerin oder Verdickungsschleim, angerieben wird; dem entstandenen Brei wird dann in einer Schale mit Ausguß der Rest der flüssigen Phase beigemischt. Durch Einsatz eines *Mixgerätes* nach Art des „Starmix" oder „Bamix" (vgl. S. 10—12) kann man sich die Arbeit erleichtern.

Da Schüttelmixturen erst im aufgeschüttelten Zustand wirksam sind, müssen sie auf dem Abgabegefäß einen Zettel mit der Aufschrift „Vor dem Gebrauch zu schütteln" tragen.

Eine besonders wichtige Schüttelmixtur ist der **Liquor Calcii sulfurati** des Erg.-B. 6 (Solutio Vleminckx). Er stellt eine alkalische Schwefelaufschwemmung dar (Gemisch von Mono- und Polysulfiden des Kalziums) und wird durch Erhitzen von 1 Teil gebranntem Kalk und 2 Teilen Schwefel mit Wasser erhalten. Bei Schuppenflechte und Ekzemen wird er zu Bädern und Waschungen, gelegentlich auch in Salben verordnet.

Auch die Lotio alba aquosa und spirituosa sowie die Lotio cosmetica der DRF, die etwa dem bekannten „KUMMERFELDschen Waschwasser" des Erg.-B. entspricht, sind Schüttelmixturen.

Mazeration, Dimazeration, Digestion

Unter *Mazeration* versteht man das Ausziehen eines Arzneistoffs mit einem Lösungsmittel unter häufigem Schütteln bei Zimmertemperatur

(17—20°), insbesondere — bei der Tinkturenbereitung — das Ausziehen von meist zerkleinerten Pflanzenteilen mit Wasser, Weingeist, Ätherweingeist oder Azeton. Man nimmt die Mazeration in verschlossenem, dunklem Glasgefäß oder in einem verschlossenen Porzellan- oder Steinguttopf vor, koliert sodann und preßt den Rückstand ab. Die vereinigten Flüssigkeiten werden mit dem betreffenden Extraktionsmittel auf die vorgeschriebenen Gehalte oder Gewichte eingestellt; dabei wird die Auszugsflüssigkeit vorher zum Nachwaschen des Preßrückstandes benutzt. Der Gesamtauszug wird üblicherweise während acht Tagen an einem kühlen Ort, vor Licht geschützt, in gut verschlossenem Glase stehengelassen und dann filtriert. (Vgl. ,,Tinkturen'' S. 90.)

Eine verbesserte Mazeration ist die doppelte Mazeration oder *Dimazeration*. Mit ihrer Hilfe läßt das DAB 6 die trockenen Extrakte herstellen. (Vgl. ,,Extrakte'' S. 138.) Die Droge wird in diesem Fall zweimal mazeriert, zunächst (meist 6 Tage lang) mit der Hälfte des Lösungsmittels. Dann wird — nach Kolieren und Abpressen — der Preßrückstand mit der zweiten Hälfte des Menstruums nochmals 3 Tage hindurch in der gleichen Weise behandelt. Die Auszüge werden vereinigt.

Als *Kaltmazerate* bezeichnet man im Gegensatz zu den stets warm bereiteten Infusen und Dekokten die fälschlich Dekokte genannten Kaltauszüge schleimhaltiger Drogen wie Radix Althaeae und Semen Lini. (Vgl. Aufgüsse, Abkochungen, Kaltmazerate S. 69.)

Die *Digestion* unterscheidet sich von der Mazeration nur dadurch, daß man die Behandlung mit dem Lösungsmittel bei erhöhter Temperatur (35—40°) vornimmt. Besonders gut lassen sich Digestionen im *Sikotopf* (Abb. 54, S. 34) durchführen, der auch noch die Anwendung von Über- oder Unterdruck gestattet. Gut geeignet ist auch ein regulierbarer Wärme- oder Trockenschrank. Wo diese Hilfsmittel nicht zur Verfügung stehen, stellt man das betreffende Gefäß auf einem Heizkörper oder Ofen warm und erzielt auch so ungefähr die gewünschte Auszugstemperatur von 35—40°.

Olea medicata, Arzneiliche Öle

Arzneiliche Öle sind Zubereitungen, die Arzneistoffe in fetten Ölen gelöst oder suspendiert enthalten. Sie werden durch Mischen, Lösen, Ausziehen oder Anreiben in der Kälte oder unter Erwärmung (Olea cocta seu infusa) hergestellt.

Ein einfaches *Gemisch* ist **Oleum Chloroformii** DAB 6 (Chloroformöl), ein hellgelbes Öl aus gleichen Teilen Chloroform und Erdnußöl. Sein Gehalt an Chloroform läßt sich leicht durch Abdunsten des Chloroforms in flacher Porzellanschale auf dem Wasserbad feststellen. Nach halbstündigem Erhitzen darf das Gemisch nur noch die Hälfte des ursprünglichen Gewichts haben.

Chloroformöl dient als schmerzstillende Einreibung.

Durch einfaches Mischen zweier flüssiger Bestandteile entsteht auch **Oleum Terebinthinae sulfuratum** Erg.-B. 6 (Geschwefeltes Terpentinöl.) Man löst 250 Teile Oleum Lini sulfuratum (siehe S. 86) ohne Wärmeanwendung (d. h. bei 15—20°) in 750 Teilen Terpentinöl und erhält so ein klares Öl von rotbrauner Farbe, das als Verbandöl verwendet und in der Volksmedizin auch innerlich gegen Gallenleiden gebraucht wird. Bekannt als „Haarlemer Öl".

Eine *Lösung* von Kampfer in Olivenöl ist **Oleum camphoratum** (Kampferöl). Das Arzneibuch führt neben *Oleum camphoratum* mit 10 % Kampfer noch ein 20 %iges *Oleum camphoratum forte.* (Das 10 %ige Öl läßt sich leicht durch Mischen von 20 %igem mit gleichen Teilen Olivenöl erhalten.)

Man gibt den zerriebenen Kampfer in eine geräumige, trockene Weithalsflasche und fügt das Olivenöl zu. Die Flasche wird durch einen Kork mit glattem Spiegel verschlossen und dann im Wasserbad erwärmt. Sehr gut eignen sich auch die auf S. 43, 44 abgebildeten Sterilisationsgeräte zur Bereitung des Kampferöls. Der im unteren Teil des Apparats erzeugte heiße Dampf umspült die Flasche und bringt den Kampfer nach mehrmaligem Umschütteln der Flasche zur Lösung. Nach vollständiger Auflösung filtriert man das hellgelbe Öl durch ein in warmer Luft (Trockenschrank, Heizkörper, Ofen) von Luftfeuchtigkeit befreites Faltenfilter.

Der Gehalt an Kampfer wird durch 2- bis 3stündiges Erhitzen in flacher Porzellanschale auf dem Wasserbad festgestellt. Unter dem Einfluß der Wärme verdunstet der Kampfer, so daß bei richtigem Gehalt an Kampfer 10 %iges Öl den zehnten Teil seines Gewichts, 20 %iges dagegen den fünften Teil an Gewicht verlieren muß.

Oleum camphoratum dient wie alle äußerlich anzuwendenden pharmazeutischen Kampferzubereitungen (Spiritus camphoratus, Linimentum ammoniato-camphoratum, Emplastrum fuscum camphoratum, Unguentum camphoratum usw.) als „Rubefaciens", das heißt als Mittel zur Erzeugung einer kräftigen Durchblutung der Haut (Hyperämie) besonders bei rheumatischen Schmerzen. — Das starke Kampferöl wird — bzw. wurde — subkutan bei Kollaps (Kreislaufschwäche, Ohnmacht) und in größeren Dosen bei Lungenentzündung (Pneumonie) eingespritzt, daher, wie Oleum camphoratum, mit Oleum Olivarum bereitet. (Auch innerlich eingenommen, „per os", gilt Kampfer als Anregungsmittel für Herz und Atmung.) Man nahm früher an, daß die im Olivenöl enthaltenen freien Fettsäuren sich bei Injektionen unliebsam bemerkbar machen könnten. Neuere Beobachtungen haben ergeben, daß sie unschädlich sind. Wer trotzdem ein zu Einspritzungen bestimmtes Olivenöl entsäuren will, verfahre folgendermaßen:

Man schüttelt das auf etwa 40 % erwärmte Öl mit 25 % seines Gewichts an 96 %igem Alkohol und gießt die Alkoholschicht ab oder trennt die Schichten mittels Scheidetrichters. Im Bedarfsfall wird der Vorgang noch ein- bis zweimal wiederholt. Die Reste des Alkohols verdampft man durch Erwärmen des Öls in flacher Porzellanschale auf dem Wasserbad.

Durch Auflösen von Phenol in Öl entsteht **Oleum phenolatum** — Erg.-B. 6 — (Phenolöl — Karbolöl).

Man löst in verschlossener Flasche 20 Teile kristallisiertes Phenol (*nicht* Phenolum liquefactum!) in 980 Teilen Erdnußöl.

Als Wundöl, besonders an behaarten Körperstellen (Kopfhaut), entfaltet Phenolöl oft eine vorzüglich heilende Wirkung. Vorsicht!

Durch *Ausziehen* gewinnt man folgende arzneiliche Öle: Oleum Absinthii infusum, Cantharidis, Chamomillae infusum, Hyoscyami, Hyperici. Es sei zunächst die Bereitung des **Oleum Hyoscyami** — DAB6 — (Bilsenkrautöl) beschrieben, nach dessen Herstellungsweise sich die übrigen durch Extraktion erhaltenen Öle weitgehend richten.

Im Bilsenkraut sind etwa 0,1 % Alkaloide enthalten. Nur 10 % liegen als freie Basen vor, die übrigen 90 % sind salzartig gebunden. Es gilt nun, sie „aufzuschließen" und damit öllöslich zu machen, denn fettlöslich sind nur die freien Alkaloide.

100 Teile der grob gepulverten Droge (Herba Hyoscyami pulvis grossus) werden zunächst mit einer Mischung von 75 Teilen Weingeist und 3 Teilen Ammoniakflüssigkeit durchfeuchtet und in einem bedeckten Gefäß 12 Stunden lang der Ruhe überlassen. Dabei dient der Ammoniak der Zerlegung der Alkaloidsalze, während der Weingeist die Blätter für eine bessere Durchdringung mit fettem Öl geeignet macht. Nach Verlauf der 12 Stunden werden 1000 Teile Erdnußöl zugesetzt und das Ganze auf dem Wasserbad (am besten im Wasserbad des Dampfapparats) so lange erhitzt, bis Ammoniak und Alkohol verdunstet sind. Man erkennt dies leicht daran, daß in dem heißen Öl keine Blasen mehr aufsteigen, auch läßt sich als Zeichen vollständig beendeter Verdampfung eine Probe des Krauts leicht zwischen den Fingern zerreiben. Nunmehr wird das Öl abgepreßt und nach mehrtägigem Absetzenlassen durch ein im Trockenschrank oder über einem Heizkörper getrocknetes Faltenfilter filtriert.

Es entsteht ein braungrünes, eigenartig „narkotisch" riechendes Öl, das gelegentlich, besonders mit gleichen Teilen Chloroformöl, gegen rheumatische und Nervenschmerzen ärztlich verordnet wird und sonst noch in der Volksmedizin eine Rolle spielt. Vor lang andauerndem Gebrauch ist zu warnen.

Rein grüne Bilsenkrautöle sind entweder in Kupferkesseln bereitet oder künstlich (z. B. mit Chlorophyll) gefärbt. Beides ist zu verwerfen.

Neuere Untersuchungen haben ergeben, daß der vom DAB vorgeschriebene Ammoniakzusatz für eine optimale Alkaloidextraktion nicht ausreicht; es werden nur 45 % der Alkaloide ausgezogen. Bei Verwendung von 10 g (statt 3 g) Ammoniakflüssigkeit erhält man dagegen 72 % Alkaloide im Öl. (Eine weitere Erhöhung der NH_3 = Menge ist ohne Wirkung.) Es darf angenommen werden, daß das DAB 7 diesen Verhältnissen Rechnung tragen wird.

Oleum Chamomillae infusum, coctum — Erg.-B. 6 — (Fettes Kamillenöl). Die Herstellung lehnt sich an die des Oleum Hyoscyami an. 100 Teile Flores Chamomillae werden zur Aufschließung des ätherischen Öls mit 75 Teilen Weingeist durchgearbeitet und nach dreistündigem Stehenlassen bis zur Verflüchtigung des Weingeists auf dem Wasserbad erhitzt. Wenn keine Blasen mehr aufsteigen, ist dies erreicht. Dann wird abgepreßt und nach zweitägigem Absetzenlassen durch ein getrocknetes Faltenfilter filtriert.

Fettes Kamillenöl ist gelb bis gelbgrün und dient teils zur Herstellung von Salben und Pflastern, teils für sich allein als Wundöl und zu Klistieren.

Oleum Hyperici — Erg.-B. 6 — (Johanniskrautöl) enthält, in Olivenöl gelöst, den natürlichen roten Farbstoff der Hypericum-perforatum-Blüten.

250 Teile *frische* Blüten werden in rauher Porzellanschale zerquetscht und in einer farblosen Weithalsflasche mit 1000 Teilen Olivenöl übergossen. Das Gefäß stellt man dann an einen warmen Ort in die Sonne, schüttelt täglich einmal um und läßt so lange stehen (6—8 Wochen), bis das Öl eine schön rote Farbe angenommen hat. Infolge einer Art Gärung hat sich während dieser Zeit das öllösliche Hyperikumrot (Hypericin) entwickelt und der Ölgrundlage mitgeteilt. Man preßt ab, läßt einen Tag lang absetzen und hebert dann das Öl von der aus den frischen Blüten stammenden wäßrigen Schicht ab. Zur vollständigen Entwässerung wird schließlich noch mit 60 Teilen getrockneten Natriumsulfats, am besten bei einer Temperatur von 30—40°, mehrfach geschüttelt und dann filtriert. Wir erhalten so ein gelb- bis dunkelrotes Öl von aromatischem Geruch, das in der Volksmedizin als Wundöl gebraucht wird.

Ein mit Alcannin gefärbtes Produkt als Johanniskrautöl abzugeben, ist Betrug und Vertrauensbruch. Ein solches Öl färbt bei der Kapillaranalyse (vgl. S. 244) den Fitrierpapierstreifen kräftig rot; durch echte Öle wird er nicht oder kaum gefärbt.

Oleum Cantharidis Erg.-B. 6 (Spanischfliegenöl). 300 Teile grobgepulverte spanische Fliegen werden in einer verschlossenen Flasche unter öfterem Umschütteln mit 1000 Teilen Erdnußöl 10 Stunden lang im Wasserbad erwärmt. Dann wird ausgepreßt und das gewonnene Öl nach dem Erkalten filtriert.

Man kann das Ausziehen auch in einer Schale vornehmen, die aber dann gut bedeckt sein muß, da das als wirksames Prinzip in den Spanischen Fliegen enthaltene Kantharidin in der Wärme flüchtig und zudem giftig ist. Man hüte sich deshalb vor dem Einatmen der Dämpfe.

Spanischfliegenöl ist grünlichgelb und vorsichtig aufzubewahren. Es dient zu scharfen Einreibungen und Salben. Größte Einzelgabe 0,15 g, größte Tagesgabe 0,5 g.

Das einzige „chemische Präparat" unter den arzneilichen Ölen (zur Aufnahme in das Praktikanten-Arbeitstagebuch geeignet!) ist das geschwefelte Leinöl **Oleum Lini sulfuratum** (Erg.-B. 6).

Schwefel kommt, wie in jedem Lehrbuch der anorganischen Chemie nachzulesen ist, in drei allotropen Modifikationen vor: Als rhombischer, monokliner und amorpher Schwefel. Diesen amorphen oder γ-Schwefel erhält man, wenn man durch Erhitzen geschmolzenen Schwefel in dünnem Strahl in kaltes Wasser gießt. Man erhält so eine plastische, gelbbraune Masse. *In dieser Form ist der Schwefel auch im Oleum Lini sulfuratum enthalten.*

Zur Darstellung dieses Präparats erhitzt man in einem geräumigen Eisen- oder Tongefäß 850 Teile Leinöl auf etwa 130° und gibt nach und nach 150 Teile gut ausgetrockneten gereinigten Schwefel (Sulfur depuratum) hinzu. Unter beständigem Umrühren und unter möglichster Vermeidung übermäßigen Schäumens (Schaumbildung evtl. durch Hineinspritzen von einigen Tropfen Weingeist dämpfen) wird so lange erhitzt, bis eine rotbraune, zähe Masse entstanden ist, die sich in Terpentinöl vollkommen löst.

Oleum Lini sulfuratum wurde unverdünnt als Einreibung zur Zerteilung von Geschwüren verwendet, bildet aber auch die Grundlage vieler innerlich einzunehmender „Thüringer Spezialitäten" oder „Olitäten", die vor dem Kriege von den Thüringer „Laboranten" in großen Mengen hergestellt und auch in den Apotheken viel verkauft wurden („Universalbalsam", „Haarlemer Öl" usw.).

Am wichtigsten ist seine Verwendung zu Oleum Terebinthinae sulfuratum (siehe S. 83), das ebenfalls als „Haarlemer Öl" im Handel ist. (Oft, des schlechten Geschmacks wegen, in Kapseln.)

Da auch der *Lebertran* zu den fetten Ölen gerechnet werden muß, gehören seine Arzneistofflösungen und -mischungen sinngemäß zu den arzneilichen Ölen. *Phosphorus solutus* siehe unter *Solutiones*.

Oleum Jecoris Aselli ferratum — Erg.-B. 6 — (Eisenlebertran)

Konzentrierter Eisenlebertran 200,0
Aromatischer Lebertran[1]............... 800,0

Durch Mischung entsteht ein klares, gelbbraunes Öl.

Oleum Jecoris Aselli ferratum concentratum — Erg.-B. 6 — (Konzentrierter Eisenlebertran, 5fach)

Eisenchloridlösung 100,0
Gepulverte Ölseife 170,0
Olivenöl 150,0
Lebertran .... nach Bedarf
Destilliertes Wasser .... nach Bedarf

Man löst die Seife in 5 kg Wasser durch gelindes Erwärmen. In die erkaltete Seifenlösung gießt man die mit 2,5 kg Wasser verdünnte Eisenchloridlösung. Der entstandene Niederschlag von Eisen-III-Hydroxyd (die OH-Ionen stammen aus der Seifenlösung) wird auf einem Tuch mehrmals mit Wasser nachgewaschen, ausgedrückt und durch Erwärmen im Wasserbad vom restlichen Wasser befreit. Man verreibt nun den Niederschlag mit dem Olivenöl und erwärmt im Wasserbad bis zur Lösung. Wahrscheinlich werden trotz mehrmaligen Auswaschens der voluminösen Gelmasse zahlreiche Seifenmoleküle darin zurückgehalten, die bei der Digestion in Öl als Suspensionsvermittler bzw. Schutzkolloide dienen.

---

[1] *Oleum Jecoris Aselli aromaticum*

Saccharin 0,5
Vanillin 0,1
Oleum Cinnamomi 0,4
Alcohol absolutus....................9,0
Oleum Jecoris Aselli 990,0
                                  ‾‾‾‾‾‾‾
                                  1000,0

Die Lösung der ersten drei Bestandteile in dem absoluten Alkohol wird mit dem Lebertran gemischt.

Nach dem Erkalten wird mit Lebertran auf 1000,0 ergänzt und nach einiger Zeit filtriert. Braungelbes, klares Öl gegen Rachitis und Anämien.

Oleum Jecoris Aselli ferrojodatum — Erg.-B. 6 — (Jodeisenlebertran) erhält man nach folgender Vorschrift:

Jodum purum	1,64
Alcohol absolutus	5,0
Ferrum pulveratum	0,5
Ferrum reductum	0,5
Saccharin	0,5
Vanillin	0,1
Oleum Cinnamomi	0,4
Oleum Jecoris Aselli .... ad	1000,0

Die Eisenbestandteile werden mit dem absoluten Alkohol übergossen. In diese Mischung trägt man unter fortwährendem Umschwenken nach und nach das Jod ein. Die entstandene grünliche Eisenjodürlösung wird unfiltriert zu der Mischung der übrigen Bestandteile mit 900,0 Lebertran gegeben, das Ganze mit Lebertran auf 1000,0 ergänzt und nach dem Absetzen filtriert. Es resultiert ein gelbbraunes, klares Öl. — Bei skrofulösen Erkrankungen.

Zu den *Suspensionen* schließlich gehört das viel gebrauchte **Oleum Zinci** — Erg.-B. 6 — (Zinköl), das gewöhnlich aus gleichen Teilen rohem Zinkoxyd und Olivenöl bereitet wird. Ein Ersatz durch flüssiges Paraffin darf nicht erfolgen, da dieses Mineralöl nicht hautfreundlich ist und infolgedessen nicht, wie das Pflanzenöl, mit der Haut in Verbindung treten kann. Dagegen ist das Cetiol, der Oleylester der Ölsäure, dem Olivenöl noch vorzuziehen, da es nicht ranzig wird und im übrigen wie dieses in die Haut eindringt, mit ihr eine Art Emulsion bildet und dadurch die nötige Tiefenwirkung gewährleistet.

Gelatinae, Gallerten, Gelantha, Hautfirnisse

Pharmazeutische Gallerten (in der Kosmetik auch ,,Gelees'' genannt) sind bei Zimmertemperatur elastisch und werden bei gelindem Erwärmen flüssig. Sie haben als Grundlage meist Gelatine und enthalten außerdem in der Regel Wasser und Glyzerin. Der Glyzerinzusatz soll sowohl das Austrocknen verhindern als auch konservierend wirken. Wenn kein oder nur wenig Glyzerin beigefügt ist, müssen Gallerten, die länger aufbewahrt werden sollen, mit Hilfe eines Konservierungsmittels vor dem Verderben geschützt werden. Geeignet ist hierfür z. B. ein Zusatz von 0,15 % Nipagin M, das man heiß in dem Wasseranteil der Gallerte löst.

Gelatine ist ein Eiweißkörper und gehört zu den echten Kolloiden. Ihre (kolloidalen) Lösungen halten auch nach dem Festwerden (Übergang in die Gelform, Gelatinisierung) noch viel Wasser fest. Da Gelatine zu den reversiblen Kolloiden gehört, läßt sich das Gel durch Erwärmen wieder verflüssigen. Schon in 1 %iger Lösung erstarrt Gelatine gelförmig.

Glyzeringelatinezäpfchen können dort, wo keine Reaktion zwischen dem Wirkstoff und der Gelatine zu erwarten ist (wie z. B. bei Tannin und Resorzin) als Medium für Suppositorien dienen (vgl. S. 182). Dabei ist die abführende Wirkung des Glyzerins zu berücksichtigen.

In fettfreien Krems dient Gelatine häufig als Konstituens. Dabei kommen auch die — allerdings geringfügigen — emulgierenden Eigenschaften der Gelatine zur Geltung. Die Herstellung von Gelatinelösungen als Bestandteil solcher Krems geschieht in der Weise, daß man beste Gelatine mit Wasser (1:10) einige Stunden quellen läßt und dann durch vorsichtiges Erwärmen auf dem Wasserbad die völlige Lösung bewirkt.

Neben Gelatine findet man in diesen Zubereitungen oft noch Gummi arabicum, Tragant, Agar-Agar oder Karrageen als Schleimdrogen. Wenn Pflanzenstoffe wie Lichen islandicus die Trägersubstanz (das „Vehikel") bilden, werden sie durch Einkochen der Kolatur gewonnen, der man zur Erzielung einer gewissen Festigkeit auch noch Gelatine zufügen kann.

Als Beispiel eines (kosmetischen) Glyzeringelee-Präparats mag die folgende Vorschrift gelten:

```
Agar-Agar ...........................   0,5
Gelatine ............................   1,0
Glycerin ...........................  30,0
Aqua Hamamelidis.............⎰
Aqua Rosae ..................⎱aa ad 100,0
```

Agar und Gelatine läßt man in den wäßrigen Flüssigkeiten quellen, in denen zuvor noch in der eingangs beschriebenen Weise Nipagin gelöst werden kann. Man erwärmt dann auf dem Wasserbad und rührt bis zur völligen Lösung.

Für ein einzunehmendes Gelatinepräparat stehe hier eine Isländisch-Moos-Pasta, die nach dem Erg.-B. 6 folgendermaßen hergestellt wird:

Grob zerschnittenes Isländisches Moos 15,0 versetzt man mit so viel Wasser, daß die Droge davon bedeckt wird. Darauf gibt man

Kaliumkarbonat   1,0

hinzu und läßt 24 Stunden unter öfterem Umrühren stehen. Darauf trennt man die Flüssigkeit durch Abseihen vom Isländischen Moos und wäscht dieses mit Wasser so lange aus, bis ein bitterer und laugenhafter Geschmack nicht mehr wahrzunehmen ist. Nun übergießt man die Droge mit

Wasser   200,0

läßt damit im Dampfbad unter bisweiligem Umrühren 4 Stunden lang stehen und seiht durch. Das Erhitzen im Wasserbad wird mit neuem

Wasser   200,0

wiederholt. Die durchgeseihten vereinigten Flüssigkeiten versetzt man mit

Zucker   5,0

und dampft zu einer nicht mehr klebenden Masse ein, die dann zerrissen und ausgetrocknet in ein mittelfeines Pulver verwandelt wird. Dies mischt man mit so viel Zuckerpulver, daß das Gesamtgewicht 10,0 beträgt.

Am häufigsten von allen medizinischen Gallerten wird der sogenannte *Zinkleim*, Gelatina Zinci, gebraucht. Er wurde zwischen 1880 und 1900

durch Unna und andere Dermatologen eingeführt. Nach dem DAB 6 wird
er hergestellt aus

> rohem Zinkoxyd .... 10 Teile
> Glyzerin .... 40 Teile
> weißem Leim .... 15 Teile
> Wasser .... 35 Teile

Die Gelatine läßt man eine halbe Stunde lang mit dem Wasser quellen
und löst sie dann durch Erwärmen im Wasserbad. Mit der heißen Lösung
wird eine Anreibung des notfalls gesiebten Zinkoxyds mit etwa 25 Teilen
Glyzerin vermischt. Darauf fügt man den Rest des Glyzerins zu, mischt
gut durch und läßt durch Einstellen in kaltes Wasser rasch erstarren. Bei
längerer Aufbewahrung empfiehlt sich Konservierung mit 0,1 % Nipa-
gin-M. — Zinkleim wird bei Unterschenkelgeschwüren angewendet und
dient ferner als Befestigungsmittel für feste Verbände, die durch einen
gewissen Druck die Venendilation zu beeinflussen vermögen. Bei Haut-
krankheiten wird der Zinkleim (auch mit Zusätzen wie Ichthyol, Salizylsäure, Schwefel) warm aufgepinselt, er bildet dann nach dem Erkalten
eine luftundurchlässige Schicht.

Zu *Gelatina sterilisata pro injectione* (10 %) wird (meist industriell)
Gelatinelösung durch Kochen mit Eiweiß geklärt, mit 0,9 % Kochsalz
isotonisch gemacht und schließlich in sehr großen Ampullen (200 bis
300 ccm) sterilisiert. Da bei starken Blutverlusten die Injektion einer
sterilen Gelatinelösung lebensrettend wirken kann, sollte jede Apotheke
1—2 derartige Ampullen vorrätig halten.

Unter **Gelanthum** (Hautfirnis) versteht man eine pharmazeutische
Zubereitung, die durch Quellung aus Gelatine und Tragant in Wasser
(mit Glyzerinzusatz) hergestellt wird. Ein Gelanthum trocknet auf der
Haut ein und stellt so gewissermaßen Verband und Salbe in einem dar.
Gelantha vermögen Arzneistoffe, wie Zinkoxyd, Salizylsäure oder
Chrysarobin, aufzunehmen, haben aber den Nachteil, die Hautatmung
zu behindern. Vielleicht konnten sie sich aus diesem Grunde bisher nicht
recht einführen.

Tincturae, Tinkturen

Tinkturen sind flüssige Drogenauszüge; man kann sie auch als Extrakte
bezeichnen, in denen das Lösungsmittel erhalten geblieben ist. Im
Grunde handelt es sich bei Tinkturen und Extrakten um dieselbe Arzneiform, nämlich um Pflanzen- oder sonstige Heilmittelauszüge, die sich nur
in der Konsistenz und Konzentration voneinander unterscheiden.

Während sich Extrakte schon bei den alten Ägyptern erwähnt finden,
wird der Begriff der Tinktur erst von Paracelsus in der ersten Hälfte des
16. Jahrhunderts geprägt. Paracelsus hat auch zuerst den Alkohol als
Auszugsmittel verwendet. Den Namen leiten die Tinkturen vom lateinischen tingere = färben ab, handelt es sich doch immer um gefärbte
Auszüge.

Die Herstellung der Tinkturen beruht im allgemeinen darauf, daß
durch die Behandlung mit dem im einzelnen vorgeschriebenen, für die
betreffende Droge passenden Lösungsmittel die Extraktivstoffe aus dem

Drogengut herausgelöst werden. Das geschieht auf dem Wege der Diffusion und Osmose (vgl. S. 47). Das Lösungsmittel bringt zunächst die geschrumpfte Zellmembran zur Quellung; es entstehen Zwischenräume (Intermizellarräume), groß genug, um das Lösungsmittel in die Zelle eintreten und auch das Protoplasma und die übrigen Inhaltsstoffe aufquellen zu lassen. Mittels Diffusion und Osmose erfolgt nun durch die wassergefüllten Intermizellarräume der Austritt der gelösten Inhaltsstoffe, bis die Konzentration ausgeglichen ist. In den Zellen, die durch das Schneiden und Pulvern verletzt sind, besteht die Extraktion in einem einfachen Herauslösen. Bei einigen Tinkturen, die eher den Namen Lösungen verdient hätten, werden nur gewisse Arzneistoffe in einer geeigneten Flüssigkeit aufgelöst (Tinctura Jodi u. a.).

Das Arzneibuch läßt die meisten Tinkturen durch *Mazeration* (vgl. S. 82) folgendermaßen herstellen:

Die geschnittene oder gepulverte, mitunter auch unzerkleinerte Droge (Flores Arnicae) wird mit der Auszugsflüssigkeit (Menstruum) in einem gut verschlossenen Gefäß 10 Tage lang unter häufigem Umschütteln stehengelassen. (Als Lösungsmittel kommen in Frage: Spiritus, Spiritus dilutus, Alcohol absolutus, Spiritus aethereus, Aceton, Vinum Xerense, Aqua destillata. Auch verdünnte Essigsäure wurde, besonders in früheren Zeiten, vielfach als Menstruum verwendet; man nennt diese Auszüge Essige oder Aceta. Acetum Sabadillae ist noch heute offizinell [Vgl. S. 58]).Danach gießt man die Flüssigkeit ab und preßt den Drogenrückstand aus. Preßflüssigkeit und Auszug werden vereinigt und nach mehrtägigem Stehen filtriert. Ätherische Tinkturen werden nicht ausgepreßt, sondern sofort filtriert. (Rückstände nicht ins Feuer werfen!)

Das Verhältnis von Droge zu Menstruum ist bei indifferenten (schwarz signierten) Drogen wie 1 zu 5; bei den (rot beschrifteten) stark wirkenden dagegen schreibt das Arzneibuch auf einen Teil Droge 10 Teile Auszugsflüssigkeit vor.

Als Ansatzgefäße sind braune Weithalsgläser mit eingeriebenem Glasstopfen am meisten zu empfehlen, doch eignet sich auch jede andere Flasche mit weiter Öffnung, die mit einem Korkspund oder auch mit Pergamentpapier, das man feucht darüberbindet, verschlossen wird. Recht handlich sind die sogenannten „Maulaffen", Gefäße zu 5—10 l Inhalt, die in der Form den Erlenmeyerkolben gleichen, aber eine weitere Öffnung haben.

Die Ansatzgefäße sind vor direktem Sonnenlicht zu schützen und so aufzustellen, daß man sie bei der Arbeit im Laboratorium nicht übersehen kann, da dem *täglichen* Umschütteln die größte Beachtung gewidmet werden muß. Es empfiehlt sich sogar, die Tinkturenansätze während der Mazerationszeit täglich *zweimal* durchzuschütteln; der Verfasser beobachtete, daß die Tinkturen in diesem Falle gehaltreicher wurden als bei nur einmaligem Schütteln.

Nach beendeter Mazerationszeit gibt man den gesamten, zuvor nochmals umgeschüttelten Inhalt des Ansatzgefäßes auf ein angefeuchtetes Koliertuch aus Leinwand oder Köper, das lose über ein Tenakel gespannt und mit diesem auf eine feststehende Schale (Stroh- oder Korkkranz!)

gelegt wurde. Das Durchlaufende wird schnell in das Gefäß zurückgegossen, um unnötige Verdunstung von Alkohol zu vermeiden, der ver-
bleibende Rückstand mit dem Tuch vom Tenakel genommen und in der
Weise mitsamt dem umhüllenden Koliertuch in die Presse gebracht, daß
die verschließenden Zipfel nach unten zu liegen kommen. Bequemer noch
arbeitet es sich mit Preß*beuteln*, die in manchen Apotheken dem Defektar
in verschiedener Größe zur Verfügung stehen. Man wähle den Stoff für

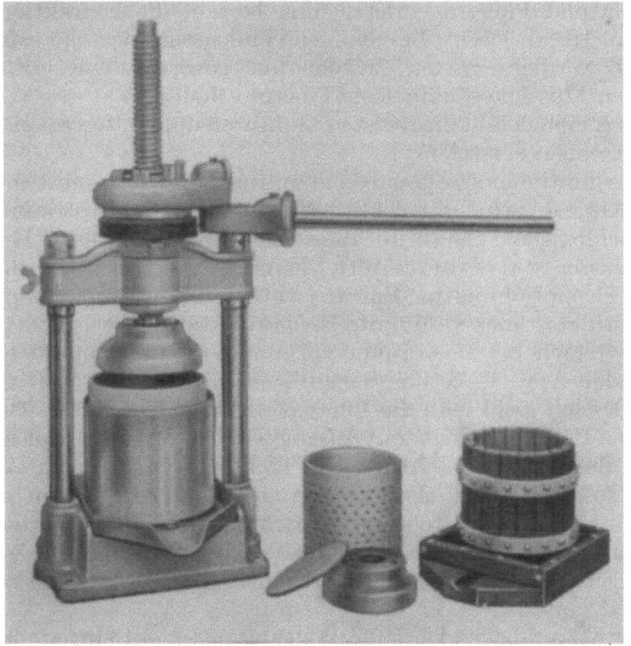

Abb. 69. Differentialhebelpresse mit Ölpreßbehälter für schwer auszupressende Stoffe
und Preßkorb aus Eichenholz für metallempfindliches Preßgut
von Paul Raebiger, Berlin-Spandau

Tücher und Beutel nicht zu engmaschig, damit die Flüssigkeit gut
durchlaufen kann.

Für alle Abpreßarbeiten in der Apotheke ist die sogenannte Differenzialhebelpresse (Abb. 69) vielfach im Gebrauch. Man kann mit ihr bei
geringer körperlicher Anstrengung einen sehr bedeutenden Druck ausüben. Da der Hebel nur hin und her (nicht rundherum wie bei älteren
Pressen) zu bewegen ist, nimmt dieses Gerät auch nur wenig Raum ein.
Die nach Art der alten Kopierpressen gebaute kleine Loeco-Tinkturen-
presse (Abb. 70) eignet sich zum schnellen Auspressen weicher, nicht
schleimiger Drogenansätze.

Man zieht zunächst die Presse nur langsam an, da sonst Flüssigkeit
verspritzt wird und auch das Tuch bei zu plötzlich einsetzendem starkem
Druck leicht platzt. Das Abfließende muß schnell mit der schon gewonnenen unfiltrierten Tinktur vereinigt werden, um die Verdunstung nach

Möglichkeit einzuschränken. Nun preßt man allmählich stärker, so lange, bis kaum noch Flüssigkeit abtropft, hebt dann das Tuch mit dem Preßkuchen heraus, zerbröckelt ihn in einer Schale, gibt den Drogenrückstand nochmals in die Presse (allenfalls auch ohne Tuch) und setzt ihn zum zweiten Mal unter Druck, bis nichts mehr abläuft. Allzu starkes Anziehen beim zweiten Preßvorgang ist unzweckmäßig; die Ausbeute wird dadurch kaum erhöht, und es gelangen Stoffe in die Lösung, die — ohne therapeutisch wertvoll zu sein — ein späteres Nachtrüben der Tinktur veranlassen. Übrigens ist die Ausbeute auch unter normalem Druck beim zweiten Preßgang oft noch recht erheblich; man darf also die Arbeit des zweiten Pressens im Interesse einer guten Gesamtausbeute nicht scheuen.

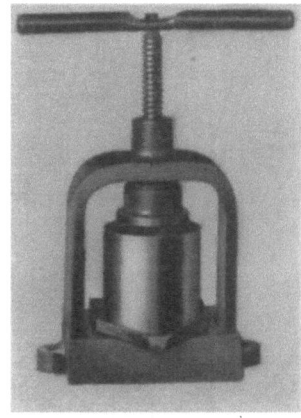

Abb. 70. Kleine Tinkturenpresse von C. J. Loetschert & Co., GmbH, Höhr-Grenzhausen

Alle diese Vorsichtsmaßregeln erübrigen sich bei den modernen hydraulischen Tinkturenpressen (Abb. 71a, b u. c). Ohne Preßtuch oder -beutel arbeiten diese allerdings nicht billigen Pressen mit geringem Kraftaufwand und großer Sauberkeit. Die Druckleistung ist so bedeutend, daß man mit nur 2% Flüssigkeitsverlust rechnet. Auch sind die Pressen leicht zu reinigen. Sie stellen gegenüber den älteren Modellen eine erhebliche Verbesserung dar.

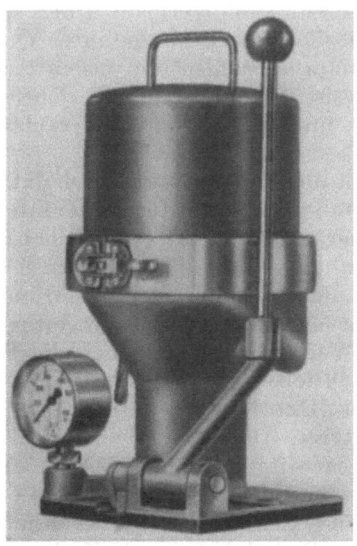

Abb. 71a Hydrauliche Tinkturenpresse „Hafico" für 2 l Füllgutinhalt von H. Fischer & Co., Düsseldorf 10

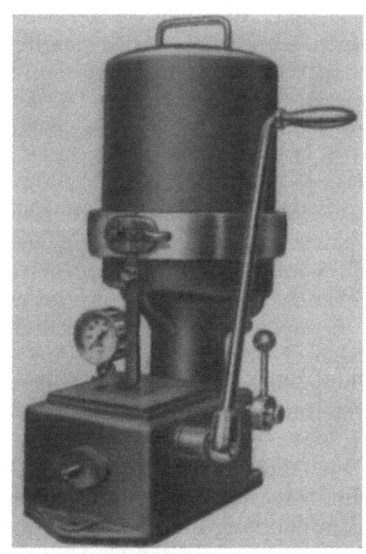

Abb. 71b Dasselbe für 5 l Füllgutinhalt

Die vereinigten Flüssigkeiten läßt man 6 Tage lang im Keller stehen und gibt dann zuerst die über dem Bodensatz stehende Tinktur durch ein Faltenfilter. Grundsätzlich merke man: Filtriert wird nur, was nicht klar ist! In unserem Fall wird man nach dem Absetzen oft den größten Teil der Tinktur ohne Filtrieren klar abgießen können; nur der Rest samt dem Bodensatz, der zuvor aufzurühren ist, wird dann auf ein Filter gebracht. Der Trichter mit dem Filter wird zum Schutz gegen Verdunstung des Alkohols mit einer Glasplatte zugedeckt.

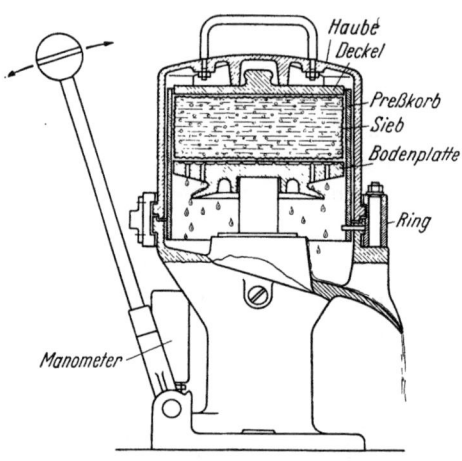

Abb. 71c. Hafico-Presse im Querschnitt (schematisch)

Bei *Tinctura Benzoes* und *Tinctura Myrrhae* wird der Rückstand nicht abgepreßt; man filtriert nur davon ab. Der Myrrhenrückstand, der in der Hauptsache aus Gummi besteht (Myrrhe ist ein Gummiharz, aus dem der Alkohol die harzigen Bestandteile herauslöst), kann mit 2 Teilen Wasser und einem Körnchen Thymol (zur Konservierung) zu einem sehr brauchbaren Kleister gekocht werden. Von den mechanischen Verunreinigungen der Droge koliert man durch eine dünne Mull-Lage ab.

Bei dem üblichen Mazerationsverfahren sind Verluste trotz sorgfältigen Abpressens unvermeidlich, weil die Drogen infolge ihrer Quellbarkeit das Menstruum wie ein Schwamm aufsaugen und bis zu einem gewissen Grade festhalten. Die Arbeitsweise der Zukunft dürfte daher das *Verdrängungsverfahren* sein, bekannter unter dem Namen **Perkolation** (vgl. S. 148).

Das Deutsche Arzneibuch läßt vorerst nur Fluidextrakte (und Extractum Filicis) durch Perkolation herstellen und schreibt für die Tinkturen nach wie vor die Mazeration vor. Daher müssen selbstverständlich alle DAB-6- und Erg.-B.-6-Tinkturen genau nach den in diesen Werken angegebenen Vorschriften bereitet werden, da ja die klinischen Erfahrungen, auf die sich ihre Dosierung gründet, mit Mazerationstinkturen gewonnen wurden. Nur zur Anregung und zum Vergleich sei hier auch die Herstellung einer Perkolationstinktur beschrieben (vgl. die ausführlichere Darstellung der Perkolation im Kapitel „Extrakte" S. 148):

In einer Schale wird die grob gepulverte Droge mit dem drittel bis halben Gewicht an Menstruum durchgearbeitet; darauf läßt man sie in einem fest verschlossenen Salbentopf oder einem ähnlichen Gefäß etwa 12 Stunden lang quellen. Wie unter „Fluidextrakte" (S. 148) beschrieben, wird auch hier vor der Einfüllung in den Perkolator eine dreifache Mulllage und eine 1 cm hohe Watteschicht auf den Grund des Perkolators (Abb. 72) gelegt, um Verstopfungen des Abflußrohres zu vermeiden. Das

Einbringen der Droge geschieht wie bei den Fluidextrakten (vgl. S. 148) in kleinen Teilmengen; oben wird die Drogensäule — wie dort — mit einer Filtrierpapierscheibe oder einer Scheibe aus Viskoseschwamm bedeckt. Man gießt nun bei geöffnetem Hahn so lange Menstruum nach, bis es unten abzutropfen beginnt. Der Hahn wird dann geschlossen. Nach sechsstündiger Ruhe läßt man abtropfen, und zwar pro 100 g Droge

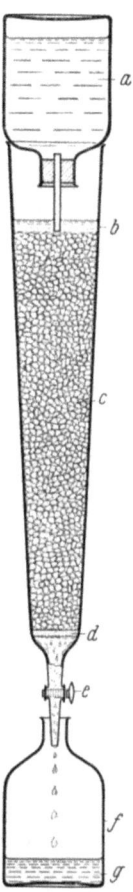

4 Normaltropfen bei Tinkturen im Ansatzverhältnis 1:5,
8 Normaltropfen bei Tinkturen im Ansatzverhältnis 1:10.

Die feuchte Drogenmasse wird schließlich ausgepreßt. Man läßt die dabei gewonnene Flüssigkeit und auch das Perkolat noch einige Tage stehen, filtriert dann und gibt dem gleichfalls filtrierten Perkolat so viel von der Preßflüssigkeit zu, daß das vorgeschriebene Gewicht der Tinktur erreicht wird.

Das HAB schreibt übrigens die Perkolation bei der Bereitung vieler Tinkturen ausdrücklich vor. Alle Tinkturen werden hier mit 10 Gewichtsteilen Weingeist hergestellt, dessen Stärke bei jeder Tinktur angegeben wird. Vor der Perkolation läßt das HAB die Drogen mit der halben Gewichtsmenge Weingeist zwei Tage lang mazerieren, um ein vollständiges Durchdringen mit dem Extraktionsmittel zu erreichen und die Lufteinschlüsse zu beseitigen, die ein glattes Durchfließen des Menstruums hindern würden. Man arbeitet in einer Schale die nach Vorschrift gepulverte Droge mit ihrem halben Gewicht an Weingeist durch und läßt sie zwei Tage lang unter mehrfachem Durchmischen gut bedeckt stehen. Dann wird sie in den Perkolator gebracht und mit so viel Weingeist übergossen, daß von einem Teil Droge 10 Teile Perkolat erhalten werden. In der Minute sollen etwa 20 Tropfen abfließen. Die Drogenrückstände werden ausgepreßt; die dabei gewonnene Flüssigkeit hebt man auf und verwendet sie mit zur Mazeration bei der nächsten Bereitung derselben Tinktur.

Auch die verbesserten Perkolationsverfahren der *Diakolation* und *Evakolation* sind für die Tinkturenbereitung herangezogen worden (vgl. S. 149—151). Mit der Vakuumperkolation, wie sie der Evakolator ermöglicht, erzielte man bisher die besten Ausbeuten; die so gewonnenen Tinkturen enthalten etwa 30% mehr Trockenrückstand bzw. Alkaloide als die durch Mazeration bereiteten. Der *Stadatrator* (S. 150) arbeitet nach demselben Prinzip wie der Evakolator.

Ein interessantes Verfahren zur Herstellung stabiler Tinkturen läßt das Schweizer Arzneibuch V anwenden: Trockenextrakte, die sich heute in sehr schonender Weise herstellen lassen und außerordentlich haltbar

Abb. 72
Perkolator
(schematisch)
a. Flasche
mit Auszugs-
flüssigkeit
b. Flüssigkeits-
schicht über
dem Drogengut
c. Droge
d. Porzellan-
siebplatte
e. Hahn (oder
Quetschhahn
zur Tropfen-
regulierung
f. Vorlage
g. Vorlauf

sind (z. B. bei Aufbewahrung in zugeschmolzenen Ampullen unter Lichtabschluß), werden in einem Alkohol-Wasser-Gemisch aufgelöst. Auch Fluidextrakte läßt die Pharmacopoea Helvetica in derselben Weise bereiten.

Die Herstellung von *Tinkturen aus frischen Preßsäften*, die das Homöopatische Arzneibuch verlangt, bietet mit geringen Ausnahmen (Tinctura Allii sativi, Tinctura Convallariae, Tinctura Chelidonii) keine Vorteile gegenüber der Bereitung aus getrockneter Droge, sofern diese nicht übermäßig lange gelagert hat. Man verwende daher zur Tinkturen-, und Extraktgewinnung keine alten Drogenbestände.

Für die Zerkleinerung von Frischpflanzenmaterial zur Bereitung von Tinkturen eignet sich der Messerstern des „Bamix" (siehe S. 11 bei „Zerkleinern und Sieben"). Das grob vorzerkleinerte Pflanzengut wird in tiefen Gefäßen (Bechergläser, Mensuren) mit dem Messerstern verarbeitet. AWE und KETELS erhielten mit Hilfe eines Mixgerätes nach Art des „Starmix" (Abb. 12a, b, c) innerhalb einer Viertelstunde eine Tinctura Myrrhae, die den Anforderungen des DAB 6 entsprach. Die Droge selbst war vorher sorgfältig im Mixgerät pulverisiert worden.

Daß nur aus völlig einwandfreien Rohstoffen gute Tinkturen und Extrakte zu gewinnen sind, versteht sich im Grunde von selbst. Sofern man also die zu verarbeitenden Drogen nicht von sehr gut beleumundeten Firmen beziehen kann, erscheint es notwendig, jede Droge vor der Verwendung nach pharmakognostischen und möglichst auch nach chemischen Gesichtspunkten zu untersuchen. Besonders gilt dieses für zerkleinerte und gepulverte Drogen, die leicht verfälscht werden können. Auch der Wassergehalt einer Droge müßte ermittelt werden, wenn man daraus Tinkturen mit gleichem Wirkungswert erhalten will. Die aus der Luft aufgenommene Feuchtigkeit schwankt zwischen 2 und 20 %! Es ist schwer einzusehen, warum das Arzneibuch nur bei Folia Digitalis eine Wassergehaltsprüfung vornehmen läßt.

Da Selbstbereitung in der Apotheke vorausgesetzt wird, mißt das DAB 6 der Prüfung der Tinkturen nicht allzuviel Wert bei. Tatsächlich bietet die Selbstherstellung die beste und für die Praxis auch ausreichende Gewähr für Reinheit und Güte. Lediglich die Alkoholzahl, die ja nur die nötige Weingeiststärke nachweist, wird bei den in Frage kommenden Fällen im Arzneibuch angegeben; bei alkaloidhaltigen und einigen anderen Tinkturen (Kanthariden-, Jodtinktur) wird auch eine Gehaltsbestimmung verlangt.

Bei der Beurteilung einer gekauften Tinktur spielt zunächst die Erfahrung eine gewisse Rolle. Schon aus Farbe, Geruch und Geschmack wird der Fachmann wertvolle Schlüsse ziehen können. Wichtig ist auch die in den allgemeinen Bestimmungen des Deutschen Arzneibuchs angegebene Prüfung auf Methylalkohol und Azeton. Mit einfachsten Mitteln ausführbar ist ferner die vom HAB eingeführte „papierchromatographische" Methode (vgl. S. 244) der Kapillaranalyse. Sie macht sich die Tatsache zunutze, daß die Inhaltsstoffe einer Flüssigkeit verschiedene Kapillarität zeigen und auch in verschiedenem Grade adsorbiert werden. Die Vorschrift des HAB lautet:

„Streifen aus Filtrierpapier von stets der gleichen Sorte (Schleicher und Schüll Nr. 604), quer zu der feinen wasserzeichenartigen Rippelung geschnitten und von 2 cm Breite sowie ca. 25 cm Länge werden so aufgehängt, daß ihr unteres Ende den Boden eines zylindrischen Glasgefäßes von ca. 5 cm Höhe und ca. 3 cm Durchmesser berührt. In das Gefäß gibt man, falls nicht anders vorgeschrieben, 5 ccm der zu untersuchenden Lösung. Nach 24 Stunden Stehen in einem zugfreien und nicht zu warmen Raum oder früher, falls schon alle Flüssigkeit aufgesogen, nimmt man den Streifen ab, trocknet falls nötig, und prüft im Tageslicht und unter der Analysenquarzlampe im filtrierten, von sichtbaren Strahlen befreiten ultravioletten Licht."

Das HAB läßt dieser allgemeinen Anweisung noch interessante Einzelheiten über die Anwendung der Kapillaranalyse folgen, die dort nachgelesen werden können.

Auch für die Prüfung allopathischer Tinkturen ist die Methode sehr gut brauchbar. Die charakteristischen Banden gestatten eine weitgehende Beurteilung der Identität und Qualität, besonders beim Vergleich mit dem Kapillarbild einer einwandfreien Tinktur. Mit der Bestimmung des Brechungsindex (vgl. S. 246) wurde dem Apotheker eine weitere Prüfungsmethode auch für Tinkturen in die Hand gegeben.

Eine Möglichkeit für die Herstellung haltbarer Tinkturen zeigt uns die *Stabilisierung* nach Bourquelot, die das Schweizer Arzneibuch in einigen Fällen (Tinctura Absinthii, Valerianae) anwenden läßt, um die zersetzende Wirkung der in den Drogen vorhandenen Fermente auszuschalten: Die unzerkleinerte, frische Droge wird in siedendem Alkohol 30 Minuten lang erhitzt; dadurch werden die Fermente inaktiviert. Die Droge wird dann getrocknet, zerkleinert und mit dem für die Inaktivierung benutzten Alkohol als Tinktur angesetzt.

Die einzelnen Tinkturen sollen im folgenden nur insoweit besprochen werden, als sie in bemerkenswerter Weise von der üblichen Bereitungsweise abweichen oder in irgendeiner Hinsicht der Erklärung bedürfen.

Tinctura Cantharidum (Spanischfliegentinktur) wird mit Azeton statt mit Weingeist angesetzt, da sich Kantharidin in Azeton am besten löst. Der Zusatz von Weinsäure dient der weiteren, völligen Erschöpfung der Droge.

Tinctura Rhei aquosa (Wäßrige Rhabarbertinktur) wird aus in Scheiben geschnittenem Rhabarber hergestellt, weil die in üblicher Weise geschnittene Droge Nachtrübungen ergeben würde. Auch filtriert sich eine aus Scheiben bereitete Tinktur besser, besonders wenn die Kolatur 8 Tage lang zum Absetzen kühlgestellt wird. Da nach dem Zuckerzusatz nicht mehr filtriert wird, ist es wichtig, einen klar löslichen, ungeblauten Kristallzucker zu verwenden, z. B. Kandiszucker. — Borax ist als Konservierungsmittel beigefügt, da Tinctura Rhei aquosa, wie schon der Name sagt, Wasser (mit nur wenig Weingeist) als Lösungsmittel enthält.

Tinctura Rhei vinosa (Weinige Rhabarbertinktur) wird mit Xereswein angesetzt.

Tinctura Valerianae aetherea (Ätherische Baldriantinktur) muß von vornherein mit dem vorgeschriebenen Ätherweingeist (Spiritus aethereus) mazeriert werden. Durch Zusatz von Äther zu Tinctura Valerianae wird ein ganz anderes Produkt erhalten.

Tinctura Digitalis (Fingerhuttinktur). Als Auszugsmittel ist absoluter Alkohol zu verwenden, weil die Digitalisglykoside teils durch Wasser, teils durch die in den Blättern enthaltenen Enzyme gespalten werden. Diese können nur in Wasser wirksam werden, nicht aber in praktisch wasserfreiem absoluten Alkohol.

Tinctura Strophanti (Strophantustinktur). Wenn man die stark fetthaltigen Strophantussamen als grobes Pulver in ihrem natürlichen Zustand mit verdünntem Weingeist mazerierte, käme eine Tinktur zustande, auf der große Fettaugen schwimmen würden. Der Samen wird daher in einem Perkolator mit Petroleumbenzin in der Weise entfettet, daß man so lange Benzin auf die Droge gießt, bis die ablaufende Flüssigkeit beim Verdunsten auf Filtrierpapier keinen Ölfleck mehr hinterläßt. Danach wird das Samenpulver in dünner Schicht getrocknet und in der üblichen Weise mit Spiritus dilutus angesetzt.

Tinctura Moschi (Moschustinktur). Der Moschus wird nach dem Erg.-B. 6, bevor man ihn mit verdünntem Weingeist ansetzt, zuerst mit Wasser fein angerieben.

Tinctura Secalis cornuti Acido parata — Tinctura haemostyptica (Blutstillende Tinktur). Die Vorschrift des Erg.-B. 6 lautet:

Grob gepulvertes Mutterkorn	100 Teile
Weingeist	500 Teile
Verdünnte Schwefelsäure	120 Teile
Wasser	5000 Teile
Kalziumkarbonat	20 Teile
Zimtöl	1 Teil

Das frisch bereitete Mutterkornpulver wird mit Wasser, Weingeist und verdünnter Schwefelsäure in einem Porzellangefäß gekocht und zugleich auf 2000,0 eingedampft. Durch Zugabe des Kalziumkarbonats wird nun die Säure neutralisiert. Nach Aufhören der Kohlensäureentwicklung wird abgepreßt und weiter auf 700,0 eingeengt. Schließlich fügt man das in 300,0 Weingeist gelöste Zimtöl zu und filtriert das Ganze nach einigen Tagen des Absetzens in kühlem Raum.

Nach altem Herkommen werden folgende *Lösungen* Tinkturen genannt:

Tinctura Ferri pomati (Apfelsaure Eisentinktur). Sie ist eine einfache Lösung von Extractum Ferri pomati in Zimtwasser.

Tinctura Jodi (Jodtinktur) enthält Jod und Kaliumjodid (als Stabilisator), in Weingeist gelöst. Das Kaliumjodid ist fein zerrieben zuzugeben, da es sich in grobkristallischem Zustand nur langsam in Weingeist löst und in solchem Falle das Jod mit dem Weingeist schon während des Lösungsprozesses Verbindungen eingeht, die den Gehalt der fertigen Tinktur an freiem Jod herabsetzen würden.

Auch **Tinctura Aloes (Benzoes)** und **Asae foetidae** sind eher Lösungen als Tinkturen im eigentlichen Sinne. Die betreffenden Drogen werden mit 90%igem Weingeist angesetzt, weil Spiritus dilutus ihre harzigen Bestandteile nicht lösen würde.

Bei **Tinctura Myrrhae** wird das Harz aus dem Gummiharz der Droge, das abfiltriert wird, ebenfalls mit 90%igem Alkohol herausgelöst.

Weitere solche Lösungstinkturen sind: Tinctura Ferri subacetici (aus Liquor Ferri subacetici), Tinctura Cannabis Indicae (aus dem Extrakt) und Tinctura Chinioidini (aus Chinioidin).

Hierher gehört im gewissen Sinne auch **Tinctura Ferri chlorati aetherea** (Ätherische Chloreisentinktur).

Zu ihrer Herstellung wird Eisenchloridlösung mit Äther und Weingeist gemischt und bis zur Entfärbung dem Sonnenlicht ausgesetzt, das heißt bis zur Reduzierung des Eisen(III)-chlorids zu farblosem Eisen(II)-chlorid. Läßt man dann unter bisweiligem Öffnen der Flasche unter Vermeidung weiterer Sonnenbestrahlung bis zur Gelbfärbung stehen, so nimmt das Eisen(II)-chlorid wieder Sauerstoff auf und wird zu gelblichem Eisenchlorid.

Pulveres, Pulver

Pulver spielen in der Pharmazie eine große Rolle, sowohl für sich als auch als Zwischenstufe bzw. Bestandteile anderer wichtiger Arzneiformen (Salben, Tabletten usw.). Ihre Herstellung aus Grundstoffen ist im allgemeinen nicht mehr Sache der Apotheker; die früher vorgeschriebene „Stoßkammer" gehört der Vergangenheit an. Immerhin finden wir noch in vielen Apothekenlaboratorien einen großen Mörser aus Eisen, Bronze oder Messing, der zum Zerkleinern und Pulvern besonders pflanzlicher Arzneimittel bestimmt ist (vgl. „Zerkleinern und Sieben S. 9"). Wenn ein Pflanzenpulver verlangt oder verordnet wird, das durch den Großhandel nicht zu beschaffen ist, so trocknet man von der betreffenden Droge eine etwas reichlich bemessene Menge (Verlust beim Trocknen und bei der Zerkleinerung) im Trockenschrank bei 50—60°, läßt dann durch die Drogenmühle gehen (bisweilen verrichtet eine Kaffeemühle oder Schrotmühle denselben Dienst) und zerstößt im Mörser in kleinen Teilmengen zunächst zu grobem Pulver. Man siebt dann durch Sieb 3, behandelt das Zurückbleibende wieder im Eisenmörser und wählt dann nach und nach Siebe mit geringerer Maschenweite, bis man den gewünschten Feinheitsgrad erhalten hat. Gut getrocknete, nicht lederartige Blätter kann man auch in einem rauhen Porzellanmörser zerreiben, noch besser in einem angewärmten Pillenmörser aus Eisen. — In manchen Fällen wird man mit einem der bekannten Mixgeräte (Vgl. S. 11) schneller zum Ziel kommen als mit der alten Mörsermethode, zum mindesten wird sich als Vorstufe des feinen Pulvers ein grobes Granulat oft mit Vorteil mittels dieser Geräte herstellen lassen.

Auch Chemikalien werden vor dem Pulvern getrocknet. Man wird sie lieber im Porzellan- als im Metallmörser zerstoßen, mit dessen Material sie Verbindungen eingehen könnten. Die notwendigen Feinheitsgrade erreicht man durch Sieben wie oben. Stets achte man darauf, daß man das Pistill mit dem dicken Teil nach vorn auf den Tisch legt, so daß der dünne Stiel nach hinten zeigt! So kann das Pistill nicht vom Tisch rollen, und Verluste durch Bruch werden vermieden.

Das Mischen der Pulver geschieht in der Rezeptur in Porzellanschalen mit rauher Innenseite mittels angerauhtem Pistill; in der Defektur werden auch Emailleschalen verwendet, die man des festeren Stehens wegen auf Stroh- oder Korkkränze stellt. In diesem Falle gebraucht man gern Holzpistille, durch die der Emaillebelag der Schalen nicht so leicht beschädigt wird wie bei Verwendung der schweren Porzellanreibkeulen. *In der Rezeptur* bewährt sich oft die Pulvermischdose nach Apotheker WOLSIFFER (staubfreies Arbeiten!), die eine geschlossene, runde Aluminiumdose darstellt, in der während des durch Schütteln und Kreisen bewirkten Mischens drei polierte Stahlkugeln die Mischung sehr befördern und kleinere Klumpen zermahlen. Kleinste Mengen von Pulvern, etwa narkotische Extrakte in Rezepturpulvern („Schachtelpulvern") müssen zuvor im Mörser mit einem geeigneten, indifferenten Bestandteil des herzustellenden Pulvers angerieben werden. So wird ein Magenpulver mit Extractum Belladonnae, Natrium bicarbonicum und Magnesia usta in der Weise bereitet, daß man zuerst das mit ganz wenig Wasser angeriebene Extrakt mit einem Teelöffel voll Natron sorgfältig vermischt und erst diese Anreibung der Restnatronmenge und der Magnesia in der Schütteldose beimischt. (Das Anreiben mit wenig Wasser wird bei Mischpulvern mit Extractum Belladonnae vielfach unterlassen; das fertige Pulver hat dann keine gleichmäßig gelbe Farbe, sondern zeigt kleine Pünktchen schlecht verteilten Extrakts.) Ein besonders schönes, lockeres Rezepturpulver dieser Art erzielt man, wenn man das Ganze zum Schluß durchsiebt. — Auch wenn ein Rezepturpulver einen *Ölzucker* (Elaeosaccharum des Arzneibuchs) enthält, wird man ihn zunächst für sich bereiten und dann erst die übrigen Bestandteile im Mörser oder in der Schütteldose zusetzen.

Die Einführung der sogenannten Mixgeräte nach Art des „Starmix" (vgl. S. 11) brachte dem Apotheker eine bedeutende Erleichterung beim Mischen kleinerer Pulvermengen, zumal diese Apparate bei verschiedener Korngröße der Einzelbestandteile auch noch zerkleinernd, also gewissermaßen homogenisierend wirken. Man trägt die trockenen Substanzen ein, beobachtet den Misch- bzw. Zerkleinerungsvorgang durch das Glas und unterbricht nach vollendeter Mischung. *Puder* nach Art des Pulvis exsiccans DRF können mit der Mühle des „Bamix" (siehe S. 11 bei „Zerkleinern und Sieben") in etwa einer halben Minute hergestellt werden. Die Mühle muß dabei unter Festhalten der Mahlschale mit der linken und des „Bamix" mit der rechten Hand während des Laufens zwei- bis dreimal um 180° gekippt werden. Mit Mühle, Mörser und Sieb, also in althergebrachter Weise, war die Herstellung kleiner Mengen eines Pflanzen- oder Chemikalienpulvers in der Apotheke stets eine mühsame und zeitraubende Angelegenheit; das Mixgerät schafft die Arbeit in Minuten.

In der Defektur vermeidet man das lästige Stäuben beim Mischen größerer Pulvermengen durch Einsatz von *Mischtrommeln*; das sind allseitig geschlossene, zylindrische Gefäße aus Blech, die um ihre Längsachse in rotierende Bewegung versetzt werden können. Sie eignen sich auch gut für Teemischungen.

Grundsätzlich fertigt man alle Pulver in der Weise an, daß man zunächst die kleinsten Mengen mischt und dann die größeren allmählich unter weiterem Rühren zufügt. Hat man das Gefühl, daß trotzdem die Homogenität der Mischung zu wünschen übrigläßt, so siebt man das Ganze durch Sieb 4 oder 5, zerreibt etwaige Rückstände, gibt sie wieder zu und rührt nochmals alles gut durch. Bei den in der Defektur vorkommenden größeren Mengen verfährt man immer in dieser Weise.

Pulvis salicylicus cum Talco und andere salizylsäurehaltigen Mischungen dürfen nicht mit Eisen in Berührung kommen. Schon abgesprungene Emailleschalen lassen durch den Zusammentritt von Eisen und Salizylsäure die darin hergestellten Pulver rötlich werden.

Kampfer pulvert man nach Besprengen mit wenig Äther. Beim Ausbreiten des zerriebenen Kampfers (Camphora trita) an der Luft verdunstet der Äther schnell.

Sobald starke Oxydationsmittel als Pulver gemischt werden sollen, (Kalium chloricum, Kalium permanganicum) muß man an die Explosionsgefahr besonders in den Fällen denken, in denen leicht oxydierbare Stoffe, wie Schwefel und Kohle, beizumengen sind. Man verzichtet dann auf das Pistill und mischt ohne Druck mittels Kartenblatts.

Zum Umfüllen von Pulvern eignen sich die in Abb. 73 wiedergegebenen Pulvertrichter aus Leichtmetall.

Abgeteilte Pulver spielen in der Rezeptur noch heute eine Rolle, da sie leicht und schnell herstellbar und genau zu dosieren sind. Sie werden entweder als einzel-

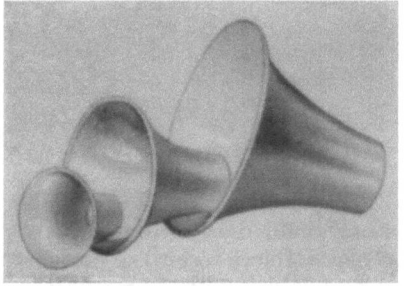

Abb. 73. Pulvertrichter aus Aluminium

nes Pulver verordnet (I), dessen Bestandteile dann je nach der Anzahl der gewünschten Pulver multipliziert werden, oder der Arzt verschreibt die Gesamtmenge (II) und läßt sie dann in die einzelnen Pulver dividieren. Aus dem folgenden Beispiel ersieht man, wie außerordentlich wichtig es besonders bei Pulvern mit starkwirkenden Stoffen ist, daß diese beiden Verschreibweisen genau gekannt und streng auseinandergehalten werden:

Rp. I	Rp. II
Codein. phosphoric. 0,03	Codein. phosphoric. 0,3
Sacchar. alb. 0,5	Sacchar. alb. 5,0
m. f. p. d. t. d. No. X	m. f. p. div. i. p. aeq. No. X
(misce fiat pulvis, dentur tales doses numero decem)	(misce fiat pulvis, divide in partes aequales numero decem)

Immer wieder muß sich der Apotheker, besonders solange ihm die gebräuchlichen Dosierungen der einzelnen Wirkstoffe noch nicht durch längere Erfahrung bekannt geworden sind, aufs genaueste vergewissern, welche Verschreibart der Arzt gemeint hat, zumal gelegentlich die oben angegebenen jeden Zweifel ausschließenden Abkürzungen auf den Rezepten stark reduziert werden.

Die Anfertigung abgeteilter Pulver geht so vor sich, daß man zunächst die verordnete Mischung kunstgerecht im Mörser bereitet und dann mittels der Handwaage auf die Pulverschiffchen aus Horn oder Metall verteilt. Je weiter vorn an der Spitze das Pulver zu liegen kommt, um so

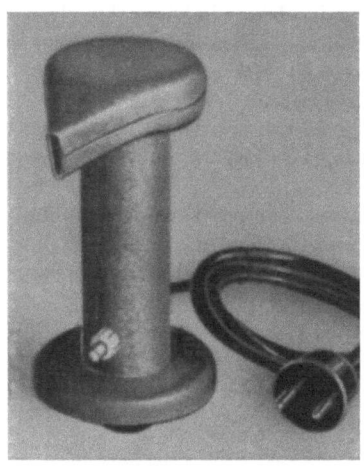

leichter läßt es sich anschließend in die Pulverkapseln füllen, die aus glattem, weißem Papier oder — für hygroskopische Massen — aus Wachspapier hergestellt sind. Das „Ausdividieren" der Pulver nach Augenmaß von einem zur Rinne gebogenen Kartenblatt bedarf großer Übung, wenn man praktisch genaue Dosierungen erhalten will. Zuerst einmal soll jedenfalls das schnelle Auswägen mit der Handwaage geübt werden, das auf jeden Fall die genauesten Resultate liefert und dessen Beherrschung in der Vorprüfung mit Recht vorausgesetzt wird.

Abb. 74. Pulverkapselaufbläser
der AG Wenderoth in Kassel

Zwecks Füllung der Pulverkapseln legt man die fabrikmäßig bezogenen Papierkapseln so aufeinander, daß der Falz abwechselnd rechts und links liegt. Dann knickt man alle zusammen — höchstens 12 auf einmal — scharf um (etwas Druck ausüben!) in der Weise, daß der kürzere Schenkel des entstandenen Winkels etwa ein Drittel des längeren beträgt. Bei den sogenannten Harmonikakapseln öffnen sich durch einfaches Auseinanderziehen der langen Schenkel die Kapseln selbsttätig, so daß sie nach einander mit dem auf dem Schiffchen bereitliegenden Pulver gefüllt werden können. Bei gewöhnlichen Pulverkapseln wird das Öffnen mit Daumen und Zeigefinger der linken Hand oder besser

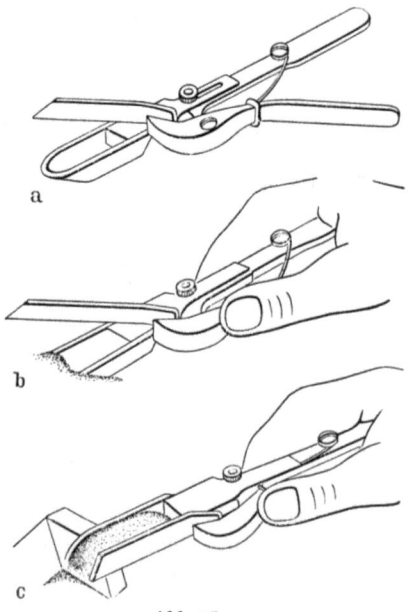

Abb. 75 a—c
Einstellbarer Pulverdispensierlöffel der
Apparatebau GmbH in Friedrichsfeld/Niederrhein

mit einem fönähnlichen Apparat bewirkt (Abb. 74). Das Aufblasen mit dem Mund ist als unhygienisch abzulehnen.

Viele Apotheken arbeiten gern mit dem einstellbaren Pulver-Dispensierlöffel (Abb. 75), mit dem bei einiger Übung Pulver von hinreichender Genauigkeit des Gewichts angefertigt werden können. Auch der Schnelldispensierer der Abb. 76 ist da und dort in Gebrauch. Er wird in die Pulvermasse gestoßen und da: durch gefüllt. Durch Druck auf den Stempel wird das Pulver ausgeworfen.

Eine in der pharmacia elegans vorkommende Verfeinerung der abgeteilten Pulver lernen wir in den Oblatenkapseln (Capsulae amylaceae) kennen, die in Frankreich noch viel gebraucht werden. Zu ihrer Herstellung bedient man sich der Kapselverschließapparate. Der untere Teil in Abb. 77a wird mit den Kapseln ausgelegt, die mit ihrem tellerartigen

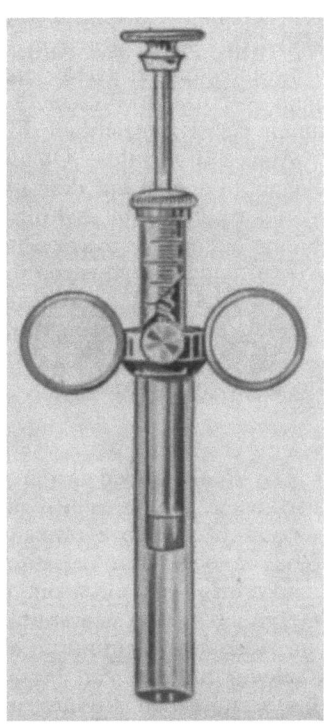

Abb. 76. Schnelldispensierer der AG Wenderoth in Kassel

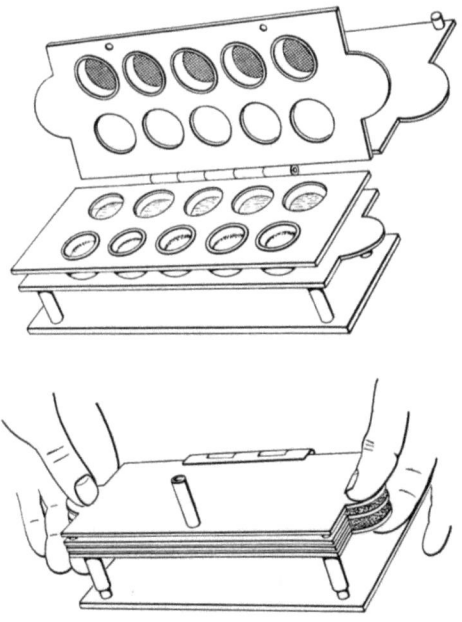

Abb. 77a und b
Oblaten-Verschlußapparat

Rand auf der Metallplatte aufliegen. Die frei bewegliche Platte mit den entsprechenden Aussparungen wird darübergelegt. Nunmehr füllt man mit Hilfe eines beigegebenen Metalltrichters in jede Vertiefung die vorgeschriebene Pulvermenge und drückt noch mit einem glatten Fingerhut, der gleichfalls zur Apparatur gehört, die Masse etwas zusammen. Nun legt man die Platte mit den Aussparungen beiseite und beschickt den oberen, mit Scharnier dem Unterteil verbundenen Teil des Geräts mit ebensolchen Stärkekapseln, befeuchtet deren Rand mit etwas verdünntem Mucilago Gummi arabici und klappt den Oberteil auf den unteren Teil (Abb. 77b). Die Kapselränder kleben zusammen, und die fertigen Kapseln können leicht entnommen werden. Zum Einnehmen taucht man sie kurz in Wasser, legt sie dann auf die Zunge und spült sie mit einem kräftigen Schluck Flüssigkeit hinunter.

Auch für randlose Oblatenkapseln, bei denen der obere Teil wie ein Schachteldeckel auf dem etwas kleineren unteren sitzt (sogenannte Einsteckkapseln), gibt es Füllgeräte, man kann sie aber auch leicht mit zur Rinne gebogenen Kartenblättern füllen, auf denen man die gewünschte Pulvermenge abgewogen hat. Nur in dieser Weise lassen sich in der Apotheke **Capsulae gelatinosae** (Gelatinekapseln) mit Pulvern füllen. Es handelt sich um zweigeteilte, längliche, übereinandersteckbare, durchsichtige Gebilde, die in 3 bis 4 Größen im Handel sind. Sie werden nur noch selten gebraucht.

Conspergentia, Puder

Die *Puder* haben in den letzten Jahren an Bedeutung gewonnen und verdienen auch deshalb unsere Beachtung, weil sie in der Kosmetik, diesem wichtigen Grenzgebiet der Pharmazie, seit langem eine große Rolle spielen. Man versteht unter einem Puder (lateinisch auch pulvis inspersorius genannt) ein pulverförmiges Arzneimittel für den äußeren Gebrauch; seine Herstellung wird also nach den unter „Pulver" besprochenen Regeln zu geschehen haben.

Puder müssen von besonderer Kornfeinheit sein, da gröbere Partikel bei arzneilichen Pudern die entzündete oder sonstwie krankhaft veränderte Haut reizen können. Neben der Applikation von Wirkstoffen sollen Puder eine gewisse Haftfestigkeit, Deckkraft und Streufähigkeit haben; daneben ist eine kühlende und aufsaugende, also austrocknende Wirkung erwünscht. Auch haltbar und chemisch indifferent soll ein Puder sein, damit bei Berührung mit der Hautfeuchtigkeit oder mit Wundsekreten keine Zersetzung stattfinden kann. *Alle diese Gesichtspunkte wird der Apotheker bei der Zusammenstellung eines Puders beobachten müssen.*

Das beste Haftvermögen zeigt von den in Frage kommenden Grundlagen die Kartoffelstärke, **Amylum Solani**. Trotzdem wird ihr die Reisstärke **Amylum Oryzae** besonders für kosmetische Puder vorgezogen, da sie infolge ihres viel kleineren Kornes (man vergleiche die beiden Stärkearten unter dem Mikroskop!) angenehmer wirkt und besser kühlt. Als organische Körper sind aber beide Stärken der bakteriellen Zersetzung unterworfen; für pharmazeutische Zwecke eignet sich daher **Magnesiumpolysilikat** (Talk) und **Terra silicea** (Kieselgur), in der Hauptsache aus Siliziumdioxyd, SiO_2, bestehend, besser als jene. Auch **Bolus alba** (weißer Ton) — wasserhaltiges Aluminiumsilikat — ist unbegrenzt haltbar und hat außerdem eine bedeutende, in Pudern mitunter erwünschte Adsorptionskraft. (Vgl. DAB-Prüfung mit Methylenblaulösung.)

Von den genannten Mineralien haftet Talk am besten, besonders auch in Verbindung mit Zinkoxyd. Die Tatsache, daß er auch Wasser aufnimmt und somit austrocknend wirkt, erklärt seine große Beliebtheit als Pudergrundlage.

Die *Streufähigkeit* ist bei den leichten *Magnesiumverbindungen* (Oxyd und Karbonat) am stärksten ausgeprägt.

Überfettete Puder gewinnt man am besten in der Weise, daß man die Fettstoffe in Äther oder Benzin löst und diese Lösung dann der Pudergrundlage beimischt. Das Lösungsmittel verdunstet dabei von selbst.

Sogenannte *Kontaktpuder* zu kosmetischen Zwecken werden durch Zusammenpressen der trockenen oder durchfeuchteten Bestandteile oder durch Gießen erhalten; Gips, Stärke, Gummi oder Tragant dienen dabei als Bindemittel. Zum Gebrauch wird mit einem Leder- oder Leinenläppchen etwas Puder abgerieben.

Für *Schwefelpuder* wählt man den kolloidalen Schwefel (Sulfur colloidale, Sulfidal), allenfalls kommt noch gefällter Schwefel (Sulfur praecipitatum) in Betracht. Schwefelpuder sollen leicht alkalisch reagieren, weil die bei ihrer Anwendung bis zu einem gewissen Grade erwünschte Keratolyse (Auflösung des Hauthornstoffes) bei dieser Reaktion am besten erfolgt.

Pilulae, Pillen

Unter Pillen versteht die Arzneiwissenschaft schon seit der Zeit des griechischen Altertums plastische oder auch harte Gebilde von Kugel- oder Eiform, die durch Verarbeitung fester und flüssiger Stoffe unter Verwendung von Bindemitteln zustande kommen. Ihr Gewicht soll nach dem DAB 6, falls nichts anderes vorgeschrieben ist, 0,1 g betragen. Große Pillen — zum Gebrauch für Tiere — heißen Boli; sie können ei- oder walzenförmig sein, damit man sie den Tieren mit Hilfe eines Stabes in den Rachen schieben kann.

Zur Anfertigung der Pillen dienen eiserne Geräte (Pillenmörser, Spatel, Pillenmaschine, vgl. Abb. 78 und 79), falls nicht Porzellanmörser, Hornspatel und Hornpillenmaschine verwandt werden müssen, wenn nämlich die Pillenmasse Säuren, Phenole oder Schwermetallsalze (Ag, Cu, Hg) enthält. Eine flache, mitunter siebartig durchlöcherte Hornschale dient zur Aufnahme der bereits fertiggestellten, trocknenden Pillen.

Man mischt zunächst

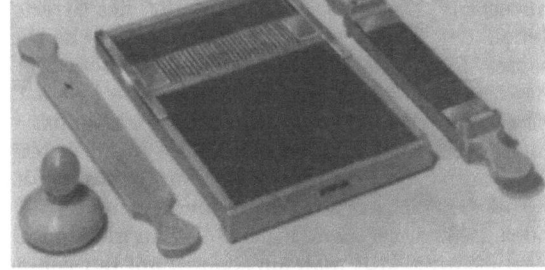

Abb. 78.   Pillenmaschine mit 30 Rillen
von J.Loetschert & Co., Höhr-Grenzhausen

die Wirkstoffe im Mörser innig mit den vorgeschriebenen Füll- und etwaigen pulverförmigen Bindemitteln (z. B. Radix Liquiritiae pulvis bzw. Extractum Faecis siccatum), dann folgt das weitere sorgfältige Vermischen, hier „Anstoßen" genannt, mit den Binde- und, wenn nötig,

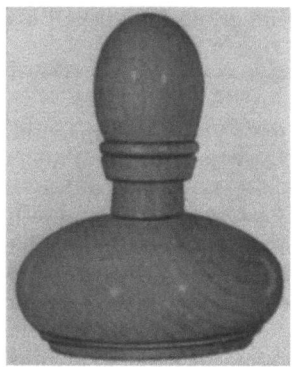

Abb. 79
Verstellbarer Pillenroller

Anfeuchtungsmitteln wie dicken Extrakten bzw. Wasser, Glyzerin usw. Die Menge der anzuwendenden Bindemittel wird vom Arzt häufig durch ein „q. s." (quantum satis oder quantum sufficit) in das Belieben des Apothekers gestellt. Auch machen sich mitunter Zusätze notwendig, die nicht verschrieben wurden. In diesen Fällen muß der Apotheker auf der Verordnung Menge und Art der Zusätze vermerken, damit der Patient bei Wiederholungen des Rezeptes stets gleich aussehende Pillen erhält.

Das Anstoßen einer Pillenmasse erlernt man durch Übung und Erfahrung. Die wichtigste Regel ist: *Anfangs nicht zuviel Flüssigkeit zusetzen*! Man gebe daher die Befeuchtungsmittel, wie Wasser, Glyzerinwasser (āā partes), Alkohol usw., möglichst nur aus einer Tropfflasche und zunächst nur tropfenweise zu. Erst wenn nach kräftigem Durcharbeiten die Masse noch zu hart oder nicht genügend bildsam erscheint, setzt man etwas mehr Anfeuchtungsmittel zu. Eine ideale Pillenmasse muß gerade eben plastisch genug sein, um sich ausrollen zu lassen; zu weiche Massen ergeben Pillen mit Abplattungen („Füßchen"). Wenn sich beim Anstoßen die Masse glatt von der Mörserwand ablöst, ist die richtige Konsistenz im allgemeinen erreicht.

Man gibt nun Lykopodium oder Talk auf das Pillenbrett (auch der in seiner oberen Hälfte angebrachte, gerillte Pillenteiler aus Metall oder Horn wird etwas überstreut) und rollt die aus dem Mörser genommene Masse zu einem gleichmäßig dicken Strang aus. Zunächst geschieht das am besten und schnellsten mit der Hand, die dadurch das für diese Arbeit notwendige feine Gefühl erwirbt. Da die Pillenmaschinen für 30 und 50 Pillen eingerichtet sind, wird der Strang nun — falls mehr als 30 bzw. 50 Stück verordnet sind — in die entsprechend kleineren Stücke unterteilt. Das kann durch Abteilen des Stranges oder auch durch Unterteilen der Masse mit der Waage geschehen. Der endgültige, das heißt seiner Länge nach genau auf den Pillenabteiler passende Strang wird, nachdem er durch das Pillenbrett die letzte Glättung erfahren hat, auf den Abteiler gelegt und durch leichtes, später etwas kräftigeres Darüberhingleiten mit dem Abschneider in die einzelnen Pillen zerschnitten. Man zupft die noch etwa zusammenhängenden Pillen auseinander und formt sie mit sanftem Druck nach erneutem Bestreuen mit Lykopodium oder Talk unter dem Pillenroller zu gleichmäßigen Kugeln. Wenn es die Zeit erlaubt, läßt man sie sodann auf der schon erwähnten flachen Hornschale oder auch in der offenen Pillenschachtel vor der Abgabe noch etwas trocknen.

In derselben Weise werden die Granula oder Körner des DAB 6 hergestellt. Man versteht darunter kleine Pillen von nur 0,05 g Gewicht, deren Grundmasse aus 80 % Milchzucker und 20 % Gummi-arabicum-Pulver besteht. Man stößt die Masse mit Sirupus simplex an, dem 10 %

Glyzerin zuzumischen sind. Die Arzneistoffe werden entweder mit der trocknen Grundmasse feinstens verrieben oder gelöst zugesetzt. Als Bestreuungsmittel dient feingepulverter Zucker und Talk (zu gleichen Teilen).

Fabrikmäßig hergestellte „Körner" dieser Art stellen die in der Homöopathie verwendeten Streukügelchen dar. Sie werden nur ober-flächlich mit der be-treffenden Arzneilö-sung befeuchtet und dann getrocknet (vgl. Homöopathie).

Für die Herstellung größerer Pillenmen-gen wurden Strang-pressen und Pillen-abschneider konstru-iert. In dem durch Abb. 80 wiedergegebe-nen Gerät finden wir beides kombiniert. Die Maschine arbei-tet so, daß der von der Presse austreten-de Pillenstrang über die davor angebrach-te Rillenplatte gelegt

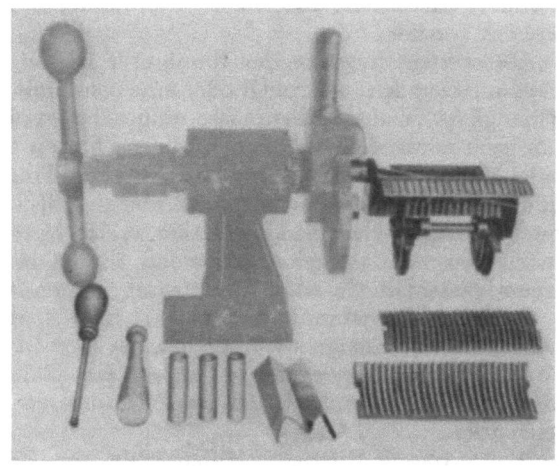

Abb. 80. Universalpresse von Engler-Wien
mit Ansatzstücken zur Pillenherstellung

wird. Durch Hin- und Herschwenken des mit einer zweiten Rillenplatte versehenen Schwingbügels wird der Strang dann zerschnitten und gleichzeitig zu runden Pillen geformt. Die Industrie bedient sich noch anderer Apparate, die in dem sehr anregenden Buch von Czetsch-Lindenwald „Pharmazeutische Technologie", Springer Wien 1953, be-schrieben werden.

Zum Anstoßen der Pillenmasse bedarf es einer Flüssigkeit, falls nicht ein in genügender Menge verordnetes Spissumextrakt zur Plastifizierung bereits ausreicht. Grundsatz ist, als Befeuchtungsmittel nach Möglichkeit nur Wasser zu gebrauchen, doch hat das vom Arzneibuch verwandte Glyzerinwasser ($\overline{aa}$ partes) den Vorteil, daß die damit bereiteten Pillen infolge der Hygroskopizität des Glyzerins immer ein wenig feucht und somit weich bleiben. Damit ist die notwendige Zerfallbarkeit im Magen bzw. Darm in vielen Fällen schon gesichert. Auch *reines* Glyzerin oder Unguentum Glyzerini ist gelegentlich zum Anstoßen zu verwenden, z. B. bei Pillen mit Metallsalzen, wie Quecksilberchlorid, zu denen man als Füllmittel Trikalziumphosphat (Calcium phosphoricum tribasicum) oder Bolus alba gebraucht. Bei Pillen aus Substanzen, die sich — wie Silber-nitrat — mit organischen Stoffen leicht zersetzen, wird vom Arzneibuch demzufolge Bolus alba als Grundlage und Glyzerin als Anfeuchtungs-mittel vorgeschrieben. An sich ergibt Bolus auch mit Wasser oder Glyzerinwasser allein eine bildsame Masse. — Der früher infolge seiner

Klebkraft gern verwendete Mucilago Gummi arabici ist zu verwerfen, weniger, weil die damit hergestellten Pillen beim Lagern hart und schwer löslich werden — auch solche Pillen können sich im Verdauungstrakt noch lösen — als vielmehr wegen des Enzymgehalts des arabischen Gummis. Die Droge enthält Oxydasen und Peroxydasen, die infolge Oxydationswirkung die Arzneistoffe der Pillen zerstören oder unwirksam machen können. In der Schweiz ist ein desenzymatisiertes Gummi im Handel; ein daraus bereiteter Gummischleim kann unbedenklich verwendet werden.

Als vorzüglich wirkender Emulgator ist ein solcher Mucilago überall dort anzuwenden, wo ein Öl oder eine sonst mit Wasser nicht mischbare Flüssigkeit in eine Pillenmasse eingearbeitet werden soll. Tragant hat übrigens nicht die schädlichen Eigenschaften des arabischen Gummis; eine Mischung bzw. Lösung aus 3 Teilen Tragant, 15 Teilen Glyzerin und 2 Teilen Wasser (oder auch aus 1 Teil Tragant, 2 Teilen Wasser und 7 Teilen Glyzerin) kann daher in der Rezeptur für die Anfertigung von Pillen vorrätig gehalten werden. Sie ist besonders dann am Platze, wenn wasserlösliche Salze verarbeitet werden sollen.

Reiner und verdünnter *Alkohol* ist zum Anstoßen von harzigen Substanzen nötig, also auch für Massen, die Aloe oder Aloeextrakt enthalten. Auch *Spiritus saponatus* ist in solchen Fällen angebracht. *Sirupus simplex* wird unter anderem bei Pillenmassen verwendet, die Postonal enthalten.

Neben diesen flüssigen Hilfsmitteln zur Pillenbereitung stehen die eigentlichen *Bindemittel*. Soweit sie salbenförmig sind, kommt heute nur noch das Wollfett, Adeps Lanae anhydricus, in Betracht, das zum Anstoßen von Digitalispillen dient, trotzdem, wie wir später sehen werden, inzwischen bessere Bereitungsweisen für diese wohl wichtigste Pillenart gefunden wurden.

Die meist gebrauchten Bindemittel sind die „dicken" *Extrakte*, die infolge ihres hohen Gehaltes an Mineralsalzen etwas hygroskopisch sind und so die Pillen vor dem Hartwerden bewahren. Man verwendet z. B. Extractum Gentianae, Taraxaci, Trifolii fibrini, Valerianae, die nebenbei auch in ihrer Eigenschaft als anregende bzw. beruhigende Magenmittel wirksam sind. Glyzeringelatine (Vorschrift im Erg.-B. 6 Gelatina glycerinata) wird wegen ihrer Klebfähigkeit, Quellbarkeit und Elastizität mitunter ebenfalls als Bindemittel angewandt, ebenso reine Gelatine. Für normale Pillenmasse läßt man Gelatine im Verhältnis 1:10 einige Stunden im Wasser anquellen; dann löst man sie durch mäßige Erwärmung im Wasserbad. Die wieder erkaltete gelartig erstarrte Lösung kann zur Bereitung von Pillenmassen verwendet werden.

Zu den *Pillengrundlagen* oder -*füllmitteln* leitet das (zunächst als Suppositoriengrundmasse bekannte) *Postonal* über, ein synthetisches Wachs, das wasserlöslich ist und auch emulgierende Eigenschaften hat. Damit bereitete Pillen zeigen deshalb eine besonders gute Abgabe der Arzneistoffe im Verdauungskanal. Auch besteht bei Verwendung dieser Masse nicht die Gefahr der Adsorption von Wirkstoffen, die bei der Verwendung von Pflanzenpulvern zu Pillenmassen beobachtet worden ist.

Postonal wird mit Zuckersirup oder Glyzerin angestoßen. Da es für die Pillenherstellung noch wenig ausprobiert ist, wird ein Beispiel willkommen sein:

Coffein	2,5 Teile
Phenylaethylmalonylharnstoff (Luminal)	5 Teile
Postonal	15 Teile
Zuckersirup	5 Teile

Luminal und Coffein werden mit dem zuvor gepulverten oder geraspelten Postonal gemischt und die Mischung mit dem Zuckersirup zu einer plastischen Masse angeknetet. Aus dieser Masse werden in üblicher Weise Pillen geformt. Silbersalze und Gerbstoffe dürfen nicht mit Postonal zusammengebracht werden.

Pillen mit Folia Digitalis sind ohne Wasserzugabe herzustellen, um die mit Wasser zersetzlichen Digitalisglykoside zu schonen. Durch das vielfach zum Anstoßen solcher Pillen verwendete Adeps Lanae anhydricus wird der Wirkstoff von der unverdaulichen, wachsartigen Fettmasse derart intensiv eingehüllt, daß nur noch 50 % der Digitaliswirkung zur Geltung kommen. Hier bedeutet demnach die Verwendung des wasserlöslichen Postonals einen großen Fortschritt. Man stößt mit Glyzerin, flüssigem Paraffin oder einem indifferenten Pflanzenöl an und setzt nur dann etwas Extractum Faecis spissum zu, wenn *sehr* viel Digitalispulver zu verarbeiten ist. Zu weich gewordene Massen lassen sich durch Zugabe von Traubenzucker verbessern.

An dieser Stelle sei auch eine ältere, aber noch immer beachtenswerte Vorschrift zur Bereitung von wasserfreien Digitalispillen erwähnt:

Rp.	Folia Digitalis pulvis	3,0
	Cenomasse (Extractum Faecis siccatum)	5,0
	Glycerinum purum	q. s.
	f. pil. No. 60	

Das Pulvergemisch wird mit Glyzerin befeuchtet, etwa eine Stunde stehengelassen und dann durchgeknetet. In gleicher Weise lassen sich Pillen mit Folia Belladonnae, Hyoscyami usw. herstellen.

Wenn Wasserzugabe nicht unbedingt vermieden werden muß, stößt man Postonalmassen entweder mit einer wäßrigen Lösung des Medikaments oder mit Sirupus simplex oder Glyzerinwasser (a̅a̅ partes) an. Bei zu weich geratener Masse stellt man sie zur Verdunstung des Wassers beiseite oder knetet noch etwas Postonal darunter. Als Anhaltspunkt mag dienen, daß 100 g *reines* Postonal 8—9 ccm Glyzerinwasser zur Herstellung einer Pillenmasse benötigen.

In weit höherem Maße als diese neuartige Pillengrundlage sind auch heute noch die vom DAB 6 vorgeschriebenen Bindemittel im Gebrauch: Extractum Faecis siccatum (Cenomasse) und Massa pilularum (Succus et Radix Liquiritiae a̅a̅ partes). In beiden Fällen gilt Glyzerinwasser (a̅a̅) als Befeuchtungsmittel. Zum Aufsaugen der überschüssigen Flüssigkeit bei zu weich geratenen Massen dient eine medizinische Hefe, die durch zweistündiges Erhitzen auf 100° abgetötet wurde (Faex medicinalis pro pilulis, siehe unter „Faex medicinalis" im DAB 6), ferner Radix Liquiritiae pulvis und — bei trockenen Massen — Succus Liquiritiae depuratus. (Der letztgenannte Hilfsstoff wird des besseren Geschmacks und der größeren Preiswürdigkeit wegen heute gern durch Extractum Faecis spissum ersetzt.)

Die modernen Hefepräparate bieten gegenüber der älteren Massa pilularum manche Vorteile: Die Pillen sehen hell und appetitlich aus und haben einen angenehmen, gewürzhaften Geschmack, der den meisten Menschen unserer Zeit mehr zusagt als der Süßholzgeschmack der alten Pillengrundlage. Außerdem regen die Hefeextrakte infolge ihres Gehalts an Purinstoffen, Aminosäuren usw. die Magensaftsekretion an; dadurch wird eine Schädigung der Magendarmwand verhindert und die Resorption des Arzneistoffs gefördert. Mit Hefeextrakt angestoßene Pillen sind zudem besonders widerstandsfähig gegen Schimmelpilze, auch bleibt die Masse lange bildsam, so daß die Arbeit ohne Schaden einmal unterbrochen werden kann. Die mit Extractum Faecis (Cenomasse) bereiteten Pillen zeigen auch eine gute Zerfallbarkeit, da die darin enthaltene Trockenhefe (vgl. Herstellungsvorschrift für Extractum Faecis im DAB 6) im Verdauungskanal durch Wasseraufnahme quillt und so als Sprengmittel wirkt. Massa pilularum löst sich im Magendarmtrakt erst nach 8 Stunden; Hefepillen zerfallen unter den gleichen Bedingungen schon nach 30—75 Minuten. Auch die schon erwähnte „Pillenhefe" hat dieselbe Sprengwirkung.

In früheren Zeiten setzte man einer zu weich geratenen Masse gern *Radix Althaeae pulvis* zu. Das gilt heute mit Recht als grober Kunstfehler, denn dieses Pflanzenpulver macht die Pillen hart und unverdaulich. Beim Einnehmen werden sie nur an der Oberfläche schlüpfrig und passieren sodann den Körper unverändert. Auch *Magnesia usta* ergibt unlösliche Pillen und ist deshalb gleicherweise zu meiden.

Das Arzneibuch nennt auch *Bolus alba* als Pillenkonstituens. Seine Verwendung ist dort angezeigt, wo leicht reduzierbare Verbindungen wie Silbernitrat bei der Berührung mit organischen Stoffen Zersetzungen erleiden würden. Man stößt mit wasserfreiem Glyzerin an. *Cera flava* wird im DAB 6 dann als Grundlage vorgeschrieben, wenn Balsame, ätherische und fette Öle in erheblicher Menge eingearbeitet werden sollen. Die Resorbierbarkeit solcher Pillen ist in Frage gestellt, wenn sie mehr als ein Drittel das bei Körpertemperatur nicht schmelzenden, unverdaulichen Wachses enthalten. Mit Hefepulver und -extrakt erhält man auch mit den erwähnten flüssigen und halbflüssigen Balsam- und Ölarten besser wirkende Pillen.

Auch die als Pillenbindemittel viel zu wenig bekannten Mehlarten kommen für denselben Zweck in Betracht. Infolge ihres Klebergehalts zeigen Roggen- wie auch Weizenmehl eine so vorzügliche Quellfähigkeit und Elastizität, daß sonst nur schwer zu verarbeitende Massen durch einen Zusatz von mitunter nur 20 % Mehl zu einwandfreien Pillenmassen geformt werden können. Hinzu kommt die bedeutende emulgierende Kraft dieser Mehle, mit deren Hilfe es infolgedessen fast immer gelingt, die vorgeschriebenen Ölmengen einzuverleiben.

Von allen Pillenfüll- und -bindemitteln muß verlangt werden, daß sie die damit bereiteten Pillen in kurzer Zeit im Magendarmkanal zerfallen lassen. Unverdauliche Fette oder Fettgemische sollten zum mindesten bei Körpertemperatur schmelzen. Wo sich ihre Verwendung nicht vermeiden läßt oder wo aus anderen Gründen eine schlechte Zerfallbarkeit zu vermuten ist, kann man sich durch Zugabe von *Sprengmitteln* helfen, als deren wirksamste sich Agar-Agar- und Laminariapulver erwiesen haben. Daß abgetötete Hefe bzw. Extractum Faecis in derselben Weise wirkt, wurde schon erwähnt. Auch die Stärkearten leisten als Sprengmittel gute Dienste. Von allen erwähnten Mitteln dieser Art setzt man der Pillenmasse wenigstens 10 % zu.

Übrigens spielt auch der Wassergehalt der Pillen bei ihrer Zerfallbarkeit eine Rolle; man wird daher Pillen, die längere Zeit aufbewahrt werden sollen, nicht allzu scharf austrocknen dürfen. Eine gewisse Trocknung ist allerdings deshalb notwendig, weil man sonst mit Schimmelbefall rechnen müßte. (Will man ein Übriges zur Konservierung tun, so setzt man der Pillenmasse 0,1 % Nipagin zu.) Man legt die Pillen einige Zeit in einen auf 40—50° eingestellten Trockenschrank. Wo eine einstellbare Trockenvorrichtung nicht zur Verfügung steht, benutzt man einen Exsikkator.

Die *Prüfung auf Zerfallbarkeit* ist bei den meisten Pillenarten von großer Wichtigkeit. Wenn die Pillen schon beim Schütteln mit lauem Wasser (37°) nach 1—2 Stunden zerfallen, bedarf es keiner weiteren Untersuchung. In anderen Fällen empfiehlt sich die von TRUNKEL angegebene, einfache Prüfungsmethode: Man bringt die Pillen auf ein Drahtnetz von 3 mm Maschenweite, das auf eine kleine Schale gelegt und mit dieser so unter Wasser gestellt wird, daß das Wasser das Netz noch etwa 2 cm hoch bedeckt. Der Zeitraum des Pillenzerfalls ist nunmehr gut zu beobachten, da die zerfallenden Bestandteile der Pillen je nach der Größe der sich bildenden Teilchen verschieden schnell durch das Netz in die Schale absinken. — Bei vorrätig gehaltenen Pillen sollte die Zerfallbarkeit möglichst jeden Monat nachgeprüft werden.

Durch das *Überziehen der Pillen* wird ihre Zerfallbarkeit gewissermaßen gelenkt. Alle Pillen, die überzogen werden sollen, müssen besonders hart und ohne Wasser angestoßen sein, auch werden sie nicht bestreut. Zum Überziehen werden zwei aufeinanderpassende Hohlhalbkugeln aus Horn oder Holz verwendet (Abb. 81), die notfalls durch zwei Porzellanschalen ohne Ausguß ersetzt werden können. Man wiederholt das Schütteln mit der Überzugslösung *öfters* mit kleinen Mengen der Flüssigkeit; bei zu reichlicher Zugabe werden die Pillen schmierig.

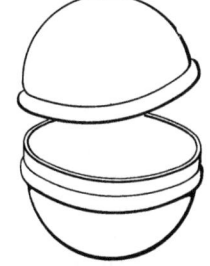

Abb. 81
Kapsel zum Überziehen von Pillen

Das Überziehen wird unter anderem dann angewandt, wenn Pillen der Auflösung im sauren Magensaft widerstehen und sich erst im alkalischen Bereich des Darmes lösen sollen. Man überzieht zu diesem Zweck mit *Keratin* mittels einer Lösung von 7 g Hornstoff in 100 g Eisessig oder in einer Mischung von je 50 g Ammoniakflüssigkeit (10 %) und Alkohol (96 %), je nachdem die Inhaltsstoffe der Pillen sauren oder alkalischen Charakter tragen. Durch Warmstellen oder leichte Erwärmung sorgt man für vollständige Lösung des Keratins. Für 100 Pillen rechnet man 0,1 g Keratin in 1—2 g Lösungsmittel. Zur Keratinierung eignet sich besonders gut eine fettige Grundlage, die man dadurch erzielen kann, daß man die Pillen in geschmolzene Kakaobutter taucht und dann in Graphit rollt; auch verwendet man gern eine Talgwachsgrundmasse, die sich aus Sebum benzoatum (nach Art von Adeps benzoatus herzustellen) mit ⅓ Cera bereiten läßt. Die hiermit angestoßenen Pillen treibt man im Porzellanmörser so lange in der Keratinlösung umher, bis sie ganz befeuchtet sind; dann werden sie auf Pergamentpapier getrocknet. Das Überziehen ist mindestens 5—6mal zu wiederholen. Nach dem Keratinieren empfiehlt es sich, die Pillen noch in Graphit zu rollen, das eine Schutzschicht um die Keratinhülle darstellt und den Pillen außerdem ein gutes Aussehen verleiht.

Zweckentsprechender als das Keratinieren ist ein Überziehen der Pillen mit *Schellack*; so vorbereitete Pillen passieren den Magen ungelöst und zerfallen schon nach 30—60 Minuten im Darm. 15 Teile Schellack werden in 85 Teilen Alkohol von 95% gelöst; eine Kleinigkeit Rizinusöl verbessert noch die Konsistenz der Überzugsflüssigkeit.

Für den gleichen Zweck hat sich auch das Eintauchen in geschmolzenes Salol bewährt; handlicher und ebenso wirksam ist jedoch die Behandlung mit Salol-Tannin, für dessen Herstellung man 16 Teile Salol und 4 Teile Tannin in 80 Teilen Äther oder Äther-Alkohol löst. Zum Überziehen mit *Tolubalsam* löst man 1 Teil Tolubalsam in zwei Teilen Spiritus, läßt absetzen und gießt nach einigen Tagen klar ab („Pillenlack"). Man bewegt die Pillen so lange in geräumiger Porzellanschale in einer nicht zu großen Menge der Lösung, bis der Überzug trocken geworden ist. Ebenso verfährt man beim Überziehen mit *Kollodium*, das man mit einem Alkohol-Äther-Gemisch (1:1) zuvor auf die doppelte Menge verdünnt hat. Ein solcher Überzug darf nur sehr dünn sein, da sich Kollodium weder im Magen noch im Darm löst. — Das Gelatinieren geschieht in einer erwärmten, größeren Porzellanschale in derselben Weise; auf 100 Pillen rechnet man 2,5 g einer warmen Gelatinelösung (1:10). Das DAB 6 läßt zu demselben Zweck 1 Teil weißen Leim in 3 Teilen Wasser lösen, doch arbeitet es sich besser mit einer stärker verdünnten Lösung. Auf einem mit etwas Öl abgeriebenen Blech wird getrocknet; die Pillen dürfen sich dabei nicht berühren. Nach mehrstündigem Stehenlassen wiederholt man das Verfahren. Größere Mengen von Pillen gelatiniert die Industrie in Dragierkesseln. — Sollen Pillen mit *Paraffin* überzogen werden, so bringt man sie in eine auf 80° erwärmte Porzellanschale, in der 3 g Paraffin (auf 100 Pillen) geschmolzen werden. Man rührt die Pillen in der Schale bis zum Erkalten ständig um; dann läßt man sie auf einer Steinplatte völlig erkalten. — Pilulae aloeticae ferratae werden nach der Vorschrift des Arzneibuchs mit Aloetinktur „lackiert".

Zum *Versilbern oder Vergolden* dienen die schon erwähnten halbkugeligen, ineinandersteckbaren Hornkapseln. In ihnen läßt man die hart angestoßenen, mit einigen Tropfen einer ganz verdünnten Gummiarabikum-Lösung befeuchteten Pillen mit etwas Blattsilber oder Blattgold so lange kreisen, bis sie einen schön glänzenden Überzug angenom-

men haben. — Das *Dragieren,* wie man das Einhüllen in reinen oder
aromatisierten, oft auch gefärbten Zucker nennt, überläßt der Apotheker
im allgemeinen der pharmazeutischen Industrie, da es recht zeitraubend
ist und zum mindesten die Anschaffung eines Dragierkessels erfordert.
Wer sich aber an diesem interessanten Zweig der pharmazeutischen
Technik versuchen will, sei auf S. 206—209 und auf die Arbeit von
J. ARENDS „Die Kunst des Dragierens" hingewiesen, die in der „Pharmazeutischen Zeitung" von 1949, Heft 27, erschienen ist.

Im folgenden seien noch einige besondere Hinweise für die Praxis
gegeben, die besonders seltener vorkommende Pillen betreffen:

Flüssige oder weiche *Harze, Balsame, Öle, Fette, Kreosot* und *Guajakol*
kann man in althergebrachter Weise mit ⅓ bis ½ der Masse Cera flava
anstoßen. In die auf etwa 60° abgekühlte Wachsschmelze werden die
übrigen Bestandteile eingerührt. Erst nach dem völligen Erkalten wird
weiter verarbeitet. Zur Vermeidung der schlecht resorbierbaren Wachsgrundlage verwendet man heute lieber auch für diese schwer zu verarbeitenden Wirkstoffe das aufsaugende Extractum Faecis siccatum, dem
man zur weiteren Flüssigkeitsaufnahme noch Faex medicinalis pro pilulis
zusetzen kann. Als Anhaltspunkte werden folgende Rezeptformeln willkommen sein:

```
Kreosot (Guajacol) ......................  2,5
Extractum Faecus siccatum...........  4,0—8,0
Faex medicimalis pulvis ...............  6,0
Glycerin .................................  2,5
f. pil. 100 (fiant pilulae)

Oleum Terebinthinae....................  2,5
Extractum Faecis siccatum ............  4,0
Faex medicinalis pulvis................  8,0
Glycerin .................................  2,5
f. pil. 100

Oleum Santali (Balsamum Copaivae) .......  5,0
Extractum Faecis siccatum ..............  4,0
Faex medicinalis pulvis.................  8,0
f. pil. 100
```

Oft kann man in den eben besprochenen Fällen, besonders auch, wenn
fette Öle einzuarbeiten sind, den Hefepräparaten mit Vorteil noch etwas
Roggen- oder Weizenmehl zufügen (2% und mehr).

Zum Dispensieren von fettlöslichen Arzneistoffen, etwa Vitamin-A+D-
Konzentrat, lassen sich *Fettpillen* in der Weise herstellen, daß man den
Wirkstoff mit Kakaoöl oder einem anderen geeigneten Fett vorsichtig
zusammenschmilzt und die Masse in Alkohol tropfen läßt. Die erstarrten
Pillen können dragiert werden.

Gummiharze werden mit 5—6 Tropfen Spiritus saponatus (auf 10 g
Masse) besonders gut durchgearbeitet und hart angestoßen. Dasselbe gilt
für *Harze,* die mit 5—6 Tropfen 90%igem Weingeist durchgeknetet
werden. In beiden Fällen verursacht schon ein kleiner Überschuß an
Flüssigkeit das nachträgliche Plattwerden der Pillen, dem man durch
erneute Behandlung mit dem Pillenroller abhelfen kann. Die Harz- und
Gummiharzmassen sind anfangs bröckelig und werden erst nach sehr

kräftigem Durchstoßen plastisch. Für die häufiger gebrauchten Pilulae aloeticae ferratae wurden auf je 5 g Aloe und Ferrosulfat 35 Tropfen Spiritus saponatus als die zur Plastifizierung geeignete Flüssigkeitsmenge erprobt. Beliebtes Vorprüfungspräparat!

Sapo medicatus als Bestandteil einer Pillenmasse ergibt schon mit wenig Wasser oder verdünntem Weingeist eine plastische Masse. Vorsicht vor zuviel Flüssigkeit! Die Masse wird leicht zu weich!

Arsenpillen und *Blaudsche Pillen* sind zur Abgabe stets frisch zu bereiten. Wo — wie bei Pilulae Blaudii — eine Kohlendioxydentwicklung möglich ist, läßt man die Masse vor dem Ausrollen eine Viertelstunde lang stehen und arbeitet sie nach dieser Zeit nochmals durch.

Chininpillen werden nach älterer Vorschrift mit verdünnter Säure, die dem betreffenden Chininsalz entspricht (1 Tropfen auf 1 g Chininsalz) oder mit Honig angestoßen. Die anfangs weiche Masse wird nach einer halben Stunde plastisch. Man rollt mit Milchzucker aus und bestreut auch damit. Die beliebten Hefepräparate bieten auch hier eine neuzeitlichere Herstellungsmöglichkeit, etwa nach diesem Rezept:

> Chininum hydrochloricum 5,0
> Extractum Faecis siccatum 5,0
> Extractum Faecis spissum 5,0
> f. pil. 100

Ichthyolpillen lassen sich mit Extractum Faecis siccatum oder Milchzucker anstoßen.

Kalium- und *Natriumjodidpillen* kann man nach folgender Vorschrift anfertigen:

> Kalium (Natrium) jodatum 2,0
> Extractum Faecis siccatum 15,0
> Aqua. Glycerinum āā..................... q. s. oder
> Aceps Lanae anhydricus q. s.

Da die beiden Jodsalze in Wasser sehr gut löslich sind und leicht Jod abspalten, das die Pillen fleckig machen würde, versetzt man sie — falls sie nicht für sofortigen Gebrauch bestimmt sind — mit einem jodbindenden Stoff wie Natriumthiosulfat.

Kaliumpermanganat erfordert als Bindemittel Bolus alba und Adeps Lanae anhydricus. Das sonst zum Anstoßen von Bolus gern verwendete Glyzerin muß hier wegen Explosionsgefahr vermieden werden.

Natrium salicylicum wird durch Zusatz von ein Fünftel des Salzes Tragantpulver mit möglichst wenig Wasser zu einer Pillenmasse angestoßen.

Phosphorpillen zur Vergiftung von Mäusen. Eine Grundmasse aus Oleum Cacao, Oleum Olivarum āā 5,0, Radix Althaeae pulvis 10,0 Bolus alba 14,0 für 100 Pillen hat sich gut bewährt. Nach einer anderen Vorschrift wird der abgewogene Phosphor mit der 100fachen Menge Chloroform im Reagensglas gelöst und mit einer Mischung aus gleichen Teilen Eibischwurzelpulver und gepulvertem arabischem Gummi mit verdünntem Glyzerin zur Pillenmasse angestoßen. (Dabei verdunstet das Chloroform.) Auf 100 Pillen rechnet man 12 g Pulvermasse. Die geformten Pillen läßt man einige Zeit zum Nachtrocknen stehen und überzieht sie

dann mit einer Tolubalsamlösung. Sollen die Pillen eine Fettgrundlage
haben, so werden zunächst gleiche Teile Wachs und Schweineschmalz
(auf 100 Pillen zusammen 6 g) zusammengeschmolzen. Der halb erkalteten Masse wird die Lösung des Phosphors in Schwefelkohlenstoff (1:5)
beigemischt; darauf stößt man mit Bolus zur Pillenmasse an.

Bei *Quecksilberpillen* wird das Quecksilber mit Extractum Faecis
spissum „getötet" (vgl. Unguentum Hydrargyri cinereum); die Weiterverarbeitung geschieht mit Extractum Faecis siccatum oder Faex medicinalis pro pilulis.

Emplastra, Pflaster

Die Pflasterbereitung wurde schon im alten Griechenland betrieben.
Noch heute bildet das schon damals bekannte Bleipflaster (Emplastrum
Lithargyri des Arzneibuchs, auch Emplastrum diachylon genannt) die
Grundlage vieler medikamentöser Pflaster; wir nennen sie Pflaster im
engeren Sinne.

Nach dem Arzneibuch sind Pflaster Arzneizubereitungen zum äußeren
Gebrauch, deren Grundmasse aus Bleisalzen der in Ölen und Fetten vor-
kommenden Säuren, aus Fett, Öl, Wachs, Harz, Terpentin oder aus
Mischungen einzelner dieser Stoffe besteht. Die Pflaster werden in
Tafeln, Stangen oder Stücke von verschiedener Form gebracht oder auf
Stoff gestrichen. Sie sind bei gewöhnlicher Temperatur fest und in der
Hand knetbar, beim Erwärmen werden sie flüssig.

Wenn nicht besondere Vorschriften gegeben sind, werden zur Herstellung der Pflaster die schwer schmelzbaren Bestandteile zuerst für sich
geschmolzen, dann die leichter schmelzbaren hinzugesetzt; der, wenn
nötig, durchgeseihten und halb erkalteten Masse werden die gut getrockneten, pulverförmigen sowie die flüchtigen Stoffe und die anderen Zusätze durch Rühren beigemischt. Das Rühren ist so lange fortzusetzen,
bis die einzelnen Bestandteile sich nicht wieder absondern. Darauf ist die
Masse in die entsprechende Form zu bringen.

Sind gestrichene Pflaster ohne Angabe der zu verwendenden Pflaster-
menge verordnet, so soll die Dicke der Pflasterschicht 1 mm nicht überschreiten.

Pflaster sind chemisch die Bleisalze von Fettsäuren, die durch Verseifung von Fetten oder fetten Ölen durch Bleioxyd entstehen. (Eine
schädliche Wirkung der Bleiverbindung ist nicht zu erwarten, da Blei
weder aus Pflastern noch aus Salben resorbiert wird.) Pflaster wirken
ähnlich wie Salben, von denen sie sich durch eine festere Konsistenz
unterscheiden. Besonders öllösliche Pflasterbestandteile werden von der
Haut gut resorbiert (z. B. Salizylsäure), ferner Quecksilber und ätherische Öle (Terpentin). Wasserlösliche Stoffe in Pflaster einzuarbeiten ist
zwecklos, da sie nicht resorbiert werden und daher unwirksam bleiben
müssen.

Die außer der bleihaltigen Grundmasse vom Arzneibuch angeführten
Pflasterbestandteile eignen sich besonders dann zur Pflasterherstellung,
wenn sie für sich oder mit anderen gemischt eine gewisse Klebkraft entwickeln, die ein Charakteristikum aller Pflaster ist. Besonders Dammar

und Kolophonium machen ein Pflaster klebend, ohne sonst eine bestimmte Wirkung zu haben; Ammoniacum, Euphorbium, Galbanum und Terpentin kleben ebenfalls und reizen außerdem die Haut. Wenn noch Kautschuk beigegeben ist, so heißen die Pflaster *Collemplastra*.

Wir unterscheiden gestrichene (Emplastra extensa) und ungestrichene Pflaster. Zu den erstgenannten gehören alle Collemplastra, die zweiten stellen die eigentliche Pflastergrundlage dar. Diese wiederum wird unterteilt in Emplastra in massa, Pflaster in Blöcken und Emplastra in tabulis, Pflaster in Form von größeren oder kleineren Tafeln. Alle diese Pflaster dienen dazu, vor Gebrauch nach Erwärmung auf Leinwand oder andere Gewebe gestrichen zu werden; sie werden somit bei ihrer Anwendung alle zu Emplastra extensa. Auf Mull gestrichene Pflaster heißen *Pflastermull*; auf Trikotstoff gebrachte Trikoplaste. Unter *Guttaplasten* versteht man gestrichene Pflaster, die auf einer undurchlässigen Unterlage von Guttaperchamull eine mit den verschiedenartigsten Arzneistoffen vermischte Grundmasse aus Bleipflaster und Kautschuk tragen. Sie haben eine gute Tiefenwirkung, da der undurchlässige Stoff Wärme und Feuchtigkeit nicht entweichen läßt und so eine feuchte „Kammer" schafft, die die Haut erweicht und für die Aufnahme von Heilstoffen geeignet macht.

Bevor wir die Herstellung der bekanntesten Pflasterarten im einzelnen besprechen, sei noch erwähnt, daß viele Pflaster mitunter durch Lagerung so hart werden, daß sie sich auch bei stärkerem Erwärmen kaum noch streichen lassen. Ganz allgemein sei daher gesagt, daß diesem Übelstand durch Zugabe von 10% Wollfett begegnet werden kann. Dadurch wird auch die Klebkraft gesteigert.

Wie schon erwähnt, bildet das *Bleipflaster* die Grundlage der meisten arzneilich verwendeten Pflaster. Seine Herstellung und die der übrigen bekannteren Pflasterarten sollte jeder Pharmazeut aus chemischen und technologischen Gründen kennenlernen.

Emplastrum Lithargyri (Bleipflaster) wird nach dem DAB 6 bereitet aus

> Erdnußöl .... 1 Teil
> Schweineschmalz .... 1 Teil
> fein gepulverter Bleiglätte .... 1 Teil
> Wasser .... nach Bedarf.

Die Bleiglätte wird mit dem festen und flüssigen Fett unter Wasserzugabe so lange erhitzt, bis die Pflasterbildung beendet ist (Kennzeichen siehe unten). Die Glyzerinester der Arachin-, Palmitin- und Stearinsäure, aus denen die Fette bestehen, werden durch das Wasser in der Hitze hydrolytisch gespalten und verbinden sich mit dem Bleioxyd zu fettsauren Bleisalzen; Glyzerin wird frei.

Da das Bleioxyd möglichst fein gepulvert sein soll, ist es vor Gebrauch durch Sieb 5 zu schlagen (giftig! Mund und Nase durch Tuch schützen!) oder mit dem Öl anzureiben und durch eine Salbenmühle zu geben. Um ein Anbrennen des Pflasters zu verhüten, empfiehlt sich die Erhitzung auf gespanntem Dampf oder im Glyzerinbad. (Auf dem Wasserbad verläuft der Prozeß zu langsam.) Der Geübtere wird das Kochen auf freiem

Feuer bevorzugen, den Kessel aber wegen der Gefahr des Überkochens nur knapp zur Hälfte füllen.

Der Masse wird von vornherein etwas destilliertes Wasser zugegeben. Sie wird dann über mäßigem Feuer gekocht. Man verwendet zum Umrühren, *das unausgesetzt zu erfolgen hat,* einen unten breiten, kräftigen Holzspatel, den man beim Rühren nicht rundherum führt, sondern vor und zurück. Immer sei man darauf bedacht, daß kein Punkt des Kesselbodens ausgelassen wird!

Während des Kochens muß dann und wann etwas Wasser zugesetzt werden. Erfolgt nach der Zugabe heftiges Knattern oder Knallen, so ist das Pflaster überhitzt. Man entfernt dann die Heizquelle oder nimmt den Kessel vom Feuer und rührt so lange weiter, bis ein erneuter Wasserzusatz nur noch ein leicht knatterndes Geräusch hervorruft.

Wenn die rötliche Farbe der Bleiglätte in gelblich übergegangen ist, kann man die baldige Beendigung der Umsetzung vermuten. Man tropft dann ab und zu etwas Pflastermasse in kaltes Wasser und prüft, ob sie sich fest und plastisch und nicht mehr schmierig anfühlt. Das Pflaster enthält nun noch Wasser und Glyzerin; da beides die Klebkraft herabsetzt, sorgt man für Entfernung zunächst des Glyzerins. Dies geschieht durch das sogenannte Malaxieren unter Wasser. Man gießt den Kessel mit dem fertigen Pflaster ziemlich voll lauwarmes Wasser und arbeitet nun mit den Händen unter Wasser das Pflaster in bequemen Anteilen, die man nach der Arbeit auf ein nasses Pflasterbrett legt, tüchtig durch; so teilt sich das darin enthaltene Glyzerin dem Waschwasser mit, das man zuletzt ausgießt. Die Arbeit ist beendet, wenn das Pflaster auf frisch auseinandergezogener Fläche nicht mehr süß schmeckt. (Die letzten Reste von Glyzerin lassen sich durch Auswaschen mit 25%igem Alkohol entfernen.)

Das malaxierte Pflaster kommt nun wieder in den Kessel und wird unter ständigem Umrühren bei einer 105° nicht übersteigenden Temperatur (Anbrennen!) über freiem Feuer oder, mit gelegentlichem Rühren, auf gespanntem Dampf oder einem Wasserbad von Wasser befreit. Die beinahe erkaltete Masse muß noch einmal durchgeknetet werden, da sie sonst körnig wird und sich schlecht ausrollen läßt. Das fertige Bleipflaster rollt man in dicke Stangen aus, die in Pergamentpapier gewickelt und in einem fest schließenden Kasten im Arzneikeller aufbewahrt werden.

Wenn man Pflaster durch Mischen verschiedener Bestandteile herstellt, so gilt die Regel, daß zuerst die schwerer schmelzbaren Komponenten für sich geschmolzen und dann die leichter schmelzbaren zugesetzt werden. Solche Arbeiten nimmt man am besten auf dem Wasser- oder Dampfbad vor, da man nur so eine Überhitzung mit Sicherheit vermeidet. Grundsätzlich gilt die Regel, daß alle unter 100° schmelzenden Bestandteile in dieser Weise geschmolzen werden, z. B. Cera, Cetaceum, Elemi, Resina Pini, Oleum Cacao, Sebum, Pix navalis, Emplastrum Lithargyri, Terebinthina.

Es gibt allerdings einige Stoffe, die bei der Temperatur des siedenden Wassers noch nicht schmelzen (Dammar, Kolophonium); diese müssen dann unter ständigem Rühren auf freiem Feuer geschmolzen werden.

(Vorsicht! Kolophonium entzündet sich leicht!) Die durch Mull kolierte Schmelze läßt man auf 70° abkühlen und mischt dann die übrigen Bestandteile dazu. Schwer oder nicht schmelzbare Stoffe (z. B. Myrrha, Mastix, Benzoe, Seife, Opium) werden gut getrocknet, fein gepulvert und so unter die nicht zu heiße Pflastermasse gerührt.

Die Leichtflüchtigkeit der ätherischen Öle bedingt, daß auch sie erst — ebenso wie Kampfer, den man mit etwas fettem Öl anreibt — in die halb erkaltete Masse eingearbeitet werden. Perubalsam gerinnt in der Hitze und erfordert deshalb die gleiche Vorsichtsmaßregel. Ammoniacum und Galbanum werden als Terpentinlösung verwendet. Extrakte gibt man mit etwas Terpentinöl und wenig Wasser oder verdünntem Alkohol gemischt ebenfalls erst der halb erkalteten Masse zu.

Grundsätzlich verwendet man alle Pflasterbestandteile in möglichst reiner Form. So werden z. B. Talg und Wachs erst filtriert, bevor sie einer Pflastermasse zugesetzt werden. Das fertige Pflaster wird außerdem noch durch dreifache Gaze oder ein wollenes Koliertuch gegossen. Verunreinigungen, die auf diese Weise nicht zu beseitigen sind, entfernt man durch Absetzenlassen; nach dem Erkalten schabt man die unreine untere Schicht mit einem Messer ab.

Es seien nun zunächst einige offizinelle Emplastra besprochen, deren Grundmasse Bleipflaster ist. Die im *gelben Zugpflaster* **Emplastrum Lithargyri compositum** enthaltenen Harze üben zusammen mit dem Terpentin eine Reizwirkung aus, die die Entwicklung eiteriger Prozesse beschleunigt.

Bleipflaster	24 Teile
Gelbes Wachs	3 Teile
Ammoniakgummi	2 Teile
Galbanum	2 Teile
Terpentin	2 Teile

Nach den oben gegebenen allgemeinen Regeln wird Ammoniacum und Galbanum auf dem Wasserbad im Terpentin gelöst und dann einer gleichfalls auf dem Wasserbad hergestellten Mischung von Bleipflaster und Wachs zugefügt. Das gelbe und später bräunlich werdende Zugpflaster (und auch alle übrigen Pflaster) werden auf einem nassen Pflasterbrett in beliebig großen Stangen ausgerollt und zweckmäßig — so auch für den H. V. — in Wachspapier gewickelt.

Emplastrum adhaesivum (Heftpflaster).

Bleipflaster	100 Teile
Gelbes Wachs	10 Teile
Dammar	10 Teile
Kolophonium	10 Teile
Terpentin	1 Teil

Unter ständigem Umrühren auf kleiner Flamme oder gespanntem Dampf (105° sollen nicht überschritten werden) kann man alle Bestandteile zusammenschmelzen. Wenn das anfängliche Schäumen der Masse aufgehört hat, ist die Arbeit beendet. — Ein gelbbraunes Pflaster von besonderer Klebkraft, bedingt vor allem durch die Harze und das Terpentin.

Emplastrum saponatum (Seifenpflaster) dient als mild hautreizendes Mittel gegen Drüsenschwellungen.

Bleipflaster	80 Teile
Gelbes Wachs	10 Teile
Medizinische Seife	5 Teile
Kampfer	1 Teil
Erdnußöl	4 Teile

Der mit ganz wenig Äther bespritzte Kampfer wird fein gepulvert und zusammen mit der ebenfalls fein gepulverten Seife mit dem Erdnußöl angerieben. Bleipflaster und Wachs werden auf dem Wasserbad zusammengeschmolzen und nach dem Abkühlen auf 60—70° mit der Ölanreibung vermischt.

Seifenpflaster sieht gelblich aus. Es darf nicht auf nassem, sondern nur etwas feuchtem Brett ausgerollt werden, sonst spalten sich die Stangen. Um diese sehr unangenehme Erscheinung zu verhindern, kann auch mit Glyzerin ausgerollt werden.

Dasselbe gilt naturgemäß für **Emplastrum saponatum salicylatum** (Salizylseifenpflaster).

Seifenpflaster	8 Teile
Weißes Wachs	1 Teil
Fein gepulverte Salizylsäure	1 Teil

Das Seifenpflaster wird mit dem Wachs auf dem Wasserbad zusammengeschmolzen; der halb erkalteten Schmelze mischt man die Salizylsäure bei. — Dient als Hühneraugenpflaster. Salizylsäure wirkt, besonders in Verbindung mit der emulgierenden und Quellung bewirkenden Seife, erweichend auf die Hornhaut ein.

Emplastrum Cerussae (Bleiweißpflaster) ist ein mildes Adstringens.

Fein gepulvertes Bleiweiß	7 Teile
Erdnußöl	2 Teile
Bleipflaster	12 Teile

Dem auf dem Wasserbad geschmolzenen Bleipflaster wird die Anreibung der Cerussa mit Oleum Arachidis beigemischt und das Ganze dann auf gespanntem Dampf unter gelegentlicher Wasserzugabe so lange erhitzt, bis die durch Bleiweiß und Erdnußöl bedingte zusätzliche Pflasterbildung beendet ist. Die Masse hat ein weißliches Aussehen.

Emplastrum Hydrargyri (Quecksilberpflaster). Zur lokalen Behandlung von Gummaknoten und Ulzerationen. Früher, wie Unguentum Hydrargyri cinereum, viel bei syphilitischen Geschwüren.

Quecksilber	2 Teile
Wollfett	1 Teil
Gelbes Wachs	1 Teil
Bleipflaster	6 Teile

Man verreibt das Quecksilber in einer Porzellanschale (am besten unter Zusatz von etwas mit Wasserstoffsuperoxyd geschütteltem Äther) mit dem Wollfett so fein, daß unter der Lupe Quecksilberkügelchen nicht mehr zu erkennen sind. Die Mischung wird dann der auf dem Wasserbad bereiteten, halb erkalteten Mischung von Bleipflaster und Wachs so sorgfältig beigemischt, daß auch jetzt die Lupe in dem grauen Pflaster kein freies Quecksilber mehr erkennen läßt.

Ohne Bleipflaster läßt das Arzneibuch die folgenden Pflaster herstellen, deren Klebkraft hauptsächlich den verwendeten Harzen zuzuschreiben ist:

Emplastrum Cantharidum ordinarium (Spanischfliegenpflaster). Ein grünschwarzes, stark hautreizendes Pflaster, das nach 2- bis 4stündiger Einwirkung Hautrötung, nach 8—10 Stunden Blasenbildung hervorruft.

Mittelfein gepulverte spanische Fliegen ... 2 Teile
Erdnußöl .... 1 Teil
Gelbes Wachs .... 4 Teile
Terpentin .... 1 Teil

Die sehr unangenehme Eigenschaft dieses Pflasters, leicht zu schimmeln, läßt sich durch sorgfältige Austrocknung der Bestandteile beseitigen. Wachs und Terpentin werden durch einstündiges Erhitzen auf gespanntem Dampf entwässert. Die spanischen Fliegen werden im Exsikkator oder Kalkkasten getrocknet und dann mit dem Öl zwei Stunden lang auf dem Wasserbad ausgezogen. Wegen der Flüchtigkeit des Kantharidins, das zudem auch giftig ist, muß die Schale gut bedeckt gehalten werden. Zu diesem Ölauszug gibt man die Schmelze aus Wachs und Terpentin und rührt das Ganze bis zum Erkalten. Mit wenig Glyzerin in Stangen ausrollen; über Ätzkalk aufbewahren.

Emplastrum Cantharidum perpetuum (Immerwährendes Spanischfliegenpflaster). Milderes Hautreizmittel als Emplastrum Cantharidum ordinarium, daher nur hautrötend, nicht blasenziehend.

Kolophonium .... 14 Teile
Terpentin .... 7 Teile
Gelbes Wachs .... 10 Teile
Hammeltalg .... 4 Teile
Mittelfein gepulverte Spanische Fliege .. 4 Teile
Mittelfein gepulvertes Euphorbium ..... 1 Teil

Wachs, Talg und Terpentin werden auf dem Wasserbad zusammengeschmolzen und wie oben durch längeres Erhitzen entwässert. Zuvor schon hat man das Kolophonium vorsichtig auf freiem Feuer geschmolzen und gibt nun das Gemisch aus Fetten und Terpentin und darauf die gepulverten Stoffe dazu. — Ebenfalls über Ätzkalk aufzubewahren.

Emplastrum Cantharidum pro usu veterinario (Spanischfliegenpflaster für tierärztlichen Gebrauch). Die hautreizende Wirkung wird auch hier durch Euphorbium unterstützt, doch enthält dieses Pflaster 18% Kanthariden gegenüber 10% in dem vorhergehenden und 25% im „ordinarium"-Pflaster.

Kolophonium .... 6 Teile
Terpentin .... 6 Teile
Mittelfein gepulverte Spanische Fliege ... 3 Teile
Mittelfein gepulvertes Euphorbium ...... 1 Teil

Die Bereitung geschieht wie bei den vorhergehenden Kantharidenpflastern.

Emplastrum fuscum camphoratum (Braunes Mutterpflaster). Ein Pflaster von milder Reizwirkung, das früher bei wunden oder entzündeten Brustwarzen der Frauen gebraucht wurde und daher seinen Namen erhielt. Noch heute bildet es die Grundlage vieler Handverkaufspflaster: Hoffmanns Pflaster, Dicks Pflaster, Salvator-Pflaster usw. Seine Herstellung im Apothekenlaboratorium macht Freude, ist einfach, lohnend und chemisch sehr reizvoll, so daß es als Übungspräparat in jedem Praktikantenarbeitsbuch zu finden sein sollte:

Fein gepulverte Mennige .... 30 Teile
Erdnußöl .... 61 Teile
Gelbes Wachs .... 15 Teile
Kampfer .... 1 Teil

Bei Herstellung dieses Pflasters, das leicht überschäumt, sollte der Kessel nur zu etwa ¼ mit Masse gefüllt werden. Man arbeitet über freier Bunsenflamme oder über freiem Feuer. Ständiges Rühren ist erforderlich!

Die Mennige (Pb_3O_4) wird mit dem Erdnußöl erhitzt. Allmählich geht die rote Farbe der Mischung in braun über, und ziemlich plötzlich entwickeln sich Blasen. Die Masse beginnt zu „kochen". In diesem Augenblick muß die Bunsenflamme entfernt oder der Kessel mit zwei bereitgehaltenen nassen Tüchern vom Feuer genommen werden, denn nun beginnt — unter Entwicklung stechend riechender Akroleindämpfe — eine sehr lebhafte Reaktion *ohne weitere Wärmezufuhr*, in deren Verlauf das Pflaster die bekannte dunkelbraune Färbung annimmt. Hieraus geht hervor, daß von einem „Anbrennen" nicht die Rede sein kann, das noch heute in vielen Lehrbüchern als Ursache der Bräunung angegeben wird.

Wiewohl die chemischen Vorgänge bei diesem Prozeß noch nicht ganz geklärt sind, darf man annehmen, daß das Öl teilweise durch die Mennige oxydiert wird, bei hoher Temperatur zerfällt und dabei das Wasser bildet, das zur Pflasterbildung notwendig ist. Dabei wird Pb_3O_4 zu PbO (Bleioxyd) reduziert. Die dunkle Verfärbung des Pflasters dürfte auf eine weitere Reduzierung von Mennige zu Pb_2O (Bleisuboxyd) zurückzuführen sein. — Erfahrungsgemäß wird Mutterpflaster nach einiger Zeit wieder heller, wahrscheinlich durch Aufoxydieren des Pb_2O zu PbO.

Wenn die Masse auf 70—80° abgekühlt ist, wird das Wachs und die Anreibung des Kampfers mit einem Teil Erdnußöl zugefügt und noch bis zum vollständigen Schmelzen des Wachses gerührt.

Das sogenannte **Englische Pflaster** (Emplastrum anglicum) ergibt bei kleinen Verletzungen einen heilenden, unauffälligen Wundverschluß. Noch vor 50 Jahren wurde in den Apotheken Seide in einen Rahmen gespannt, die mehrmals mit einer Lösung von Hausenblase in Wasser und dann auf der Rückseite mit Benzoetinktur und Weingeist ($\overline{aa}$ partes) bestrichen wurde.

Gelegentlich kommt die Verordnung von kleinen Stücken gestrichenen Pflasters *in der Rezeptur* noch vor. Auch die Prüfungsordnungen setzen mitunter die Kenntnis dieser Fertigkeit voraus. Man verfährt folgendermaßen:

Angenommen, es sei ein Emplastrum extensum von 10×10 cm = 100 qcm verschrieben, so schneidet man sich einen Papprahmen, der ein Geviert von 10×10 cm umschließt und selbst etwa 3 cm breit ist. Die Pappe soll nur etwa 1 mm dick sein, da das zu streichende Pflaster diese Schichtdicke haben soll.

Man legt diesen Rahmen nun auf ein Stück gut klebendes Kautschukheftpflaster von gleicher Größe wie der *ganze* Rahmen. Streicht man nun mit einem biegsamen Spatel die in einem Emailleschälchen angewärmte Pflastermasse in das Rahmenviereck, so kann man nach sorgfältiger Glättung des schnell erhärtenden Pflasters den Papprahmen wegnehmen und hat dann ein sauberes, gut abgegrenztes, gestrichenes Pflaster, umgeben von einem 3 cm breiten Rand von Kautschukpflaster, das zum Fixieren des Ganzen dient. Man gibt ein solches Pflaster in Wachspapier eingeschlagen ab.

Die großen Pflasterverbände werden jetzt allgemein mit Erzeugnissen der Industrie ausgeführt. Immerhin führt das DAB 6 noch *Collemplastra*, die es als gestrichene Pflaster bezeichnet, deren Masse als wesentlichen Bestandteil Kautschuk enthält. Das Arzneibuch gibt zwei Vorschriften:

Collemplastrum adhaesivum (Kautschukheftpflaster).

Fein geschnittener Kautschuk	20 Teile
Dammar........................	11 Teile
Kolophonium	8 Teile
Rohes Zinkoxyd	10 Teile
Fein gepulverte Veilchenwurzel	20 Teile
Wollfett	30 Teile
Petroleumbenzin...................	148 Teile

Der Kautschuk löst sich innerhalb dreier Wochen zu einer kolloiden Lösung. Die Lösung der beiden Harze in 20 Teilen Benzin wird von Verunreinigungen abgegossen und notfalls filtriert. Zinkoxyd und Veilchenwurzel trocknet man bei $100°$, schlägt beides durch Sieb 6 und bereitet daraus mit 8 Teilen Benzin und dem Wollfett eine Salbe, die mit der Kautschuk- und Harzlösung in einer Flasche durch Rollen gemischt wird. Die so erhaltene Pflastermasse läßt man einige Stunden stehen und streicht sie mit Hilfe einer Pflasterstreichmaschine auf ungesteiften Schirting. Die Streifen werden etwa 6 Stunden lang zum Trocknen aufgehängt. Sie ergeben ein gelbbraunes, stark klebendes Pflaster.

Das sehr viel gebrauchte **Collemplastrum Zinci** (Zinkkautschukheftpflaster) wird mit Zinkoxyd statt der Veilchenwurzel hergestellt. Dadurch erhält es seine weiße Farbe. Es wird analog der vorhergehenden Vorschrift mit folgenden Einzelbestandteilen hergestellt:

Fein geschnittener Kautschuk	20 Teile
Dammar........................	11 Teile
Kolophonium	8 Teile
Rohes Zinkoxyd	30 Teile
Wollfett	30 Teile
Petroleumbenzin...................	148 Teile

Emulsiones, Emulsionen

Die „Emulsiones" als Arzneiform erscheinen erst in den Pharmakopöen des 18. Jahrhunderts.

Es erscheint notwendig, hier zuvor kurz das Wichtigste über kolloidchemisches Geschehen nachzulesen (vgl. „Lösungen" S. 48).

In der Pharmazie handelt es sich bei kolloiden Systemen um die äußerst feine Verteilung eines Arzneistoffes oder einer Arzneistofflösung in einem fetten, halbfesten oder flüssigen Stoff. Auch für *Emulsionen* ist die feine und dauerhafte Verteilung von Stoffen in einem anderen Medium typisch, wenn auch die Teilchen größer zu sein pflegen als in einem kolloidalen System. Auch manche Salben und Suppositorien, ja sogar viele Pillen gehören in chemisch-physikalischem Sinne zu den Emulsionen, der Apotheker versteht unter Emulsionen als Arzneiform jedoch in erster Linie Mischungen von Flüssigkeiten, die nicht ineinander löslich sind und unter Mitwirkung bestimmter Hilfsstoffe (Emulgatoren) in eine haltbare Form gebracht werden, in der sie tropfenförmig fein verteilt sind. Eine pharmazeutische Emulsion besteht fast immer aus einer öligen und einer wäßrigen Phase. Je nachdem das Öl im Wasser oder das Wasser im Öl fein verteilt ist, spricht man von einer „Öl-in-Wasser-" oder von einer „Wasser-in-Öl-Emulsion" (O/W bzw. W/O-Emulsion). Meist haben wir es in der Apotheke mit O/W-Emulsionen zu tun, in denen das Öl in mehr oder weniger kleinen Kügelchen in der wäßrigen Phase in Schwebe gehalten wird. Da die kleineren dieser Kügelchen nur eben noch mikroskopisch sichtbar sind (Durchmesser 0,2—1 µ), nähern wir uns hier schon den Begriffen der Kolloidik, denn Dispersionen mit noch geringerer Teilchengröße nennt man ja bereits kolloidale Lösungen.

Das bekannteste Beispiel für eine O/W-Emulsion ist die Milch der Säugetiere, bei der das Butterfett unter der Einwirkung von Eiweiß (Kasein) als Emulgator in einer wäßrigen Flüssigkeit fein verteilt ist. Betrachten wir weiterhin als Beispiel die Lebertranemulsion des Arzneibuchs, so ist der Tran (das Öl) in diesem Präparat in Form kleinster, schwebender Tröpfchen enthalten. Er stellt die disperse oder innere, die wäßrige Flüssigkeit die geschlossene oder äußere Phase dar.

Eine Emulsion, die nur aus Wasser und Öl besteht, ist wenig haltbar, weil die disperse Ölphase infolge ihrer hohen Oberflächenspannung bestrebt ist, diese durch Zusammenfließen der Tröpfchen zu „entspannen", und weil die verschiedenen spezifischen Gewichte der Phasen einer emulsionsartigen Mischung widerstreben. Die Phasen einer solchen „Pseudoemulsion" werden sich in kurzer Zeit als zwei übereinander lagernde Schichten abscheiden.

Zu einer echten Emulsion gehört deshalb neben Verdickungsmitteln noch ein Emulgator, der durch Herabsetzung der Oberflächenspannung der geschlossenen Phase die Emulsionsbildung fördert. Bei der Lebertranemulsion verwenden wir zu diesem Zweck neben Gummi und Tragant auch gern Saponin. Um der trennenden Wirkung der verschiedenen spezifischen Gewichte entgegenzuwirken, läßt das Arzneibuch etwas Gelatine beigeben, die in Lösung die Viskosität der geschlossenen Phase erhöht. In derselben Weise wirkt der gleichfalls vorgeschriebene Zusatz von Glyzerin, das außerdem konservierende Eigenschaften hat.

Zur Erklärung der Emulgatorwirkung ist folgendes zu sagen: Emulgatoren sind wasserlösliche Stoffe, die stets in der geschlossenen Phase gelöst sind, auch wenn sie zunächst aus technischen Gründen mit der Ölphase (wie bei der Lebertranemulsion) vermischt oder „verrieben" werden. Nach der Mischung der Phasen reichern sie sich an der Grenzfläche der fein verteilten Öltröpfchen zu einem Film an, also an der inneren Phase. Mit einem Teil ihrer Moleküle ragen sie in die Ölphase, mit dem anderen in die wäßrige Phase hinein, kitten so (unter Verringerung der Oberflächenspannung) die beiden Phasen gewissermaßen aneinander und machen die Emulsion haltbar.

Das Arzneibuch schreibt über Emulsionen folgendes:

Emulsionen sind milchähnliche Arzneizubereitungen, die Öle, Fette, Harze, Gummiharze, Kampfer, Walrat, Wachs, Balsame oder andere Stoffe in sehr feiner und gleichmäßiger Verteilung enthalten. Sie werden aus Samen oder aus den genannten Stoffen, nötigenfalls unter Zusatz von Bindemitteln, wie arabisches Gummi, Gummischleim, Traganth, Eigelb, durch inniges Zerstoßen, Verreiben oder Schütteln mit Flüssigkeit hergestellt.

Emulsionen werden, wenn nichts anderes vorgeschrieben ist, im Verhältnis von 10 Teilen Samen, Öl usw. zu 100 Teilen Emulsion und nach folgenden Vorschriften bereitet:

Samenemulsionen

Der angefeuchtete Samen wird im Emulsionsmörser fein zerstoßen. Alsdann wird unter Reiben das Wasser in kleinen Mengen zugesetzt und die entstandene Emulsion unter Anwendung von Druck durchgeseiht.

Ölemulsionen

Öl	2 Teile
Fein gepulvertes arabisches Gummi	1 Teil
Wasser	17 Teile

Das Öl und das arabische Gummi werden in einer Reibschale innig gemischt und dem Gemisch 1,5 Teile Wasser hinzugefügt. Nunmehr wird weiter verrieben, bis unter knackendem Geräusch eine vollkommen gleichmäßige Mischung entstanden ist. Alsdann wird das übrige Wasser in kleinen Mengen hinzugefügt.

Emulsio oleosa ist aus Mandelöl zu bereiten.

Die Einteilung in Samen- und Ölemulsionen hat wohl für die Praxis der Apotheke noch eine gewisse Bedeutung, gilt aber im übrigen als veraltet. Man unterteilt heute, wie schon erwähnt, in O/W- und W/O-Emulsionen. Die „Bindemittel" des Arzneibuchtextes (Gummi, Tragant, Eigelb) entsprechen den schon besprochenen Emulgatoren. Gummi arabicum und Tragant hat sich zur Herstellung der wichtigen Lebertranemulsion gut bewährt; die emulgierende Wirkung wird durch Zusatz von $1^0/_{00}$ (Promill) Saponin noch bedeutend verstärkt (so in der Stada-Lebertranemulsion).

Tragant muß übrigens vor seiner Verwendung als Emulgator nach der vom Arzneibuch vorgeschriebenen Methode auf Zähflüssigkeit (Viskosität) geprüft werden. Dem Verfasser wurde gelegentlich ein Tragant geliefert, der jener Forderung nicht entsprach und so das Mißlingen einer Emulsion verursachte.

Bei den Samenemulsionen vertreten die Samenschleime die Rolle der Emulgatoren, denn die in ihnen enthaltenen *Pektine* und auch die *Eiweißstoffe* der Samen wirken emulsionsbildend. Weitere Emulgatoren werden bei den *Salben* erwähnt. Die Nachteile der Schleimdrogen (Gummi arabicum und Tragant), die bakteriellen Zersetzungen unter liegen, werden von der wasserlöslichen Methylzellulose (Tylose) vermieden, die darum in der pharmazeutischen Technik gern verwendet wird. (DRF-Rezepte, Stada-Emulsion. Die Stada verwendet neuerdings ein verbessertes Präparat namens Mulgafarin als Emulgator. Es ist eine besonders reine, auf optimal geeignete Viskosität eingestellte Methylzellulose.) Eine besonders für pharmazeutische Zwecke hergestellte Tylose kommt unter dem Namen Adulsion in den Handel.

Tragant und Gummi werden übrigens nicht nur als Emulgatoren, sondern auch zur Erhöhung der Viskosität der wäßrigen Phasen zugesetzt, die ja, wie wir sahen, ein wichtiges Moment bei der Haltbarmachung einer Emulsion darstellt. Zum gleichen Zweck ist man bestrebt, die innere Ölphase möglichst fein zu „zerschneiden", denn je feiner die Teilchen, um so haltbarer die Emulsion. Eine besonders weitgehende Zerteilung bezeichnet man als *Homogenisierung* (siehe S. 129).

Die pharmazeutisch gebrauchten Emulsionen können nach den Stoffen, aus denen sie hergestellt werden, in der Hauptsache auch heute noch in Samen- und Ölemulsionen unterteilt werden.

Samenemulsionen. Als Ausgangsmaterialien kommen naturgemäß nur solche Samen in Betracht, die beide zur Emulsionsbildung notwendigen Grundstoffe enthalten, nämlich Fett und einen Emulgator, den wir, wie schon erwähnt, unter den Eiweiß- und Schleimstoffen des Samens zu suchen haben. Solche Samen sind: Amygdalae dulces, Semina Papaveris, Fructus Cannabis. Auch Lykopodiumemulsionen rechnet man zu den Samenemulsionen.

Die Samen (mit Ausnahme der Bärenlappsporen) werden zur Reinigung von anhaftendem Staub auf einem Sieb kurz mit Wasser abgespült — das braune Endosperm der Mandeln zieht man nach Überbrühen mit heißem Wasser in der auch in der Küche üblichen Weise ab — oder auch gleich im Emulsionsmörser (Abb. 82) einige Male mit Wasser abgewaschen. Von der im ganzen vorgeschriebenen Wassermenge (9 Teile Wasser auf 1 Teil Samen laut Arzneibuch) fügt man zunächst nur ganz wenig zu und zerstößt dann mit der Keule des Emulsionsmörsers die Droge unter

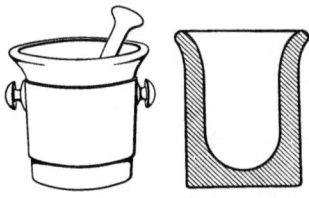

Abb. 82
Emulsionsmörser aus Porzellan
a von außen, b im Querschnitt.
Pistill aus hartem Holz

gelegentlichem Abkratzen mit einem Hornspatel (Metall macht die Emulsion mißfarbig) so fein, daß ein gleichmäßiger Brei entsteht, in dem man zwischen den Fingern keine gröberen Teilchen mehr fühlt. Nur *allmählich* wird dann unter weiterem Stoßen und Mischen der Rest des Wassers zugegeben. Man seiht schließlich unter Anwendung von etwas Druck durch ein Koliertuch; bei langsamem Abtropfen *ohne* Druck würde sich ein weniger gehaltvolles Produkt ergeben.

Lykopodiumemulsionen werden *nicht* koliert und somit als Schüttelmixtur abgegeben. (Wegen der Neigung *aller* Emulsionen, sich wieder zu trennen, versieht man ganz allgemein die Abgabegefäße mit einer Schüttelsignatur.) Lykopodium wird auch insofern abweichend von der Regel verarbeitet, als die Bärlappsporen *trocken* zerstoßen werden, und zwar so fein, daß sie unter Mitwirkung des in ihnen enthaltenen fetten Öls krümelig zusammenbacken und damit durch Wasser benetzbar werden. Dann erst wird nach und nach das notwendige Wasser zugesetzt.

Ölemulsionen. Hierher gehören neben der Milch auch die Mayonnaise der Küche; sie ist eine mit Eigelb als Emulgator bereitete Ölemulsion.

Als Grundstoffe kommen vor: Oleum Amygdalarum, Arachidis, Papaveris, Olivarum, Ricini, Lini, Balsamum Copaivae und peruvianum; Terebinthina. Als wichtigstes Adjuvans für sie alle gilt Gummi arabicum, dem sich gelegentlich noch das Eidotter (Vitellum ovi) beigesellt. Für alle diese Emulsionsarten gilt bei Verwendung von arabischem Gummi dieselbe Bereitungsvorschrift; ihre genaue Befolgung gewährleistet ein sicheres Gelingen der betreffenden Emulsion. Man folgt im Prinzip der Arzneibuchvorschrift und merkt sich grundsätzlich: Die Hälfte des Öls an Gummi, die Hälfte der Summe von Öl und Gummi an Wasser.

Beispiel:
Zur Bereitung von 200 g Ölemulsion wägt man in einem Porzellanmörser mit Ausguß 20 g Öl, gibt 10 g Gummi arabicium pulvis zu und verrührt beides zu einem glatten Schleim. Nun gießt man *auf einmal* 15 g Wasser (die Hälfte der Summe, nämlich 20 + 10 = 30, geteilt durch 2) zu und rührt bis zum Auftreten des bekannten knackenden Geräuschs, das die vollendete Emulsionsbildung anzeigt. An der Mörserwand oder am Pistill noch haftendes Gummi oder Öl streicht man mittels Kartenblatts zusammen und setzt dann *nach und nach* in *kleinen* Teilmengen den Rest des Wassers zu.

Unter Emulsio oleosa ist stets eine *Mandelölemulsion* zu verstehen.

Emulsionen aus festen Fettstoffen (Wachs, Kakaobutter, Walrat) unterscheiden sich in ihrer Bereitungsweise grundsätzlich nicht von den Ölemulsionen, doch müssen Mörser und Pistill vor Gebrauch mit heißem Wasser so vorgewärmt werden, daß der zuvor für sich geschmolzene Fettstoff auch während der Arbeit geschmolzen bleibt. Naturgemäß muß das zur Emulgierung verwendete Wasser ebenfalls heiß sein; erst zu der fertigen, unter den Schmelzpunkt des Fettkörpers erkalteten, halb verdünnten Emulsion kann man allmählich kaltes Wasser zugeben. Übrigens rechnet man auf 10 Teile Wachs, Walrat oder Kakaobutter ebensoviel Gummipulver und 15 Teile heißes Wasser.

Auch die *Balsamemulsionen*, die Kopaiva- und Perubalsam enthalten, werden wie die Ölemulsionen hergestellt. Für Perubalsam empfiehlt sich allerdings eine abgewandelte Bereitungsweise: Man gibt etwas Weingeist hinzu und verwendet weniger Wasser als üblich. Folgende Vorschrift hat sich bewährt: 5 g Perubalsam, 2,5 g Gummi, 3 g Wasser und 10 Tropfen Weingeist.

Gummiharze, wie Galbanum, Ammoniacum, Myrrha, Gutti und Asa foetida, tragen ihren Emulgator in Form des Gummis in sich. Er wäre also an sich entbehrlich, doch wird bei Emulsionen aus diesen Stoffen gern Eigelb als Emulgator mit verordnet. Am besten verwendet man die Gummiharze als Pulver, doch kann man sie auch — zumal diese Pulver oft zusammenbacken — in kleinen Stücken mit Wasser besprengen und in einem Mörser mit Ausguß bei mittlerer Wärme bis zur Honigdicke erweichen lassen. Wird dann das Eigelb zugegeben, so kann man nach gutem Verreiben in der üblichen Weise allmählich das nötige Wasser zusetzen. Die fertige Emuslion wird von etwa vorhandenen Unreinigkeiten (Sand) abgegossen.

Harzemulsionen werden aus feinst gepulverten Stoffen entsprechend bereitet, doch muß hier Gummi als Emulgator angewendet werden, wenn nötig in gleicher Menge wie das Harz.

Auch der Harzsaft (Balsam) Terebinthina wird so verarbeitet. Eine besondere Eigenart zeigt Resina Guajaci; die damit bereitete Emulsion wird nämlich durch Oxydation nach einiger Zeit blau. Es empfiehlt sich daher, sie durch 30—40 Minuten langes Stehen an der Luft schon *vor* der Abgabe blau werden zu lassen. Ätherische Öle werden vor der Emulgierung in fettem Öl gelöst und dann weiterhin wie eine Ölemulsion behandelt.

Kampferemulsionen werden in der Weise hergestellt, daß man den mit Äther besprengten Kampfer zu Pulver zerreibt, bis der Äthergeruch verschwunden ist, dann mit der zehnfachen Menge Gummipulver mischt und schließlich allmählich mit dem Wasser versetzt (vgl. Vinum camphoratum DAB, S. 67).

Die eben beschriebenen Emulsionsarten werden — außer den eigentlichen Samen- und Ölemulsionen — nur noch selten verordnet. Einer gewissen Beliebtheit erfreut sich noch die *Phosphoremulsion,* die meist als Lebertranemulsion mit Phosphorgehalt verschrieben wird. Ihre Herstellung erfordert besondere Aufmerksamkeit, weil schon kleinste Mengen *ungelösten* Phosphors tödlich wirken können. Man geht daher immer von dem Phosphorus solutus des Arzneibuchs aus, der 2% P enthält. Diese *Lösung* darf keinesfalls in die Emulsionsmaschine gegeben werden, mit deren Hilfe man größere Mengen von Lebertranemulsion zu bereiten pflegt, man vermischt sie vielmehr *im Mörser* mit dem vorgeschriebenen Lebertran oder etwas fertiger Lebertranemulsion und emulgiert dann in der üblichen Weise mit Gummi arabicum bzw. mischt allmählich mit der übrigen Lebertranemulsion.

Während bisher im allgemeinen nur die Herstellung von Rezepturemulsionen besprochen wurde, kommen wir mit der bekannten *Lebertranemulsion* in das Gebiet der Laboratoriumtechnik. Die Vorschrift des Arzneibuchs ist gut; nach 4 Wochen findet in der (nicht homogenisierten) Emulsion nur eine ganz geringe Abscheidung wäßriger Flüssigkeit statt. Das beste Ergebnis erzielt man mit einer von der italienischen Pharmakopoe angegebenen Zusammensetzung:

```
Oleum jecoris Aselli ...................    350,0
Gummi arabicum pulvis ...............     10,0
Tragacantha pulvis ...................     10,0
Sirupus simplex ......................    150,0
Oleum Amygdalarum amararum ..... ad libitum
Hypophosphita ......................     20,0
Aqua destillata ....................   1000,0
                              ca. 1500,0
```

Eine so bereitete Emulsion zeigt erst nach einem Jahr eine geringe wäßrige Abscheidung. Das Geheimnis dieser vorzüglichen Beschaffenheit erklärt sich so, daß die italienische Vorschrift beim Vergleich mit den Anweisungen anderer Arzneibücher in der fertigen Emulsion die höchste Viskosität und die niedrigste Oberflächenspannung der Teilchen erzielt.

Sehr gut ist auch die Vorschrift der *Stada*, die als Emulgator (für 1000,0 Emulsion) 16 g Adulsion „ST" (neuerdings Mulgafarin) verwenden läßt. Auch läßt sich mit gutem Erfolg eine Mischung von

```
Saponinum purum ......................    1,0
Gummi arabicum pulvis ................    9,0
Tragacantha pulvis ...................    5,0
                                 16,0
```

verwenden, die man (für 1 kg Emulsion) mit 50 g Lebertran anreibt. Erst diese Anreibung wird dem übrigen Lebertran zugefügt.

Erwähnt seien hier auch noch die von der Firma Th. Goldschmidt AG in Essen hergestellte *Alginate*. So ist *Tagat N 4* das Natriumsalz der Alginsäure, von dem 2 % als Emulgator zugesetzt werden. Das trockene Tagatpulver wird mit dem Öl der Emulsion angerieben.

Alginate sind Natriumverbindungen der Alginsäuren, die den in höheren Pflanzen vorkommenden Pektinen nahestehen und als Salze in Braunalgen vorkommen.

Zur Herstellung der Lebertranemulsion verwendet man heute meist Maschinen, da man mit ihrer Hilfe eine weitgehende Zerschneidung der Ölphase und damit eine größere Haltbarkeit der Emulsion erzielt als bei der Herstellung durch Schütteln in einer Flasche oder Rühren in der Reibschale mit dem Pistill. Bei der alten *Flügelemulsionsmaschine* sind große, durchlöcherte Metallflügel an einer Mittelachse befestigt, die durch Zahnradübertragung durch Hand- (oder elektrischen) Betrieb in schnelle Umdrehung versetzt werden können. Eine zu hohe Mischgeschwindigkeit oder ein zu lang andauerndes Schlagen — etwa bei elektrischem Antrieb — muß vermieden werden, weil dadurch unter Umständen eine schon bestehende Emulsion wieder zerstört werden kann. Es muß vielmehr für jede Emulsionsmaschine die optimale Mischdauer und -geschwindigkeit festgestellt werden. Die Erfahrung lehrt außerdem, daß man zweckmäßig das Mischen durch Ruhepausen unterbricht; man erzielt so eine Beschleunigung der Emulsionsbildung und eine feinere Verteilung der dispersen Phase.

Dies gilt jedoch nur für die einfachen Apparate, die in der eben beschriebenen Weise durch Rühren und Schlagen die Ölphase in bescheidenem Umfang zu zertrümmern vermögen. Damit hergestellte Emulsionen lassen unter dem Mikroskop neben kleineren auch noch recht große Öltropfen erkennen. Trotzdem erzielt man mit diesen Maschinen Emulsionen, die — für den schnellen Verbrauch in der Apotheke bestimmt — recht gut verwendbar sind.

In neuerer Zeit wurde die Flügelmaschine selbst in kleineren Betrieben weitgehend verdrängt durch den nicht viel teureren Düsenemulgator. In Apotheken ƒ hat sich die Ausführung „Uni-Emulgator A" (Abb. 83) besonders gut ein-

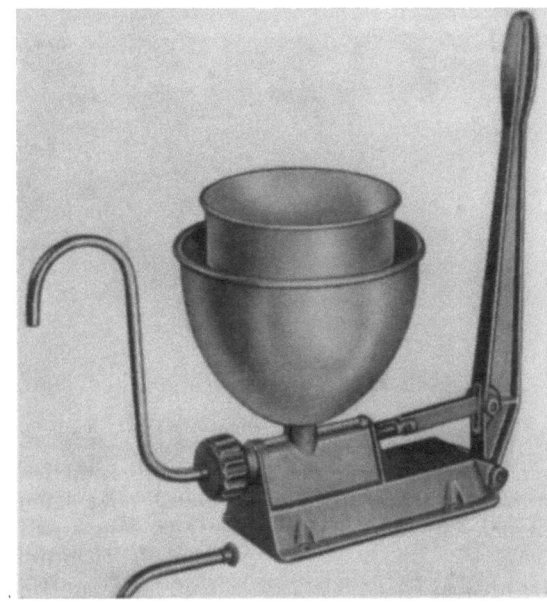

Abb. 83. Uni-Emulgor „A" für Handbetrieb
von Gann, Stuttgart S

geführt. Bei diesem mit der Hand betriebenen Gerät wird die durch Schütteln oder Rühren gewonnene „Rohemulsion" (Voremulsion) durch feinste Öffnungen gepreßt und so „homogenisiert", das heißt sehr fein zerteilt. Für längere Aufbewahrung eignen sich *nur* homogenisierte Emulsionen. Solche Erzeugnisse zeigen bei mikroskopischer Betrach-

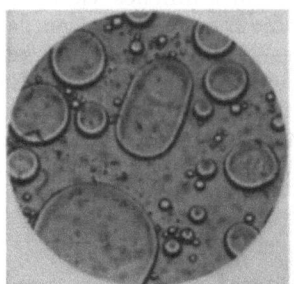 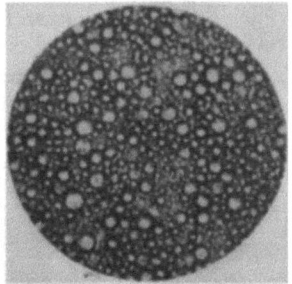

Abb. 84. Asellan-Emulsion Stada
a mit Hand, b mit Emulgor von Gann, Stuttgart S, bereitet

tung sehr kleine Ölteilchen, die sich in der Größe nur wenig unterscheiden (Abb. 84). Mit elektrischem Antrieb arbeitet der Motor-Emulgor I (Abb. 85), ebenso die Kotthoff-Mischmühle (Abb. 86), die sich bei größerem Bedarf von Lebertranemulsion auch in Apotheken gut bewährt hat.

Dasselbe gilt für die sogenannten *Mixgeräte* (Abb. 12a, b, c). Sie bestehen im wesentlichen aus zwei Teilen, nämlich dem Antriebsaggregat,

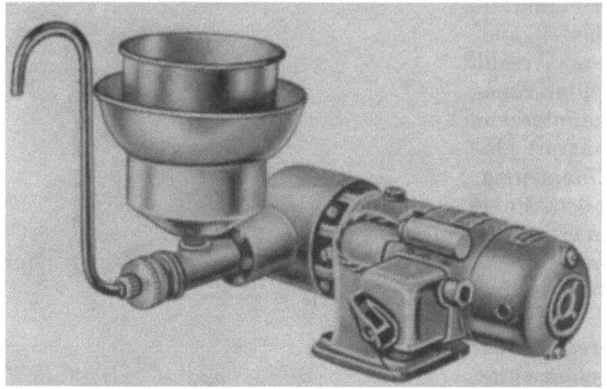

Abb. 85. Motor-Emulgor I von Gann, Stuttgart S

einem schnell laufenden Elektromotor, und dem Arbeitsgerät, das in einem aufschraubbaren Becher aus Metall oder Jenaer Glas besteht, auf dessen Boden ein Sechskantwirbler oder ein rostfreies Sichelmesser in sehr schnelle Umdrehung versetzt wird. Das

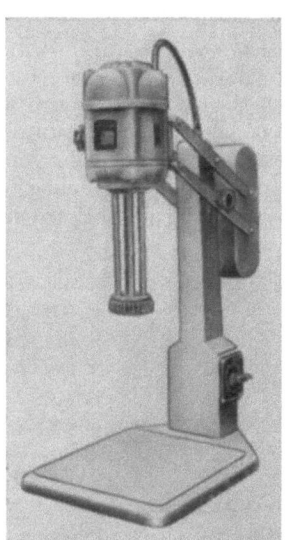

Gerät ist zur Herstellung von Emulsionen zum Teil in hervorragendem Maße geeignet, wenn man beachtet, daß nur etwa eine Minute lang turbiniert werden darf, sofern sauerstoffempfindliche Vitamine oder ähnliches mit verarbeitet werden sollen. Für eine Lebertranemulsion besonders im Defekturmaßstab wird also der Gann-Emulgator oder ein ähnliches Gerät vorzuziehen sein. Für die Rezeptur dagegen bedeutet die auf S. 10—12 abgebildete und beschriebene „Bamix"-Apparatur eine Erleichterung und Verkürzung der Arbeitszeit. Nach Einwägen aller Bestandteile (Gummi arabicum zuletzt) in ein Becherglas erreicht man in 3 Minu-

Abb. 86. Kotthoff-Mischmühle Type M 2c von Hans Kotthoff, Köln-Rodenkirchen

ten mit der Schlagscheibe des „Bamix" z. B. bei Emulsio ricinosa DRF, Emulsio oleosa DAB 6 und Emulsio nasalis DRF eine vollkommene Emulsionsbildung.

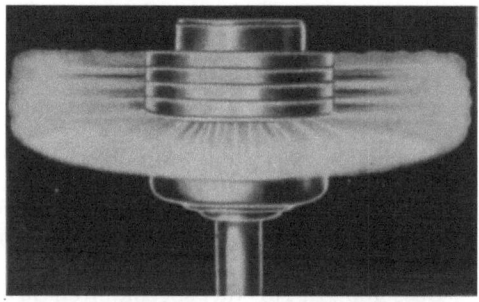

Abb. 87. Homogenisierkopf des Alfa-De Laval-Zentrifugalemulsors im Betrieb (Bergedorfer Eisenwerke AG.)

Die Industrie verwendet gern Apparate, die die Homogenisierung
durch Zerstäuben der Rohemulsion mittels schnell rotierender Düsen
an einem sogenannten Homogenisierkopf besorgen (Abb. 87). Bei ihnen
wird die Emulsion mit Hilfe der
Fliehkraft durch die Spalten des
Homogenisierkopfes gepreßt und
so fein verteilt, daß sie gleich
einem Nebel zerstäubt wird.

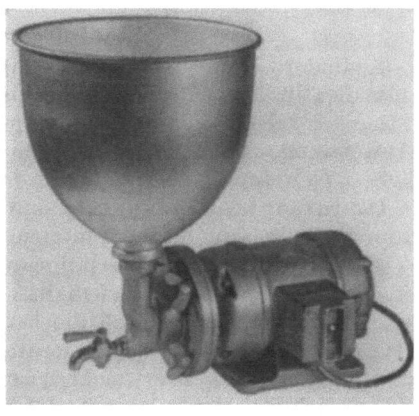

Für Industrie und Apotheke
eignen sich die mit Turbinen
versehenen sogenannten Turbomischer; von denen die Abb. 88
ein für den Apothekenbetrieb geeignetes Modell zeigt. Diese Maschine hat den Vorteil, daß die
Herstellung einer Voremulsion
nicht nötig ist. Die beiden Phasen
werden getrennt aus verschiedenen Rohren zugeführt, dann erst
gemischt und mittels Turbinen-

Abb. 88. Turbo-Emulgor I von Gann, Stuttgart S

rades homogenisiert. Die Regelung der Mischungsverhältnisse der Phase
erfolgt durch eine Stellvorrichtung am Apparat.

Vasolimenta, Vasolimente

Wie schon der Name sagt, gehören die Vasolimente zu den Linimenten.
Sie wurden zuerst von der Herstellerfirma der Vasogene (eingetragenes
Warenzeichen) unter diesem geschützten Namen als Einreibung in den
Handel gebracht. Vasogen bildet die Grundlage für eine ganze Reihe
pharmazeutischer Externa. Die bekanntesten Zusätze, die später auch in
den Stada-Vasolimenten und im Ergänzungsbuch zum Deutschen Arzneibuch erschienen, sind Chloroform, Kampfer, Ichthyol, Jod und Salizylsäure.

Bei den Vasolimenten werden — im Gegensatz zu den Linimenten —
nicht pflanzliche, sondern mineralische Öle durch Ammoniakzusatz emulgiert; sie werden aus 3 Teilen gereinigter Ölsäure (Acidum oleinicum),
6 Teilen gelben Vaselinöl (Oleum Vaselini flavum) und 1 Teil weingeistiger 10%iger Ammoniakflüssigkeit in der Weise hergestellt, daß die
Ölsäure zuerst mit dem Vaselinöl und dann mit der Mischung aus Weingeist und Ammoniakflüssigkeit unter wiederholtem, kräftigem Schütteln
gemischt wird. Das Mineralöl wird durch die entstehende Ammoniakseife
emulgiert.

Außer diesem flüssigen Vasoliment (Vasolimentum liquidum) wird
gelegentlich auch ein salbenförmiges verwandt (Vasolimentum spissum),
das neben Ölsäure und weingeistiger Ammoniakflüssigkeit noch Zeresin
und flüssiges Paraffin enthält. Man gewinnt es durch Erhitzen der
Mischung auf dem Wasserbad bis zur völligen Verdampfung des Weingeistes. Es ist gegenüber dem flüssigen Vasoliment durch seine Wasseraufnahmefähigkeit (bis zum doppelten Gewicht) ausgezeichnet.

Die Vasolimente stellen infolge ihres Gehalts an Seife ein gutes, die Resorption förderndes Vehikel für die beigegebenen Arzneistoffe dar (vgl. Linimente). Durch die mineralischen Öle, die nicht in die Haut eindringen, wird eine Wärmestauung erzielt.

Linimenta, Linimente

Linimente (vom lateinischen linire = einreiben, salben) sind dünn- oder dickflüssige, zuweilen sahneähnliche Flüssigkeiten, zum Teil einfache Lösungen oder Mischungen, die eines gemeinsam haben: die äußerliche Anwendung. Auch die festen, gallertigen Linimente dienen dem äußerlichen Gebrauch; sie schmelzen bei Körpertemperatur auf der Haut.

Die bekanntesten Linimente sind echte Emulsionen, z. B. Linimentum ammoniatum (flüchtiges Liniment), Linimentum ammoniato-camphoratum (flüchtiges Kampferliniment) und Linimentum Calcariae (Kalk- oder Brandliniment). Sie enthalten Seifen als Emulgatoren und zugleich als Wirkstoffe, denn durch die Seife wird beim Einreiben eine geringe Hyperämie der Haut hervorgerufen und zugleich das Hautfett gelöst oder zum mindesten erweicht. Dadurch wird eine gute Resorption und Tiefenwirkung der eingearbeiteten Arzneistoffe erreicht. (Auch der Ammoniakgehalt der Linimente erzeugt Hyperämie.)

Alle Ammoniak und Seife enthaltenden Linimente werden wegen ihrer hautreizenden Eigenschaften als Rheumatismus- und Neuralgie- einreibungen verwendet.

Eine einfache Lösung stellt das Linimentum contra Scabiem (Krätze- liniment) des Arzneibuchs dar, das eine klare Lösung von Perubalsam in Rizinusöl und Weingeist darstellt. Linimentum saponato-ammoniatum, flüssiges Seifenliniment, ist eine kolloidale Lösung. Mehrere Einrei- bungen ohne charakteristische Eigenschaften heißen gleichfalls Lini- mente, so der bekannte Painexpeller, Linimentum Capsici compositum (Capsiment „Stada"), eine schmerzstillende Einreibung, und Linimen- tum restitutorium, das als Pferdeeinreibung bekannte sogenannte Resti- tutionsfluid. Beide enthalten als wirksames Agens Auszüge aus spani- schem Pfeffer, Fructus Capsici.

Das typische Bild eines Liniments bietet uns das *Linimentum ammo- niatum* des Arzneibuchs. Es wird aus Erdnußöl, Rizinusöl und Ammoniak- flüssigkeit durch einfaches Mischen der Bestandteile und darauf folgendes kräftiges Schütteln hergestellt; als Emulgator dient medizinische Seife. Die fetten Öle werden von dem Ammoniak teilweise verseift, und durch die so gebildete Ammoniakseife soll der Rest des Öls, unter Zuhilfenahme der beigegebenen medizinischen Seife, emulgiert und zugleich stabilisiert werden. Bei hoch raffinierten Ölen, die wenig freie Fettsäuren enthalten, gelingt dies erfahrungsgemäß nicht, denn nur zwischen der *freien* Fett- säure und der alkalischen Flüssigkeit erfolgt zunächst die Seifenbildung. Deshalb setzt man den Ölen 1—2 % Ölsäure (Acidum oleinicum) zu und erzielt so nach kräftigem Schütteln eine schöne, sahnige Emulsion. Bei längerem Stehen wird infolge der Hydrolyse auch das neutrale Fett ver- seift, das Liniment dickt ein und ist dann nicht mehr gießfähig. Dieses Eindicken kann vermieden werden, wenn man die Ölsäure fortläßt und statt dessen die medizinische Seife um das Dreifache vermehrt, wobei man die Seife vor der Emulgierung in der Ammoniakflüssigkeit löst. — Es sei hier auch auf die Eignung der sogenannten „Mixgeräte" (Abb. 12a, b, c und 13, S. 10—12) für die Bereitung von Linimenten hingewiesen.

Das *Kalk-* oder *Brandliniment*, Linimentum Calcariae, eine Mischung aus gleichen Teilen Leinöl und Kalkwasser, enthält nach dem Zusammenbringen der beiden Komponenten Kalkseife als Emulgator. Die Erdalkalisalze der Fettsäuren sind gute Emulgatoren, aber sie sind nur in Öl, nicht in Wasser löslich. (Eine Kalziumseife fällt in Wasser aus; man spricht dann von „hartem" Wasser.) Kalk- und andere Erdalkaliseifen ergeben stets Wasser-in-Öl-Emulsionen, denn es besteht die Regel, daß der Emulgator sich in der fertigen Emulsion in der geschlossenen oder äußeren Phase löst. (Vgl. „Emulsionen" S. 123.)

Brandliniment muß stets frisch bereitet werden. Man gibt zuerst das Leinöl in die Mischflasche und setzt dann erst das Kalkwasser zu, weil die Emulgierung leichter vonstatten geht, wenn das Gefäß von vornherein mit der äußeren Phase der zu bildenden Emulsion benetzt ist. Daß es sich um eine Wasser-in-Öl-Emulsion handelt, wird schon durch die gelbe äußere Ölphase gekennzeichnet, ebenso dadurch, daß sich das Liniment nicht mit Wasser mischt. Es ist wenig haltbar, weil die Fettsäuren des Leinöls infolge der geringen Menge des im Kalkwasser enthaltenen Kalziumhydroxyds (etwa 0,15 %) nur zum Teil gebunden werden.

Linimentum Calcariae dient als deckendes und adstringierendes Mittel bei Verbrennungen.

Das Krätzeliniment des Arzneibuchs soll, wie schon erwähnt, aus Perubalsam, Rizinusöl und Weingeist hergestellt werden. Der Alkoholzusatz hat den Zweck, das Öl für den Balsam, der sich allein nur wenig in Fetten löst, aufnahmefähiger zu machen. Eine Erwärmung ist dann kaum nötig, sie dürfte auch nur ganz schwach sein, da Perubalsam eine stärkere Erhitzung nicht verträgt. (Abscheidung harziger Bestandteile in Form schwarzer Punkte. Auch bei der Herstellung von Perubalsam-*salben* zu beachten!)

Hat man Linimente mit Styrax herzustellen, die ebenfalls gute Krätzemittel sind, so kann *gelindes Erwärmen* auch hier von Vorteil sein. Höhere Temperaturen bewirken wiederum die Abscheidung unlöslichen Harzes.

Ein schönes Übungspräparat ist der feste *Opodeldok* des Arzneibuchs, Linimentum saponato-camphoratum. Er ist eine durch Erwärmung bereitete kolloide Lösung von medizinischer Seife in Weingeist, die nach dem Erkalten gelatiniert, und enthält außerdem noch Ammoniak und ätherische Öle. Man löst die Seife im Alkohol in einem nur zur Hälfte gefüllten, langhalsigen Glaskolben auf dem Wasserbad unter häufigem, *vorsichtigen* Umschwenken. (Umherspritzen bedeutet Entzündungsgefahr für den ganzen Kolbeninhalt!) Zur Filtration kleiner Mengen bedient man sich eines angewärmten Trichters; dem noch warmen Filtrat wird der vorgeschriebene Ammoniak nebst den ätherischen Ölen beigemischt. Zur Filtration größerer Mengen verwendet man einen dampfbeheizten Trichter (vgl. „Filtrieren" S. 21, 22); der mit Gasflammen beheizte Warmwassertrichter wäre zu feuergefährlich. Der warme (nicht heiße) Opodeldok wird in Weithalsflaschen („Opodeldokgläser") abgefüllt, die man *nicht* vorwärmt, weil bei zu langsamer Abkühlung des Liniments kristallische Abscheidungen von Natriumstearinat entstehen. Opodeldok schmilzt bei Körpertemperatur. Bei der Applikation wird eine kleine Menge davon mit dem Finger aus dem Weithalsglas herausgenommen und auf der betreffenden Körperstelle verrieben.

Wenn heute vom Arzt Opodeldok verordnet wird, pflegt man meist „flüssigen Opodeldok", Spiritus saponato-camphoratus, abzugeben. Sowohl fester, als auch flüssiger Opodeldok wird als hautreizende, schmerzstillende Einreibung verwendet.

Sapones, Seifen

Nach Plinius' Bericht aus dem 1. Jahrhundert n. Chr. war die Seife schon den Galliern bekannt. 100 Jahre später sagt Galenus, daß die germanische Seife die beste sei. Man bereitete sie, wie bei uns noch zu Beginn des 19. Jahrhunderts, durch Kochen von Fettrückständen mit Holzasche, die ja reich an alkalischen Kaliumverbindungen ist.

Seifen sind Alkalisalze (besonders des Kaliums und Natriums) höherer Fettsäuren, z. B. der Stearin-, Palmitin- und Ölsäure. Man gewinnt sie durch Kochen tierischer und pflanzlicher Fette mit Alkalilaugen; bei dieser „Verseifung" werden die Fette und Öle, die aus Estern der Fettsäuren mit Glyzerin bestehen, in die Alkalisalze der Fettsäuren und in Glyzerin gespalten. Mit Natronlauge werden die Natron-, mit Kalilauge die Kaliseifen erhalten. Die erstgenannten, auch Kernseifen genannt, sind hart und schäumen gut; sie sind daher vorwiegend als Waschmittel in Gebrauch (Toiletteseifen). Sie enthalten das bei der Verseifung entstehende Glyzerin nicht mehr. (Vgl. Herstellung von Sapo medicatus S. 135.) Aus Kalilauge und Fetten entstehen die weichen, schmierigen Kaliseifen. Sie schäumen und netzen nicht so gut wie die Natronseifen und enthalten noch das gesamte Glyzerin. Auch aus Paraffinkohlenwasserstoffen werden heute Seifen hergestellt. (Durch Oxydation von Fettsäuren, Manganstearat als Katalysator.)

Die Seife dient wegen der Emulgierfähigkeit und der damit verbundenen hohen Reinigungskraft in erster Linie als Waschmittel. Bei dem Waschvorgang wirkt zunächst die Seifenlösung als Netzmittel; sie erleichtert die Benetzung und Ausbreitung der Waschflüssigkeit durch Herabsetzung der Oberflächenspannung. Dann dringt die Seifenlösung in die Kapillaren ein und bringt als Alkali und elektrisch geladene Lösung die Schmutzteilchen zur Quellung und Abstoßung. Sie werden beweglich und somit für den Emulgator Seife erfaßbar. Nach Emulgierung bzw. Einhüllung können sie dann leicht abgespült werden.

In der Pharmazie braucht man die Seifen als Emulgatoren für Linimente (siehe dort), Salbengrundlagen, Suppositorien und Pillen, auch werden sie wegen ihrer hauterweichenden (keratolytischen) Eigenschaften manchen Salben zugesetzt, die dadurch die eingearbeiteten Wirkstoffe besser zur Resorption bringen. Gelegentlich werden erweichende Seifen*bäder* verordnet. Schließlich verwendet man Seifen als Arzneistoffträger in Form medikamentöser Seifen. Den sogenannten überfetteten Seifen wird etwas Cetaceum zugefügt, um einer zu starken Entfettung der Haut durch die Seifenwirkung vorzubeugen.

Im „festen Opodeldok" (vgl. Linimente S. 132) ergibt die in Weingeist gelöste, aus Schweineschmalz und Olivenöl hergestellte Natronseife (Sapo medicatus) die gewünschte steife Gallerte. Nur Schmalz- und Talgseifen lassen Alkohollösung gelatinieren, weil beide in der Hauptsache aus Natriumstearat, einer gesättigten Fettsäure, bestehen, während die Ölnatronseife eine ungesättigte Fettsäure darstellt, die *nicht* gelatiniert, sich aber gut in Wasser löst. Die Ölnatronseife (früher als Kinderseife unter dem Namen venetische oder spanische Seife, Sapo venetus seu oleaceus, in den Apotheken vorrätig) und die Ölkaliseife bleiben in verdünntem Weingeist flüssig (Spiritus saponatus).

Die festen Natronseifen dienen teils in geformten Stücken, teils in Flocken- oder Pulverform dem riesigen Bedarf an Reinigungsmitteln; sie werden fabrikmäßig hergestellt. Nur für die obenerwähnte Sapo medicatus gibt das Arzneibuch eine Vorschrift, die zu Übungszwecken einmal ausgeführt werden sollte. Sapo medicatus wird nach dem Arzneibuch aus folgenden Rohstoffen hergestellt:

Natronlauge	120 Teile	Natriumchlorid	25 Teile
Schweineschmalz	50 Teile	Natriumkarbonat	3 Teile
Olivenöl	50 Teile	Wasser	280 Teile
Weingeist	12 Teile		

Die notwendige Natronlauge stellt man in diesem Fall frisch her, weil ältere Lauge durch Kohlendioxydaufnahme aus der Luft karbonathaltig und dadurch weniger wirksam wird. Nur das Hydroxyd vermag ja die Verseifung einzuleiten. Da aber auch bei frisch bereiteter Lauge noch ein gewisser Verlust durch Karbonatbildung zu erwarten ist, empfiehlt sich die Verwendung von etwas mehr Lauge als vorgeschrieben (3—5%). Damit wird auch die Forderung der Praxis erfüllt, daß nach vollendeter Verseifung ein kleiner Überschuß an Ätznatron vorhanden sein soll. Ganz sicher geht man, wenn vor der Verseifung die Verseifungszahl der Fette bestimmt und danach die Alkalimenge ausgerechnet wird (vgl. Sapo kalinus S. 136, 137).

Man schmilzt in einer Emailleschale das Schweineschmalz mit dem Olivenöl ohne Überhitzung zusammen. In einer größeren Schale wird inzwischen die Natronlauge auf dem Wasserbad auf 80° erwärmt, *allmählich unter Umrühren* mit der Fettschmelze versetzt und 30—40 Minuten lang unter weiterem Rühren erhitzt. Dadurch wird die Verseifung eingeleitet. Der nunmehr zuzusetzende Weingeist (als Katalysator) und eine weitere, 1—2 Stunden dauernde Erhitzung vollenden den Vorgang. Man setzt nun unter Umrühren in kleinen Teilmengen 200 g heißes, destilliertes Wasser zu und erhält jetzt einen zähen, durchsichtigen *Seifenleim.* Ist er trübe, so kann noch unverseiftes Fett vorhanden sein. In diesem Fall wird man durch weiteren Zusatz von etwas Natronlauge Klärung erzielen. Eine Trübung kann aber auch durch Mangel an Wasser oder Überschuß an Alkali hervorgerufen werden. Dann hilft in beiden Fällen eine erneute Zugabe von heißem, destilliertem Wasser. Es kann auch vorkommen, daß gleichzeitig überschüssiges Alkali und unverseiftes Fett vorhanden ist, das die fertige Seife fleckig machen und ihr Ranzigwerden beschleunigen würde. Deshalb stellt man gern vor dem Aussalzen (mit Natriumchlorid) folgende Probe an: 20 ccm Weingeist, dem einige Tropfen Phenolphthaleinlösung zugesetzt waren, werden mit $^1/_{10}$ Normalkalilauge bis zur eben erkennbaren Rotfärbung versetzt. In dieser Mischung werden durch Umschütteln 1—2 g Seifenleim kalt gelöst. Eine intensive Rötung muß die Folge sein. Bei Entfärbung oder schwacher Rotfärbung würde noch Natronlauge fehlen. Nun setzt man mit einem Glasstab vorsichtig so viel $^1/_{10}$ Normalsalzsäure zu, daß die Farbe zwar noch rot bleibt, der Umschlagspunkt zu farblos aber naheliegt. Wenn nun das Ganze einige Minuten lang in gelindem Sieden erhalten wird, so darf keine Entfärbung und kein Hellerwerden auftreten, anderenfalls wäre noch unverseiftes Fett vorhanden.

Das Kochsalz zum Aussalzen, das heißt zum Abscheiden der Seife von der glyzerinhaltigen „Unterlauge", läßt das Arzneibuch mit etwas Natriumkarbonat versetzen, um das im Kochsalz etwa vorhandene Magnesiumchlorid abzuscheiden[1], weil es unlösliche Magnesiumseife ergeben würde. Der Seifenleim wird mit der filtrierten Lösung beider Salze in 80 Teilen Wasser versetzt und unter kurzem Umrühren bis zur vollständigen Abscheidung der Seife weiter erhitzt. Dann erhält man die Masse noch einige Zeit ohne Rühren heiß, damit sich die Seife an der Oberfläche abscheiden kann. Den festgewordenen Kuchen nimmt man von der Unterlauge ab und preßt ihn zwischen Tüchern aus (Filtrierpapier würde ankleben). Schließlich trocknet man im Trockenschrank und schneidet aus der Seife dünne Scheiben, die man in dieser Form, oder durch ein Reibeisen in grobes Pulver umwandelt, im Standgefäß aufbewahrt.

Daß medizinische Seife als Emulgator in Linimenten Verwendung findet, wurde schon erwähnt. Auch in Zahnpulvern ist sie gelegentlich enthalten, so z. B. in dem Pulvis dentifricius cum Sapone des Arzneibuchs. Innerlich dient Sapo medicatus mitunter in Pillen als Abführmittel; auch als Suppositorium wirkt sie darmreizend und somit abführrend.

Von den „Schmierseifen", wie sie aus Kalilauge und Fetten entstehen, interessiert uns die *Kaliseife* des Arzneibuchs, *Sapo kalinus*. Sie wird aus

Leinöl .... 43 Teile
Kalilauge .... 58 Teile
Weingeist........................ 5 Teile

hergestellt. Auch hier wird die Lauge am besten frisch bereitet und die Menge der Lauge aus den schon bei Sapo medicatus dargelegten Gründen um 3—5% vermehrt. Wo Kaliseife noch öfters gebraucht wird, ist allerdings die Bestimmung der Verseifungszahl des Leinöls dringend zu empfehlen. Man multipliziert also in unserem Fall 43 mit der gefundenen Verseifungszahl und erhält so die erforderliche Menge festes Alkali, die man zweckmäßig noch um 1% erhöht, weil auch festes Kaliumhydroxyd

---

[1] $MgCl_2 + Na_2CO_3 = MgCO_3 + 2\,NaCl$ (Das alkalische Natriumkarbonat muß vorwalten, sonst erfolgt keine Fällung.)

eine kleine Menge Karbonat zu enthalten pflegt. (Das Arzneibuch gestattet einen Gehalt von etwa 4,5 %.)

Mit der frischbereiteten, warmen KOH-Lösung mischt man in einem tiefen Kessel aus Zinn oder Porzellan oder in einer geräumigen Emailleschale das erwärmte Leinöl, erhitzt auf dem Dampf oder — wenn man bei der Arbeit bleiben kann — auf freiem Feuer die Mischung auf etwa 70° und setzt dann den Weingeist zu, der den Zweck hat, die Reaktion zu beschleunigen. Zunächst ist die Masse ziemlich dünnflüssig, wird aber nach längerem Rühren dicker, bis nach vollendeter Umsetzung die glasig durchscheinende Seife schließlich wie dünner Honig vom Spatel läuft. Es muß so lange erhitzt werden, bis eine Probe sich klar in Wasser und fast klar in Weingeist löst. Durch Abdampfen oder Zusetzen von heißem Wasser wird zuletzt auf 100 Teile ergänzt.

Sapo kalinus venalis (Schmierseife), gleichfalls offizinell, ist ein Handelsprodukt, das bei verschiedenartigen Entzündungsprozessen verwendet wird. Die Wirkung beruht auf der mit Keratolyse verbundenen Hautreizung.

Während Sapo kalinus aus reinem Leinöl hergestellt werden muß, also nur Leinölfettsäuren enthalten darf, wird von Sapo kalinus *venalis* lediglich verlangt, daß sie eine Kaliseife ist. Sie darf also aus beliebigen Fetten bzw. Fettsäuren bereitet werden, sofern dabei die übliche Konsistenz gewahrt bleibt.

Spiritus Saponis kalini (Kaliseifenspiritus) ist eine Lösung von Kaliseife in der gleichen Gewichtsmenge Weingeist. Am besten wird die Seife auch hier ad hoc hergestellt und folgendermaßen verfahren: 43 Teile Leinöl werden mit 58 Teilen *frisch* bereiteter Kalilauge und 5 Teilen Weingeist gemischt und unter öfterem Umschütteln bis zur vollständigen Verseifung stehengelassen. Dann wird mit Weingeist auf 200 Teile ergänzt.

Sapo glycerinatus liquidus (flüssige Glyzerinseife) ist die Grundlage der früher viel gebrauchten flüssigen Haarwaschseifen. Sie setzt sich zusammen aus

Kaliseife	50 Teile
Weingeist	9 Teile
Glyzerin	40 Teile
Lavendelöl	1 Teil

Möglichst frischbereitete Kaliseife wird mit Weingeist und Glyzerin durch Erwärmen auf dem Wasserbad gelöst. Man koliert dann durch ein angefeuchtetes Leinentuch oder filtriert im leicht angewärmten Heißwassertrichter (vgl. Filtrieren S. 21) durch Filtrierpapier.

Sapo jalapinus (Jalapenseife) ist ein drastisches Abführmittel. Es wird durch einfaches Mischen gleicher Teile medizinischer Seife und gepulverten Jalapenharzes hergestellt.

Liquor Cresoli saponatus (Kresolseifenlösung) wird nach dem Arzneibuch gewonnen aus

Leinöl	120 Teile
Kaliumhydroxyd	27 Teile
Wasser	41 Teile
Weingeist........................	12 Teile
Rohem Kresol	200 Teile

Wegen des durchdringenden Kresolgeruchs erfolgt die Herstellung meist nicht mehr in der Apotheke. Die frischbereitete Kaliumhydroxyd-Wasserlösung wird mit dem Leinöl und dem Weingeist unter Umschütteln so lange stehengelassen, bis die Verseifung vollendet ist. Dann wird das Kresol zugefügt, in dem sich die flüssige Seife bei weiterem Umschütteln löst. Die Bestimmung der Verseifungszahl des Leinöls ist auch hier anzuraten, auch ist der Gehalt an festem Kaliumhydroxyd wegen seines Karbonatgehalts um 1 % zu erhöhen, um vollständige Verseifung zu erzielen.

Spiritus saponatus (Seifenspiritus) ist eine Olivenölkaliseife, für die das Arzneibuch folgende Vorschrift gibt:

Olivenöl	6 Teile
Kalilauge.........................	7 Teile
Weingeist	30 Teile
Wasser	17 Teile

Man läßt das Gemisch aus Öl, Lauge und einem Viertel des Weingeists in einem geräumigen gläsernen Stehkolben an einem warmen Ort unter öfterem Schütteln so lange stehen, bis vollständige Verseifung eingetreten ist, das heißt, bis sich eine Probe der gleichmäßigen Flüssigkeit mit Wasser und Weingeist klar mischt. Darauf wird der restliche Alkohol und das Wasser zugegeben. Es ist wichtig, nur ganz frische Lauge zu verwenden, da jede Alkalilauge beim Stehen karbonathaltiger wird. Wenn man auf 60 Teile Olivenöl 12,35 Teile Kali causticum nimmt und dieses, um eine stärkere Lauge zu erhalten, in nur 17,65 Teilen Wasser löst, diese Lauge mit Öl und einem Viertel des Weingeists mischt und schließlich statt 170 Teile Wasser 210 zugibt, wird man ein gutes Präparat erzielen.

Spiritus saponatus und Spiritus Saponis kalini werden zur Händedesinfektion, zur Einreibung bei rheumatischen Schmerzen und Neuralgien und als Zusätze zu Haarwässern gebraucht. Spiritus saponatocamphoratus, flüssiger Opodeldok, ist eine Rheumatismuseinreibung.

Extracta, Extrakte

Bereits im alten Ägypten kannte man die Arzneiform der Extrakte. Man verstand — und versteht darunter noch heute — eingedickte Säfte, die teils durch Auspressen frischer Pflanzenteile, teils durch Ausziehen von Drogen mit geeigneten Lösungsmitteln (Wasser, Weingeist, Äther usw.) erhalten werden.

Das Deutsche Arzneibuch, 6. Ausgabe, unterscheidet folgende Extraktarten:

1. **Extracta tenua** (dünne Extrakte) von der Konsistenz des frischen Honigs,
2. **Extracta spissa** (dicke Extrakte), die sich nach dem Erkalten nicht ausgießen lassen,

3. **Extracta sicca** (Trockenextrakte), die man zerreiben kann,
4. **Extracta fluida** (Fluidextrakte).

Das einzige *dünne Extrakt* der Pharmakopoe ist **Extractum Filicis**
(Farnextrakt). Es wird durch Perkolation[1] mit Äther und nachfolgendes
Abdestillieren des Äthers gewonnen. Der Begriff „dünnes Extrakt"
kommt ferner zur Bezeichnung eines Zwischenprodukts in der Arznei-
buchvorschrift *für Extractum Faecis* vor. Auch bei der Herstellung der
Fluidextrakte begegnen wir noch einmal dem „dünnen Extrakt": die
Nachläufe bei der Fluidextraktgewinnung werden zu einem solchen
eingedampft.

Wegen der großen Feuergefährlichkeit, die mit der Ätherextraktion
verbunden ist, überläßt der Apotheker die Herstellung von Extractum
Filicis nach dem DAB 6 in der Regel der pharmazeutischen Industrie,
die für diesen Zweck unter Beobachtung der entsprechenden polizei-
lichen Vorschriften einen abgesonderten Raum mit besonderer Apparatur
(aus Metall, nicht aus Glas) zu benutzen pflegt. Soll das Präparat aber
einmal zur Übung im Rahmen der Apotheke bereitet werden, so muß man
wegen der Explosionsgefahr von Äther-Luft-Gemischen die größte Vorsicht walten lassen. Man destilliert dann zweckmäßig aus einem Wasserbad, das man durch Nachgießen von heißem Wasser auf einer Temperatur
von 50° hält. Bei Herstellung größerer Extraktmengen darf die Destillierblase stets nur mit kleinen Anteilen des nach der Arzneibuchvorschrift
gewonnenen Perkolats beschickt werden.

Farnextrakt ist in der Hand des Arztes (Vergiftungsgefahr!) ein sehr
wirksames Bandwurmmittel.

Die *dicken Extrakte* und Trockenextrakte werden nicht mit Äther,
sondern mit Wasser oder Weingeist-Wasser-Gemischen hergestellt, im
allgemeinen durch doppelte Mazeration (Mazeration und Digestion s. S.
82, 83) und schonendes Eindampfen im Vakuum. Das vom Arzneibuch vorgeschriebene Einengen im luftverdünnten Raum hat seinen guten Grund:
Manche Pflanzeninhaltsstoffe (z. B. Glykoside) sind hitzeempfindlich
oder werden durch den oxydierenden Einfluß des Luftsauerstoffs verändert (gewisse Gerbstoffe).

Beim Einengen im luftverdünnten Raum siedet eine Extraktlösung
schon bei 70—80°. Eine gute Vakuumapparatur für die Apotheke zeigte
die Abb. 45. In einem Wasserbehälter steht das Abdampfgefäß, bedeckt
mit einer Glocke (*a*), deren Öffnung (*b*) mit einem zweifach durchbohrten
Kork verschlossen ist. Dieser Kork trägt neben einem Thermometer den
Zuflußhahn zum Einfüllen der einzudampfenden Extraktlösung. Durch
die Öffnung (*c*) wird mit Hilfe eines geeigneten Kühlers abdestilliert;
das Destillat sammelt sich in der vorgelegten Woulffschen Flasche. Ein
Manometer (*f*) und eine Wasserstrahlpumpe (*g*) sind angeschlossen.

Wenn die Glocke aus Metall ist, trägt sie gewöhnlich zwei runde Glas-
fensterchen, durch die man das Kochen bzw. Schäumen der Extraktlösung beobachten kann, sofern man vor eines der Fenster eine Licht-

---

[1] Die Perkolation wird bei den Fluidextrakten und Tinkturen besprochen (S. 148—152 und
S. 94, 95).

quelle bringt (Taschenlampe, Glühbirne). Außerdem haben diese meist aus Messing bestehenden Metallhelme noch einen Luftzutritthahn, den man nach Belieben öffnen und schließen kann, um die mitunter lästige Schaumbildung zurückzudrängen. Durch den Zuflußhahn neben dem Thermometer kann mittels eines angeschlossenen Schlauches aus einem nebenstehenden Gefäß Extraktlösung in das Abdampfgefäß nachgesaugt werden. Auf ein besonders hohes Vakuum braucht kein Wert gelegt zu werden; es genügt, wenn die abzudampfende Flüssigkeit unterhalb 70° siedet.

Für das Eindampfen im luftverdünnten Raum eignet sich ferner recht gut der auch sonst vielfach verwendbare *Sikotopf* (Abb. 54) in Verbindung mit dem zusätzlichen Wasserbehälter und einem Spezialkühler, der besonders für den Apparat gebaut ist (Abb. 55). Auch beim Sikotopf kann durch ein Ventil weitere Flüssigkeit nachgesaugt werden. Wegen des starken Schäumens vieler Extraktlösungen füllt man den Topf nur zur Hälfte. (Als ausgezeichnetes Hilfsmittel beim Eindampfen stark schäumender Pflanzenextrakte wie Extractum Primulae, Liquiritiae, Condurango, Senegae, empfiehlt MÜNZEL die *Siliconentschäumer* [Methylpolysiloxanöle] wegen ihrer niedrigen Oberflächenspannung.)

Eine weiterhin verbesserte Form des Abdampfens von Extraktlösungen im Vakuum hat die Dia Glaskeramik (früher Schott & Gen.) in Jena in Zusammenarbeit mit dem pharmazeutischen Institut der Universität entwickelt. Mit ihrem *Vakuum-Umlaufverdampfer* (VUV) dampft man mit etwa fünffacher Geschwindigkeit gegenüber den älteren Methoden (Schalenverdampfung oder Destillation aus einer Blase) ab. Auch werden beim VUV unerwünschte Veränderungen und Zersetzungen des gelösten Präparats vermieden, da — im Gegensatz zu den erwähnten bisher gebräuchlichen Verfahren — eine steigende Erhitzung des gesamten Flüssigkeitsvolumens vermieden wird. Es ist weiterhin ein wesentlicher Vorteil des VUV, daß infolge Aufprallens des Dampf-Flüssigkeit-Gemisches auf die Wand der Trennbirne eine fast völlige Schaumzerstörung erreicht wird (Abb. 89).

Die Gesamtapparatur zeigt die Abb. 90. Ihre Wirkungsweise beruht auf dem Umlauf der einzudampfenden Flüssigkeit in einem ringförmigen System unter starker Kühlung im Vakuum. Die Apparatur sieht beim ersten Anblick etwas kompliziert aus, doch arbeitet man sich schnell damit ein. Ihre wesentlichen Teile sind der Dampferzeuger (links), der Umlaufverdampfer (Mitte, speziell der Teil unter dem Thermometer), der Kühler und die Vakuumflasche (rechts). Aus dem untergestellten Becherglas wird die abzudampfende Flüssigkeit in den Verdampferteil unter dem

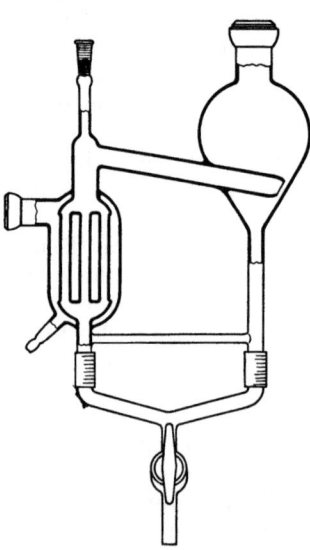

Abb. 89. Verdampfer (links) und Trennbirne (rechts) des Vakuum-Umlaufverdampfers der Dia Glaskeramik, Jena

Thermometer hineingesaugt. Der im Dampferzeuger entstandene Heizdampf erwärmt den Verdampfer so, daß die Flüssigkeit — bedingt
durch die große Oberfläche — schnell bei 30—40° verdampft. Da der

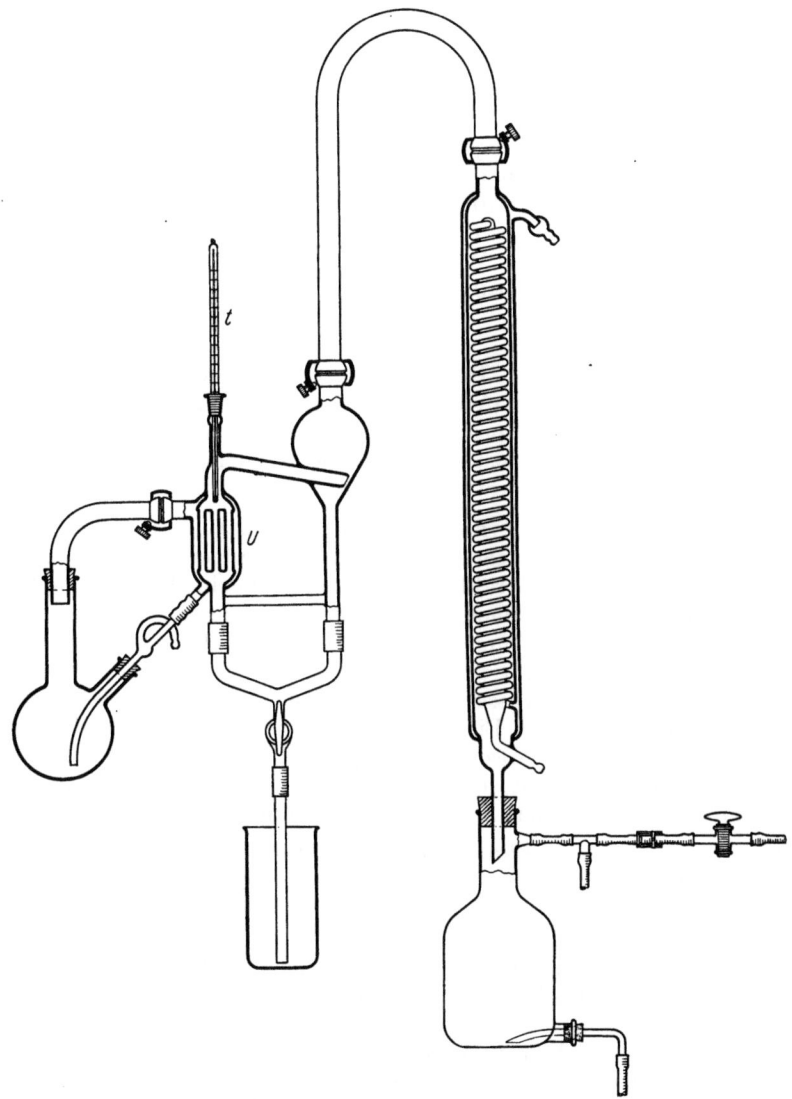

Abb. 90.   Vakuum-Umlaufverdampfer der Dia Glaskeramik, Jena

Heizdampf wieder in den Verdampfer zurückkehrt, braucht er nur
einmal am Arbeitstag mit Wasser gefüllt zu werden. Durch das weite
Rohr steigt der Abdampf der Extraktbrühe nach oben, wird dann im
Kühler kondensiert und im Vorlagegefäß gesammelt, aus dessen Ablauf-

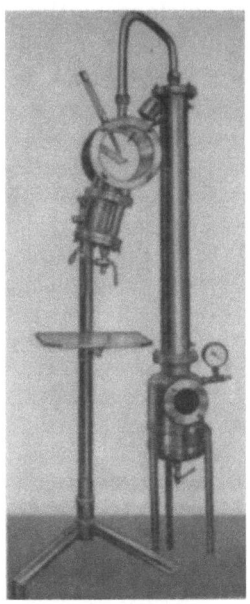

Abb. 91. Vakuum-
Umlaufverdampfapparat
von
Kurt Herbert, Lahr in Baden

öffnung (am Boden) man das Destillat von Zeit zu Zeit entnehmen kann.

Man setzt das Verdampfen bis zur Sirupkonsistenz fort und läßt nach Aufhebung des Vakuums das Konzentrat aus dem eigentlichen Umlaufverdampfer U, der 100 ccm faßt, in ein untergestelltes Glas fließen.

Die Firma Kurt Herbert, Lahr in Baden, empfiehlt einen Vakuum-Umlauf-Verdampfapparat mit sogenanntem Schrägrohrheizsystem (Abb. 91), der nach denselben Prinzipien arbeitet.

Weiteres über Abdampfen siehe unter „Destillieren" usw. S. 28 ff.

Die Einzelvorschriften der Extraktarten des DAB 6 sollen im folgenden nur insoweit besprochen werden, als besondere Hinweise technischer oder wissenschaftlicher Art wünschenswert erscheinen.

Extractum Ferri pomati (eisenhaltiges Apfelextrakt) stellt gegenüber den übrigen Extrakten des Arzneibuchs eine Besonderheit dar, da es zum Teil durch chemische Umsetzung zustande kommt. Aus dem abgepreßten Saft ungeschälter saurer Äpfel, bei deren grober Zerteilung man die Kerne entfernt, entsteht durch Zusatz von gepulvertem Eisen unter Wasserstoffentwicklung Ferromalat (apfelsaures Eisenoxydul), das durch Einwirkung des Luftsauerstoffs teilweise in Ferrimalat (apfelsaures Eisenoxyd) übergeht. Die mit Wasser verdünnte Flüssigkeit wird nach mehrtägigem Stehen filtriert und dann im Vakuum zu einem dicken Extrakt eingedampft.

Wegen der Gasentwicklung beim Lösen des Eisens empfiehlt es sich, die für diesen Prozeß vorgeschriebene Erwärmung allmählich zu steigern, um ein Überkochen der Flüssigkeit zu vermeiden. Als Lösungsgefäße eignen sich Emailleschalen oder gläserne Weithalskolben. Bei ununterbrochenem Rühren kann auf freiem Feuer gearbeitet werden; mit Sicherheit jedoch wird Anbrennen verhindert, wenn man sich eines Wasserbades bedient.

In trockenen und heißen Jahren kann es vorkommen, daß die vom Arzneibuch zur Verarbeitung vorgeschriebenen *reifen* sauren Äpfel nicht so viel Säure enthalten, daß im fertigen Extrakt der geforderte Eisengehalt erreicht wird. Einige Praktiker empfehlen daher die Verwendung von *unreifen* sauren Äpfeln in den Fällen, in denen reife, genügend saure Früchte nicht zur Verfügung stehen. Es wird auch in diesen Fällen von guten Erfolgen berichtet, obwohl der Kommentar zum DAB darauf hinweist, daß bei Verwendung unreifer Äpfel viel Pektinstoffe in das Extrakt gelangen, die seine klare Löslichkeit in Wasser beeinträchtigen können.

Als Ausweichdroge werden auch die an Apfelsäure reichen Früchte des Sanddorns (Hippophaë rhamnoides L.) genannt, die nicht den scharfen Geschmack der gleichfalls Apfelsäure enthaltenden Vogelbeeren (Pirus aucuparia Gaertner) aufweisen. Die Verarbeitung von Vogelbeeren wird deshalb vom DAB ausgeschlossen, und zwar durch die Forderung, daß Extractum Ferri pomati „nicht scharf" schmecken darf.

Um mit Sicherheit ein vollwertiges, das heißt 5% Eisen enthaltendes Präparat zu erzielen, wird man den aus einer Probe der Äpfel gewonnenen Saft vor der Verarbeitung auf seinen Säuregehalt prüfen. 10 g Saft müssen bei 12% Trockenrückstand mindestens 30 ccm, bei 15% Rückstand 37,5 ccm $\frac{n}{10}$ NaOH zur Sättigung verbrauchen (Phenolphthalein als Indikator).

Anwendung bei Anämien; die Wirkung ist umstritten. —

Die Verwendung von *Chloroformwasser* (1:100) bei der Herstellung von **Extractum Gentianae** (Enzianextrakt) hat den Zweck, während der Extraktion die Gärung der in der Droge enthaltenen Kohlehydrate und auch etwaige bakterielle Zersetzungen zu verhindern. Trotz dieser Vorsichtsmaßregel muß das Eindampfen der Extraktbrühe unverzüglich erfolgen, um jede Gärungsmöglichkeit zu unterbinden.

Durch den Weingeistzusatz nach teilweisem Eindampfen und das anschließende Filtrieren werden trübende Bestandteile, nämlich Mineralstoffe und eiweißähnliche Schleimstoffe, aus dem Extrakt entfernt.

Zur Gewinnung von **Extractum Cardui benedicti** (Kardobenediktenextrakt) wird statt der üblichen doppelten Mazeration die doppelte Digestion angewendet. Der Alkoholzusatz bezweckt, die in der Droge enthaltenen Kalium-, Kalzium- und Magnesiumsalze abzuscheiden; durch nachfolgende Filtration werden sie aus dem Extrakt entfernt.

Auch **Extractum Trifolii fibrini** (Bitterklee-Extrakt) entsteht durch doppelte *Digestion*.

Die eben behandelten *dicken Extrakte* waren in früheren Arzneibüchern viel zahlreicher vertreten als in den heute gültigen Pharmakopoen. Da die Spissumextrakte zu Schimmelbildung neigen und leicht eintrocknen, werden heute an ihrer Stelle in steigendem Maße Trocken- oder Fluidextrakte verwendet. Daß die eingedickten Extrakte veraltet sind und nicht mehr den mit Recht gesteigerten Ansprüchen an eine Arzneiform von stets gleichbleibendem Wirkungswert entsprechen, beweist auch der Umstand, daß sie von Zeit zu Zeit „aufgefrischt" werden müssen, weil sie durch Verdunstungsverlust allmählich so fest werden, daß sie sich nicht mehr dispensieren lassen.

Dieses „Auffrischen" geschieht herkömmlicherweise durch Untermischen einer gewissen Menge von Glyzerinwasser ($\overline{aa}$ partes) im Wasserbad bis zum Erreichen der ursprünglichen Konsistenz. Es leuchtet ein, daß durch diese Flüssigkeitsbeimengung ad libitum, zum Teil wohl auch durch die wiederholte Erwärmung, der Wirkstoffgehalt sich ändert.

Die dicken Extrakte bilden die Übergangsstufe für die *Trockenextrakte* (Extracta sicca). Im Kleinbetrieb wird man sie durch weiteres Eindampfen der Spissumextrakte nicht immer gewinnen können, weil sich häufig (z. B. bei Extractum Belladonnae) am Boden der Vakuumblase über dem zur Sirupdicke eingedampften Auszug eine Haut von trockenem Extrakt bildet, die den darunterliegenden, noch wasserhaltigen Teil am weiteren Abdunsten hindert. Es empfiehlt sich in solchen Fällen, das möglichst dicke Extrakt mit einem eisernen Spatel dem Kessel zu entnehmen und in dünnen Strähnen auf Glasplatten oder Porzellanteller zu streichen, die man zur vollkommenen Austrocknung in einen Exsikkator oder gut schließenden Kalktrockenkasten stellt. Nach ein- bis zweitägigem Austrocknen läßt sich das Extrakt gut abkratzen und zerreiben. Man füllt es in sorgfältig ausgetrocknete Gefäße und achtet darauf, daß keine Extraktreste zwischen Stopfen und Flaschenhals hängenbleiben, denn dadurch würde der gute Verschluß des Gefäßes leiden und der gesamte Inhalt durch Zutritt von Luftfeuchtigkeit klumpig werden bzw. zerfließen.

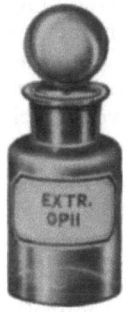

Abb. 92
Extraktgefäß
mit
Chlorkalzium-
stopfen

Zur Aufbewahrung von Trockenextrakten und anderen hygroskopischen Stoffen haben sich Weithalsgefäße mit sogenanntem Chlorkalziumstopfen gut bewährt (Abb. 92). Die unten offene Höhlung des Stopfens wird mit Calcium chloratum granulatum gefüllt und die Öffnung dann mit doppeltem Mull zugebunden. Die austrocknende Wirkung des $CaCl_2$ hält den Inhalt des Gefäßes trocken. Etwa einmal im Jahr muß das Trockensalz erneuert werden, andernfalls besteht die Gefahr, daß es — von der verminderten Wirkung abgesehen — zusammenfließt, durch die Gaze sintert und das Extrakt verunreinigt. — Statt des CaCl kann man zur Füllung des Stopfens Kieselgel verwenden, das sich bei$_2$ Sättigung mit Feuchtigkeit bläulich verfärbt und durch Glühen zu neuem Gebrauch regeneriert werden kann.

Bei Herstellung von **Extractum Aloes** (Aloeextrakt) kommt es dem Arzneibuch darauf an, das Endprodukt mit möglichst viel *Aloin*, einer glykosidartigen Substanz, anzureichern, das Aloe*harz* dagegen weitgehend auszuschalten. Neueren Forschungen zufolge ist auch das *Harz* an der Wirkung beteiligt. Die Vorschrift des DAB 6 trägt dieser Forderung dadurch Rechnung, daß sie die Aloe in ziemlich viel Wasser lösen läßt. Bei Anwendung von weniger Wasser würde in der so entstehenden konzentrierten Aloinlösung das Harz zum Teil in kolloider Form in Lösung gehalten werden. —

(Kräftiges Abführmittel, doppelt so stark wirkend wie Aloe.)

Die Bereitung des **Extractum Belladonnae** (Tollkirschenextrakt) nach dem Arzneibuch bietet keine Schwierigkeiten. Unangenehm ist lediglich die große Hygroskopizität dieses Extrakts, die auf die darin enthaltenen Harzsubstanzen zurückzuführen ist. Man kann sie dadurch vermindern, ja nahezu ausschalten, daß man die nach dem Verjagen des Alkohols zurückbleibende Extraktbrühe bis zur Sirupkonsistenz eindampft und dieses Konzentrat mit einer dreifach größeren Menge Wasser als im DAB 6 angegeben vermischt. Wenn man sodann vor dem Filtrieren anstatt eines Tages *zwei* Tage lang stehen läßt und sich vor der Weiterverarbeitung davon überzeugt, daß im Filtrat nach Wasserzusatz keine wesentliche Trübung auftritt, darf man annehmen, daß störende, wasseranziehende Substanzen nicht in das fertige Extrakt gelangen werden. — Das zur Einstellung des Alkaloidgehalts gebrauchte Dextrin ist vor der Verwendung im Exsikkator oder Kalkkasten gut zu trocknen.

(Vielseitig verwendbares Spasmolytikum.)

Für **Extractum Hyoscyami** (Bilsenkrautextrakt) gilt dasselbe wie für Extractum Belladonnae.

(Krampflösendes und sekretionshemmendes Mittel, z. B. in Hustenmixturen.)

Bei der Herstellung von **Extractum Chinae spirituosum** (weingeistiges Chinaextrakt) müssen Eisengefäße und -geräte vermieden werden, da die Gerbstoffe der Chinarinde mit Eisen mißfarbige Verbindungen eingehen.

Wenn man dem als Auszugsmittel dienenden verdünnten Weingeist 1 % Ameisensäure zusetzt, wird die Alkaloidausbeute bedeutend höher als ohne diese Beigabe. So schreibt das Schweizer Arzneibuch, das mit Säurezusatz arbeiten läßt, einen Alkaloidgehalt von rund 20 % vor. Demgegenüber begnügt sich das DAB 6 mit „mindestens 12 %". Da nach der deutschen Vorschrift aber aus guten Drogen auch wesentlich gehaltvollere Extrakte entstehen können, so daß der Wirkungswert verschieden ausfallen muß, ist eine Anweisung zu erstreben, die gleichmäßige Präparate verbürgt. Sie dürfte in der Vorschrift des Schweizer Arzneibuchs 5 vorliegen, die folgendermaßen lautet:

100 Teile Chinarindenpulver werden mit einer Mischung von 46 Teilen Weingeist, 50 Teilen Wasser und 4 Teilen 25 %iger Ameisensäure durchfeuchtet. Die vorgefeuchtete Droge wird mit der nötigen Menge derselben Mischung im Perkolator so lange extrahiert, bis die abtropfende Flüssigkeit mit Mayers Reagens keine Alkaloidreaktion mehr gibt. Der weingeistige Auszug wird unter vermindertem Druck unterhalb 50° auf 200 Teile eingedampft, mit 200 Teilen einer Mischung von 35 Teilen Weingeist und 165 Teilen Wasser versetzt und 48 Stunden in der Kälte stehengelassen. Die Flüssigkeit wird dann abgenutscht, der Nutschenrückstand dreimal mit je 40 Teilen einer auf + 5° abgekühlten Mischung von 1 Teil 25 %iger Ameisensäure, 11 Teilen Weingeist und 108 Teilen Wasser angerieben und jedesmal scharf abgesaugt. Das Filtrat wird im Vakuum unterhalb 50° auf 100 Teile eingedampft, nochmals 24 Stunden abgekühlt und erneut filtriert. Nach Bestimmung des Alkaloidgehalts und des Trockenrückstandes wird so viel Rohrzucker zugesetzt, daß das fertige Trockenextrakt einen Alkaloidgehalt von 19,8—20,2 % aufweist.

Extractum Chinae spirituosum ist ein geschätztes Stomachikum und Roborans.

Bei **Extractum Colocynthidis** (Koloquinthenextrakt) läßt das Arzneibuch zunächst mit 60 %igem Alkohol ausziehen, der sowohl für das wirksame Glykosid Kolozynthin als auch für das in der Droge enthaltene
Harz ein gutes Lösungsmittel darstellt. Die darauf folgende Extra-
hierung des Preßrückstandes mit 43 %igem Weingeist löst auch die
Gummi- und Schleimstoffe, deren Vorhandensein erfahrungsgemäß die
Herstellung eines Trockenextraktes aus der Koloquinthe erleichtert.

Als drastisches Abführmittel.

Die Bereitung von **Extractum Faecis** (Hefeextrakt) weicht schon deshalb von den üblichen Extraktgewinnungsmethoden ab, weil es sich
dabei nicht eigentlich um ein Extrakt, sondern um ein durch Säure-
wirkung und Erwärmen aus mit Natriumkarbonatlösung entbitterter,
gereinigter Bierhefe hergestelltes Hydrolyseprodukt handelt. Der ziemlich bedeutende Säurezusatz, den das Arzneibuch vorschreibt, dürfte
übrigens einer „Selbstverdauung", wie sie die Pharmakopoe annimmt,
entgegengerichtet sein. Die in der Hefe vorhandenen eiweißspaltenden
(proteolytischen) Enzyme könnten wohl eine Selbstverdauung einleiten,
wenn sie nicht durch den hohen Säurezusatz unwirksam gemacht würden.
(Durch wirkliche Selbstverdauung würden, bei nahezu neutraler Reaktion, wasserlösliche Eiweißspaltstücke — Aminosäuren — entstehen;
dadurch würde die wasserunlösliche Hefe gewissermaßen in eine wasserlösliche Form gebracht werden.)

Zu diesem Erfolg kommt man aber auch durch den „pH-Stoß" der
sogenannten Hydrolyse, das heißt durch Behandeln mit Säuren in der
Wärme. Das Ergebnis ist also dasselbe wie bei der Selbstverdauung, die
in dem nach der Arzneibuchvorschrift hergestellten Präparat gegenüber
der erwähnten Säurehydrolyse nur eine geringe Rolle spielen dürfte.
Das DAB erwähnt übrigens nicht, daß die bei dem „Selbstverdauungs-
prozeß" zuzusetzende Salzsäure vor dem Eindampfen der vereinigten
Auszüge wieder neutralisiert werden muß (zweckmäßig mit Natriumkarbonat), wenn man nicht ein stark saures Extrakt erhalten will. Die
nach der Arzneibuchvorschrift gewonnenen Auszüge sind zu filtrieren,
im Vakuum zu einem dünnen Extrakt einzudampfen und mit 25 %
seines Gewichts medizinischer Hefe, die vorher 2 Stunden lang im
Trockenschrank auf 100° erhitzt worden war, zu vermischen. Das Ganze
wird dann im Vakuum zur Trockne eingedampft.

Hefeextrakt ist ein ausgezeichnetes Pillenkonstituens.

Für die Herstellung von **Extractum Opii** (Opiumextrakt) genügt die
vom Arzneibuch vorgeschriebene doppelte Mazeration nicht zur vollständigen Extraktion der Alkaloide, im besonderen des Morphiums. Sie
ist in diesem Fall auch nicht beabsichtigt, weil durch eine dritte und
vierte Mazeration zwar der Morphingehalt erhöht werden könnte, andererseits aber indifferente, schleimige Stoffe in das Extrakt hineinkämen,
die seine Löslichkeit beeinträchtigen und den Alkaloidgehalt herab-
drücken würden.

Bei Schmerzzuständen aller Art, Hustenreiz, Diarrhöen.

Das DAB 6 schreibt für **Extractum Strychni** (Brechnußextrakt) vor, daß vor der Extraktion die grobgepulverten Brechnüsse durch Perkolation mit Petroleumbenzin zu entfetten sind. Die Samen enthalten 4% fettes Öl, das naturgemäß die Gewinnung eines guten Trockenextrakts verhindern und sich außerdem bei der Alkaloidbestimmung störend auswirken würde.

Infolge ihrer großen Härte lassen sich die Strychnossamen selbst in der vorgeschriebenen Zerkleinerungsform des pulvis grossus nur schwer extrahieren, zumal das DAB 6 für diesen Zweck weit weniger Menstruum verwenden läßt als beispielsweise beim Ausziehen der viel leichter durchdringbaren Belladonnablätter. Die Extraktausbeute ist deshalb unzureichend; sie würde durch Perkolation bzw. Evakolation der Droge zweifellos ansteigen. — Der Alkaloidgehalt aller Strychnosauszüge (also auch der Tinktur) kann durch Zusatz von 1% Natriumkarbonat zum Ansatz erhöht werden.

Bei Verdauungskrankheiten.

Das *Trockenextrakt* kann für die Idealform eines Extrakts gehalten werden, weil es infolge seines geringen Wassergehalts hydrolytischen Spaltungen und Enzymeinwirkungen kaum unterworfen und somit fast unbegrenzt haltbar ist. KERN setzt sich dafür ein, in vielen Fällen nur Trockenextrakte zuzulassen und daraus durch Auflösen und entsprechendes Verdünnen Tinkturen und Fluidextrakte herzustellen. Das Schweizer Arzneibuch läßt die meisten Fluidextrakte aus Trockenextrakten bereiten. Schweizerische Arzneiwissenschaftler haben auch vorgeschlagen, medikamentöse Trockenextrakte als „Grundmedikamente" anzufertigen und daraus Tinkturen, Fluidextrakte, Sirupe, Salben, ja sogar Infuse und Dekokte herzustellen. Einige ausländische Pharmakopoen schreiben dieses Verfahren schon ausdrücklich vor (England, Dänemark, Schweden, Finnland).

Selbstverständlich müssen diese Trockenextrakte nach den neusten Erkenntnissen in schonendster Weise gewonnen werden. Dafür dürfte sich die *Zerstäubungstrocknung* nach KRAUSE besonders gut eignen. Bei ihr wird das physikalische Gesetz, daß Flüssigkeiten um so schneller verdampfen, je größer ihre Oberfläche ist, in idealer Weise ausgewertet. Durch eine schnell rotierende Scheibe wird die Extraktlösung in einem Trockenraum vernebelt. Die Flüssigkeitsteilchen werden sodann von einem trockenen Luftstrom in Sekundenschnelle in staubfeines Pulver verwandelt. — Auf die mit dem Verfahren verbundene Schonung empfindlicher Stoffe vor schädlichen Temperaturen und die Ausschaltung von Zersetzungen und Oxydationen sei besonders hingewiesen.

Wer die pharmazeutisch-medizinische Brauchbarkeit so zubereiteter Trockenprodukte anzweifelt, sei daran erinnert, daß selbst ätherische Öle und Duftstoffe in derartigen Erzeugnissen sehr gut erhalten bleiben können; man denke an die im Handel befindlichen Kaffee-Extraktpulver, deren Qualität zum Teil vorzüglich ist. Besonders dürfte sich das Verfahren für die Herstellung seltener gebrauchter Tinkturen eignen, die man bei Bedarf aus den haltbaren, möglichst in Ampullen verschlossenen

Trockenextrakten bereiten kann. Die Abfüllung von Trockenextrakten in Ampullen wäre ferner bei stark wirkenden, unter Umständen zersetzlichen Stoffen zu empfehlen, da sie erst im Augenblick des Bedarfs geöffnet und verarbeitet werden.

Daß die hier vorgetragenen Überlegungen den praktischen Apotheker nicht verleiten dürfen, anders als nach den in Deutschland geltenden Vorschriften zu arbeiten, sei nochmals besonders betont.

Die **Fluidextrakte** enthalten den Wirkstoff im Verhältnis 1:1, das heißt, ein Teil Fluidextrakt entspricht einem Teil der Droge, die zu seiner Herstellung verwendet wurde.

So angenehm dieses bequeme Verhältnis rein rechnerisch für Arzt und Apotheker sein mag, so ist es doch vom Standpunkt des Praktikers aus als ein „gequältes" zu bezeichnen. Es hat sich nämlich herausgestellt, daß die Haltbarkeit der Fluidextrakte infolge ihrer zu hohen Konzentration zu wünschen übrig läßt. Man sollte besser auf das Verhältnis 1:2 zukommen, bei dem die beobachteten Fällungen und Nachtrübungen in viel geringerem Maße auftreten. Auch wäre das Eindampfen des Nachlaufs in der Hälfte der Zeit zu bewältigen, sofern es nicht sogar ganz wegfallen könnte.

Die *Fluidextrakte* werden nach dem DAB 6 durch *Perkolation* gewonnen. Hierbei wird die (meist grob gepulverte) Droge zunächst mit einem Teil des Lösungsmittels durchfeuchtet, um sie aufquellen zu lassen und somit ihre Durchlässigkeit für das Auszugsmedium zu erhöhen. Nach 12stündigem Stehen füllt man die so vorbereitete Droge in kleinen Anteilen unter Vermeidung von Hohlräumen in den Perkolator, ein konisches Gefäß aus Emaille oder Ton (vgl. S. 95, Abb. 72), das in verschiedenen Größen im Gebrauch ist. Vor der Einfüllung des Drogenguts wird auf den Grund des Perkolators, der mitunter an seinem Grunde mit einer durchlöcherten Porzellanplatte versehen ist, eine dreifache Mullage und eine 1 cm hohe Watteschicht gelegt, um eine Verstopfung des Abflußrohrs zu vermeiden. Man gießt dann auf das mit einer Filterpapierscheibe oder einer Scheibe aus Viskoseschwamm bedeckte Drogengut so lange Menstruum auf, bis der Auszug unten abzutropfen beginnt. Danach wird die untere Öffnung des Perkolators geschlossen. Nach Verlauf von 48 Stunden läßt man unter Auffüllen des Lösungsmittels — die Oberfläche der Drogenmasse muß immer etwa 1 cm hoch davon bedeckt bleiben — so viel Flüssigkeit abtropfen, daß aus 100 Teilen Droge zunächst 85 Teile Extrakt gewonnen werden, die man als „Vorlauf" beiseite stellt. Das zeitraubende Aufgießen wird vermieden, wenn man über den Perkolator eine mit durchbohrtem Kork und Glasröhre versehene Flasche stülpt, die das Menstruum enthält. Wenn man es so einrichtet, daß das Glasrohr in die über der Drogensäule stehende Flüssigkeitsschicht hineinragt, wird immer so viel Auszugsflüssigkeit nachströmen, wie unten abläuft. (Vgl. auch „Filtrieren" S. 19.)

Man läßt dann weiter abtropfen, bis die Droge völlig erschöpft bzw. bis die vorgeschriebene Menge Nachlauf erreicht ist. Die Nachläufe werden sodann — möglichst im Vakuum (für Extractum Secalis cornuti

fluidum ist dies ausdrücklich vorgeschrieben) — zu einem dünnen
Extrakt eingedampft, das mit dem
Vorlauf vereinigt und mit so viel
Menstruum versetzt wird, daß im
ganzen 100 Teile Fluidextrakt
entstehen, so daß also einem Teil
Droge ein Teil Fluidextrakt entspricht.

Die verschiedenen Methoden des
Abdampfens sind in dem Abschnitt „Destillieren" usw. beschrieben (S. 28).

Den Grad der Erschöpfung einer
indifferenten Droge erkennt man
an dem zuletzt fast farblos durch-
laufenden Menstruum, bei alkaloidhaltigen Auszügen daran, daß
Mayers Reagens (Quecksilberjodid-
jodkalium; aus Quecksilberchlorid
und Kaliumjodid) keine Fällung
mehr bewirkt.

Seit einigen Jahrzehnten arbeitet man an der Verbesserung des
Perkolationsverfahrens. Im Jahre
1930 konstruierte der Apotheker
BREDDIN seinen *Diakolator* und
leitete damit die sogenannte Röhrenperkolation ein. Er hatte beobachtet, daß in verhältnismäßig
engen und entsprechend langen
Röhren eine Droge sich vorzüglich extrahieren ließ, wenn man die

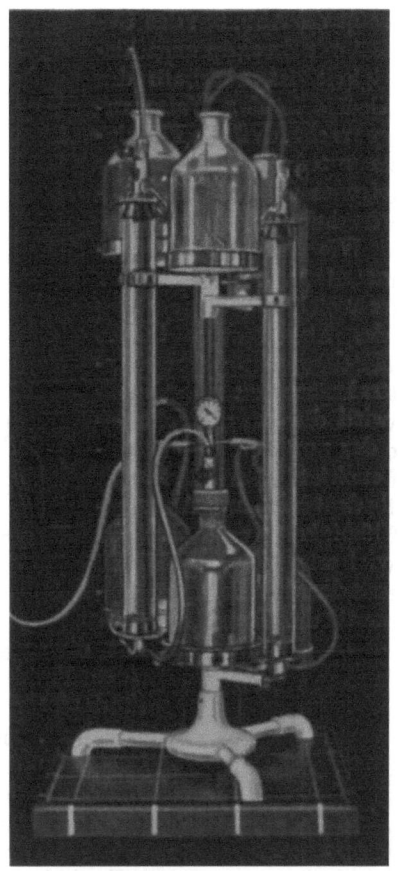

Abb. 93
Ruma-Vaculator (verbesserte Form
des Diakolators nach Breddin)

Erschöpfungsflüssigkeit (das Menstruum) unter Druck von unten nach
oben durch sie hindurchschickte. Den notwendigen Überdruck erzeugte
er mit einer einfachen Fahrradluftpumpe. Da nun sehr lange Röhren
unhandlich sind, koppelte BREDDIN mehrere kürzere in der aus der Abb. 93
ersichtlichen Weise aneinander, in die nun das Menstruum abwechselnd
von unten und von oben eintrat. Zum Schluß wurde mit Wasser nach-
gedrückt und so *ohne Auspressung* praktisch die gesamte Auszugsflüssigkeit wiedererhalten.

Etwas später (1934) brachte KESSLER seinen Evakolator auf den
Markt (Abb. 94). Bei diesem Apparat wird das Menstruum durch Vorlage
eines Vakuums durch die Droge hindurchgesaugt, ebenso — nach der
Extraktion — das nachdrückende Wasser. Eine Wasserstrahlpumpe evakuiert das Auffanggefäß.

Der *Stadatrator* ist ein weiterentwickelter Evakolator, der mit einem
Tropfenzähler über der Drogensäule versehen ist. Eine vereinfachte Form

zeigt die Abb. 95; das Gefäß mit Erschöpfungsflüssigkeit ist oberhalb des
Geräts in der Weise angebracht, daß die Flüssigkeit teilweise durch ihr
eigenes Gewicht die Röhren durchfließt.

Wie bei den obengenannten Verfahren, bedarf
es auch bei der Anwendung
des Stadatrators keines
Eindampfens von Extraktlösungen mehr, auch
wird die Droge nicht —
oder nur wenig — vorgefeuchtet. Man spart auch
bedeutend an Auszugsflüssigkeit und kommt
viel schneller ans Ziel als
mit der alten Perkolationsmethode. Brauchte man

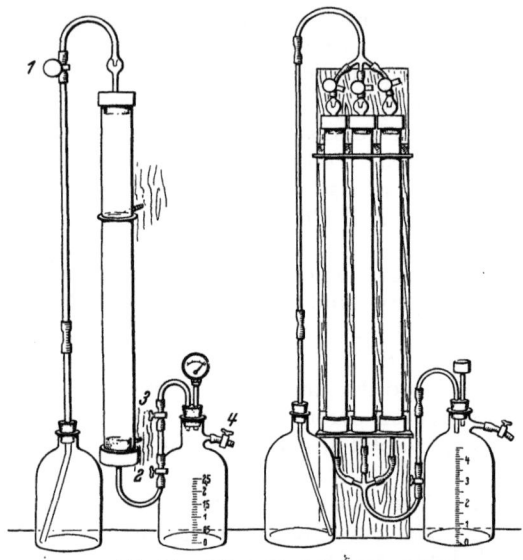

Abb. 94.   Röhren-Evakolator nach Keßler.
1. Tropfenregler, 2. Klemme zum Evakolator-Rohr.
3. und 4. Klemme zum Vorlagegefäß

mit dieser einige Wochen bis zur Fertigstellung
eines Fluidextraktes, so kommt man mit dem
Stadatrator in ebensoviel *Tagen* zu dem gleichen
Ergebnis, nicht zuletzt durch den Wegfall des
lästigen und zeitraubenden Einengens des Nachlaufs, das im übrigen infolge der selbst bei Vakuumverdampfung notwendigen Erwärmung den
gelösten Wirkstoffen nachteilig sein kann.

Zu Abb. 95 gibt die Stada folgende Erläuterung:
Das Gefäß *A* enthält das Lösungsmittel. Die
Röhre *B* — oben und unten vakuumdicht verschlossen — kann aus Glas oder einem Metall
sein, das durch Ammoniak und Pflanzensäure nicht
angegriffen wird. Unmittelbar zur Röhre *B* führt
ein Tropfenzähler *T*. Die Glasröhrchen bei (*a*), (*b*)
usw. sind mit Gummischläuchen verbunden.

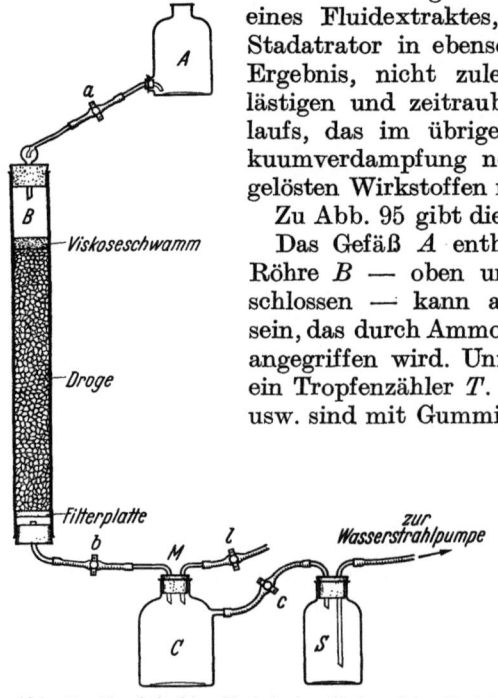

C ist die Auffangflasche,
S das Sicherheitsgefäß,
durch das bei plötzlich
nachlassendem Wasserdruck ein Einlaufen von
Wasser in *C* verhindert
wird. Die Hähne (*a*) und
(*b*) regeln die Ablaufgeschwindigkeit aus *A* bzw.

Abb. 95. Vereinfachter Stadatrator (Entwurf der Stada)

B; (*b*) und (*l*) sind zu

schließen, wenn die Wasserstrahlpumpe angestellt werden soll. *Nie darf während des Auspumpens der Hahn* (*b*) *geöffnet sein,* weil sonst erhebliche Mengen Alkohol, ätherische Öle und etwaige andere flüchtige Stoffe in das Abflußbecken fortgesogen würden.

Bei *M* kann mit Hilfe einer dritten Röhre, die zwischen den beiden schon vorhandenen den Kork durchbohren würde, ein Manometer eingeführt werden. Das ist aber nicht unbedingt nötig.

Wenn man glaubt, ein ausreichendes Vakuum erreicht zu haben — das Manometer würde in diesem Fall etwa 0,8 Atm. anzeigen —, so schließt man (*c*) und stellt die Wasserpumpe ab. (*a*) und (*b*) wird geöffnet und so eingestellt, daß 10 Tropfen je Minute in *B* ein- und aus *B* in *C* fließen.

Hat das Vakuum so stark abgenommen, daß die vorgeschriebene Ablaufgeschwindigkeit aus *B* nicht mehr erreicht wird, so muß es erneuert werden. (*b*) wird geschlossen, (*l*) geöffnet. Dadurch tritt Luft hinzu, und die Flasche *C* kann entleert werden. Dann schließt man sie wieder an, verschließt *l*, öffnet (*c*) und stellt die Wasserpumpe von neuem an.

Bei allen Verfahren, die mit Vakuum arbeiten, ist die Beseitigung von luftgefüllten Hohlräumen durch das Vakuum von Wichtigkeit. Die Auszugsflüssigkeit dringt nach Ausschaltung solcher „Luftblasen" viel schneller durch das Drogengut als ohne Vakuumanwendung.

Eine besondere Form wiederholter Perkolation (Reperkolation) sieht das Arzneibuch für die Herstellung von *Extractum Thymi fluidum* vor, *bei der jedes Eindampfen von Extraktbrühen vermieden wird.* Die zu verarbeitenden 1000 g Droge werden in drei Anteilen (zu 500, 325 und 175 g) in der Weise ausgezogen, daß der Nachlauf des zuerst extrahierten Teils die Auszugsflüssigkeit des zweiten Anteils und dessen Nachlauf wieder die Erschöpfungsflüssigkeit für den letzten Teil bildet. — Thymianfluidextrakt wird als Spasmolytikum bei Keuchhusten angewendet; es wirkt ferner reizlindernd und desinfizierend.

Bei **Extraktum Secalis cornuti fluidum** (Mutterkornfluidextrakt) ist, wie schon erwähnt, das Eindampfen der Nachläufe im luftverdünnten Raum ausdrücklich vorgeschrieben. Dabei ist zu beachten, daß die Temperatur möglichst *unter 50°* gehalten wird, da schon bei dieser Temperatur beträchtliche Mengen der wirksamen Alkaloide zerstört werden.

Die Nachläufe dieses Präparats werden im Gegensatz zu denen anderer Fluidextrakte nur bis zur Verjagung des Alkohols eingeengt und dann mit Sodalösung neutralisiert. Dadurch fallen Erdalkalien und Alkaloide aus. Durch das vorgeschriebene Verrühren mit dem Vorlauf lösen sich die Alkaloide wieder. Schließlich wird mit der Auszugsflüssigkeit auf das Gewicht der verwendeten Mutterkornmenge eingestellt.

(Gegen Uterusblutungen. In der Nachgeburtsperiode bewirkt das Extrakt Zusammenziehungen einer schlaffen Gebärmutter.)

Durch die Einführung der hydraulischen Tinkturenpresse (vgl. S. 93), die eine fast 100 %ige Auspressung von Drogenmazeraten gestattet, dürfte in manchen Fällen — zum mindesten in kleineren Apotheken-

betrieben — der Wert der Röhrenperkolation (Stadatrator usw.) zweifelhaft geworden sein, hat doch die *Stada* nachgewiesen, daß gewisse Fluidextrakte ebensogut durch einfache Mazeration hergestellt werden
können (siehe S. 151).

Weiteren Versuchen wird es vorbehalten bleiben müssen zu untersuchen, ob durch Mazeration und scharfes Auspressen gewonnene
Extrakte (und Tinkturen) nicht schneller nachtrüben als die Erzeugnisse
der Röhrenperkolation.

Eine eigenartige Extraktform stellen die *Dialysate* dar, die (unter
anderen) unter dem geschützten Namen „Ysate" durch *Dialyse* aus
frischen Pflanzen gewonnen und — wie die Fluidextrakte — so eingestellt werden, daß 1 g Dialysat gleich 1 g frischer Pflanze ist. — Die
Dialyse hat den Vorteil, daß unerwünschte Ballaststoffe, wie Gummi und
Schleime, nicht in das Dialysat gelangen.

Einen neuen Weg der Extraktion beschritt die Herstellerfirma der
Etrate. Bei der Bereitung dieser Arzneiform wird die Droge mit *verschie-
denen* Lösungsmitteln hintereinander ausgezogen. Dann werden die zur
Trockne eingedampften Extrakte gemischt und mit dem betreffenden
Drogenpulver zu Granulaten verarbeitet.

Wenn man den Standpunkt vertreten wollte, daß ein pflanzliches
Heilmittel nur gänzlich unveränderte Wirkstoffe enthalten darf, würde
man auf *jede* Form der Extraktion verzichten müssen. Unter diesem
Gesichtspunkt sind die „*Teep*" — und ähnliche Zubereitungen — ent-
standen, zu deren Gewinnung frische Pflanzen mit einem indifferenten
Stoff (z. B. Milchzucker) verrieben und dann ohne Anwendung von
Wärme über Kalk oder im Vakuumtrockenschrank getrocknet werden.

Die *Prüfung der Extrakte* hat sich zunächst auf den Wassergehalt zu
erstrecken. Das DAB 6 gibt allerdings nur für Trockenextrakte einen
Höchstgehalt an Wasser (mit 5%) an, doch setzen andere Arzneibücher
auch für Spissumextrakte eine Wassergehaltsnorm (20%) fest. Dünnen
Extrakten wird man 50—60% Wassergehalt zubilligen dürfen.

Bei alkaloidführenden Extrakten ist naturgemäß der Alkaloidgehalt
festzustellen; das Arzneibuch gibt besondere Anweisungen dafür bei
Extractum Belladonnae, Chinae, Hyoscyami, Opii und Strychni. Für die
Prüfung der Fluidextrakte eignet sich auch die vom HAB verwandte
Kapillaranalyse nach PLATZ (vgl. S. 244), allerdings mußten so undurchsichtige Medien wie Fluidextrakte usw. zuvor etwa im Verhältnis 1:1
verdünnt werden. Bei entsprechend weitergehender Verdünnung bzw.
Auflösung könnten wohl alle Extrakte dieser Prüfungsmethode unter-
zogen werden. Neuerdings gewinnt auch die Bestimmung des Brechungsindex für flüssige Galenika an Bedeutung (vgl. S. 246), auch wird die
Säulen- und besonders die Papierchromatographie dafür herangezogen
(vgl. S. 240 ff.).

Unguenta, Salben; Pastae, Pasten; Cerata, Zerate

Die Herstellung und der Gebrauch von Salben ist kulturgeschichtlich
seit dem Altertum belegt. Das Salben und Einfetten des Körpers stellte
teils kultische, teils gesundheitliche Handlungen dar. Am Ausgang der

griechischen und römischen Zeit fanden Salben auch bereits zu kosmetischen Zwecken Verwendung.

Salben sind zur Behandlung der menschlichen Haut bestimmt und müssen infolgedessen eine Konsistenz haben, die sie zum Aufstreichen geeignet macht. (Nach MÜNZEL sind Salben „plastische Gele". Gele definiert der Autor als formbeständige, leicht deformierbare, meist sehr flüssigkeitsreiche disperse Systeme aus einem festen und einem flüssigen Anteil. — Über Kolloidik vgl. hierzu S. 49, 50.) Salben entstehen durch Mischen von Salbenkörpern, in die häufig noch feste oder flüssige Arzneistoffe eingearbeitet werden. Zu den Salbenkörpern, auch Salbengrundlagen genannt, rechnen wir in der Hauptsache Fette und Öle, Paraffinkohlenwasserstoffe (Vaselin), Wollfett, Wachs, Emulsionen von Wasser in Öl (W/O) und Öl in Wasser (O/W), Pseudo- oder Quasiemulsionen, Schleime und Pasten ohne Fett und Vaselin. Das Arzneibuch nennt außer diesen Grundlagen noch Zeresin, Glyzerin, Harz und Pflaster. (Über einige neuere synthetische Salbengrundlagen siehe weiter unten.)

Sofern sie wasserhaltig sind, gehören die Salben stets zu den Emulsionen oder Pseudoemulsionen (vgl. Emulsionen S. 123); z. B. sind die Stadasalben Mastu-Salbe, Menthobalsol und Usalin Emulsionssalben vom Typ O/W. Sehr zähe Salben entstehen durch Beimengung größerer Mengen pulverförmiger Stoffe und heißen *Pasten*; mit Wachs (Cera) bereitete Salben nennt man *Zerate*. (Das Wachs wird heute vielfach durch festes Paraffin ersetzt.)

Wenn in ärztlichen Verordnungen nichts anderes vorgeschrieben ist, läßt das Arzneibuch als Salbengrundlage *weiche Salbe*, Unguentum molle, verwenden, eine Mischung aus gleichen Teilen Lanolin und Vaselin.

Unguentum molle ist nach neueren Erkenntnissen nicht mehr in allen Fällen als brauchbare Salbengrundlage anzusprechen, z. B. bei der Einarbeitung von Liquor Carbonis detergens. So vermißt man unter den Salbenkörpern des Arzneibuchs eine Emulsionsgrundlage vom Typ O/W. KERN und NEUWALD schlagen dafür ein *Unguentum emulsificans* („Lanette N") folgender Zusammensetzung vor, das mit Wasser eine O/W-Emulsion ergibt:

Emulgierender Cetostearylalkohol........ 3 Teile
Dünnflüssiges Paraffin .... 2 Teile
Weißes Vaselin .... 5 Teile

Auf dem Wasserbad zusammenschmelzen und kalt rühren.

Emulgierender Cetostearylalkohol ist ein Gemisch aus 10 Teilen Natriumcetylsulfat (Lanette E) als Emulgator und 90 Teilen Cetostearylalkohol (Lanette O) als Stabilisator. — Weiße, geruchlose Masse.

Im übrigen richtet sich die Wahl der Grundlage nach dem besonderen Zweck, dem die Salbe zu dienen hat. Dementsprechend wird auch der Nachtrag zum DAB 6 gestaltet werden. Wir unterscheiden nach der therapeutischen Verwendung

1. *Decksalben*, die in der Hauptsache Luftabschluß bewirken oder auch eine nur oberflächliche Reizwirkung ausüben sollen,

2. *Wundsalben*, die mit den eingearbeiteten Wirkstoffen eine Wunde oder *kranke* Hautstelle beeinflussen sollen,

3. *Resorptionssalben* mit Tiefenwirkung, die auf die *gesunde* Haut aufgetragen werden,

4. *Kosmetische Salben* für die Hautpflege.

Geht man von der chemisch-physikalischen Beschaffenheit der Salbenkörper aus, so teilen wir ein in

1. *Paraffinkohlenwasserstoff-* und *Fettgrundlagen*, wie Vaselin und Schweineschmalz. Sie sind wasserfrei, nehmen kaum Wasser auf und sind daher für wasserfreie Zubereitungen geeignet.

Eine Fettsalbe mit erhöhter Wasseraufnahmefähigkeit und Haltbarkeit bietet das *gehärtete Erdnußöl*, Oleum Arachidis hydrogenatum, das in Nachbarländern als Salbengrundlage in Gebrauch ist.

Zur Qualifizierung der zu den W/O-Emulsionen gehörigen Salben dient oft die sogenannte *Wasserzahl*. Sie gibt an, wieviel g Wasser 100 g eines Salbenkörpers bei normaler Temperatur dauernd aufzunehmen vermögen.

2. *Polyäthylenglykolsalben* als fett- und wasserfreie Grundlagen.

Polyäthylenglykole entstehen durch Kondensation von Äthylenoxyd mit Wasser und haben folgende Formel:

$$HO \cdot CH_2 \cdot (CH_2 \cdot O \cdot CH_2)n \cdot CH_2OH.$$

Hierbei schwankt n zwischen 3 und 200. Die niederen Glieder sind farblose Flüssigkeiten, die höheren (über 600 Molekulargewicht) haben wachsartige Konsistenz. Sie sind unter anderen als *Carbowachse* im Handel. KERN, SALZMANN, RATH und SALZER geben folgende Vorschrift:

Unguentum Polyaethylenglycoli (Polyaethylenglycolsalbe)

Herstellung:

       Polyaethylenglycol 300 .... 50 Teile
       Polyaethylenglycol 1500 .... 50 Teile

sind unter Erwärmen zu mischen und bis zum Erkalten zu rühren. Um eine gleichmäßige, gut streichbare Salbenmasse zu erhalten, dürfen die Polyaethylenglycole bis zu 10% ihres Gewichts gegeneinander ausgetauscht werden·

Eine solche Salbe ist abwaschbar, aber mit einigen Wirkstoffen (Resorcin, Gerbstoffe, Kalium jodatum usw.) nicht verträglich.

3. *Absorptionsgrundlagen*, wie Wollfett und Wollwachsalkoholsalbe (siehe später). Auch diese sind wasserfrei, nehmen aber Wasser und wäßrige Lösungen unter Bildung von W/O-Emulsionen auf. — Zur Bereitung von Salben mit wasserlöslichen Wirkstoffen. Aus ihnen werden Arzneistoffe besser resorbiert als aus 1.

4. *Emulsionsgrundlagen* aus Salbengrundstoffen und einem Emulgator. Zur Bereitung von wasserhaltigen, „hautähnlichen" Salben.

    a) W/O-*Emulsionen*, wie wasserhaltige Salbe (Unguentum aquosum siehe S. 155, 156) und Lanolin. Nehmen Wasser und wäßrige Lösungen auf.

b) O/W-*Emulsionen*, wie wasserhaltige emulgierende Salbe und Unguentum hydrophilicum U S P XV. Lassen sich mit Wasser verdünnen und abwaschen.

5. *Wasserlösliche Salbengrundlagen*, wie Glyzerinsalbe und Polyäthylen-glykolsalbe U S P XV. Fett- und paraffinkohlenwasserstofffrei. In Wasser löslich; nehmen nur wenig Wasser auf. — Zur Schleimhaut- und Wundtherapie.

Für *Decksalben* wird mit gutem Erfolg *Vaselin* (Vaselinum album et flavum) verwendet, ein chemisch indifferenter Paraffinkohlenwasserstoff, der unbegrenzt haltbar und in Arzneibuchbeschaffenheit reizlos ist. (Dies gilt besonders von Vaselinum album.) Vaselin eignet sich auch zur Aufnahme von Stoffen, die eine oberflächliche Reizwirkung ausüben sollen, wie Chrysarobin, Cignolin, Salicylsäure und Schwefel. Als „haut-fremdes" Fett hat es keine Tiefenwirkung, gibt also die eingearbeiteten Pharmaka nur in ganz geringem Maße ab. Nachteile des Vaselins: Es verstopft die Poren und behindert so die Hautatmung; auch nimmt es kein Wasser auf.

Für *Wundsalben* kann Vaselin allenfalls in Verbindung mit einem „hautfreundlichen" Salbenkörper gebraucht werden. Als solcher eignet sich bis zu einem gewissen Grade das Wollfett (Adeps Lanae anhydricus), ein wachsartiges Gemisch von Estern höherer Fettsäuren mit höheren Alkoholen[1]. *Lanolin* ist eine Mischung von Vaselin, Wollfett, flüssigem Paraffin und Wasser. Durch Beimischung von Lanolin, das eine W/O-Emulsion darstellt, wird auch das Vaselin emulgiert, wird dadurch tiefen-wirksam und somit zur Abgabe von Arzneistoffen in Wundsalben befähigt.

Adeps Lanae anhydricus neigt dazu, Sauerstoff aufzunehmen; dadurch würde z. B. das Vitamin A in einer Lebertransalbe zerstört werden. In den USA wird, um solche Einflüsse auszuschalten, sogar dem Vaselin — und ebenso dem Schweineschmalz — Tokopherol (als Antioxydans) zugesetzt. An Stelle des Wollfetts verwenden ausländische Arzneibücher daher nur dessen unverseifbaren Anteil, die Wollfettalkohole, unter dem Namen Alcoholia Lanae. Als Salbengrundlage dient dann Unguentum Alcoholium Lanae, Wollfettalkoholsalbe, falls die herzustellende Salbe kein Wasser enthält. KERN und NEUWALD geben für diese Salbe folgende Vorschrift:

Unguentum Alcoholium Lanae (Wollfettalkoholsalbe)

Wollfettalkohole	6 Teile
Gelbe Vaseline	10 Teile
Hartparaffin	24 Teile
Dickflüssiges Paraffin	60 Teile

Einzelne Bestandteile auf dem Wasserbad zusammenschmelzen und anschließend kalt rühren.

Als *Eucerinsalbe* ist diese Zubereitung auch in Deutschland seit langem bekannt.

An Stelle des alten Lanolins käme etwa Unguentum aquosum (die *wasserhaltige Salbe*) der eben genannten Autoren in Betracht:

---

[1] Es sollte daher besser „Wollwachs" anstatt Wollfett genannt werden.

Wollfettalkoholsalbe .... 50 Teile
Wasser .... 50 Teile

Das Wasser wird auf 60° erwärmt und in kleinen Anteilen in die Wollfettalkoholsalbe eingearbeitet. Bis zur Abkühlung auf Zimmertemperatur rühren.

Für *Resorptionssalben*, die auf die gesunde Haut zwecks Abgabe von Wirkstoffen aufgetragen werden sollen, erstreben wir eine gute Verträglichkeit und ein besonders gutes Eindringen in das Hautgewebe. Sehr gute Tiefenwirkung zeigen pflanzliche und tierische Fette, vor allem das **Adeps suillus** (*Schweineschmalz*), das leider nach einiger Zeit infolge der Einwirkung des Luftsauerstoffs ranzig wird und deshalb gern als **Adeps benzoatus** (*Benzoeschmalz*) verwendet wird, weil es in dieser Form infolge der konservierenden Eigenschaft der in ihm gelösten Benzoesäure nach der Erfahrung des Verfassers praktisch unbegrenzt haltbar ist. Man gewinnt es nach dem DAB 6 durch Erwärmen von 50 Teilen Schweineschmalz mit 1 Teil (im Eisenmörser) gepulverter Benzoe und 3 Teilen getrocknetem Natriumsulfat, durch dessen Wasseraufnahmevermögen die im Schweineschmalz enthaltenen geringen Wasseranteile entfernt werden, die die Haltbarkeit des Adeps benzoatus herabsetzen würden. Das Natriumsulfat wird im Heißwassertrichter (vgl. S. 21) abfiltriert.

Fette dieser Art eignen sich für fettlösliche Medikamente, für Jod und seine Derivate, für Schwefel und Salizylsäure, sofern deren Resorption in größerem Ausmaß erwünscht ist.

In mancher Hinsicht dem Schweineschmalz überlegen ist die schon erwähnte Eucerinsalbe (Eucerinum anhydricum und Eucerinum cum Aqua). Sie vereinigt die Haltbarkeit des Vaselins und das Wasserbindevermögen des Wollfetts. Die Abgabefähigkeit für Arzneistoffe ist besser als bei Adeps suillus.

Dem Adeps suillus in dieser Beziehung etwa gleichwertig ist die rein synthetische W/O-Emulsion Unguentum Lanette, deren Emulsionsform eine besonders feine Verteilung und gute Abgabe der Wirkstoffe erlaubt. Lanettesalbe bietet darüber hinaus den Vorteil leichter Abwaschbarkeit, etwa bei der Behandlung behaarter Körperstellen. Es macht uns außerdem von den hauptsächlich aus dem Ausland eingeführten Salbengrundlagen Vaselin und Wollfett unabhängig und kann mit fast allen in der Dermatologie gebräuchlichen Arzneistoffen, besonders den wasser- und öllöslichen, verarbeitet werden. (Phenol, Menthol, ätherische Öle und Lokalanästhetika in größeren Mengen trennen die Emulsion.)

Man stellt Lanettesalbe aus 30 % Lanettewachs NP, 10 % Cetiol und 60 % Wasser her. Auch die ältere Formel

Lanettewachs N 25,0
Cetiolan 5,0
Aqua destillata .... ad 100,0

hat sich bewährt. — Das Wachs wird bei 70° auf dem Wasserbad geschmolzen und mit dem ebenfalls auf 70° erwärmten Wasser und zuletzt mit dem flüssigen Cetiol bzw. Cetiolan verrührt.

Lanettewachse sind Gemische von Cetyl- mit Stearylalkohol oder mit Schwefelsäureestern von Fettalkoholen. Cetiol und Cetiolan stellen flüssige Wachsester hoher Fettsäuren dar. Beide werden als fettende, die Tiefenwirkung fördernde Komponente zugesetzt; sie vermögen auch öllösliche Pharmaka aufzunehmen.

Statt des Cetiolan kann in der eben erwähnten Salbenrezeptur auch *Siliconöl* Verwendung finden, das neuerdings in der Dermatologie eine Rolle zu spielen beginnt. Die Formel ist dann (nach Apotheker Herbert RASSMANITH, München) in folgender Weise abzuändern:

```
Lanettewachs N........................ 15,0
Siliconöl AK 350 (Wacker-Chemie München).  25,0
Aqua destillata ....................... 60,0
```

Lanette und Siliconöl auf dem Wasserbad auf 75° erhitzen und das Wasser — von derselben Temperatur — in einigen Teilmengen zugeben. Bis zum Erkalten weiterrühren und zum Schluß durch die Salbenmühle geben.

Wie außerordentlich wichtig die Wahl einer Emulsionsgrundlage besonders für solche Salben sein kann, die ihre Wirkstoffe an die Haut abgeben sollen, ersieht man daraus, daß z. B. die Diffusion der *Salizylsäure* aus einer O/W-Emulsion 40mal stärker ist als aus Vaselin. Auch bei *Penicillinsalben* ist ein therapeutischer Effekt auf der Haut oder Schleimhaut nur von Emulsionssalben zu erwarten, die Penicillin in der wäßrigen Phase gelöst enthalten (vgl. S. 170).

Zu den *Öl-in-Wasser-Emulsionen* gehören auch die als kosmetische Salben verwendeten Stearatkrems („Mattkrems"), die meist industriell durch Verseifen von Stearin mit Alkalilaugen gewonnen werden.

MÜNZEL und AMMANN geben eine moderne Grundlage für solche Salben:

```
I. Acidum stearinicum purissimum......   28,45
   Paraffinum liquidum ........... ad    50,0

II. Kalium causticum .................    1,12
    oder Triaethanolamin ..............   3,0
    Aqua conservans ............... ad 150,0

Totalgewicht der Salbe ...............  200,0
```

Die Fettphase I wird auf dem Wasserbad geschmolzen bzw. auf 90° erwärmt, worauf die separat auf 70° erwärmte Wasserphase II zur Fettphase gegeben, die entstandene Emulsion von Hand kaltgerührt und das verdunstete Wasser ergänzt wird. — Natrium causticum oder Ammoniak (-lösung) eignen sich weniger zur Anfertigung dieser Salben, weil sie nach mehrmonatiger Lagerzeit die Erscheinung der *Synärese* zeigen, das heißt, die Salben verlieren wegen Kontraktion des Gels Wasser, in dem der Gelkörper schwimmt.

Das salbenförmige, stark wasserhaltige Produkt vermag zugefügte Fette zu emulgieren. Beim Einreiben in die Haut wird das Fett aufgenommen, ohne die Haut glänzend zu machen. Diese „Tageskrems" unterscheiden sich von den zum W/O-Typ gehörenden, gleichfalls fettenden „Nachtkrems". Diese sollen bei Anwendung über Nacht der Haut die durch Waschen und gewerbliche Betätigung entzogenen Fettstoffe wieder zuführen.

Wer Zeit und Lust hat, sich mit den sehr interessanten kosmetischen Problemen zu beschäftigen, sei auf das vorzügliche Buch von WILL, Neues Manual für die praktische Pharmazie, im Springer-Verlag Berlin, hingewiesen; es enthält gute, neuzeitliche Vorschriften aus diesem Gebiet.

Für pharmazeutische Zwecke eignen sich die eben erwähnten Salben wegen ihres schnellen Austrocknens und ihrer demzufolge geringen Haltbarkeit wenig, dagegen gewinnen die *auf Schleimbasis hergestellten Salben* neuerdings an Bedeutung. Sie können mit Methylzellulose- (Tylose, Adulsion), Gelatine-, Tragant-, Agar- oder auch mit Bentonitschleim bereitet werden. Bentonit ist ein mit Wasser stark quellender, reizloser Ton vulkanischen Ursprungs, der in die Nationalformeln der USA Eingang gefunden hat und auch in der Schweiz verwendet wird. Solche Schleimsalben und -pasten eignen sich für die Fälle besonders gut, in denen die Haut Fette und Vaselin schlecht verträgt. Sie trocknen allerdings schnell aus und bedürfen eines Antiseptikums zur Haltbarmachung. (Vgl. Mucilagines S. 78.) Offizinell ist die gallertartige, mit Wasser gut abwaschbare **Unguentum Glycerini,** (Glyzerinsalbe) des Arzneibuchs, die neben 75% Glyzerin je etwa 2% Weizenstärke und Tragant enthält. Man gibt Stärke und Tragantpulver (beides gesiebt) in einen Infundiertopf und rührt mit einem eisernen Spatel auf dem Wasserbad bis zur Aufquellung der Stärke und des Tragants, das heißt, bis die gewünschte Konsistenz erreicht ist.

Gelegentlich wird als Salbengrundlage noch die ziemlich feste **Unguentum cereum** (Wachssalbe) gebraucht. Sie stellt eine Mischung aus 7 Teilen Oleum Arachidis und 3 Teilen Cera flava dar. Die Bestandteile werden auf dem Wasserbad (!) zusammengeschmolzen; wenn bei einer Herstellung von 500—1000 g Wachssalbe noch ein nußgroßes Stück Wachs ungeschmolzen in der Flüssigkeit schwimmt, entferne man die Wärmequelle, um Überhitzung zu vermeiden. (Graue Verfärbung der an sich leuchtend gelben Salbe.)

Auch **Sapo kalinus** (Kaliseife) (vgl. S. 136) dient mitunter als Salbenkörper. Sie wirkt infolge ihrer Alkalität keratolytisch (hornhautlösend) und verbürgt so eine gute Tiefenwirkung der eingearbeiteten Pharmaka.

Zur Technik der Salbenherstellung

Sowohl zum Mischen salbenförmiger Körper als auch zum Einarbeiten fester oder flüssiger Stoffe in Salbengrundlagen bedient man sich in der Apotheke für kleinere Mengen (Rezeptur) des Porzellanmörsers, der für Salben im Gegensatz zu dem auf der Innenseite rauhen Pulvermörser eine glatte Innenfläche hat. Auch für die Reibkeule (Pistill) wählt man bei Salben glattes Porzellan oder Kunststoff; bei der Bereitung größerer Mengen kann auch ein Holzpistill nützlich sein. Statt großer Porzellanschalen finden wir im Labor häufig Emailleschalen, die des festeren

Standes wegen auf Stroh-, Kork- oder Suberitringe gesetzt werden. In der Rezeptur hat sich der biegsame Salbenspatel aus Stahl bewährt; es gibt davon auch ziemlich große Ausführungen für die Defektur.

Wenn verschiedene Salben zu mischen sind, wägt man auf einem glatten Papier mit Hilfe eines flexiblen Spatels auf der Rezepturwaage erst die kleinen, dann die größeren Mengen ab und schiebt das Ganze dann mit *einem* Strich in den Salbenmörser. Noch praktischer ist es, in sogenannten Fantaschalen (Abb. 96a und b), die sich auf die Waage

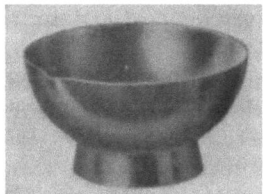 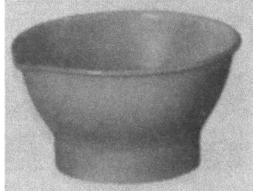

Abb. 96a	Abb. 96b
Fantaschale aus Cromargan	Fantaschale weiß emailliert

stellen und mitsamt dem Pistill tarieren lassen, die Bestandteile abzuwägen und anschließend in demselben Behälter zu mischen. Die Unsitte, Salben mit dem Spatel in die Abgabekruke zu mischen, ist hoffentlich nirgends mehr anzutreffen. Daß eine gleichmäßige Vermengung der Salbenkörper in diesem Fall unmöglich ist, bedarf wohl kaum der Begründung.

Sind in der Rezeptur flüssige Zusätze verschrieben, so wägt man sie in einer Vertiefung, die man mit dem Spatel in die Salbengrundlage eingedrückt hat, gleich mit ab bzw. wägt sie mit in die Fantaschale, sofern die Flüssigkeiten — wie etwa Perubalsam — mit Salben ohne weiteres mischbar sind. Wäßrige Zusätze (z. B. essigsaure Tonerdelösung) werden zuvor in einer Flasche für sich abgewogen und dann nach und nach in kleinen Anteilen untergerührt.

Man mischt durch längeres Rühren sorgfältig durch; während des Arbeitens wird mit dem Spatel oder einem Kartenblatt öfters von der Mörserwand nach der Mitte zu abgekratzt. Das Pistill muß dann und wann mittels Kartenblatts oder Spatels vom Mischgut befreit werden, damit auch dieser Anteil gleichmäßig mit untergearbeitet wird. (Kartenblätter zerschneidet man für die Rezeptur in vier gleiche, rechteckige Teile, deren eine Schmalseite etwas rundgeschnitten wird.) Der Spatel wird während der Arbeit entweder auf ein Stück sauberes Papier oder in der Weise mit dem Griff auf den Kasten der Waage oder den Rezeptiertisch gelegt, daß der salbenbehaftete Teil in die Luft ragt, also nichts beschmutzen kann. Außerordentlich praktisch für die Rezeptur ist ein kleiner Metallständer, ein sogenannter Spatelschlitten (Abb. 97), auf dem man ein Pulverglas zwecks Entnahme des Inhalts in bequeme Schräglage bringen und außerdem Spatel, Pistill und Kartenblatt schnell und sauber ablegen kann.

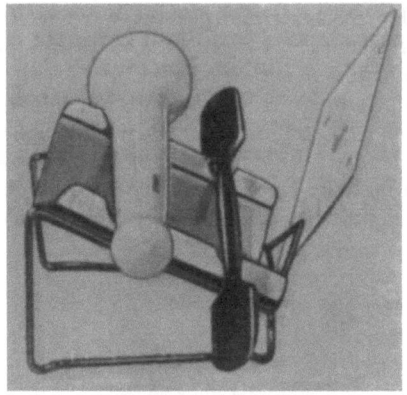

Abb. 97. Spatelschlitten mit Gefäßhalter
und Ablage für Pistill und Kartenblatt

Die Erfahrungstatsache, daß viele Salbengrundlagen in der Rezeptur zwecks besserer Durcharbeitung zweckmäßig leicht erwärmt werden, hat zur Einführung eines elektrisch heizbaren Pistills geführt, das als *Loeco-Thermo-Pistill* im Handel ist (Abb. 98). Ein Wasserbad ist beim Arbeiten mit diesem Pistill überflüssig. Die Salben lassen sich damit in viel kürzerer Zeit als sonst üblich herstellen, und es wird nur ein Bruchteil der früher aufgewandten Energie verbraucht.

Mischungen von Fetten und Ölen mit Wachs, Walrat oder festem Paraffin sind leicht durch Zusammenschmelzen zu erhalten. Man spart Ärger und Verluste, wenn man derartige Schmelzen *nur* auf dem Wasserbad erwärmt. Durch Überhitzen — auf freier Flamme kaum zu vermeiden — zersetzen sich viele Fett- und Wirkstoffe. Nach dem Erkalten ist eine aus nicht zu harten Bestandteilen zusammengeschmolzene Salbe ohne

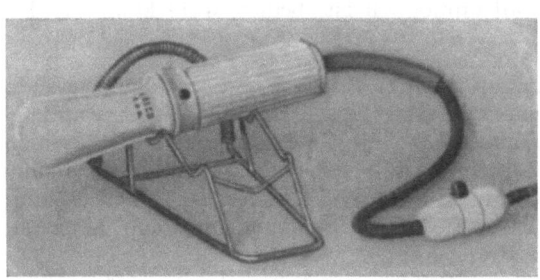

Abb. 98. Loeco-Thermo-Pistill „Columbus"

weiteres gebrauchsfähig. In anderen Fällen rührt man derartige Salben in erwärmter Porzellanschale gern kalt. Dabei muß sehr schnell gearbeitet und vor allem darauf geachtet werden, daß die an Mörserwand und Pistill erkaltenden Salbenteile mit dem biegsamen Spatel in ganz kurzen Zwischenräumen immer wieder der noch warmen Hauptmasse zugeführt werden, in der sie sich vorübergehend wieder lösen, bis schließlich die ganze Salbe völlig homogen ist. Bei Mischungen mit nicht zu festen Salbenbestandteilen — etwa Unguentum leniens — kommt man nach einiger Übung auch dann zu guten Ergebnissen, wenn man die erkaltete Schmelze mit kaum merkbarem Pistilldruck (sonst Klumpen!) langsam abrührt.

Eine Erleichterung für den Defektar bietet der Schalenhalter *Lumax* (Abb. 99). Der Halter wird am Tisch befestigt. Nach Aufsetzen der Schale unter leichtem Andrücken auf die Gummiplatte ist der Hebel nach links umzulegen. Es ist darauf zu achten, daß der glatte Boden der Schale nicht naß oder fettig ist. — Das Lösen des Gefäßes erfolgt durch Umlegen des

Hebels nach rechts. Löst es sich nicht sofort, so ist es seitlich wegzuziehen. — Es empfiehlt sich, die Gummiplatte von Zeit zu Zeit mit etwas Glyzerin einzureiben.

An die eben besprochenen Zubereitungen schließen sinngemäß die *Zerate* (Cerata) an. Das DAB bezeichnet sie als Arzneizubereitungen zum äußeren Gebrauch, deren Grundmasse aus Wachs, Fett, Öl, Zeresin oder ähnlichen Stoffen besteht. Sie werden nur noch wenig gebraucht; selten noch finden sich in den Apotheken einige Täfelchen von **Ceratum Resinae Pini** (gelbes Zerat) oder **Ceratum Aeruginis** (Grünspanzerat); allenfalls kommt Muskatbalsam, **Ceratum Nucistae** (Balsamum Nucistae) und **Ceratum labiale** (Ceratum Cetacei), Lippenpomade, im Handverkauf noch vor.

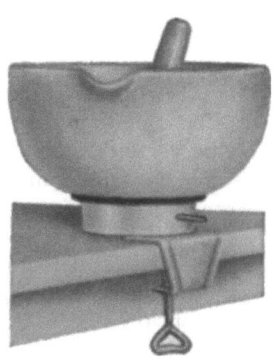

Abb. 99
Schalenhalter „Lumax"
von C. J. Loetschert & Co.,
Höhr-Grenzhausen

Die beiden erstgenannten Zerate pflegt man in Tafeln auszugießen; man knifft aus Wachspapier Kapseln mit hochstehenden Rändern, in die auf genau waagerecht stehendem Tisch (Marmorplatte, Glasplatte) das Zerat ausgegossen wird. Nach dem fast vollständigen Erkalten legt man eine Lage Wachspapier auf das Zerat und beschwert bis zur völligen Abkühlung mit einem leichten Brett oder dergleichen, da sich sonst die Ränder der ausgegossenen Tafel nach oben wölben. Die völlig erkaltete Tafel teilt man schließlich nach dem

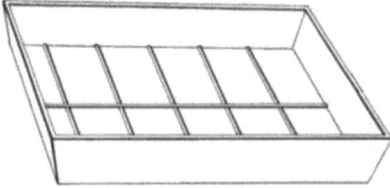

Abb. 100. Form für Zerate aus Zinkguß

Abziehen des Papiers mit einem angewärmten Messer in Stücke von der gewünschten Größe. Noch bessere Zerattafeln erzielt man bei Verwendung von Gußformen (Abb. 100) aus Blech, die durch Rippen in eine Anzahl von Quadraten eingeteilt sind. Bei harzhaltigen Zeraten wird die Form vor dem Eingießen der Masse mit Stanniol ausgekleidet (die glänzende Seite nach oben), das man mit einem weichen Tuch eindrückt.

Muskatbalsam und Lippenpomade werden in kleinen Stangen abgegeben. Eine Gußform für Stangenzerate zeigt die Abb. 101. Beim Ausgießen stellt man die zusammengeschraubte Form aufrecht auf den

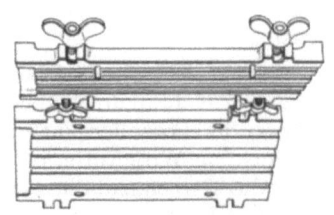

Abb. 101
Gußform für Salbenstifte (Zerate)

Tisch; zuvor kann sie mit etwas Seifenspiritus ausgepinselt oder auch nur mit einem wollenen Lappen ausgerieben werden. Die herausgenommenen Stangen teilt man mit dem Messer zu der gewünschten Länge ab.

Die eigentliche *Kunst der Salbenbereitung* kommt bei der Einarbeitung fester Bestandteile zur Geltung, denn der Wert einer Salbe wird neben der Resorptionsfähigkeit der Salbengrundlage und dem Gehalt an Wirkstoffen von dem Feinheitsgrad bestimmt, in dem die Pharmaka in der Salbe verteilt sind. Jeder mechanische Reiz durch körnige oder kristallische Partikel muß vermieden und die bestmögliche Wirkung der Arzneikörper durch ihre feinste Verteilung in der Salbengrundlage gewährleistet werden. Hautärzte legen auf diese Grundbedingungen in der Beschaffenheit von Salben mit Recht allergrößten Wert und beurteilen die Arbeit einer Apotheke geradezu nach der Güte der dort bereiteten Unguenta.

Das DAB gibt folgende Anweisungen:

„Unlösliche oder schwer lösliche Stoffe werden, wenn nichts anderes vorgeschrieben ist, als feinstes Pulver mit wenig Salbengrundmasse, die nötigenfalls etwas erwärmt wird, angerieben. Nachdem eine völlig gleichmäßige Verteilung erzielt ist, wird der Rest der Salbengrundmasse hinzugemischt."

Soweit feste Stoffe in Wasser, Öl, Äther oder anderen indifferenten Flüssigkeiten löslich sind (Salze, Extrakte usw.), nimmt man sie im Mörser mit möglichst wenig Lösungsmittel auf und bringt sie in so gelöster Form in die Salbe. In allen anderen Fällen hilft man sich durch feinstes Verreiben der Wirkstoffe (evtl. diese zuvor durch Sieb 5 oder 6 schlagen) und darauffolgendes Anreiben mit wenig Wasser, Öl, flüssigem Paraffin usw. Oft wird zweckmäßig mit etwas erwärmter oder geschmolzener Salbengrundlage oder mit einer geringen Menge des flüssigen Bestandteils des Salbenkörpers angerieben. (Auf die Vorteile des heizbaren Pistills wurde schon hingewiesen.) Erst wenn eine mit der Fingerspitze auf dem Handrücken verriebene Probe oder auch das Lupenbild keinerlei Körnung mehr erkennen läßt, kann die Anreibung nach und nach mit der übrigen Salbengrundlage vermischt werden.

Beim Abfüllen der fertigen Salbe in die heute meist noch verwandte Kruke bedient man sich neben dem verwendeten Spatel eines Kartenblatts. Praktische Zelluloidschaber in verschiedenen Größen für Rezeptur und Defektur werden von der Industrie (Beiersdorf) zur Verfügung gestellt.

Statt des Mörsers ist besonders im Auslande vielfach die *Salbenmischplatte* im Gebrauch. Sie besteht aus einer quadratischen, nicht zu dünnen Glas- oder Porzellanplatte, die auf einer Rezepturwaage eben noch Platz findet. Die Wirkstoffe, oft in konzentrierter Verreibung oder in Lösung, und die Salbengrundlage werden nebeneinander auf die Platte gewogen und mit biegsamem Spatel zur Salbe vermischt.

Gegenüber der Mörserarbeit werden folgende Vorteile geltend gemacht: Durch Ausbreiten des Salbenguts in dünner Schicht kann die einwandfreie Verteilung der Arzneistoffe leichter überprüft werden. Ein Abkratzen von Pistill und Mörser ist nicht erforderlich; der elastische Spatel wird am Rande der Platte abgestrichen. Das Einfüllen der fertigen Salbe in die Kruke geht leichter und schneller vonstatten.

Für die Anfertigung von Salben in größerem Maßstabe — und oft auch in der Rezeptur — ist heute eine Salbenmaschine unerläßlich. Im Apothekenlaboratorium hat sich die *Dreiwalzenmühle* unentbehrlich gemacht (Abb. 102 und 103), da sie infolge ihrer eigenartigen Konstruktion sowohl mischt als auch verreibt. Man arbeitet mit ihr in der Weise, daß man die Salbe oder Paste zunächst roh vormischt und dann erst durch die Mühle schickt. Je nach dem für die Salbe gewünschten Feinheitsgrad kann man die Walzen weiter oder enger stellen. Auf vollkommen parallele Einstellung ist zu achten; würde man auf der einen Seite die Stellschraube anziehen,

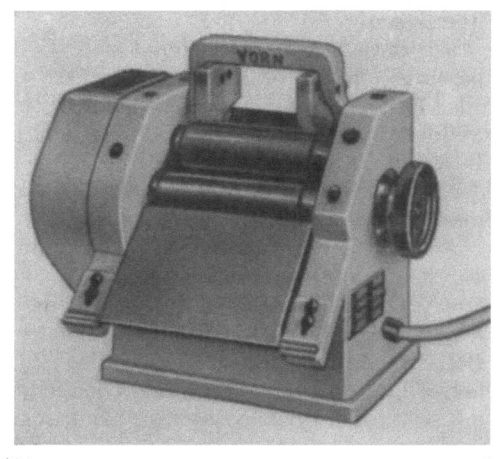

Abb. 102
Salbenmaschine Hammonia, Kleinstausführung

auf der anderen dagegen nicht, so wäre mit einem Walzenbruch zu rechnen; zum mindesten könnte man aber kein gleichmäßig verriebenes Produkt erwarten. Neuere Modelle lassen übrigens ein Nichtparallelschalten durch ihre Konstruktion gar nicht mehr zu.

Eine vorzügliche Zinkpaste wird beispielsweise so gewonnen, daß man Zinkoxyd und Talk durch Sieb 4 oder 5 in einen Mörser oder eine Emailleschale siebt, das gut gemischte Pulver mit dem geschmolzenen Vaselin übergießt und ohne besondere Anstrengung durch Umrühren damit vermengt. Aus dieser Mischung erhält man nach dem Erkalten mit Hilfe der Salbenmühle eine fein verteilte, gleichmäßige Zinkpaste.

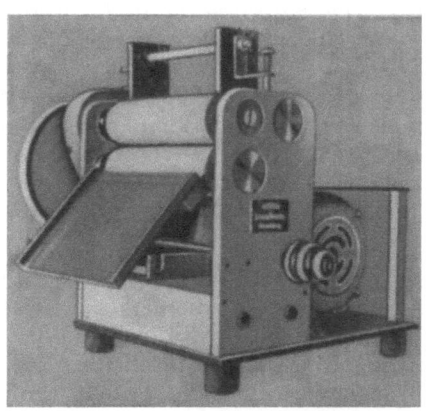

Abb. 103. Salbenmaschine Asra

Zum Antrieb des Geräts, dessen Walzenlänge für Apotheken 10—20 cm zu betragen pflegt, dient meist ein kleiner Motor, doch kann es auch mit der Hand betrieben werden.

Die Industrie bedient sich derselben Maschinen in entsprechend größeren Ausmaßen, die dann selbstverständlich immer elektrischen

Antrieb haben. Zuvor mischt man im Großbetrieb die Salben mittels Knetmaschinen: In einem geschlossenen Trog bewegen sich besonders gestaltete Knetschaufeln, die eine gute Durchmischung bewirken. Die letzte Verfeinerung wird auch hier dem Dreiwalzenwerk überlassen.

Für dieselben Zwecke eignet sich auch der bei „Emulsionen" (S. 130) beschriebene Motor-Emulgor von GANN in Stuttgart; bei zähen Salben oder Pasten wird er mit einem Außenbehälter für Heißwasserfüllung verwendet. Man erzielt so z. B. eine Zinkpaste mit bester Verteilung der Bestandteile. Auch Unguentum Zinci, Oleum Zinci, Unguentum Olei Jecoris Aselli gelingt mit dem Gerät — in diesen Fällen auch ohne Heizmantel — vorzüglich.

Auch die *Mixgeräte* (vgl. S. 10, 11) sind für die Herstellung von Salben auf Emulsionsgrundlage zum Teil hervorragend geeignet. Selbst Fett- und Wachssalben können damit bereitet werden, wenn man feste Anteile, soweit möglich, vorher löst bzw. Wachse, Paraffin usw. zuvor schmilzt. Bei Mixgeräten mit Kunststoffdeckeln sollten diese bei der Salbenherstellung gegen solche aus Glas oder Metall ausgetauscht werden, da z. B. Methylsalizylat und ätherische Öle den Kunststoff angreifen würden.

Besonders eindrucksvoll sind die mit dem Bamix erzielten Ergebnisse bei derBereitung von Emulsionssalben (z. B. Eucerin, Lanolin, Unguentum molle) sowie von weichen Salben mit pulvrigen Bestandteilen (Unguentum Acidi borici, Unguentum Zinci, Pasta Zinci mollis, Oleum Zinci) und bei der Einarbeitung von flüssigen und pulvrigen Arzneistoffen in diese Salben. Kleine Mengen von 50—100 g für die Rezeptur gelingen gleich gut wie Kilogramm-Mengen in der Defektur. Die Salbenbestandteile werden zunächst — kleine Mengen in Fantaschalen, größere Mengen in tiefe Emailleschalen — eingewogen. Pulvrige Arzneistoffe gibt man zuletzt zu. Nach dem Zusammenschmelzen bei gelinder Wärme (Wasserbad) wird die Salbe mehrmals etwa 1 Minute mit der Schlagscheibe bis zum Erkalten gerührt. Die rechte Hand führt den „Bamix", mit der linken wird gleichzeitig mit einem Kartenblatt die Salbe vom Rand des Gefäßes abgekratzt.

Emulsionssalben werden von der Industrie gern zusätzlich homogenisiert. Auch das Apothekenlaboratorium wird sich öfters mit Vorteil der hierfür in Frage kommenden, bei „Emulsionen" (S. 129—131) beschriebenen Maschinen bedienen. Nur Quecksilbersalben, die bekanntlich nicht mit Metall in Berührung kommen dürfen, können mit Homogenisiergeräten nicht hergestellt werden.

Der Erfolg der Homogenisierung ist zunächst eine schöne, helle Farbe der Salbe, eine angenehme Konsistenz und eine außergewöhnliche Zartheit beim Aufbringen auf die Haut. Zudem wird die Haltbarkeit von Emulsionssalben durch Homogenisieren beträchtlich erhöht.

Obwohl man auch mit der Dreiwalzenmühle bei festeren Emulsionssalben eine feine Zerteilung der Ölphase erreicht — kenntlich durch das

Hellerwerden der Salbe —, homogenisiert dieses Gerät nicht im eigentlichen Sinne. Wenn man sich bei der Nachbehandlung einer Salbe auf das Dreiwalzenwerk beschränken will, tut man gut daran, die Maschine und die in Frage kommende Salbe nach Möglichkeit auf 25—30° zu erwärmen.

Nur für Kraftbetrieb eingerichtet ist eine Salbenmisch- und Reibemaschine, die die althergebrachte Rezepturarbeit mit Mörser und Pistill

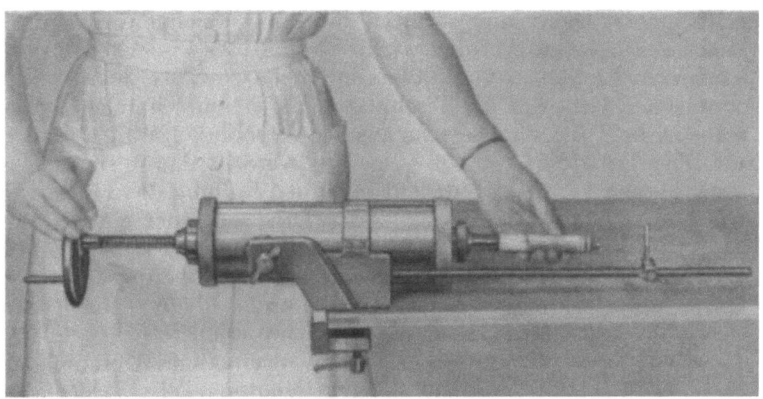

Abb. 104. Tubenfüllmaschine Loeco-Nassovia mit 1¹/₄ l Fassungsvermögen

einfach ins Maschinelle überträgt. (Vgl. „Homöopathie" Abb. 216.) Eine Abstreichvorrichtung sorgt dafür, daß auch hier das Salbengut ständig in die Mitte der Schale zurückbefördert wird.

Durch Anwendung einer *Tubenfüllmaschine* wird die Arbeit außerordentlich vereinfacht. Abb. 104 zeigt ein in der Apotheke bewährtes Modell. Auf das Tubenfüllrohr wird mit dem hinteren Ende die geöffnete Tube gesteckt; der verstellbare und bewegliche Hebel davor regelt die Fülltiefe. Aus dem Zylinder wird dann so viel Salbe in die Tube gepreßt, daß sie vorn an der Öffnung gerade sichtbar wird. Ein einfacheres, aber gleichfalls brauchbares Modell wird durch Abb. 105 wiedergegeben.

Wenn es sich darum handelt, eine antiseptisch bereitete Salbe, wie sie mitunter von Augenärzten verordnet wird, abzufüllen, so kann nur die gut verschließbare *Tube* in Frage kommen. Dasselbe gilt für keimfreie Salben mit Antibioticis. Auch für andere Salben

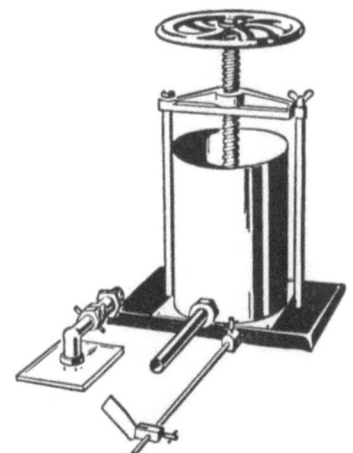

Abb. 105. Tuben- und Dosenfüllmaschine Hammonia mit ¹/₂ l Fassungsvermögen

führt sich die Tube immer mehr ein, da sie im Gebrauch sauber und hygienisch und zudem billiger ist als die bisher hauptsächlich verwendete Salbenkruke. Aus diesen Gründen ist die pharmazeutische Industrie schon seit längerer Zeit von den Kruken abgekommen und gibt sogar große Packungen ihrer Spezialsalben — bis zu 300 g — in Tuben ab.

Das *Abfüllen von Salben* in Tuben mit der Hand ist eine mühselige und zeitraubende Arbeit. Man öffnet den Schraubenverschluß der Tube und füllt von der leicht angewärmten und somit weichgewordenen Salbe (das elektrisch beheizte Abfüllgerät für Suppositorien — Abb. 180 — hat sich auch zum Eingießen von Salben in Tuben bewährt) unter leichtem Aufklopfen der Tube auf die Tischplatte mit einem schmalen Spatel so viel Salbe in die Tube, daß sie eben aus der Verschlußöffnung auszutreten beginnt. Die Tube darf nur zu $\frac{3}{4}$ gefüllt werden, damit sie noch verschlossen werden kann. Man drückt nach der Füllung das hintere Ende

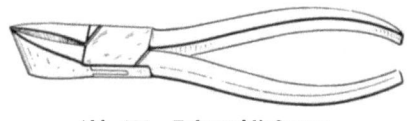

der Tube auf einer glatten Unterlage mit einem Eisenspatel breit, entfernt die dabei herausgetretene Salbe und schließt — nach Säuberung mit Zellstoff — die Tube durch dreimaliges Umknicken des abgeflachten Teils. Der so ge-

Abb. 106. Tubenschließzange (mit und ohne Feder im Handel)

schaffene Verschluß wird dann noch durch Darüberstreichen mit einem eisernen Spatel unter Druckanwendung gefestigt. Schneller gelingt das Verschließen mit Hilfe einer *Tubenzange* (Abb. 106).

Für schnelles und sauberes Einfüllen kleiner Salbenmengen in Tuben bringt die Firma Albertus SCHROEDER in Hamburg-Rahlstedt ein einfaches Kleingerät aus Plexiglas in den Handel, mit dem die aseptische Abfüllung auch kleinster Mengen von Augen- und Antibiotikasalben möglich ist (Abb. 107a und b).

Die fertige Salbe wird zunächst in den Zylinder des Geräts eingefüllt; dann wird der Schraubverschluß der am Ende noch offenen Tube entfernt und die Tube auf die

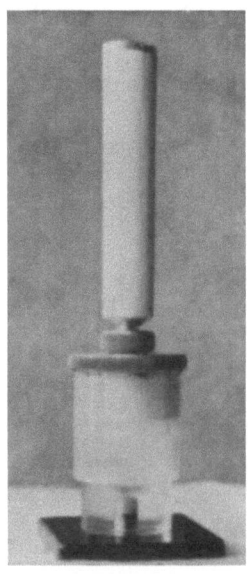

Abb. 107a
Tubenfüller Asra
von Albertus Schroeder,
Hamburg-Rahlstedt

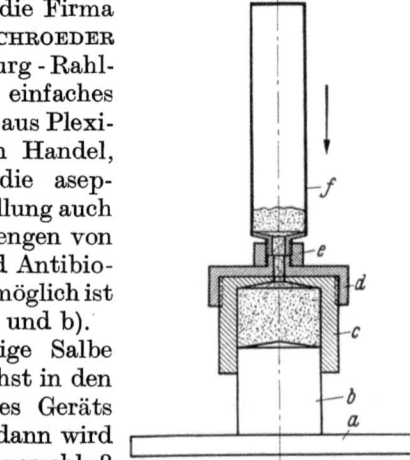

Abb. 107b
Derselbe im Querschnitt, a. Bodenplatte, b. Kolben, c. Zylinder, d. Zylinderfassung, e. Gewindeaufsatz, f. aufgeschraubte Tube

mit dem passenden Gewinde versehene Austrittsöffnung des Zylinders locker aufgeschraubt. Mit dem
auf der Bodenplatte des Geräts
befestigten Kolben wird die Salbe
nun aus dem Zylinder in die Tube
gedrückt. Darauf wird die gefüllte
Tube abgeschraubt, der Verschluß
wieder aufgesetzt und das offene
Ende in bekannter Weise mit der
Tubenzange verschlossen. Es empfiehlt sich, außen lackierte Tuben zu verwenden, da auf diesen
Rezepturetiketten ohne weiteres
dauerhaft kleben.

Sollen aseptisch bereitete Salben
keimfrei abgegeben werden, so ist
das Gerät vorher in strömendem

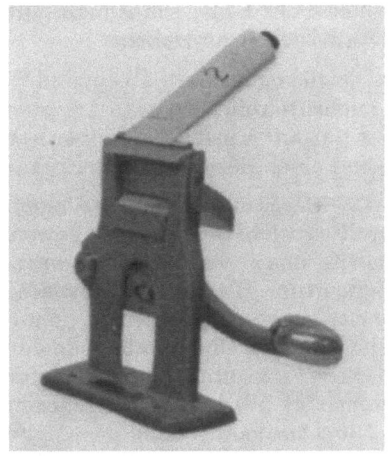

Abb. 108. Kleiner Tubenschließapparat
für Handbetrieb von Engler, Wien X/75

Wasserdampf oder mit Zephirol zu entkeimen. Natürlich muß auch
die zur Aufnahme bestimmte Tube vorher sterilisiert werden. Die Reinigung des Geräts geschieht mit Wasser, Seife oder einem anderen
Reinigungsmittel oder durch Auswischen mit Zellstoff und Nachreiben

mit einem benzinge-
tränkten Lappen. Durch
die Füllöffnung wird ein
dochtartig zusammenge-
drehtes Wattepfröpfchen
gezogen.

Das Gerät wird mit
einem Fassungsvermö-
gen des Zylinders von
etwa 20 und 70 ccm her-
gestellt. Beide Größen
haben auswechselbare
Gewindeaufsätze für Tu-
ben von 5—50 g, falls
gewünscht auch bis 100g.

Bei größeren Mengen
weniger empfindlicher
Salben kommt man mit
dem Tubenschließappa-
rat von ENGLER in Wien
schnell zum Ziel (Abb.
108 und 109). Da beson-
ders bei halbflüssigen
Salben der übliche Ver-
schluß der Tuben nicht

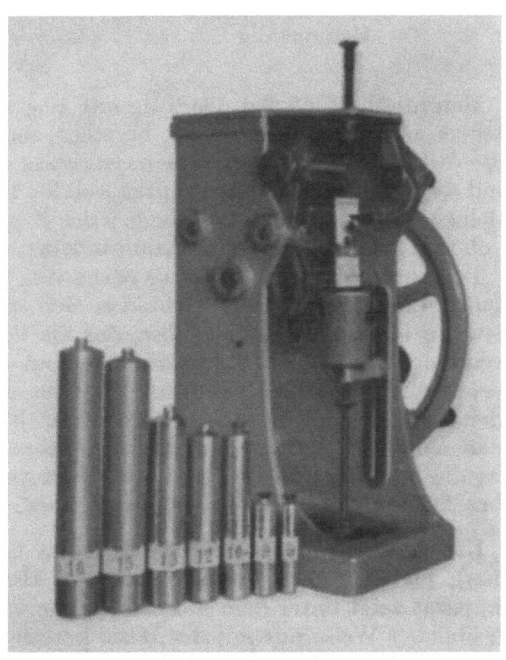

Abb. 109. Größerer Tubenschließapparat für Handbetrieb
von Engler, Wien X/75

immer dicht hielt, schuf man Automaten, die auf die Verschlüsse noch Metallzwicken aufziehen.

Für die einzelnen Salben sind im DAB 6, im Erg.-B. 6 und in anderen Vorschriftenbüchern gute Arbeitsmethoden angegeben. Es braucht daher hier nur auf Einzelfälle hingewiesen zu werden, deren Herstellungsart in irgend einer Beziehung der Ergänzung bedarf.

Die Bereitung der nach Vorschrift des DAB 6 mit Hilfe von frisch-gefällten Niederschlägen gewonnenen sogenannten Pultiformsalben (pultiformis = breiförmig), wie Unguentum Hydrargyri album und Unguentum Hydrargyri oxydati flavum, bedeutet einen großen Fort-schritt gegenüber den nach dem 5. Arzneibuch hergestellten Salben aus den trockenen Chemikalien, da durch die Einarbeitung der noch feuchten, frischen Präzipitate eine viel feinere Verteilung und damit eine bedeutend intensivere Wirkung der Arzneistoffe gewährleistet ist.

Die Quecksilbersalbe des Arzneibuchs, Unguentum Hydrargyri cine-reum, ist eine Quecksilber-in-Fett-Emulsion. Ihre Bereitung nach dem DAB nimmt sehr viel Zeit in Anspruch. Folgende, der englischen Phar-makopoe entlehnte Methode führt schneller zum Ziele, das heißt zu der angestrebten, feinsten Verteilung („Tötung", „Extinktion") des Queck-silbers:

```
Quecksilber ..........................  150,0
Wollfett .............................   25,0
Olivenöl .............................    5,0
Schweineschmalz ......................  200,0
Hammeltalg  .........................   120,0
                          ..           ─────
                                        500,0
```

Man mischt zunächst den Talg mit 10 g wasserstoffsuperoxydhaltigen Äthers, den man in der Weise herstellt, daß man den Äther mit 1—2 g 10—20 %iger Wasserstoffsuperoxydlösung im Scheidetrichter schüttelt und die wäßrige Flüssigkeit unten abläßt. Dann wird das Quecksilber in kleinen Anteilen zugesetzt. Nach jeder Zugabe wird verrieben. Schließ-lich fügt man die übrigen Bestandteile zu.

Der peroxydhaltige Äther oxydiert das Quecksilber oberflächlich zu Quecksilberoxyd. Damit verbinden sich die freien Fettsäuren des Öls usw. zu fettsaurem Quecksilber, das als Emulgator wirkt. — Bei Ver-wendung von frischem Talg kann man noch einige Tropfen Olein (Acidum oleinicum) zusätzlich beifügen. Auch in diesem Fall bildet sich eine kleine Menge von ölsaurem Quecksilber. — Zum gleichen Ziel kommt man naturgemäß durch Zugabe von ölsaurem Quecksilber in Substanz. Da diese Zusätze im Endprodukt wieder verschwinden, wird man gegen ihre Anwendung nichts einwenden können.

Unguentum leniens, die Kühlsalbe des Arzneibuchs (eine W/O-Emul-sion), eignet sich besonders gut zur Homogenisierung. Ein Düsen-präparat zeigt unter dem Mikroskop eine viel feinere Verteilung als eine in üblicher Weise nur mit der Hand bereitete Salbe. Das Wasser wird in jedem Fall nicht nachträglich zugegeben, sondern gleich anfangs mit erhitzt.

Übrigens ergibt auch die bei den Suppositorien (siehe S. 185) näher beschriebene Imhausen-Masse (Adeps neutralis, Adeps solidus) eine gute Kühlsalbe vom Typ einer W/O-Emulsion nach Art des Unguentum leniens. Man bereitet sie aus 30 % Imhausen-Masse, 40 % fettem Öl oder flüssigem Paraffin und 30 % Wasser. Die Salbe zeigt starke *Thixotropie*. Man versteht darunter eine reversible Sol-Gel-Umwandlung, die es bewirkt, daß frischbereitete Salben mitunter ihre eigentliche Konsistenz erst nach einiger Zeit zeigen (Stas-Balsam Stada). Solche Salben wird man also nach der Herstellung noch etwa 24 Stunden stehenlassen und sie dann erst, nach nochmaligem Durchrühren, abfüllen.

Von **Unguentum sulfuratum** (Schwefelsalbe) dürfen keine zu großen Mengen hergestellt werden, selbst wenn beste technische Hilfsmittel zur Verfügung stehen. Nach längerer Lagerung können nämlich in einer solchen Salbe große Schwefelkristalle entstehen, auch wird sie, besonders an der Oberfläche, infolge Bildung von Schwefelsäure leicht sauer.

Salben mit Perubalsam dürfen nicht oder nur ganz schwach erwärmt werden (Wasserbad!), da sich bei Überhitzung harzige Stoffe als schwarze Punkte abscheiden.

Augensalben müssen mit ganz besonderer Sorgfalt hergestellt werden. KERN-NEUWALD schreiben darüber:

Augensalben. Der Arzneistoff wird mit Wasser oder dünnflüssigem Paraffin angerieben bzw. in diesem gelöst und dann die Salbengrundlage sorgfältig zugemischt. Die zugesetzte Wasser- bzw. Paraff.-liquid.-Menge beträgt zweckmäßig etwa 10 % der Menge der Wollfettalkoholsalbe.

Zum Beispiel:

Noviform	0,3
Wasser oder dünnflüssiges Paraffin	1,0
Wollfettalkoholsalbe................... ad	10,0
Aristamid	1,0
Wasser	1,0
Wollfettalkoholsalbe................... ad	10,0
Vitamin-A-Lösung (Vogan) .... 0,2 bis	2,0
Dünnflüssiges Paraffin....................	1,0
Wollfettalkoholsalbe................... ad	10,0
Atropin. sulf.	0,1
Wasser	1,0
Wollfettalkoholsalbe................... ad	10,0

Über *Penicillin-Augensalbe* vgl. S. 170.

Sulfonamidsalben. Am besten wirken viele Sulfonamidsalben, wenn man die Sulfonamide als Natriumsalze in wäßriger Lösung in die Form einer O/W-Emulsion bringt. Mitunter werden aber auch die Sulfonamide selbst in Anschüttelung oder mit Vaselin angerieben verordnet. Für die Unguenta chemotherapeutica DRF I und II werden Pasta Zinci mollis und Eucerinum cum Aqua als Grundlage verwendet.

Bei der Bereitung von *Salben mit Penicillin*, Aureomycin und anderen Antibioticis, die in wäßrigen Lösungen nicht haltbar sind, empfiehlt sich die Verwendung von bestem weißem Vaselin als Grundlage. Angerieben wird mit flüssigem Paraffin oder weißem Vaselin. Das Penicillinsalz ist dann in fester Form in der Grundlage möglichst homogen verteilt (suspendiert).

Gelbes Vaselin, Lanolin und Benzoeschmalz erwiesen sich als ungeeignet. Der sehr schnelle Penicillinabfall in diesen Salbengrundlagen beruht wahrscheinlich auf der Anwesenheit von reaktionsfähigen Gruppen, wie z. B. Carbonylgruppen und ungesättigten Verbindungen. Diese sind beim flüssigen Paraffin und beim weißen Vaselin durch weitgehende Reinigung ausgeschieden.

Es gibt übrigens auch Penicillinsalben, die unter Zusatz von Natriumzitrat als Puffersubstanz mit Wasser bereitet werden. KERN-NEUWALD geben für das 7. Arzneibuch folgende Vorschläge für die Bereitung von Penicillinsalben, deren erster hauptsächlich als Augensalbe in Betracht kommt:

Unguentum Penicillini (Penicillinsalbe)

Konzentrierte Penicillinsalbe 10,0
Weiße Vaseline 90,0

1 g Penicillinsalbe enthält 1000 Internationale Einheiten Penicillin und ist nur in dem Verbrauch angemessenen Mengen herzustellen.

Penicillinsalbe ist in gut verschlossenen Gefäßen aufzubewahren und nicht länger als 6 Monate nach der Herstellung zu verwenden.

Penicillinsalbe ist in Tuben abzugeben.

Bei der Verordnung von Penicillin-Augensalbe ist Penicillinsalbe abzugeben.

Unguentum Penicillini aquosum (Wasserhaltige Penicillinsalbe)

Benzylpenicillin-Natrium (Penicillin G-Natrium)   0,06
Paraoxybenzoesäuremethylester 0,10
Emulgierende Salbe 30,00
sterile Natriumzitratlösung (1/1000) 69,84

Methyl-p-oxybenzoesäure wird in der sterilen Natriumzitratlösung unter Kochen gelöst. Die emulgierende Salbe wird auf dem Wasserbad geschmolzen und unter Umrühren 59,94 g der warmen wäßrigen Lösung zugesetzt und bis zum Erkalten gerührt. Das Penicillin wird in dem Rest (10 g) der abgekühlten wäßrigen Lösung gelöst und kalt in die Salbe eingearbeitet.

1 g wasserhaltige Penicillinsalbe enthält 1000 Internationale Einheiten Penicillin und ist stets zur Abgabe frisch zu bereiten.

Wasserhaltige Penicillinsalbe ist in Tuben abzugeben.

In der Rezeptur hält man zweckmäßig die sterile Natriumzitratlösung in Glasstopfenflaschen vorrätig, wenn Penicillinsalben öfters verordnet werden.

Alle Salben sollen kühl, vor Licht geschützt und in gut verschlossenen Gefäßen aufbewahrt werden.

Balsama, Balsame

Unter Balsamen versteht man Naturprodukte wie Kopaiva-, Peru- und Tolubalsam oder auch flüssige bzw. salbenförmige Zubereitungen mit schmerzlindernden oder heilenden Eigenschaften. Wir finden die Balsame zuerst in den offizinellen Arzneibüchern des 17. Jahrhunderts; ein Balsamum Sulfuris wird schon früher erwähnt. Er ist der Vorläufer des bekannten „Haarlemer Öls", das in der Hauptsache aus Oleum Lini sulfuratum besteht. Zur Herstellung der Balsame werden Arzneistoffträger mit Tiefenwirkung bevorzugt, also beispielsweise Fette, Öle, Wollfett und Weingeist. Ihre Anfertigung geschieht nach den bei „Salben" bzw. „Lösungen" geschilderten Regeln. Flüchtige Bestandteile, etwa ätherische Öle, werden erst zugegeben, wenn die Masse halb erkaltet ist.

Mentholbalsam (Balsamum Mentholi compositum DAB) enthält Menthol und Methylsalizylat in einer wasserhaltigen Mischung aus Wollfett und Wachs. Die Grundlage wird auf dem Wasserbad geschmolzen, mit dem Wasser verrührt und schließlich mit der Lösung des Menthols im Methylsalizylat vermischt.

Einen **Balsamum mammale** (*Brustwarzenbalsam*) verarbeitet man zu einer Emulsion (vgl. Emulsionen S. 123) nach folgender Vorschrift:

Balsamum peruvianum
Mucilago Gummi arabici āā 15,0
Tinctura Myrrhae 5,0

Im Handverkauf wird zuweilen **Balsamum contra Perniones** (*Frostbalsam*) verlangt. Wenn Kollodium die Grundlage ist, enthält er als Wirkstoffe zweckmäßig Terpentin und Kampfer, dem als Lösungsmittel Rizinusöl beigegeben ist, z. B.

Terebinthina veneta 40,0
Camphora. 10,0
Collodium 40,0
Oleum Ricini 30,0

Die durch Erwärmen bewirkte Lösung des Kampfers im Öl wird nach dem Erkalten mit den beiden anderen Stoffen vermischt.

Wenn Tannin und Jodtinktur mit Kollodium zu verarbeiten ist, etwa nach der Vorschrift

Tinctura Jodi 10,0
Acidum tannicum 5,0
Collodium 50,0,

so wird zunächst das Tannin mit dem Kollodium angerieben. Nach erfolgter Lösung fügt man die Jodtinktur zu. Ist in einem Frostbalsam Kaliumjodid mit verordnet, so wird es fein verrieben und, in wenig Wasser gelöst, den übrigen Bestandteilen zugemischt.

Suppositoria, Stuhlzäpfchen — Globuli, Vaginalkugeln

Zu den Suppositorien (supponere = einstecken) gehören ursprünglich alle in Körperhöhlen einzuführende Arzneiträger, also auch die vom Arzneibuch in einem gesonderten Abschnitt behandelten Bacilli (Arzneistäbchen), die anschließend an dieses Kapitel besprochen werden sollen. Im engeren Sinne versteht man unter *Suppositorien* die zur Einführung in den After bestimmten *Stuhlzäpfchen*, die schon im griechischen Arzneischatz vorkommen. Vaginalkugeln werden erst in den Arzneibüchern des 18. Jahrhunderts erwähnt.

Die Bedeutung der Suppositorien als Arzneiträger liegt darin, daß die eingearbeiteten Wirkstoffe nicht wie bei oraler Verabreichung den Magendarmkanal und die Leber passieren müssen — dabei ist mit chemischen und durch Adsorption an das Lebergewebe bedingten Veränderungen zu rechnen —, sondern daß sie nach Resorption durch die Darmschleimhaut direkt in den Kreislauf gelangen. Der Arzt wird Suppositorien also dort verwenden, wo empfindliche Arzneistoffe *schnell* zur Wirkung kommen sollen (z. B. Morphium, Belladonnaextrakt). In manchen Fällen wird mit Stuhlzäpfchen und Vaginalkugeln auch nur eine örtliche Wirkung beabsichtigt (Ichthyol, Thigenol usw.).

Das DAB 6 behandelt Stuhlzäpfchen und Vaginalkugeln zusammenfassend in folgender Weise:

Suppositorien sind walzen-, kegel-, ei- oder kugelförmige Zubereitungen die aus einer bei Zimmertemperatur festen, bei Körpertemperatur schmelzenden Masse bestehen und zur Einführung in den Mastdarm oder die Scheide bestimmt sind. Als Grundmasse ist, sofern nichts anderes vorgeschrieben ist, Kakaobutter zu verwenden.

Suppositorien werden, nachdem die Arzneimittel der Grundmasse unmittelbar, oder in Lösung oder mit einer geeigneten Flüssigkeit angerieben, zugemischt worden sind, durch Ausgießen der durch gelindes Erwärmen auf dem Wasserbade verflüssigten Masse oder durch Einpressen der durch Anstoßen bildsam gemachten Masse in Formen oder auch durch Ausrollen hergestellt. Hierbei ist auf gleichmäßige Verteilung des wirksamen Stoffes in der Masse besonders zu achten.

Stuhlzäpfchen sind in der Regel 3—4 cm lang und 2—3 g schwer. Vaginalkugeln sind in der Regel 4—6 g schwer.

Die drei üblichen *Herstellungsarten* für Suppositorien, Ausgießen, Pressen und Ausrollen, sind sämtlich vom DAB für zulässig erklärt worden. Die ersten beiden Verfahren haben die weitaus größte Bedeutung. Häufig hängt die Wahl der Methode nur von den vorhandenen Gerätschaften ab. Am sichersten ist die gleichmäßige Verteilung der Wirkstoffe in gepreßten und ausgerollten Suppositorien verbürgt, doch vermag der geübte Rezeptar auch im Gießverfahren einwandfreie Erzeugnisse herzustellen, die den Industrieprodukten in keiner Weise nachstehen und auf jeden Fall besser *aussehen* als Preßlinge. Zäpfchen und Kugeln, die flüssige Inhaltsstoffe, wie Glyzerin, Perubalsam oder Ichthyol enthalten, sollten nur durch Ausgießen hergestellt werden.

Das Preßverfahren. Viele Praktiker bevorzugen diese Bereitungsweise, weil sie auf kaltem Wege geschieht, ein beim Gießverfahren mögliches Überhitzen der Grundmasse oder der Arzneistoffe also vermieden wird. Hitzeempfindliche Stoffe, wie Morphin, Chinin, Pyramidon, sollten möglichst nur auf diesem Wege verarbeitet werden. Es kommt hinzu, daß gepreßte Zäpfchen bei Körpertemperatur schneller schmelzen als gegossene. Durch Pressen hergestellte Suppositorien schließen auch ein Ansammeln von Wirkstoffen in der Spitze des Zäpfchens aus, das beim Gießverfahren vorkommen kann, wenn die Technik noch nicht voll beherrscht wird. Auch sind die einzuarbeitenden Wirkstoffe bei den durch

Auspressen gewonnenen Zäpfchen auf jeden Fall gleichmäßig verteilt.
Gerade diese Methode verdient daher unsere größte Beachtung.

Zu ihrer Ausführung müssen die Fettgrundstoffe *geraspelt* vorliegen.
Man mischt sie in diesem Zustand mit den Arzneistoffen, wägt die
krümelige Masse wie abgeteilte Pulver auf besonders große Pulver-
schiffchen und schüttet dann die für *ein* Zäpfchen bestimmte Menge in
den Trichter der *Kummerschen Suppositorienpresse* (Abb. 110a—c), die

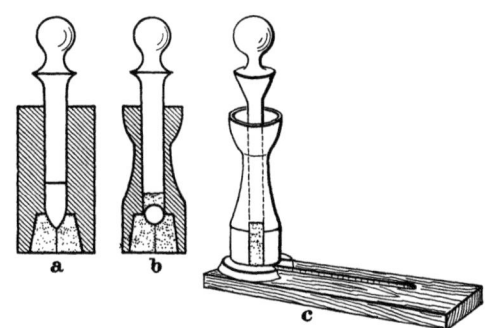

zuvor mit Lykopodium oder
Talk ausgepudert wurde.
Nach Beschickung mit einem
dieser Gleitmittel dreht man
die Presse um und klopft sie
sanft aus, da die Zäpfchen,
besonders an der Spitze,
leicht unscharf werden, wenn
zuviel Streupulver in der
Form geblieben war. Man
umfaßt nun die Presse fest
mit der linken Hand und
drückt sie auf die Tischplatte
nieder (sonst bekommen die
Zäpfchen „Halskrausen"!),

Abb. 110.   Suppositorienpresse nach Kummer
a. für Stuhlzäpfchen, b. für Vaginalkugeln,
c. für Bougies (Stäbchen)

während die rechte Hand mit dem zuvor in Talk oder Lykopodium
getauchten Stempel mit drehendem, energischem Druck (*nicht* klop-
fen, dadurch wird die Maschine sehr bald deformiert) die Masse zu-
sammenpreßt. Man dreht nun die ganze Presse um, schiebt das Suppositorium *senkrecht* nach oben heraus, nimmt es vorsichtig vom Stempel
und entfernt durch Gegeneinanderverschieben (noch am Zäpfchen!)
die mit herausgehobenen beiden Spitzenformen.
(Ohne dieses Gegeneinanderverschieben brechen
häufig die Spitzen der Suppositorien ab.) Die
fertigen Suppositorien werden zum Schluß mit
den Fingerspitzen sowohl an ihrem Grunde wie
auch an der Spitze noch ein wenig geglättet.

Die Reinigung der KUMMERschen Presse darf
nie mit einer Schere oder sonstigem spitzen
Metallgegenstand geschehen, weil die aus einer
Zinnlegierung bestehenden Metall- und ebenso
die Holzteile des Geräts dadurch leiden würden.
Man verwendet vielmehr ein Holzspänchen (um-
gekehrtes Streichholz), um die Fettreste aus den
Metallteilen zu entfernen, und reinigt die Röhre
des Holzkörpers durch Hindurchziehen eines zu-
sammengedrehten Wischtuchs.

Statt des Streupulvers wird auch mitunter
Seifenspiritus als Gleitmittel verwendet. Dies
gilt auch für die praktische *Fix-Suppositorien-
presse* (Abb. 111), mit der man 6 Zäpfchen auf

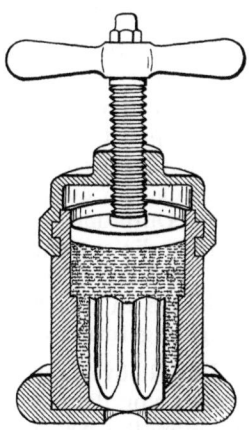

Abb. 111
Fix-Suppositorien-
Handpresse
zur Herstellung von
3—6 Zäpfchen

einmal herstellen kann. Ihre Formen werden mit Spiritus saponatus ausgepinselt oder mit Talk eingepudert, bei ichthyol- oder stark pulverhaltigen Massen dagegen leicht mit Olivenöl oder flüssigem Paraffin

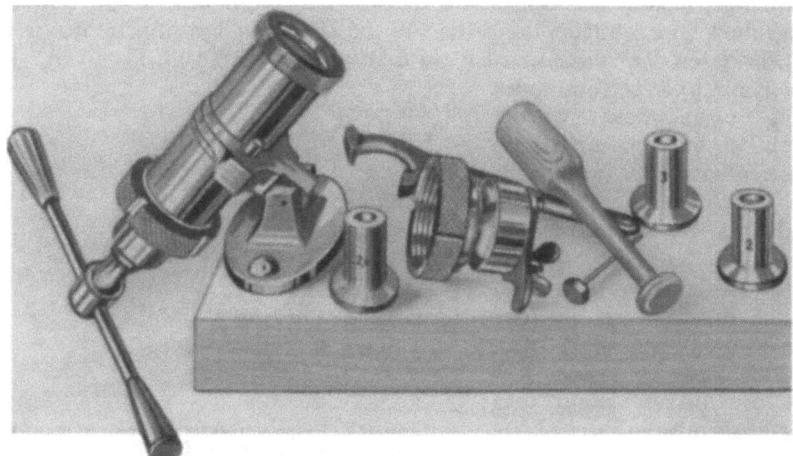

Abb. 112. Suppositorienpresse der AG vorm. Georg Wenderoth-Kassel
mit schwenkbarem Fuß

eingepinselt. Eine ausführliche Arbeitsanweisung, die sich prinzipiell von der oben beschriebenen nicht unterscheidet, fügt die Herstellerfirma der Maschine bei.

Eine für die Defektur geeignete größere Presse zeigt die Abb. 112, eine ähnliche mit Wasserkühlung, die sich — mit einigen Zusatzaggregaten — auch für die Pillenherstellung eignet (vgl. Abb. 107 bei ,,Pillen''), wird durch Abb. 113 wiedergegeben.

Das Ausrollen geschieht mit der Hand; es wird nur noch selten geübt. Die Vorbereitung der Masse ist dieselbe wie beim Preßverfahren: Der Arzneistoff wird im Mörser mit der geraspelten oder gepulverten (Postonal) Suppositoriengrundmasse fein verrieben. Dann wird durch Anstoßen mit höchstens 5% Öl oder wasserfreiem Wollfett eine plastische Masse bereitet, die auf dem Brett der Pillenmaschine zu Strängen von etwa 1 cm Durchmesser ausgerollt wird. Nach Abteilung mit dem Messer werden die einzelnen Stücke an einem Ende mit den Fingern zugespitzt. — Für Vaginalkugeln stellt man entsprechend dickere Stränge her, die ebenfalls in gleichmäßige Stücke zerteilt und dann mit der Hand zu Kugeln geformt werden.

Das Gießverfahren. Der Fettstoff wird (am besten in geraspeltem Zustand) vor dem Schmelzen mit dem Wirkstoff gemischt; man nimmt zweckmäßig 5% mehr von beidem in Arbeit, als das Zäpfchengewicht beträgt. Dann erwärmt man das Ganze in einem Schälchen mit Ausguß oder in einer Flasche auf dem Wasserbad bis zur sahnigen Konsistenz, das heißt bei Kakaoöl auf höchstens 35°. Ein Überschreiten dieser Tem-

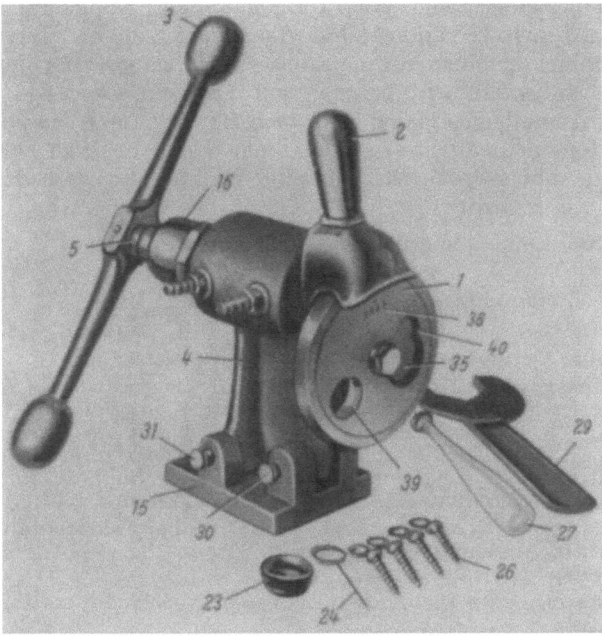

Abb. 113. Universalpresse mit Wasserkühlung von Engler in Wien

peratur muß vor allem bei Oleum Cacao vermieden werden, weil es sich
schon bei 37° in eine leichter schmelzbare Form verwandelt und dann in
der Gießform längere Zeit zum Erstarren braucht als ein nicht über-
hitztes Kakaoöl. Man kann aber auch den Arzneistoff erst dann der Fettmasse zusetzen bzw. ihn damit emulgieren, wenn sie nach leichtem
Anwärmen noch nicht vollständig geschmolzen und nur eben noch gießfähig ist. Das gilt besonders für flüssige Arzneien als Bestandteile von
Suppositorien. Erst kurz vor dem Erstarren wird dann in die Formen
ausgegossen; zuvor erhitzt man nur den Ausguß der Schale leicht über
dem Bunsenbrenner. Paßt man den richtigen Zeitpunkt ab, so wird
dadurch das Festwerden beschleunigt und gleichzeitig vermieden, daß
die Wirkstoffe sich entmischen, an der Spitze des Zäpfchens sich ansammeln und dort infolge unerwünschter Konzentrierung eine zu heftige
oder die Schleimhaut reizende Wirkung entfalten. Die Spitze bricht
zudem in solchen Fällen leicht ab.

Die Faustregel, von vornherein 5% mehr Substanz zu verarbeiten als vorgeschrieben, läßt sich allenfalls bei einer kleinen Anzahl
von Suppositorien anwenden, wie sie z. B. in der Rezeptur verordnet wird. Bei defekturmäßiger Herstellung entsteht die Schwierigkeit der genauen Dosierung der einzuarbeitenden Arzneimittel in
erhöhtem Maße, weil man bei den hier vorkommenden größeren Mengen mehr als in der Rezeptur an die Wirtschaftlichkeit der Herstellung denken muß.

Da sich bei steigendem Wirkstoffgehalt eines Zäpfchens dessen Gewicht naturgemäß verändert, hat die Pharmacopoea Helvetica V in ihrem Kommentar einen sogenannten *Verdrängungsfaktor* der einzelnen Pharmaka aufgenommen, bezogen auf Oleum Cacao. Die Daten des Schweizer Arzneibuchs lassen sich auch für Imhausen-Masse und Estarinum (Adeps neutralis) verwenden, von denen noch zu sprechen sein wird. Beide haben praktisch dieselbe Dichte und dasselbe Lösungsvermögen wie Kakaobutter.

Die der Berechnung zugrunde liegende Formel lautet:

$$M = F - (f \cdot S)$$

oder bei mehreren einzuarbeitenden Pharmaka

$$M = F - [(f_1 \cdot S_1) + (f_2 \cdot S_2)]$$

M = gesuchte Gesamtmenge Suppositorienmasse in g

F = Fassungsvermögen der Gießform für die herzustellende Anzahl Suppositorien in g. (Da die einzelnen Formen im Volumen voneinander differieren, empfiehlt es sich, ein Zäpfchen mit der reinen Suppositorienmasse auszugießen und das genaue Gewicht zu ermitteln.) Durchschnittsgewicht eines aus Kakaobutter oder Suppositorienmasse Imhausen hergestellten Zäpfchens zwischen 1,98 und 2,01 g.

f = Verdrängungsfaktor der Arzneistoffe. (Eine Faktorentabelle einiger wichtiger Arzneimittel entnehmen wir auszugsweise dem Schweizer Arzneibuch).

S = Arzneistoffmenge für die herzustellende Anzahl Suppositorien.

Faktorentabelle (im Auszug)

Acidum acetylosalicylicum	0,63
Acidum phenylaethylbarbituricum	0,50
Ammonium sulfoichthyolicum	0,72
Chininum hydrochloricum	0,68
Dimethylaminophenazon	0,68
Morphinum hydrochloricum	1,00
Pulvis ad Suppositoria Mastu Stada	0,38
Secale concentratum Stada	0,80
Supronal	0,63

Wie bei den Salben (vgl. S. 160), ist das elektrisch heizbare *Loeco-Thermo-Pistill* auch für die Suppositorienherstellung gut zu gebrauchen. Das Anhaften der Masse am kalten Pistill ist bei dem üblichen Erwärmen auf dem Wasserbad oft recht unangenehm, von dem erwärmten Loeco-Pistill fließt die Masse ab.

Die Gießformen (Abb. 114 und 115) sollten Zimmertemperatur haben; wenn sie zu kalt sind, erstarrt die Masse unter Umständen schon beim Eingießen, und man erhält unvollkommene Zäpfchen, entstanden durch ungleichmäßige Füllung der Hohlräume. Vor dem Ausgießen wird die Form, mit Ausnahme der Adeps-neutralis-Massen, die keine Vorbehandlung der Formen verlangen, mit einem fetten Öl, Paraffinum liquidum oder Spiritus saponatus ausgepinselt. Statt des Seifenspiritus gebraucht man auch gern Spiritus Saponis kalini, der nach dem Verdunsten auf dem Zäpfchen keinen auffälligen Beschlag zurückläßt wie der offizinelle Seifenspiritus. Bei Thigenol- oder Ichthyolzäpfchen bzw. -kugeln werden die Formen mit Spiritus aethereus ausgewischt. Man verwendet nur so viel Flüssigkeit, daß das Innere der Form eben benetzt ist. Zuviel würde

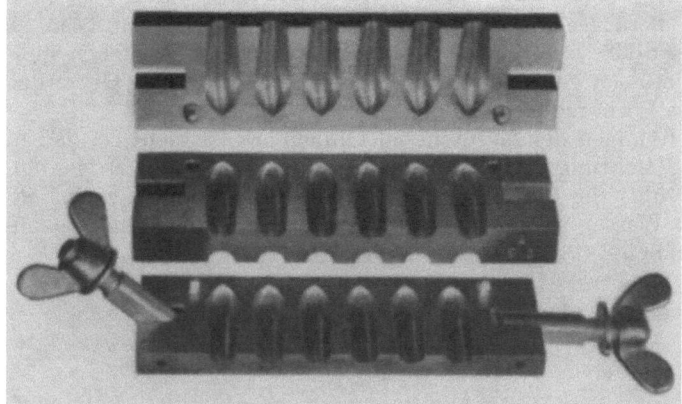

Abb. 114.   Gießformen für Stuhlzäpfchen

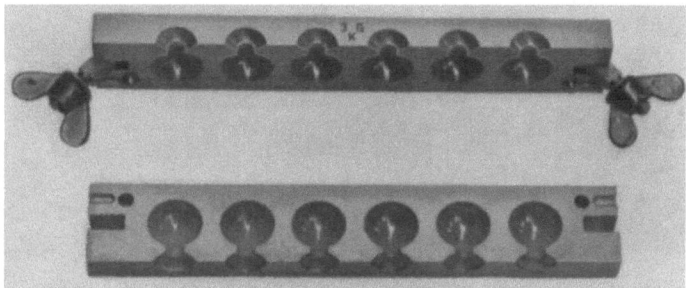

Abb. 115.   Gießformen für Vaginalkugeln

sich an der Spitze des Zäpfchens bzw. am Grunde der Kugeln ansammeln; dadurch könnten die Suppositorien unansehnlich werden.

Eine neuartige, quer- statt längsgeteilte Suppositorienform zeigen die Abb. 116a—d. Sie bedeutet besonders bei größerem Bedarf an Zäpfchen einen Fortschritt bezüglich Zeitaufwand und einfacher Handhabung. Die eine Halbform formt den vorderen Teil, die andere den hinteren Teil des Zäpfchens. Die Teilung erfolgt an der dicksten Stelle des torpedoförmigen Suppositoriums. Durch Aufeinanderlegen beider Hälften und Verspannen mittels eines federnden Schnellverschlusses an der Schmalseite ist die Maschine mit wenigen Handgriffen in kürzester Zeit gießbereit. Nach dem Erkalten werden die Verschlußbügel nach außen gelegt, wobei die beiden Teile der Form selbsttätig auseinandergedrückt und die Zäpfchen freigelegt werden. Zu deren Ausbringung bedient man sich zweckmäßig einer bei der Herstellerfirma erhältlichen Ausdrückwalze, die über das Oberteil der Gießform mit einigem Druck hinweggeführt wird. Dadurch lösen sich die Zäpfchen aus ihrem Sitz, wandern in das Unterteil und können nach Abheben des Oberteils einfach durch Kippen desselben auf inen Schlag entleert werden. Bei Gießformen alter Art müssen sie einzeln herausgedrückt werden. Auch aus dieser Form lösen sich (mit Imhausen-Masse hergestellte) Zäpfchen glatt ab. Zäpfchen mit Kakaobutter müssen gekühlt werden. (Zur Herstellung von Glyzerinzäpfchen ist diese Form nicht geeignet.)

Das Reinigen der Maschine ist einfach. Es ist nicht so, daß man jede einzelne Bohrung für sich mechanisch reinigen muß. Es genügt, heißes Wasser über die Formen und durch die Kanäle laufen zu lassen oder in heißem Wasser zu spülen, mit destilliertem Wasser nachzuspülen und zu trocknen.

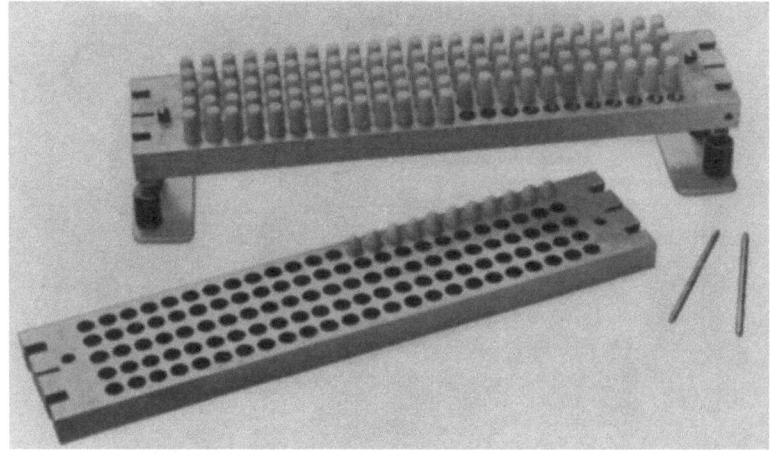

Abb. 116a bis d: Quergeteilte Suppositorienform der Firma Josef Uhlmann in Laupheim (Württ.), c mit Spachtel aus Plexiglas zum Abspachteln der überstehenden Gußmasse, d mit Ausdrückwalze

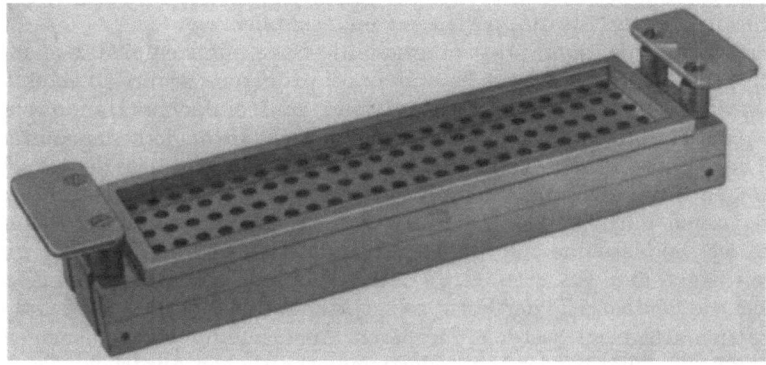

Abb. 116b

Der *Suppositorien-Abfüll- und -Gießtopf* des Stada-Allzweckgeräts (Abb. 116, S. 180) ermöglicht ein müheloses Ausgießen der Zäpfchen in jede Form. Das Gerät hat eine elektrische Heizung mit Dreistufenschaltung;

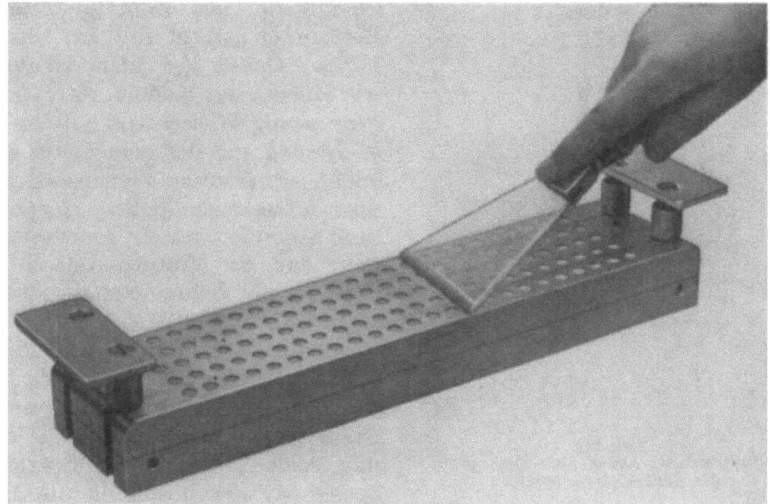

Abb. 116c

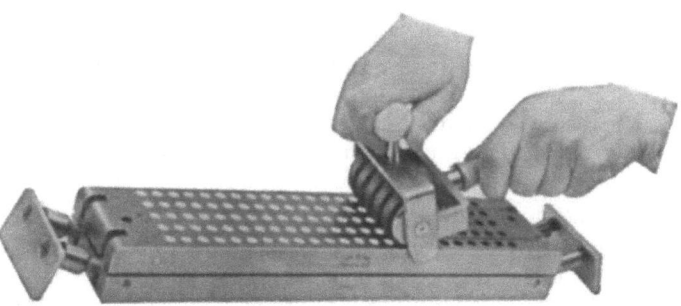

Abb. 116d

man kann damit auch Flüssigkeiten abfüllen und Salben in Schachteln oder Tuben eingießen. Da das Rührwerk dauernd betätigt wird, erfolgt kein Absinken der Arzneimittel während des Gießvorgangs. Ein Überhitzen von Arzneistoffen und Arzneistoffträgern wird bei sinngemäßer Anwendung der Dreistufenschaltung vermieden.

Beim Eingießen wird so viel Masse in die Formen gegeben, daß eine kleine konvexe Wölbung über der einzelnen Zäpfchenform stehenbleibt. Durch die Zusammenziehung beim Abkühlen gleicht sich die Erhöhung meist wieder aus, doch kann man auch vor dem Öffnen der Form den gesamten Überschuß an Masse mit einem scharfen Messer abstreichen. Vor jedem Ausgießen muß sorgfältig gerührt werden, damit die Wirkstoffe suspendiert bleiben und sich gleichmäßig auf jedes Zäpfchen verteilen.

Für eine feine Verteilung der Arzneistoffe in der Grundmasse muß von Anfang an gesorgt werden. Das schon erwähnte einfache Anreiben einer

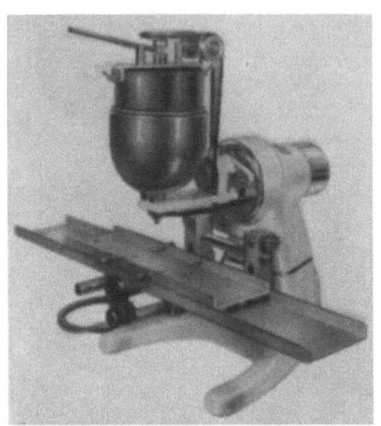

Abb. 116
Suppositorien-Abfüll- und Gießtopf
des Stada-Allzweckgeräts

Chemikalie mit dem geraspelten Fettkörper genügt nur in seltenen Fällen. Daher löst man Alkaloide, wie Morphium, Kodein, Atropin, in ganz wenig Wasser und mischt diese Lösung mit der geraspelten oder leicht erwärmten Fettmasse. (Bei dem hitzeempfindlichen Morphium muß besonders darauf geachtet werden, daß die Fettgrundmasse nur eben bis zur Schmelztemperatur erwärmt wird.) Soll Wasserzusatz vermieden werden, kann man sich durch feinste Verreibung der Wirkstoffe mit Milchzucker helfen (Extractum Belladonnae und Opii, doch reibt man solche „narkotischen Extrakte" besser vor der Mischung mit möglichst schwach erwärmter Grundmasse mit etwas Glyzerin an).

Jedes Anreiben und Lösen wird überflüssig, wenn man Arzneistoffe zu verarbeiten hat, die sich in der Fettgrundlage *lösen*, wie Ichthyol, Kampfer, Chloralhydrat, Phenol, Perubalsam. Auch in diesen Fällen muß aber bis kurz vor dem Ausgießen gerührt werden. Alle diese fettlöslichen Arzneistoffe setzen den Schmelzpunkt der Grundmasse so bedeutend herab, daß sie infolge zu raschen Schmelzens pharmazeutisch unbrauchbar wird. Man muß etwa 10 % Wachs oder Walrat zusetzen, um die gewünschte Konsistenz wiederzugewinnen.

Bei allen drei Suppositorienarten (Zäpfchen, Kugeln und Stäbchen) ist, *wie bei abgeteilten Pulvern*, genau festzustellen, ob der Arzt beispielsweise „dentur tales doses (suppositoria) Nr. V" oder „fiant suppositoria Nr. V" vorgeschrieben hat. Im ersten Fall ist das Gesamtgewicht des Suppositoriums mit 5 zu multiplizieren, im zweiten durch 5 zu dividieren!

Ein Rezept mit

Extractum Belladonnae 0,1
Extractum Opii 0,15
Oleum Cacao q. (antum) s. (atis) ad suppositoria V

darf keinesfalls zu dem Glauben verleiten, daß *jedes* Zäpfchen diese Arzneimenge enthalten soll, sie sind vielmehr auf alle 5 zu verteilen. Eine Unachtsamkeit könnte hier verhängnisvoll werden!

Von allen Suppositoriengrundlagen verlangt man Reizlosigkeit, Aufnahme- und Abgabefähigkeit für Arzneistoffe und Formbarkeit; die Fettstoffe müssen bei Körpertemperatur schmelzen. Eine gute Übersicht über die in Frage kommenden Arten von Suppositoriengrundlagen gibt CZETSCH-LINDENWALD in der folgenden Tabelle:

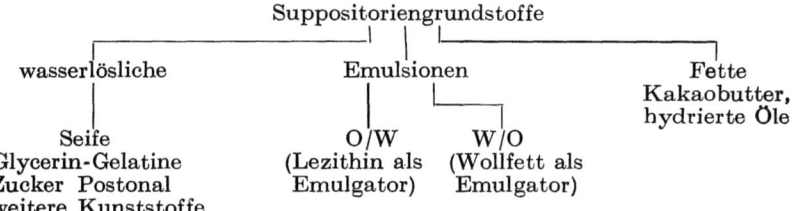

Die vom Arzneibuch vorgeschriebene Suppositorienmasse ist die *Kakaobutter*, die mit 30—35° eine ideale Schmelztemperatur hat. Als ein wirkliches Fett (Glyzerinester der Stearin-, Palmitin-, Öl- und Linolsäure) kann Oleum Cacao „ranzig" werden, das heißt eine unerwünschte Zunahme der freien Fettsäuren erfahren, besonders in geraspeltem Zustand, der dem Luftsauerstoff eine große Angriffsfläche bietet. Dieser Übelstand fällt hauptsächlich dann ins Gewicht, wenn Suppositorien, die mit Kakaobutter bereitet wurden, lange aufbewahrt werden. Ein weiterer Nachteil des Oleum Cacao ist das schon erwähnte Auftreten einer instabilen Phase (β-Form) beim Erhitzen über 36°, das die folgende Tabelle recht anschaulich wiedergibt (nach SCHIRM, D. Ap.-Ztg. 1955, S. 1216):

Oleum Cacao

überhitzt		nicht über 36° erhitzt	
labile Form (ß)		stabile Form (α)	
Erst. pkt.	14—17°	Erst. pkt.	22—26°
Smp.	23—29°	Smp.	30—35°
bleibt längere Zeit bei 20° flüssig			

Umlagerung
Dauer 1 bis 4 Tage
Beschleunigung durch Rühren, Animpfen und rasches Kühlen

Trotz ihrer chemischen Ähnlichkeit mit den Nahrungsfetten wird Kakaobutter kaum resorbiert, sie hat daher auch wie die im folgenden behandelten, ihr ähnlichen Suppositorienmassen den Nachteil, daß die darin verteilten Wirkstoffe von einer Fettschicht umgeben sind, die eine unmittelbare Verbindung mit den Körperflüssigkeiten zum mindesten verzögert. Auch als Lösungsmittel kommt Oleum Cacao nur für wenige Arzneistoffe in Betracht, doch lassen sich fast alle in Suppositorien gebräuchlichen Wirkstoffe in ihr suspendieren oder in der geschmolzenen Kakaobutter mit Wasser zu einer Emulsion beider Typen verarbeiten. Die Resorption aus einer Öl-in-Wasser-Emulsion (O/W-Emulsion), bei der man sich den Fettstoff als disperse Phase in der wäßrigen Arzneilösung verteilt denken muß, hat sich gegenüber nicht emulgierter Kakaobutter als sehr vorteilhaft erwiesen.

Eine solche Emulgierung wird erst durch Anwendung eines *Emulgators* voll wirksam. Neben Lezithin und Cholesterin bzw. Wollfett werden auch moderne, synthetische Emulgatoren für die Suppositorienherstellung gebraucht, z. B. Cetylalkohol, Lanettewachs und Tegin. Lezithin fördert die Resorption im Darm in so bedeutendem Maße, daß bei seiner Verwendung beispielsweise zu Digitaliszäpfchen die Zustimmung des Arztes eingeholt werden muß.

ESCHENBRENNER gibt für die Grundmasse solcher Zäpfchen folgende Vorschrift:

```
Lecithin ex ovo........................      1,0
Nipagin...............................      1,0
Cera alba.............................      5,0
Oleum Cacao ad  .....................    100,0
```

Bei Zäpfchen mit festen Wirkstoffen braucht man in die Kakaobutter-Lezithin-Masse nur wenig oder gar kein Wasser einzuarbeiten, da die eigentliche Emulsionsbildung dem Darmsekret überlassen werden kann. Ein Musterbeispiel gibt WOJAHN:

```
Morphium hydrochloricum  ..............   0,02
Lecithin .............................   0,4
Cera alba  ...........................   2,5
Oleum Cacao ........................   2,2
```
        Die Masse wird gepreßt, nicht ausgegossen.

Für *Glyzerinzäpfchen* vom Typ einer W/O-Emulsion läßt WOJAHN als Emulgator Cholesterin bzw. Adeps Lanae anhydricus verwenden:

```
a) Glycerin ...........................   20,0
   Cholesterin ........................    1,5
   Oleum Cacao .......................   29,0
b) Glycerin ...........................   20,0
   Adeps Lanae anhydricus .............    0,5
   Oleum Cacao .......................   20,0
```

Die Zäpfchen werden im Gießverfahren hergestellt; man schmilzt Wollfett und Kakaobutter (bzw. Cholesterin und Kakaobutter) zusammen, emulgiert mit dem Glyzerin und gießt in Formen.

Da größere Wollfettbeimengungen den Schmelzpunkt der Masse erniedrigen, muß man in den in Frage kommenden Fällen bei Zusatz von etwa 12% Adeps Lanae anhydricus durch Beigabe von 8—12% Cera alba für einen Ausgleich sorgen.

Für die Emulgierung größerer Flüssigkeitsmengen, z. B. von Fluidextrakten, Tinkturen und ätherischen Ölen, verwendet GSTIRNER Vasolimentum purum spissum. Trockenextrakte werden zuvor in einer Mischung aus Glyzerin, Wasser und Weingeist gelöst. 80 g Oleum Cacao verlangen zur vollkommenen Emulgierung 2—4 g Vasoliment.

Technisch einfach und auch pharmakologisch einwandfrei ist eine dritte Art der Herstellung von Glyzerinzäpfchen, die das Erg.-B. 6 unter der Überschrift *Suppositoria Glycerini Gelatina alba parata* beschreibt:

```
Weißer Leim .......................   135 Teile
Wasser ...........................   250 Teile
Glyzerin .........................   700 Teile
```

Man läßt den weißen Leim in dem Wasser einen halben Tag lang quellen und löst ihn nach Zugabe des Glyzerins durch Erhitzen im

Wasserbad. Die Lösung wird unter ständigem Rühren auf 1000 Teile eingedampft; hieraus werden durch Ausgießen in Formen Zäpfchen hergestellt.

Die abführende Wirkung des Glyzerins wird durch Zugabe von *Seife* noch verstärkt, für deren Lösung im Glyzerin wir ebenfalls im Erg.-B. 6 eine Arbeitsanweisung finden unter *Suppositoria Glycerini Sapone parata*:

Medizinische Seife .... 95 Teile
Glyzerin .... 905 Teile

wird bis zur Lösung der Seife im Wasserbad erhitzt. Man rührt nicht zu heftig um, damit Schaumbildung nach Möglichkeit vermieden wird. (Tritt sie doch einmal in unerwünschtem Maße auf, gibt man wenige Tropfen Alkohol zu. Durch Veränderung der Oberflächenspannung fällt der Schaum dann sofort zusammen.) Aus der Lösung werden durch Ausgießen Zäpfchen hergestellt.

Neben den eben angeführten Rezeptformeln für Glyzerinzäpfchen dürfte eine auf ganz anderer Basis beruhende Vorschrift von Interesse sein, die der Verfasser für besonders haltbare, gut aussehende und sehr wirksame Glyzerinzäpfchen erprobt hat:

Natrium carbonicum cristallisatum........   20,0
Acidum stearinicum   40,0
Glyzerin   540,0

Die Soda wird im Glyzerin gelöst und das Stearin unter Erwärmen im Wasserbad zugesetzt. Man muß genügend lange, das heißt bis zur vollendeten Verseifung erhitzen, damit die Zäpfchen zwar elastisch und fest, aber nicht klebrig werden, denn halbverseifte Masse wird nicht wieder flüssig! Schneller verläuft der Prozeß über freiem Feuer, doch muß in diesem Fall unausgesetzt gerührt werden. — Man gießt in Formen, die mit flüssigem Paraffin ausgepinselt wurden. — Da Zäpfchenmassen dieser Art wasserlöslich sind, spielt der hohe Schmelzpunkt (72°) keine Rolle.

Alle Glyzerinzäpfchen sind stark hygroskopisch; Aufbewahrung in dicht schließenden Weithalsgläsern bzw. Einwickeln der einzelnen Suppositorien in Stanniol ist daher unerläßlich.

Die abführende Wirkung des Glyzerins beruht auf einer Reizung des Darms durch Wasserentzug. Man verwende daher für Glyzerinzäpfchen, die nur als Laxans dienen sollen, zweckmäßig *wasserfreies* Glyzerin.

Zäpfchen aus reiner *Seife* müssen aus einer guten Naturseife (etwa Sapo medicatus DAB 6) bereitet werden; im Kriege wurden bei Verwendung sogenannter Ersatzseifen schwere Reizungen beobachtet. Da die Seife im Rektum zum Teil in Lösung geht, reizt sie die Darmschleimhaut und wirkt dann sowohl durch diesen Darmreiz als auch als Gleitmittel.

Eine im eigenen Laboratorium für *Globuli vaginales* mit bestem Erfolg erprobte Masse wird auf dem Wasserbad aus

Natrium benzoicum   0,5
Gelatina alba........................ 125,0
Aqua destillata 125,0
Glyzerin   250,0

bereitet. Für *Ichthyolkugeln* muß man auf 32 g Masse 2 g Wasser zufügen; bei Kugeln mit *Acidum lacticum* sind für diese Menge 4 g Wasser nötig. Vaginalkugeln mit *Argentum nitricum* (0,15) gelingen vorzüglich mit einer ganz ähnlichen Vorschrift (für 12 Stück):

Natrium benzoicum	0,05
Gelatina alba..........................	14,0
Aqua destillata	5,6
Solutio Argenti nitrici (1:100)	8,4
Glycerin	28,0
	56,05

Zur Einsparung von Kakaoöl wurden im Kriege (DAB-Nachtrag 1943/44) *Suppositol* und *Lasupol* als Suppositoriengrundmassen zugelassen; beide haben über den Krieg hinaus Bedeutung erhalten. *Suppositol* ist ein aus fetten Ölen durch Härtung gewonnenes Neutralfett von ähnlichem Aussehen und Schmelzpunkt wie Kakaoöl. Die Hydrierung verleiht dieser und ähnlichen Massen nebenbei auch emulgierende Eigenschaften, durch die die Resorption der Arzneistoffe gefördert wird. Bei Lasupol und dem später noch zu besprechenden Suppobasin wurden im Hinblick auf die Abgabefähigkeit von Arzneistoffen besonders gute, das Kakaoöl weit übertreffende Ergebnisse gefunden. Ranzigwerden wurde nicht beobachtet, auch sonst hörte man keine Klagen über irgendwelche Mißstände bei Verarbeitung der Masse.

Die *Masse* C 48 (neuerdings Suppositorienmasse Imhausen H genannt) der Firma Imhausen & Co. in Witten (Ruhr) ist der Kakaobutter in ihren physikalischen Eigenschaften sehr ähnlich, sieht aber weiß aus. Chemisch ist sie dem Suppositol verwandt. Sie dürfte im wesentlichen aus Glyzerintrilaurinsäureester bestehen. Als Emulgator ist eine geringe Menge eines Monofettsäureglyzerinesters zugesetzt. Infolge der praktisch vollständigen Hydrierung der Esterfettsäuren und wegen ihres geringen Säuregrades ist die Masse haltbarer als Kakaoöl, auch können — im Gegensatz zum Oleum Cacao — bis 20% Wasser eingearbeitet werden. (Auch Glyzerin wird gut aufgenommen.) Sollen aus der Masse Zäpfchen durch Ausgießen hergestellt werden, so schmilzt man sie auf dem Wasserbad und läßt vor dem Einarbeiten der Pharmaka die Temperatur auf etwa 40° absinken. Man läßt dann bis zur Zähflüssigkeit abkühlen und gießt in Formen, die nicht (wie bei Kakaobutter) mit Spiritus saponatus oder Paraffinum liquidum ausgepinselt zu werden brauchen. Auch zum Pressen eignet sich die (geraspelte) Imhausen-Masse.

Diese Suppositorienmasse läßt sich technisch genau wie Oleum Cacao behandeln. Ihr Erstarrungspunkt liegt mit 27° gegenüber Kakaobutter besonders günstig, da das Intervall Schmelzpunkt—Erstarrungspunkt für Imhausen-Masse 6—7°, für Kakaobutter dagegen 12° beträgt. Dadurch wird die neue Grundlage schneller fest als Oleum Cacao, und die unerwünschte Sedimentierung pulverförmiger Arzneimittel zur Spitze des Zäpfchens wird vermieden bzw. erschwert.

Fettlösliche Arzneimittel löst man direkt in der geschmolzenen Suppositorienmasse Imhausen. In Wasser und Fett unlösliche Pharmaka werden in der geschmolzenen Masse angerieben.

Mit Wasser bildet die Grundlage eine Pseudoemulsion, die bis etwa 25° stabil ist, aber schon bei Körpertemperatur in ihre Komponenten zerfällt. Somit kommen die Vorzüge später noch zu besprechender wasserlöslicher Suppositorienmassen auch hier zur Geltung.

Bei der Einarbeitung *wasserlöslicher Arzneistoffe* ist besonders auf die Temperatur der Schmelze zu achten. Erst wenn sie nahezu erkaltet ist und eine salbenartige Konsistenz aufweist, erfolgt die Emulgierung des Wassers (Kremschmelze im Gegensatz zur Klarschmelze). Es muß dann vor dem Ausgießen noch einmal leicht erwärmt werden.

Pflanzenextrakte werden mit einer kleinen Menge der geschmolzenen Masse oder mit etwas Glyzerin angerieben. Wasserzugabe ergibt in diesem Fall kein befriedigendes Ergebnis. Bei Belladonnazäpfchen ist besonders auf niedrige Temperaturen zu achten. Man kann sie auch durch trockenes Anreiben mit etwas Talk oder Dextrin bereiten.

Ein mit Imhausen-Masse hergestelltes Zäpfchen schmilzt im Darm innerhalb 8 Minuten und gibt damit die eingearbeiteten Wirkstoffe zur Resorption frei.

Die von der *Stada* eingeführte Suppositorienmasse *Stadimol* stimmt chemisch-physikalisch so weitgehend mit der Imhausen-Masse H überein, daß die eben geschilderten Eigenschaften und Herstellungsweisen auch für Stadimol gelten können. Ein Unterschied liegt lediglich darin, daß die Masse H nicht mit Eis oder Wasser gekühlt werden darf, weil sie infolge des eng beieinander liegenden Schmelz- und Erstarrungspunkts von Natur aus rasch erstarrt. Bei Beschleunigung der Abkühlung können Risse in den Zäpfchen entstehen. Stadimol ist etwas weicher (größeres Intervall zwischen Schmelz- und Erstarrungspunkt) und kann demzufolge mit Eis gekühlt werden. Für die Suppositorienherstellung *im Preßverfahren* eignet sich Imhausen-Masse besser als das in diesem Fall zu weiche Stadimol.

KERN und NEUWALD schlagen die Aufnahme der Imhausen-Masse H und das Stadimol (mit einem höheren Monoglyzeridgehalt als Imhausen H) als *Adeps neutralis* in das DAB 7 in folgender Fassung vor (im Nachtrag zum DAB 6 wird das Produkt unter dem Namen Adeps solidus, Hartfett, Aufnahme finden):

Adeps neutralis (Neutralfett). Neutralfett besteht im wesentlichen aus einem Triglyzeridgemisch der gesättigten Fettsäuren $C_{11}H_{23}COOH$ bis $C_{17}H_{35}COOH$ mit einem geringen Gehalt an Monoglyzerid.

Weiße, bruchfähige, geschmack- und geruchlose, sich fettig anfühlende Masse, die beim Erwärmen zu einer farblosen bis schwach gelblichen Flüssigkeit schmilzt.

In derselben Zusammensetzung wird von den Edelfettwerken GmbH, Hamburg-Eidelstedt, ein Produkt unter der Bezeichnung „Massa Estarinum" in den Handel gebracht.

Bei der Beurteilung *aller* Suppositorienmassen sollte eine pH-Wert-Bestimmung nicht fehlen. Wir haben im Darmsekret mit einer Alkalität von 8,3 pH zu rechnen; es leuchtet ein, daß Grundstoffe mit wesentlich anderem, vor allem sauren Charakter die Resorptionsverhältnisse ungünstig beeinflussen müssen. Folgende Aufstellung erscheint daher nicht unwichtig:

Oleum Cacao ....pH 6,8
Suppositol ....pH 7,0
Lasupol..........................pH 5,2
Postonal ....pH 7,4
Imhausen H ....pH 6,8
Stadimol ....pH 5,5—6,0

Die zweite im Nachtrag zum DAB 6 erwähnte Suppositorienmasse, das *Lasupol*, hat zwar etwa denselben Schmelzpunkt wie die bisher besprochenen Grundlagen, unterscheidet sich aber chemisch grundsätzlich von ihnen. Es ist ein synthetischer Ester, gebildet aus der zweibasischen Phthalsäure

$$C_6 H_4 \Big\langle \begin{matrix} COOH \\ COOH \end{matrix}$$

und hochmolekularen Fettalkoholen, würde also der Formel $C_6H_4(COOR)_2$ entsprechen (R = Cetyl usw.). Die Masse ist ziemlich fest, hat ein graubräunliches, etwas ungleichmäßiges Aussehen und ist unverändert haltbar; eingearbeitete Arzneimittel werden, wie schon erwähnt, besser resorbiert als aus Kakaoöl.

Lasupol wird in den Apotheken fast nur im Gießverfahren verarbeitet. Gelegentliche Klagen der Patienten, daß die damit hergestellten Zäpfchen Schmerzen verursachen, dürften darauf zurückzuführen sein, daß die Masse nicht so schnell schmilzt wie Kakaobutter. Verfasser stellte fest, daß nach Zusatz von 3 % Pflanzenöl keine Beschwerden mehr auftraten, weil dadurch der Schmelzpunkt um mehrere Grade gesenkt und die Schmelzzeit im Körper entsprechend verkürzt wurde. Wenn eine längere Lagerung von Lasupol-Suppositorien beabsichtigt ist, ersetzt man das Öl zweckmäßig durch flüssiges Paraffin.

Praktiker betonen, daß Lasupol keinesfalls zu heiß ausgegossen werden darf; die Masse klebt sonst an den Formen. Narkotische Extrakte wie Extractum Belladonnae dürfen erst der halberkalteten Schmelze zugegeben werden, da sonst das gelöste Extrakt irgendwie koaguliert und in den Zäpfchen nicht gleichmäßig verteilt, sondern in dunklen Punkten erscheint.

Wenn die Gießformen gut gekühlt wurden (im Sommer mit Eis!), bedarf es keiner Auspinselung. Immerhin kann man mit Talk in der Weise pudern, daß man eine beliebige Menge in die Formen schüttet und sie dann umkehrt und wieder ausklopft. Auch können etwa 10 % Talk der geschmolzenen Masse vor dem Ausgießen beigemischt werden; das Pudern ist dann überflüssig.

Einen wesentlich über Körpertemperatur liegenden Schmelzpunkt (56°) finden wir bei dem vom Erg.-B. 6 aufgenommenen *Postonal* und dem ihm verwandten Suppobasin, das bei 53° schmilzt. Beide sind im Gegensatz zu den bisher erwähnten Grundmassen *wasserlöslich*. Ein Teil Postonal löst sich leicht in 10 Teilen Wasser; auch Suppobasin ist vollkommen wasserlöslich. Die Resorption von Medikamenten aus der Rektal- bzw. Vaginalschleimhaut ist infolgedessen sehr gut, wohl auch wegen der hohen Viskosität und Oberflächenaktivität (Benetzbarkeit bzw. Netzfähigkeit) dieser Körper.

Chemisch ist Postonal ein wachsähnliches Polymerisationsprodukt des Äthylenoxyds

$$H_2C - CH_2$$
$$\diagdown O \diagup$$

Das gut eingeführte (englische) Carbowachs — mit ähnlichen Eigenschaften — ist ein Polyäthylenglycol. Infolge der hohen Viskosität dieser Stoffe sinken ungelöste Stoffe darin schwerer ab als in Oleum Cacao, eine gleichmäßig verteilte Suspension ist also leichter zu erzielen als mit Kakaobutter.

Ein Nachteil des Postonals ist der schon erwähnte hohe Schmelzpunkt; infolgedessen klagen die Patienten bei Verwendung von Postonalzäpfchen mitunter über Druck- und Schmerzempfindungen. Es kommt hinzu, daß die Zäpfchen, wenn man laut Bereitungsvorschrift nur Wasser zusetzt, nach der Verarbeitung mit Medikamenten oft in kurzer Zeit sehr hart werden. Zum Weichmachen und -erhalten fügt man etwas Adeps Lanae anhydricus oder Lanolin zu; durch Erproben ist leicht die ideale Konsistenz zu erreichen. Auch Glyzerin dient als Weichmacher. Ebenso kann *Tyloseschleim* (vgl. S. 79, 80) verwendet werden. Die Anfertigung von Tylose-Postonalzäpfchen erfolgt so, daß man die Medikamente mit 0,5—1 g einer 2 %igen Tyloselösung je Zäpfchen verreibt, Postonal zufügt, auf dem Wasserbad schmilzt und ausgießt. *Alle* mit Postonal hergestellten Zäpfchen sind vor der Anwendung in Wasser zu tauchen.

Infolge seiner Reduktionswirkung verträgt sich Postonal nicht mit allen Arzneistoffen; Natrium salicylicum und Resorcin, Silbernitrat, Albargin, Protargol, lösliche Quecksilbersalze und Gerbstoffe lassen sich nicht damit verarbeiten.

Postonal wird nie über offener Flamme, sondern stets auf dem Wasserbad geschmolzen. Beim Preßverfahren lassen die Farbwerke Höchst als Herstellerfirma des Postonals 5—10 % Oleum Olivarum oder Oleum Arachidis zusetzen, während anderenorts 10 % Adeps Lanae anhydricus empfohlen werden.

Es sei erwähnt, daß für Hämorrhoidalzäpfchen die Massen mit hohem Schmelzpunkt ungeeignet sind. Seit Einführung des Adeps neutralis (Imhausen-Masse, Estarinum) ist die Verwendung von Postonal und der ihm verwandten Suppositoriengrundlagen sehr zurückgegangen.

Den Vorteil der Wasserlöslichkeit bietet auch die auf S. 88, 89 besprochene *Glyzeringelatine* als Suppositoriengrundlage. Für Stuhlzäpfchen findet die Masse wegen der Abführwirkung des Glyzerins nur dort begrenzte Anwendung, wo Stoffe verarbeitet werden sollen, die sich mit den gebräuchlichen Grundlagen weder mischen noch emulgieren lassen. Gut bewährt hat sich die Masse dagegen für *Vaginalkugeln*. Zur Konservierung setzt man ihr, falls längere Aufbewahrung beabsichtigt ist, 0,15 % Nipagin oder 1 % Natrium benzoicum zu. Zur Herstellung von *Belladonna-Vaginalkugeln* wird

Extractum Belladonnae 0,3
mit Glyzerin 5,0

angerieben und mit warmer Gelatine-Glyzerin-Masse (95,0) vermischt. Man gießt in Formen aus.

Für Vaginalkugeln (ohne Glyzerin) mit *Argentum proteinicum* bewährte sich eine Vorschrift zur Anfertigung mit der Hand:

Argentum proteinicum	8,0
Oleum Cacao raspatum	72,0
Vaselinum flavum	4,0

Argentum proteinicum wird mit Oleum Cacao innig vermischt, dann das Ganze mit dem Vaselin kräftig durchgestoßen. Man wägt Stücke zu 4 g ab, formt sie mit der Hand zu Kugeln, rollt leicht in Talk und wickelt einzeln in Wachspapier.

Bacilli, Arzneistäbchen

Als **Bacilli** (Arzneistäbchen) bezeichnet das DAB 6 Zubereitungen in Stäbchenform, die zur Einführung in den Körper oder zum Ätzen bestimmt sind. Sie werden durch Bearbeitung von Kristallen, durch Ausgießen oder Aufsaugen geschmolzener Massen in Formen oder Röhren, durch Ausrollen oder Pressen bildsamer Massen oder durch Überziehen von starren oder elastischen Stäbchen oder von Metallspiralen mit Massen hergestellt, die Arzneimittel enthalten. — Sind Arzneistäbchen ohne Angabe von Größe und Form verordnet, so sollen sie walzenförmig, 4—5 cm lang und 4—5 mm dick sein.

Für die Apotheke kommt bei der Herstellung von Bacilli im allgemeinen nur das Ausrollverfahren in Betracht, gelegentlich wird auch eine Suppositorienpresse mit Vorrichtung zum Auspressen von Strängen zur Verfügung stehen. In beiden Fällen kann eine gleichermaßen vorbereitete Masse verwendet werden. Nach dem *Kommentar zum DAB 6* stößt man feingeriebenes Kakaoöl mit $^1/_{20}$—$^1/_{10}$ Teilen Adeps Lanae anhydricus zu einer plastischen Masse an, arbeitet die medikamentöse Substanz lege artis darunter und rollt auf einer Marmor- oder Glasplatte mit etwas Talk oder Lycopodium oder auf Wachspapier zu Stäbchen von der gewünschten Länge und Dicke aus.

Nach der Erfahrung des Verfassers sind Stäbchen, die neben Oleum Cacao und Lanolin noch reichlich Gummi arabicum enthalten, elastischer und darum haltbarer als die nach dem Kommentar hergestellten. Im eigenen Betrieb bewährte sich folgende Vorschrift für *Bacilli Protargoli* 10 %:

Protargol	3,0
Gummi arabicum pulvis	8,0
Adeps Lanae anhydricus	0,6
Oleum Cacao raspatum	22,0

für 20 Stäbchen von 5 cm Länge und 6 mm Dicke.

In obiger Reihenfolge mischen, dann durchkneten und auf dem Pillenbrett mit Talk in 6-mm-Stränge ausrollen, 5-cm-Stücke abteilen, einseitig mit den Fingern zuspitzen und einzeln in Wachspapier wickeln.

In gleicher Weise hergestellte Stäbchen *ohne Kakaobutter* waren bei Verwendung der nachstehenden Grundmasse nach zweijähriger Lagerung noch von tadelloser Beschaffenheit:

> Saccharum album pulvis subtilis............ 5,0
> Saccharum Lactis pulvis ‾
> Gummi arabicum pulvis āā 1,7
> Tragant - Glycerin .... q. s.

für 12 Stäbchen von 7 cm Länge und 4 mm Dicke.

Tragant-Glycerin:

> Tragacantha
> Glycerin āā 0,25
> Spiritus................................ q. s.
>   (zur Konservierung)

Der feingepulverte Tragant wird mit dem Glyzerin angerieben und der
Spiritus in kleinen Teilmengen beigemischt.

Einige ähnliche Vorschriften ohne Tragant sind die folgenden:

> Jodoform 10,0
> Gummi arabicum pulvis 5,0
> Glycerin
> Mucilago Gummi arabici āā .... q. s.
>   für 20 Stäbchen

> Bismutum subnitricum 1,0
> Gummi arabicum pulvis 3,0
> Saccharum album....................... 1,0
> Glycerin
> Mucilago Gummi arabici āā .... q. s.
>   für 10 Stäbchen

In beiden Fällen ist die Mischung aus feingepulvertem arabischem
Gummi und Arzneimittel (evtl. unter Zusatz von etwas Zuckerpulver)
mit einer Mischung aus gleichen Teilen Gummischleim und Glyzerin zu
einer plastischen Masse anzustoßen, die in dünne Stangen ausgerollt wird.

Harte Arzneistäbchen aus Kakaoöl *ohne Gummi* lassen sich in folgender
Weise herstellen: Man mischt den verordneten Arznei-
stoff in konzentrierter Lösung oder feinst gepulvert
und mit Öl angerieben mit Kakaobutter, der 5%
Wachs zugesetzt wurden. Sollen größere Mengen eines
Öls der Masse zugefügt werden, so empfiehlt sich eine
Mischung aus gleichen Teilen Wachs und Kakaoöl.
Handelt es sich um größere Pulvermengen, so ist eine
Masse aus 20 Teilen gelbem Wachs und 50 Teilen
wasserfreiem Wollfett zu verwenden. Eine praktische
Stäbchenpresse, die *nur* der Herstellung von Bacilli
dient, zeigt die Abb. 117. Sie hat Mundstücke von
verschiedener Weite, je nach der Dicke der geforderten
Stäbchen.

Zum Anstoßen aller auszurollenden Stäbchenmassen
ist *Oleum Papaveris* (Mohnöl), das bekanntlich zu den
trocknenden Ölen gehört, besonders gut brauchbar.
Man stößt die Masse mit Oleum Papaveris q. s. zu
knetbarer Konsistenz an und rollt mit Talk auf dem
Pillenbrett zur gewünschten Stärke und Länge aus.

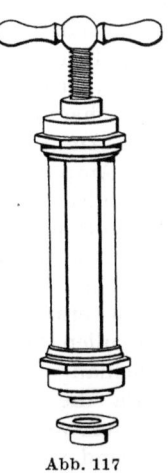

Abb. 117
Presse
für Arzneistäbchen
mit Mundstück

Die Masse erhärtet sehr schnell. Es darf nur ein einwandfreies, nicht ranziges Öl Verwendung finden.

Nur zum Ausgießen eignet sich eine Masse, die man in der Weise herstellt, daß man 2 Teile feingeschnittene Gelatine mit 1 Teil Wasser erweicht, sodann bis zur Lösung erwärmt und 4 Teile Glyzerin zufügt. Um die Bildung von Luftblasen zu vermeiden, durch die die Festigkeit der fertigen Stäbchen (hier auch Bougies genannt) beeinträchtigt würde, darf die Masse nur vorsichtig umgerührt werden. Nachdem noch die Arzneistoffe hinzugesetzt worden sind, gießt man in erwärmte Metallformen aus, die zuvor mit etwas Öl leicht eingefettet wurden. Bei der Herstellung von Bougies mit Argentum nitricum oder Jodoform ist Erwärmung nicht zu empfehlen, man gießt vielmehr die Masse dick in die Rillen der einen Seite, setzt die andere Seite schnell auf und zieht die Schrauben der aufgerichteten Form an. Möglichst schnelle Abkühlung durch Eis ist wünschenswert.

Ampullae, Ampullen

Im Jahre 1886 füllten unabhängig voneinander der Pariser Apotheker LIMOUSIN und der Berliner FRIEDLÄNDER Injektionsflüssigkeiten in kleine Glasgefäße, deren Öffnungen sie zuschmolzen, um den Zutritt von Verunreinigungen, besonders von pathogenen Keimen aus der Luft zu verhindern. LIMOUSIN wählte für seine Erfindung den Namen „Ampoule", abgeleitet vom lateinischen ampla bulla = bauchiges Gefäß. Dieser Name hat sich dann — im Deutschen als Ampulle — allgemein eingeführt.

Die Herstellung von Ampullen, die selbst in der kleinsten Apotheke ohne weiteres möglich ist, sei an einem praktischen Beispiel erläutert. Es sollen 100 Morphiumampullen zu 1 ccm angefertigt werden, jede Ampulle enthalte 0,01 g Morphium hydrochloricum. Da man mit etwas Bruchverlust rechnen muß, nehmen wir 110 Stück in Arbeit.

Zunächst müssen die meist sehr langen Hälse der fertig bezogenen Ampullen durch Abschneiden auf das gewünschte Maß gebracht werden. Die Länge der Hälse bzw. der Gesamtampulle richtet sich nach der Größe der Schachtel, in die man die fertigen Ampullen zu legen gedenkt. Mit einer Ampullen- oder Dreikantfeile ritzt man in der gewünschten Höhe den Ampullenhals an und bricht ihn dann mit einem kurzen Ruck, Ampullenbauch und -hals etwas auseinanderziehend, ab. Dabei wird die Ampulle nach unten gehalten, um keine Glassplitter in sie gelangen zu lassen, außerdem erhält der umgekehrte Ampullenkörper noch einen leichten Schlag mit dem Finger zur Herausbeförderung etwa doch hineingeratener Splitter. Es gibt auch einfache und billige, praktische Ampullenabschneider, die das Arbeiten sehr beschleunigen und stets gleichlange Ampullen ergeben (Abb. 118).

Da die von der Glasfabrik bezogenen Ampullen zugeschmolzen geliefert werden, brauchen sie vor der Füllung nicht gereinigt zu werden. Sie sind völlig staubfrei und auch steril, weil bei ihrer Herstellung und beim Zuschmelzen stets so hohe Temperaturen in Betracht kommen, daß dadurch praktisch eine Sterilisierung bewirkt wird. Gelegentlich sollen

aber auch Ampullen
mit offenen Hälsen im
Handel vorkommen;
diese sind dadurch zu
reinigen, daß man sie
umgekehrt in einer
Siebtrommel in Wasser
setzt und dann allmäh-
lich erhitzt. Dadurch
dehnt sich die Luft in
den Ampullen aus, ent-
weicht infolgedessen

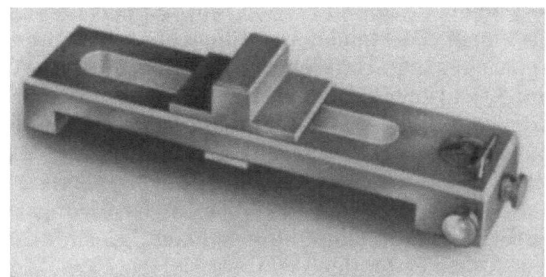

Abb. 118. Ampullen-Abschneidevorrichtung
von Paul Raebiger, Berlin-Spandau

und läßt nach dem Erkalten des Ganzen Wasser in die Ampullen ein-
dringen. Bei erneutem Erhitzen wird das Wasser mitsamt etwaigen
Verunreinigungen wieder herausgetrieben. Dieser Vorgang wird — mit
Wechseln des Wassers — mehrfach wiederholt. Durch Ausschütteln und
Trocknen entfernt man schließlich das Wasser aus den Ampullen. Der
Rota-Sprudelwaschapparat (Abb. 119) besorgt dieselbe Arbeit bei grö-
ßerem Bedarf maschinell.

Besser und schneller gelingt das Reinigen mit Hilfe einer Vakuumapparatur, wie man sie sich aus einem Exsikkator herstellen lassen kann.
Die Ampullen werden umgekehrt in eine mit Wasser gefüllte Glasschale
gestellt und dann unter die Vakuumglok-
ke gebracht. Wird diese evakuiert, so
entweicht die Luft aus den Ampullen.
Läßt man nun Luft hinzutreten, so füllen sich die Ampullen mit Wasser, das
durch erneutes Evakuieren mitsamt den
Unreinigkeiten ausgespült wird. Auch
diesen Vorgang wiederholt man öfters,
evtl. auch mit heißem oder schwach sau-
rem Wasser ($\frac{n}{500}$ Salzsäure). Um schließlich die gespülten Ampullenleer zur Verfügung zu haben, wird vor der letzten
Evakuierung das Wasser aus der Schale
entfernt. Man trocknet die Ampullen im
Lufttrockenschrank bei 150°; sie werden
dabei gleichzeitig sterilisiert. (Eine Sterilisation der leeren Ampullen ist nicht
notwendig, wenn die fertigen Ampullen
sterilisiert werden sollen.) Wird, wie im
Falle der Morphiumampullen, eine wäßrige Flüssigkeit eingefüllt, so ist ein völliges Austrocknen nicht unbedingt nötig.

Schon vor dem Abschneiden der Ampullen mußte die Injektionslösung für die
Ampullenfüllung bereitet werden. Wir

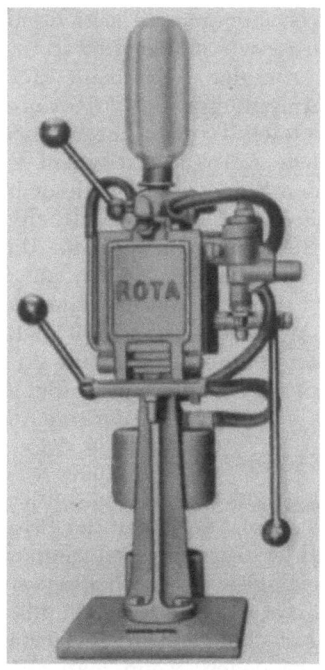

Abb. 119. Rota-Sprudelwaschapparat

verwenden dazu stets frisch und doppelt destilliertes Wasser, am besten
aus einem der kleinen Destillierapparate „ganz aus Glas", die in vielen
Apotheken zur Herstellung des destillierten Wassers für Augentropfen
und Injektionsflüssigkeiten schon lange im Gebrauch sind. Über weitere
Möglichkeiten der Herstellung von Aqua bidestillata — auch in größerem
Maßstabe — vgl. „Destillieren" S. 31. Von dem so erhaltenen bidestil-
lierten Wasser stellen wir uns einen größeren, durch Erhitzen auf 150°
sterilisierten Erlenmeyerkolben für Reinigungszwecke gefüllt beiseite. Er
wird sofort mit einer umgekehrten, gleichfalls sterilisierten Petrischale
zugedeckt. — Zu der viel diskutierten Frage der *Pyrogene*, das sind tote
Bakterien und deren Stoffwechselprodukte, die Zwischenfälle bei der
Injektion hervorrufen können, ist zu sagen, daß es bei Verwendung frisch
destillierten Wassers (es darf nicht länger als 12 Stunden gestanden haben), reinster Chemikalien und steriler Gefäße zu einer Pyrogenisierung
gar nicht kommt, besonders, wenn möglichst aseptisch gearbeitet wird.
(Vgl. „Sterilisation" S. 41, 45 und „Filtrieren" S. 19, 23, 24, 25.)

Die modernen Arzneibücher fordern beim Wasser für Injektionslösungen die Prüfung auf Pyrogenfreiheit, Verträglichkeit und blutdruck-
senkende Stoffe.

Ein Nachtrag zum DAB 6 für Mitteldeutschland schreibt für die Anfertigung pyrogenfreier Injektionslösungen ein Wasser vor, das unter Zusatz
von 10 ccm $\frac{n}{10}$ Kaliumpermanganatlösung und 5 ccm $\frac{n}{1}$ Kalilauge für je 1 l
Wasser aus pyrogenfreien Glasgeräten destilliert werden soll. (Kaliumpermanganat zerstört organische Substanz, Kalilauge absorbiert gelöste
Gase wie Kohlendioxyd und Chlor.)

Da der Arzt beim Herausziehen der Injektionsflüssigkeit aus der
Ampulle mit der Injektionsspritze den Ampulleninhalt nicht bis auf den
letzten Tropfen herauszuziehen vermag, hat sich die Sitte eingebürgert,
jede Ampulle mit einem Plus von 10 % des Inhalts zu beschicken. Auf
den Signaturen ist dieser höhere Gehalt zu vermerken, z. B. in unserem
Fall: Sol. Morph. hydrochl. 1 % 1,1 ccm, schon wegen des Nachweises im
Betäubungsmittelbuch. Wir stellen also in einem Erlenmeyerkolben für
100 Ampullen 110 g, für die vorgesehenen 110 Ampullen 121 g Injektionsflüssigkeit her. Ein der Lösung zugesetzter Tropfen verdünnter Salzsäure sorgt dafür, daß auch die kleinste Menge Glasalkali abgefangen und
somit eine Trübung des Ampulleninhalts durch Ausfällen freier Morphin-
base verhindert wird. Bei gutem Ampullenglas — das Arzneibuch läßt es
auf unzulässige Mengen Alkali prüfen — genügt für Ampullenwasser ein
Säuregehalt, der $\frac{n}{1000}$ HCl entspricht. Die Ampullen aus Jenaer Fiolax-
glas, gekennzeichnet durch einen dunklen Strich an der Seite, genügen allen Anforderungen der Praxis. Im Idealfalle wird man den pH-Wert einer
Injektionsflüssigkeit dem pH-Wert des Blutes(= 7) anpassen müssen, um
eine gute Verträglichkeit sicherzustellen. Dies kann mit Hilfe von Puffer-
substanzen geschehen, über deren Art und Konzentration Spezialwerke
Aufschluß geben. — Verfärbungen von Traubenzuckerlösungen werden
vermieden, wenn man auf einen pH-Wert von 3,5—4 einstellt.

Gern verwendet man in der Ampullentechnik isotonische Lösungen. (Lösungen mit gleichem osmotischem Druck nennt man isotonisch.) In der Pharmazie versteht man darunter Flüssigkeiten, die denselben osmotischen Wert haben wie das Blut. Sie heißen daher auch blutisotonische Lösungen und werden als Injektion besonders gut vertragen. Zu ihrer Herstellung verwendet man Natriumchlorid, Rohrzucker und andere osmotische besonders wirksame Substanzen. (Vgl. GSTIRNER, Einführung in die Arzneibereitung, Wiss. Verlagsges. m. b. H. Stuttgart.)

Zum Filtrieren dient ein nicht zu weiches Faltenfilter; mitunter kann ein fest eingedrückter Pfropf aus langfasriger Watte besser sein, weil er weniger Fasern abgibt. Es wird so lange zurückgegossen, bis die Flüssigkeit völlig frei von Schwebeteilchen ist. Sehr gut für diese und ähnliche Zwecke (Absaugen von Niederschlägen, etwa Hydrargyrum oxydatum flavum pultiforme) sind die Glassinterfilter von Schott u. Gen. in Jena bzw. Mainz, die mit einer Wasserstrahlpumpe bedient werden müssen. Man kann sie in verschiedensten Größen kaufen. Für stark temperaturempfindliche Flüssigkeiten eignen sich am besten die Entkeimungsfilter der Seitzwerke in Kreuznach. (Vgl. „Filtrieren" S. 24, 25.) Einige besonders zur Filtration von Injektionsflüssigkeiten geeignete Modelle dieser Firma zeigt die Abb. 120a—c.

Als Verschluß für den Glaskolben, der unsere Ampullenflüssigkeit enthält, verwenden wir einen festen Wattebausch mit doppelter Mullumhüllung, der — im Gegensatz zum Kork — kaum etwas an den Kolbeninhalt abgibt und auch den Keimen der Luft den Zutritt verwehrt.

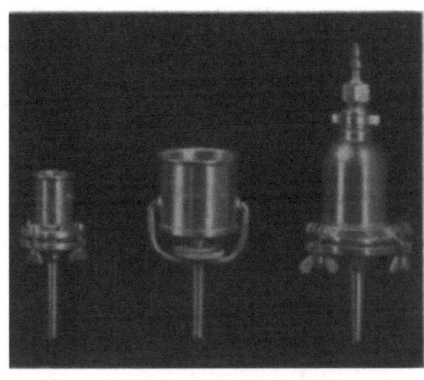

a   b   c
Abb. 120a und b: Seitz-EK-Filter nach Manteufel
c: nach Uhlenhuth

Mit der klarfiltrierten Lösung füllt man nun eine Bürette mit der üblichen Skaleneinteilung (keine Feinbürette) bis zum oberen Beginn der Skala. Die Bürette muß zuvor besonders sorgfältig gereinigt werden: erst mit verdünnter Kalilauge, dann mit Leitungswasser und gewöhnlichem destilliertem Wasser, zuletzt mit Aqua bidestillata. Als Verschluß der Bürette oben dient wiederum ein Wattebausch mit Mull. Die Mündungen von Gefäßen und Büretten flammt man vor Beginn der Arbeit mit dem Bunsenbrenner ab, um anhaftende Keime zu vernichten.

Mit einem Gummischlauch von kleinstem Lumen, notfalls auch mit einem Gummistreifchen aus einem Irrigatorschlauch, verbindet man nun die Spritze der Bürette mit dem Ansatzstück einer FRAUENSTEIN schen Kanüle, wie sie in den Injektionsspritzen (Pravazspritzen) verwendet werden. Noch praktischer ist die Einfüllnadel nach STICH, die ganz billig zu haben ist. Man läßt zunächst durch Drehen des Bürettenhalses einige Tropfen Morphiumlösung austreten, um beim kontinuierlichen Füllen nicht durch

Luftblasen aufgehalten zu werden. Eine untergestellte kleine Petrischale nimmt diese Tropfen auf, desgleichen die unvermeidlichen geringen Flüssigkeitsverluste beim weiteren Verlauf der Arbeit. Dann wird die Nadel so tief eingeführt, daß sie im Ampullenbauch (nicht im Hals) endigt. Tropfen im Hals der Ampulle erschweren das Zuschmelzen; der Hals springt oder die Tropfen verkohlen unter dem Einfluß der Hitze und machen so die Ampulle unbrauchbar.

Wenn man nur wenige Ampullen zu füllen hat, kann man sich statt der Bürette auch einer einfachen Pravazspritze bedienen, deren Graduierung ein genaues Füllen der Ampullen gestattet. Die Spritze wird vor der Benutzung in 1%iger Sodalösung ausgekocht und dann mit sterilem Wasser nachgespült.

Beim Füllen aus der Bürette läßt man genau 1,1 ccm in die Ampulle abfließen und wiederholt das bis zur Füllung aller Ampullen. Bei weniger kostbarem Inhalt füllt man nur ein oder zwei Stück genau und arbeitet weiterhin nach Augenmaß. Dabei läßt man lieber etwas zuviel als zuwenig in die Ampulle einfließen. Die Gefahr einer Überdosierung besteht nicht, weil der Arzt in seiner graduierten Spritze gewohnheitsmäßig die zu verwendende Menge der Injektionsflüssigkeit nachmißt und nur so viel in die Spritze aufzieht, wie er zu verwenden gedenkt.

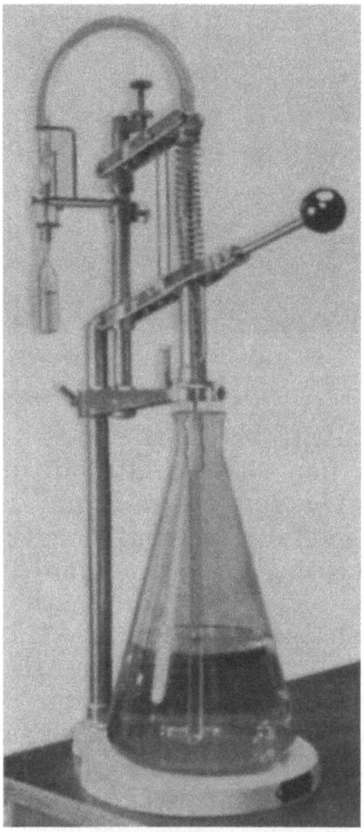

Behelfsmäßig lassen sich Ampullen auch in der Weise füllen, daß man ein Augentropfröhrchen zu einem spitzen Röhrchen bzw. einer Kanüle auszieht und durch einen Gummischlauch mit dem Vorratsgefäß verbindet. Ein zwischengeschalteter Quetschhahn ermöglicht das Füllen der Ampulle in dem gewünschten Ausmaß.

Die Firma Rota in Aachen hat mit ihrem Rota-Füller für Ampullen dem Apotheker ein handliches, kleines Gerät zur Verfügung gestellt, dessen Arbeitsweise die Abb. 121 zeigt. Die aus dem Vorratsgefäß hochgesaugte Flüssigkeit wird in die vorgelegte Ampulle hineingespritzt. Der Apparat saugt den an der Nadel hängenden letzten Tropfen Ampullenflüssigkeit automatisch zurück, so daß die Ampullenhälse nicht benetzt werden. Auch die auf S. 27 abgebildete Füllvorrichtung „Simplex" eignet sich zur Ampullenherstellung.

Abb. 121. Rota-Handfüller für Ampullen (Rota-Aachen)

Bei der Füllung von Ampullen in größerem Maßstabe bedient man sich desselben Vakuumprinzips, das wir schon bei der Reinigung von Ampullen angewendet sahen: Die Ampullen werden mit abwärts gerichteten

Hälsen in Glasschalen gestellt, die die Füllflüssigkeit enthalten. Dann stellt man die Schalen übereinander unter eine Vakuumglocke und evakuiert. Dadurch wird die Luft aus den Ampullen entfernt, man sieht sie in der Flüssigkeit nach oben perlen. Nach dem Aufheben des Vakuums drückt dann der äußere Luftdruck die Flüssigkeit in die Ampullen hinein. Sie werden nunmehr mitsamt den Schalen umgedreht, so daß ihre Hälse jetzt nach oben stehen. Nun wird nochmals evakuiert, dadurch werden die an den Hälsen haftenden Tropfen zurückgesaugt. Abb. 122 zeigt eine solche Vakuum-
füllapparatur; die Glasglocke ist mit einer Aufhängevorrichtung verbun-
den, die ein leichtes Heben und Senken der Glocke gestattet.

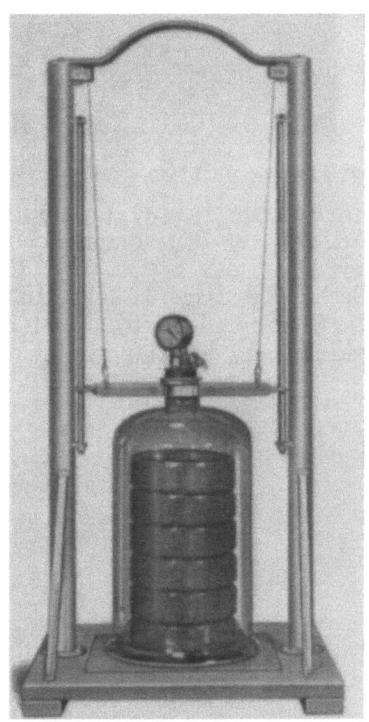

Abb. 122. Vakuumfüllvorrichtung
für Ampullen
von Paul Raebiger, Berlin-Spandau

Nach dem Abfüllen werden die Ampullen in einer flachen Schale, in Wasser stehend, fünf Minuten lang offen erhitzt. Der entstehende Dampf läßt die Flüssigkeit aus den Ampullen-
hälsen, deren Benetzung nicht im-
mer zu vermeiden war, zurücklaufen. Auch durch Schleudern kann man die Flüssigkeit aus dem Hals zurückbe-
fördern. Sehr gut wirkt das Aus-
dämpfen: Ein zu einem Drittel mit Wasser gefüllter Erlenmeyerkolben mit durchbohrtem Kork, in dem ein gebogenes, am äußeren Ende zu einer spitzen Öffnung ausgezogenes Glasrohr steckt, wird über der Bunsen-
flamme erhitzt. Den austretenden Dampf leitet man ganz kurze Zeit ungefähr senkrecht auf die offenen Ampullenhälse, die dadurch flüssig-
keitsfrei werden.

Das Zuschmelzen geschieht in der nicht leuchtenden Flamme des Bun-
senbrenners, in die man die Spitze des Ampullenhalses unter stetem Umdrehen des Ampullenkörpers bringt. Durch Übung bringt man es dahin, daß die Wände des Halses schmel-
zend zu einem durchsichtigen Tropfen zusammenfallen. Ein Gebläse-
brenner, der mit Benzin oder Gas beheizt werden kann, führt schneller zum Ziel. Abb. 123 zeigt einen solchen Brenner in Verbindung mit der auf S. 16 schon erwähnten Medvag-Luftpumpe; einen Spezialglasbrenner zum Zuschmelzen von Ampullen sehen wir durch Abb. 124 wiedergegeben.

Sofern man die Füllung der Ampullen nicht aseptisch vornehmen muß — manche gelösten Stoffe zersetzen sich bei Erhitzung (Apomorphin. Lobelin.) — folgt nun, wie in unserem Beispiel, die Sterilisation. (Hierüber,

13*

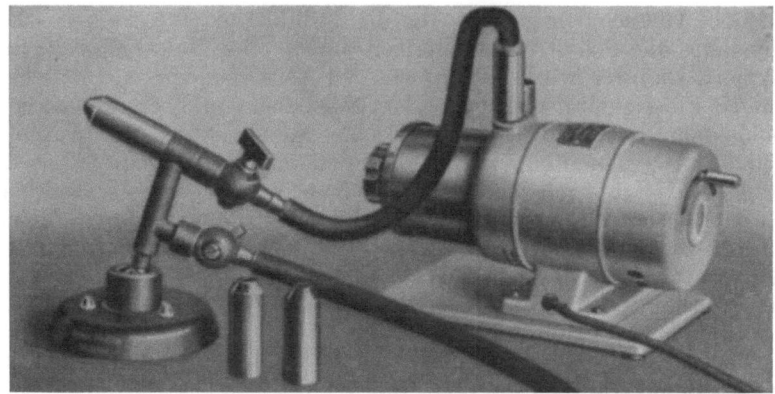

Abb. 123. Medvag-Pumpe von Arthur Pfeiffer GmbH in Wetzlar
zur Erzeugung von Unter- und Überdruck (mit Gebläsebrenner zum Zuschmelzen von Ampullen)

wie über die gesamte Ampullenherstellung überhaupt, finden sich genaue Angaben in dem ausgezeichneten Buch von STICH „Bakteriologie, Serologie und Sterilisation im Apothekerbetriebe," Springer-Verlag, Berlin, 7. Auflage, 1953.) — In unserem Fall der Morphiumampullen darf die Erhitzung höchstens auf 102° getrieben werden, da sonst das Alkaloid zersetzt und der Ampulleninhalt infolgedessen braun und unverwendbar wird. In anderen Fäl-

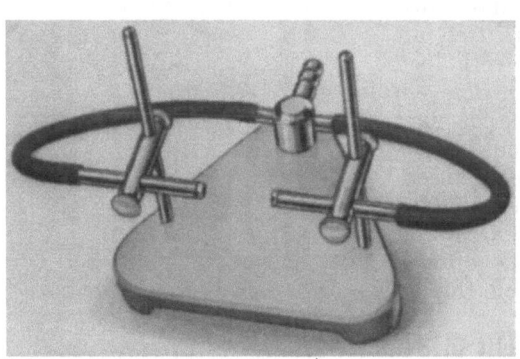

Abb, 124. Ampullen-Zuschmelzbrenner für Gas
zum Abziehen der Hälse mittels Pinzette
von Paul Raebiger, Berlin-Spandau

len kann auch durch Lichteinwirkung Verfärbung eintreten. Die Verwendung braunen Ampullenglases läge nahe, wird aber trotzdem im allgemeinen abgelehnt, da der Arzt gern sieht, was er einspritzt und der Apotheker in dunkel gefärbten Gläsern nicht erkennen kann, ob sich der Ampulleninhalt zersetzt hat oder nicht. Man lasse aber gefüllte Ampullen keinesfalls im Sonnenlicht liegen und bringe sie baldmöglichst in die zur Aufnahme bestimmten Pappkästchen, die dann für den notwendigen Lichtschutz sorgen.

Wenn man bei der Sterilisation Temperaturen zu erreichen wünscht, die wesentlich über 100° liegen, kann man mit Vorteil einen elektrischen Trockenschrank benutzen, der sich in kleiner bis mittlerer Ausführung bis auf 120° erhitzen läßt. (Vgl. S. 17, 18.) Die sicherste Sterilisation erzielt man im Autoklaven durch gespannten Dampf von 120° bei einer Einwirkung von 15 Minuten, sofern die Ampulleninhaltsstoffe eine solche Erhitzung vertragen. In diesem Fall wird sogar ein zweistündiges Erhitzen

im Lufttrockenschrank auf 150—160° empfohlen. Für Sterilisation bei
100° oder weniger darüber benutzt man gern den Vakuumapparat, der in
vielen Apotheken zur schonenden Abdampfung von Extrakten zur Verfügung steht (30—60 Minuten lang, vgl. S. 29). Sehr gut sterilisiert man
auch mit anderthalbstündiger Einwirkungszeit im Dampfapparat der
Apotheke („strömender Dampf" wird ja besonders gern zu Sterilisier-
zwecken verwendet), und schließlich kann man auch die Ampullen in
einem Beutel aus Mull, der mit einem Faden zugebunden ist, an dem man
das Ganze leicht wieder herausheben kann, einfach 1 Stunde lang in
kochendes Wasser hängen.

Manche Stoffe, die wir in dem erwähnten Buch von STICH angegeben
finden, vertragen nicht einmal eine Erhitzung auf 100°. Für sie kommt
die „fraktionierte Sterilisation" oder Tyndallisierung in Betracht: Man
erwärmt die zugeschmolzenen Ampullen an vier aufeinanderfolgenden
Tagen je 1 Stunde lang auf 40—60° oder auf 70—80° und lagert sie
zwischendurch möglichst warm. (Am besten bei 30—35°, damit von der
Erhitzung nicht vernichtete Sporen auskeimen können, um dann bei der
nächsten Erwärmung auf 70° mit abgetötet zu werden.)

Die erste Prüfung auf dichten Verschluß ist — schon vor dem Sterilisieren — die Spritzprobe: Man faßt die Ampulle mit der rechten Hand
und schleudert sie, mit dem Hals nach unten, kräftig gegen den Rücken
der linken Hand, gleichsam als ob man diese aus der Ampulle bespritzen
wollte. Ist der Hals nicht ganz dicht, so spürt man auf dem linken Handrücken deutlich den kleinsten Spritzer. Eine solche undichte Ampulle
wird nochmals zugeschmolzen.

Die Spritzprobe hat nur den Wert einer Vorprüfung auf Dichtigkeit. Man
kann sie auch nach dem
Sterilisieren noch einmal
vornehmen, dadurch die
Erhitzung erneute Sprün-
ge entstehen können, si-
cherer ist aber die Farb-
probe: Die Ampullen wer-
den, auch hier zweckmä-
ßig in den schon erwähn-
ten Mullbeutel, noch heiß
in eine nicht zu dünne
Methylenblaulösung von
Zimmertemperatur ge-
bracht. Infolge der Ab-
kühlung zieht sich der
Ampulleninhalt zusam-
men und saugt bei etwa
vorhandenen Sprüngen
oder Löchern die blaue
Flüssigkeit in die Ampul-
le ein. Diese muß dann
verworfen werden.

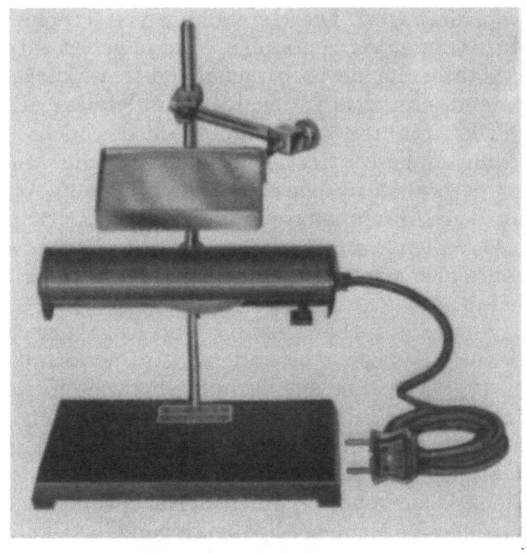

Abb. 125. „Simplex"-Prüfgerät für Ampullen
von Paul Raebiger, Berlin-Spandau

Zur Prüfung auf Schwebeteilchen hält man die Ampulle vor einen dunklen Hintergrund und beleuchtet sie von der Seite her. Die Prüfung im durchfallenden Licht genügt nicht! Eine bessere Apparatur zur Prüfung des Ampulleninhalts auf absolute Klarheit zeigt Abb. 125.

Zuletzt spült man noch die Farblösung ab, trocknet die Ampullen an der Luft oder bei gelinder Wärme im Trockenschrank und beklebt sie sofort mit passenden kleinen Signaturen. Es sind auch kleine *Bedruck-apparate* im Handel, deren Anschaffung bei größerem Bedarf zu empfehlen ist.

Wenn bei der Sterilisation und den vorhergehenden Arbeiten mit aller Sorgfalt verfahren wurde, darf man in der Praxis erfahrungsgemäß mit der völligen Keimfreiheit des Inhalts der so hergestellten Ampullen rechnen. Bei längerer Lagerung empfiehlt sich trotzdem eine bakteriologische Prüfung, die zum mindesten stichprobenweise vorgenommen werden sollte. Für den Apotheker wird es oft zweckmäßig sein, diese Prüfung einem dafür eingerichteten Institut zu übertragen, doch kann er sie nach den Angaben in dem erwähnten Buch von STICH oder einem anderen einschlägigen Fachbuch auch selber vornehmen.

Injectiones, Injectabilia
Injektionslösungen, Einspritzungen, parenterale Lösungen

Man versteht darunter in der Hauptsache arzneiliche Flüssigkeiten (meist wäßrige Lösungen), die dem Körper unter Umgehung des Magen-Darmtrakts („parenteral") mit Hilfe einer Injektionsnadel einverleibt werden. Die meist gebrauchten Formen sind die subkutane Einspritzung (unter die Haut, lat. cutis), die intramuskuläre (in den Muskel) und die intravenöse Injektion, die in eine Vene, also direkt in den Blutkreislauf, appliziert wird. Die Herstellung von Trockenampullen, deren Inhalt erst kurz vor der Verwendung in Wasser gelöst wird, kommt für das Apotheken-laboratorium deshalb meist nicht in Betracht, weil die Abfüllung unter einem Schutzgas (Stickstoff, Kohlendioxyd) erfolgen muß.

Die Art ihrer Verwendung läßt die höchsten Ansprüche an Injektions-lösungen gerechtfertigt erscheinen. Sie müssen nicht nur völlig klar, sondern auch pyrogen- und keimfrei sein. Wie dies zu erreichen ist, wird in den Abschnitten „Filtrieren", „Destillieren", „Sterilisieren" und „Ampullen" ausführlicher beschrieben; das Studium dieser Kapitel sollte also erfolgen, bevor man sich mit der Herstellung von Injectabilia befaßt.

Auch die Aufbewahrungs- und Abgabegefäße für sterile Einspritzungen bedürfen unserer besonderen Aufmerksamkeit. Bei „Ampullen" (siehe S. 192) wurde schon darauf hingewiesen, daß man sich gegen den zersetzenden Einfluß selbst kleinster Mengen von Glasalkali dadurch schützt, daß der Inhalt der Ampullen ganz schwach sauer gemacht wird. Übrigens läßt das Arzneibuch die Arzneigläser, zu denen auch die Injektionsgläser gehören, mittels Narkotinhydrochloridlösung (1 + 999) auf unzulässige Mengen abgabefähigen Glasalkalis prüfen. Aus dem Narkotinsalz würde durch Alkali reines Narkotin als wolkiger Niederschlag oder flockenartige Abscheidung ausgefällt werden.

Für Ampullengläser ist eine verschärfte Prüfung vorgeschrieben:

Mit $\frac{n}{100}$ Salzsäure (Methylrotlösung als Indikator) wird das gepulverte, im Wasserbad erhitzte Ampullenglas auf unzulässige Alkaliabgabe geprüft. Man sollte die Prüfung dahingehend verschärfen, daß man nicht im Wasserbad, sondern im Autoklaven bei 120° erhitzt, um so den Verhältnissen bei der Sterilisation von Ampullen nahezukommen.

Über die Verschlüsse von Gefäßen, die Injektionslösungen enthalten, wurde auf S. 43 und 193 gesprochen. Ergänzend ist zu sagen, daß außer Wattebäuschen, Gummi- und Glasstopfen auch Bakelitverschlüsse aus gutem Material brauchbar sind, wenn sie eine sterilisierbare Gummieinlage enthalten und das Auskochen mit 1 %iger Sodalösung vertragen. Sehr gute Erfolge hat man mit Stopfen aus Silikon-Kautschuk erzielt (Hersteller: Wacker-Chemie München und Farbenfabriken Bayer Leverkusen). Das Material ist zwar nicht so dehnbar wie reiner Naturgummi, aber die Elastizität reicht für Verschlußzwecke vollkommen aus. Silikon-Kautschuk ist geruch- und geschmackfrei und kann — sein Hauptvorteil — dutzendemal im Autoklaven bei 120° sterilisiert werden, ohne daß Veränderungen wahrnehmbar sind. Selbst Heißluftsterilisation bei 220° wird von Stopfen aus Silikon-Kautschuk vertragen. Wie Gummistopfen sind auch sie vor dem Gebrauch gehörig auszuwaschen, doch ist zu hoffen, daß bald die Herstellung von Stopfen aus so reinem Material gelingen wird, daß die etwas lästige Vorbehandlung wegfallen kann.

Pastilli (Trochisci), Pastillen — Rotulae, Plätzchen Tablettae, Tabletten — Tablettae Saccharo obductae, Dragees

Die *Pastille* dürfen wir als einen Vorläufer der Tablette bezeichnen. Sie leitet ihren Namen von dem lateinischen Wort „pastillus" her, das Mehl- oder Arzneikügelchen (Plätzchen) bedeutet. Häufig werden Pastillen auch *Trochisci* genannt. Für manche Pastillenarten hat sich dieser Name fest eingebürgert, es sei nur an die Trochisci Santonini erinnert. Mitunter werden auch *Tabletten* darunter verstanden. Obwohl es nicht schwer ist, die beiden äußerlich allerdings sehr ähnlichen Arzneiformen nach ihrer Herstellungsart zu unterscheiden, werden die Begriffe „Pastillen" und „Tabletten" in der Pharmazie häufig durcheinandergeworfen. Auch das DAB 6 nennt trotz der von ihm durchgeführten Trennung in Pastilli und Tabulettae die Sublimat- und Quecksilberoxycyanidpastillen weiterhin „Pastillen", obwohl beide ihrer Zubereitung nach unbedingt als Tabletten anzusprechen sind.

Das DAB 6 beschreibt „*Pastilli*" folgendermaßen:

„Pastillen sind Arzneizubereitungen, zu deren Herstellung die gepulverten und in der Regel mit Füll- und Bindemitteln, wie Zucker, Gummi, Traganth gemischte Stoffe nach Anfeuchten mit verdünntem Weingeist oder nach Überführung in eine bildsame oder gießbare Masse in die gewünschte Form, zumeist kreisrunde oder ovale Scheiben, Täfelchen, Zylinder, Kegel, Kugeln, Kugelabschnitte, Plätzchen Zeltchen, gebracht und alsdann bei gelinder Wärme getrocknet werden.

Schokoladenpastillen werden aus einer Mischung der arzneilichen Stoffe mit geschmolzener Schokoladenmasse, die aus Kakaomasse und Zucker angefertigt wird, hergestellt.

Jede Pastille muß, wenn nicht etwas anderes vorgeschrieben ist, 1 g schwer sein."

Unter „*Tablettae*" finden wir folgende Angaben im DAB:

„Tabletten sind Arzneizubereitungen, zu deren Herstellung die gepulverten wirksamen Stoffe nötigenfalls mit Füll-, Binde- Auflockerungs- oder Gleitmitteln, wie Milchzucker, Stärke, Talk, in kleinen Mengen oder ätherisch-weingeistiger Kakaobutterlösung gemischt werden. Die wirksamen Stoffe oder deren Mischungen werden dann, nötigenfalls nach vorausgegangener Granulierung, zu meist kreisrunden, biplanen oder bikonvexen Täfelchen oder Zylindern gepreßt und erforderlichenfalls mit Zucker, Schokolade, weißem Leim, Hornstoff oder anderen Stoffen üïerzogen."

Eine eindeutige Begriffsbestimmung beider Arzneiformen ist mit wenigen Worten zu geben:

Pastillen werden aus feuchter, pastenartiger Masse durch Ausstechen oder Ausschneiden erhalten; *Tabletten* gewinnt man aus (meist trockenem) Material durch Pressung. Von Tabletten wird weiterhin im allgemeinen erwartet, daß sie schnell in Wasser zerfallen, da sie meist als Aufschlämmung genommen werden; *Pastillen* dagegen sind dazu bestimmt, sich allmählich im Mund zu lösen, um so eine protrahierte Wirkung im Rachenraum zu entfalten. (So erklärt es sich auch, daß die Verwendung als Husten- und Heiserkeitsmittel die eigentliche Domäne der Pastille ist.)

In der Apotheke stellt man Pastillen in der Weise her, daß man zunächst einen bildsamen Teig bereitet, der mit einem Nudelholz flach ausgerollt wird. Aus dieser Masse werden die Pastillen mit Hilfe des Pastillenstechers (Abb. 126) ausgestochen oder auch mit einem Messer oder einer besonderen Maschine (Pastilli Ammonii chlorati) heraus*geschnitten*.

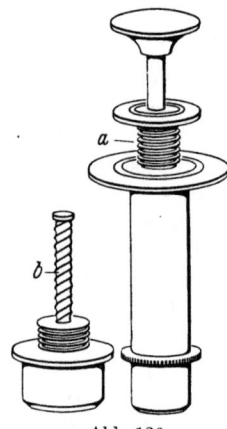

Abb. 126
Pastillenstecher
a. Spiralfeder,　b. Stempel

Der Pastillenstecher besteht aus einer Metallröhre mit scharfem Rand, die den Kuchen aussticht, und einem darin befestigten Stempel, der sich durch eine Feder nach unten drücken läßt und somit die ausgestochenen Pastillen aus der Hülse herausschiebt. Der Stempel trägt oft in erhabenen Typen Name und Dosierung des Arzneistoffes, den die Pastille enthält oder auch eine Verzierung (Sternchen), die der Pastille ein gefälliges Aussehen verleiht.

Die Anfertigung der *Pastillenmasse* bietet dem Apotheker keine Schwierigkeiten. Als Grundlage dient in der Regel Saccharum album. Man verreibt den Wirkstoff oder die einzuarbeitende Arzneimischung, lege artis mit einem Zuckerpulver, das im Korn zwischen pulvis subtilis und pulvis grossus steht, und feuchtet die Mischung mit so viel Mucilago Gummi arabici solutus (1 + 1 Aqua) an, daß eine krümlige Beschaffenheit entsteht, die sich bei der Bearbeitung mit dem Pistill in dickwandiger Porzellanschale zu einer plastischen Masse, ähnlich einer weichen Pillenmasse, zusammenstoßen läßt. Bei gröberem Zuckerpulver braucht man etwas weniger, bei feinerem etwas mehr Mucilago, im Durchschnitt 35—40 g auf 1 kg Pulvermischung. Wurde in die Masse außer Medikament und Vehikel auch Tragant- oder Gummipulver eingearbeitet (vgl. Arzneibuchtext), so wird sich die Bildsamkeit der Masse noch erhöhen. Auch aus Kakaomasse (Massa Cacao der Großdrogenhandlungen, die in Blöcken oder dicken Tafeln in den Handel kommt und noch reichlich Kakaoöl enthält) und Zucker lassen sich schöne Pastillen herstellen. Man mischt den Wirkstoff mit einem geschmolzenen Gemisch aus gleichen Teilen Zucker und Kakaomasse und rollt die eben noch plastische Masse auf einer Stein- oder Marmorplatte zwischen Wachspapier aus; das Zuckerpulver muß vor dem Zusammenschmelzen scharf ausgetrocknet sein, weil sich die mit ungetrocknetem Zucker hergestellten Schokoladenpastillen bei längerem Aufbewahren mit einem weißen Beschlag überziehen.

Auf einem glattgehobelten Tisch oder Brett wird die Masse nun mit dem Nudelholz so weit breitgerollt, daß die Schichtdecke des Teiges der am Pastillenstecher einzustellenden Pastillenhöhe entspricht. Mit einiger Übung bringt man es leicht dahin, daß die Teigschicht überall die gleiche Höhe hat.

Nun beginnt die Arbeit des Ausstechens der Pastillen aus der Masse. Ihr Ankleben an Stempel und Hülse des Geräts läßt sich dadurch vermeiden, daß man den Stecher mit seinem unteren Teil öfters in Talkum oder Amylum Solani eintaucht. Auch Abwischen mit Äther kann nützlich sein. Den verbleibenden Rest der Masse knetet man wieder zusammen und rollt ihn von neuem aus. Die fertigen Pastillen werden auf Pergamentpapier oder auf einer Glasplatte zunächst an der Luft bei gelinder Wärme und später im Trockenschrank getrocknet.

Eine Anzahl guter Vorschriften für Pastillen, die jede Apotheke selbst herstellen kann, sind in der Pharm. Ztg. 1950, Heft 30, zusammengestellt. (J. ARENDS, Über Pastillen und ihre Herstellung in der Apotheke.) Als eine besonders bewährte Vorschrift sei zum Schluß ein vorzügliches Hustenmittel in Pastillenform angeführt, aus dessen Zusammensetzung und Bereitungsweise man die Herstellung einer guten Pastillenmasse lernen kann. Die Wirkstoffe lassen sich nach Belieben abändern:

Pastilli contra Tussim (Hustenpastillen) — mit oder ohne Kodein —

Codeinum phosphoricum	3,0
Radix Ipecacuanhae minutim concisus	
Radix Senegae minutim concisus $\overline{aa}$	45,0
fiat infusum ad	180,0
Balsamum tolutanum	75,0
Tragacantha pulvis	30,0
Saccharum pulvis subtilis	3000,0

Hieraus sind 3000 Pastillen zu je 1 g herzustellen.

Der Tolubalsam wird mit seiner 1- bis 2fachen Menge Zuckerpulver in rauher Porzellanschale aufs feinste verrieben (bei nicht ganz sorgfältiger Verarbeitung erscheinen dunkle Punkte auf den fertigen Pastillen!). Mit dieser Verreibung sind der restliche Zucker, Kodein und Tragantpulver lege artis zu mischen.

Das Infusum setzt man zunächst mit 500—600 g Wasser an; der Rückstand wird ausgepreßt. Die vereinigten Flüssigkeiten sind zu kolieren und im Wasserbad auf 180,0 einzudampfen. Mit dieser Flüssigkeit wird nun das Ganze zu einem ausrollbaren Teig angestoßen, der nach dem Platt-walzen durch Ausstechen und nachfolgendes Trocknen vorzügliche Pastillen ergibt.

Rotulae (Plätzchen) sind plankonvexe, pastillenähnliche Gebilde, die, wenn sie aus Zucker bestehen (Rotulae Sacchari), zur Aufnahme für ätherische Öle dienen. Sie entstehen durch Auftropfenlassen von sehr konzentrierten Zuckerlösungen auf Pergamentpapier oder Steinplatten und erhalten so ihre charakteristische Form. Ihre Herstellung geschieht nur noch industriell.

Zur Bereitung der bekannten *Pfefferminzplätzchen* (Rotulae Menthae piperitae) werden nach dem Erg.-B. 6 in einer gut verschlossenen Weit-halsflasche 1000 Teile Rotulae Sacchari mit einer Lösung von 5 Teilen Oleum Menthae piperitae in 10 Teilen Weingeist in der Weise benetzt, daß man die Rotulae mit der Flüssigkeit in der Flasche so lange kräftig schüttelt und rollt, bis alle Plätzchen gleichmäßig befeuchtet sind und nicht mehr an der Wand des Glases hängen bleiben. Wenn man den — an sich angenehmen — Weingeistgeruch zu entfernen wünscht, kann man die fertigen Rotulae Menthae piperitae noch kurze Zeit in dünner Schicht auf Pergamentpapier an der Luft trocknen lassen.

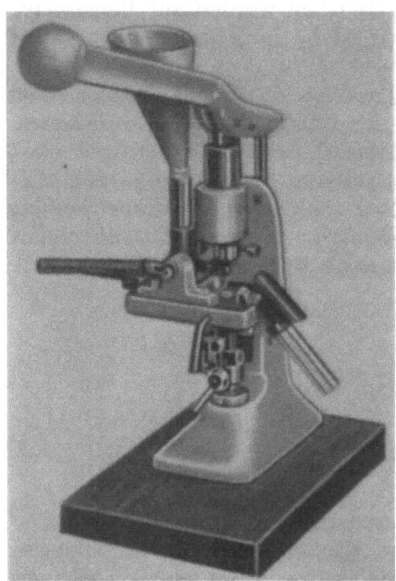

Abb. 127. Handtablettenpresse der AG Wenderoth in Kassel

Das früher nur in Stangen im Handel befindliche Kali causticum fusum und Natrum causticum fu-sum kommt jetzt meist in Rotulae zum Verkauf. Das Abwägen der hygroskopischen Hydroxyde wird dadurch sehr erleichtert.

Im Gegensatz zu den sehr alten Pastillen und Plätzchen haben die *Tabletten* erst im letzten Viertel des vergangenen Jahrhunderts Auf-nahme in den Arzneischatz gefun-den. Sie stellen gewissermaßen abgeteilte Pulver (vgl. S. 101) in zusammengepreßter Form dar. Da sie gegenüber den Pulvern unleug-bare Vorteile bieten (ansprechendes Äußere, bequemes Einnehmen, handliche Verpackungsart und Bil-ligkeit), haben sie sich allenthalben vorzüglich eingeführt und gehören heute zu den beliebtesten Arznei-formen. Jeder Apotheker sollte sich daher mit der Herstellung der Ta-bletten vertraut machen, die nicht viel mehr Erfahrung fordert als die von Pillen und wohl nur deshalb in Deutschland so langsam in den Apotheken Eingang findet, weil sie mit der Anschaffung einer brauch-

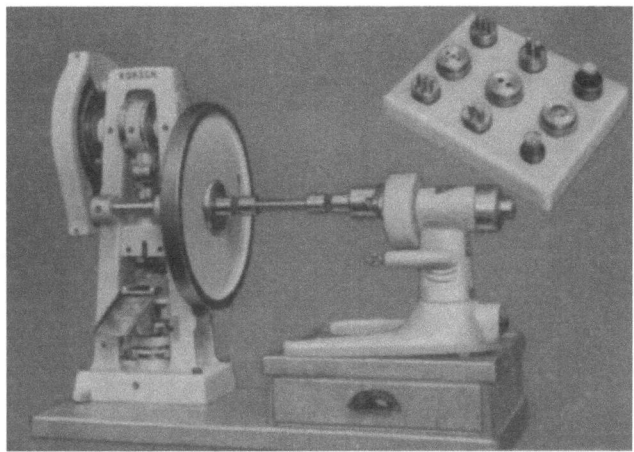

Abb. 128a. Exzenterpresse von Korsch-Berlin in Verbindung mit dem Betriebsaggregat
des Stada-Allzweckgeräts

baren Tablettenpresse, die die ABO bisher nicht vorschreibt, verbunden ist.
Für Apotheken mit größerem Tablet-
tenbedarf eignen sich die Exzenter-
pressen der Abbildungen 128a, 128b, 129;
eine brauchbare Handtablettenpresse
sehen wir durch Abb. 127 wiedergegeben. (Die Abb. 127 zeigt einen sogenannten Rundläufer, wie er in der
pharmazeutischen Industrie gebraucht
wird.)

Ganz abgesehen davon, daß der Apotheker die Anfertigung *jeder* Darreichungsform beherrschen sollte, sei auch
erwähnt, daß die Anfertigung von Tabletten in der Apotheke sehr lohnend
ist und dem echten Apotheker auch
deshalb Freude macht, weil damit neue
wissenschaftliche und technische Anforderungen an ihn gestellt werden.

Ganz allgemein ist zu sagen, daß fast
jeder Arzneistoff, besonders aber jede
Mischung, einer speziellen Vorbereitung
(Granulierung) bedarf, um ihn in *gute*
Tabletten zu verwandeln; nur ganz
wenige Chemikalien, z. B. anorganische
Bromsalze, Hexamethylentetramin und
Salol, lassen sich nach leichtem Trock-
nen ohne weiteres tablettieren. Auch

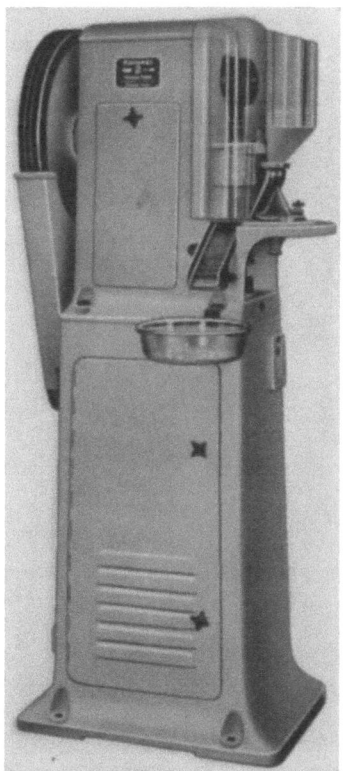

Abb. 128b. Exzenter-Tablettenmaschine
Hanseat E 1 von Wilhelm Fette,
Hamburg-Altona

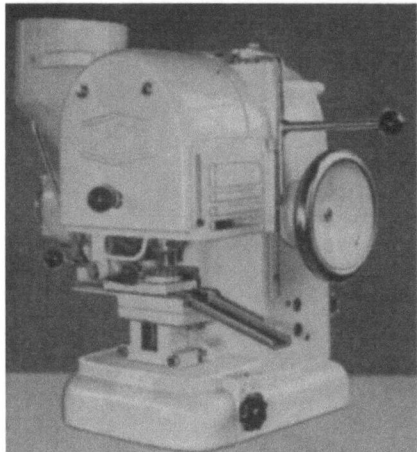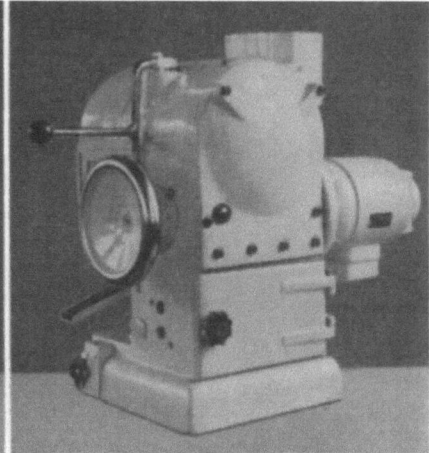

Abb. 129. Tablettenautomat Komprifix-S von Gellner & Co., Kell (Kreis Trier)

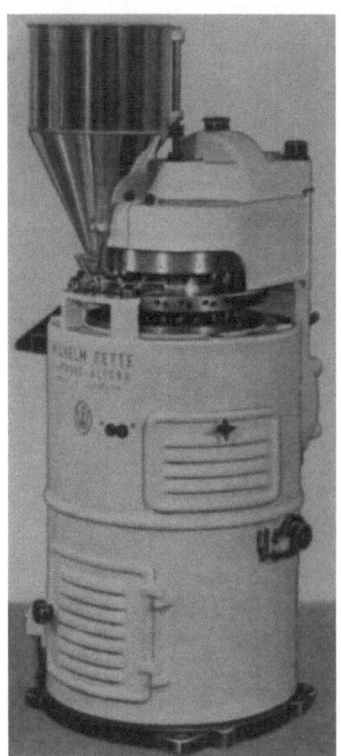

Abb. 130
Rundläufer-Tablettenmaschine
Hanseat R 24/4 von Wilhelm Fette
Hamburg-Altona

die pflanzlichen Drogenpulver gehören zu diesen bevorzugten Tablettenmassen.

Drei Punkte sind bei der Herstellung von Tablettenmassen besonders zu beachten:

1. Die Masse muß im Füller der Tablettenmaschine gut „fließen"; sie darf also nicht klumpen und muß so schwer sein, daß sie den Hohlraum der Matrize schnell vollständig füllt. Diesen Anforderungen entsprechen am besten Granulate.

2. Die Masse darf nicht an den Stempeln kleben.

3. Sie muß genau dosierte Tabletten ergeben, die — in Wasser gebracht — in kürzester Frist zerfallen (mit Ausnahme der perlingual wirksamen „Lutschtabletten", die nicht zerfallen, sondern nur langsam ihre Wirkstoffe abgeben sollen).

Die lege artis gemischte Masse wird zum Zwecke der *Granulierung* (vgl. auch S. 10) mit einer Flüssigkeit durchgearbeitet, deren Art sich nach den Löslichkeitsverhältnissen der in der Masse enthaltenen Stoffe richtet. Ein Durchdrücken des plastisch-krümeligen

Teiges durch Sieb 3 oder 4 ergibt bei dieser *„feuchten Granulierung"* nach dem Trocknen die gewünschte Körnung. Der Feuchtgranulierer des Stada-Allzweckgeräts überträgt diese Arbeit ins Maschinelle und macht sie vor allem durch Zeitersparnis rentabler. (Abb. 131). Die Masse muß im übrigen so beschaffen sein, daß das Granulat gut zusammenhält und die daraus hergestellten Tabletten nicht splittern oder „dekkeln". Dazu eignet sich in den meisten Fällen eine wäßrige Gelatinelösung; oft genügt auch ein Einarbeiten von Stärkekleister oder ein Durchkneten mit verdünntem Alkohol.

Nachteile der nassen Granulation sind folgende:

Manche Stoffe vertragen weder Anfeuchtung noch Erwärmung, teils werden durch Wärmeeinwirkung Zersetzungen, teils unerwünschte Reaktionen der Wirkstoffe untereinander beobachtet. Auch Verfärbungen kommen vor. Schließlich leidet bei Anwendung der nassen Granuliermethode mitunter auch die Zerfallbarkeit der aus solcher Masse hergestellten Tabletten.

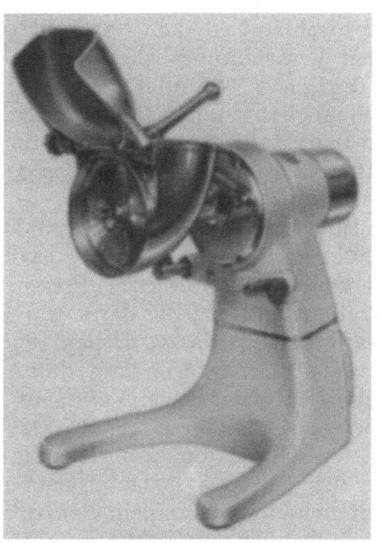

Abb. 131. Feuchtgranulierer
des Stada-Allzweckgeräts

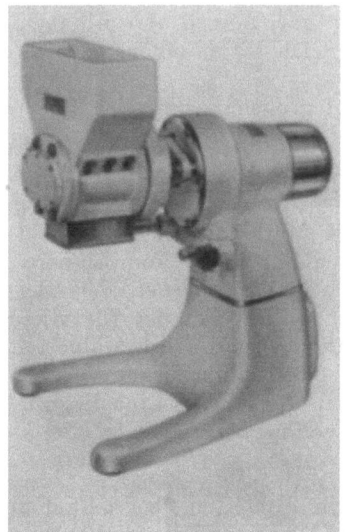

Abb. 132. Trockengranulierer
des Stada-Allzweckgeräts

Zum Zweck der sogenannten *trocknen Granulation* wird die Pulversubstanz zunächst brikettiert, das heißt, es werden ohne Rücksicht auf Aussehen, mechanische Festigkeit und Zerfallbarkeit in Wasser große Tabletten, „Briketts", gepreßt, die dann durch ein Sieb gerieben oder mittels einer Drogen- oder sonstwie geeigneten Mühle (vgl. S. 9—11), ferner auch durch den Trockengranulierer des Stada-Allzweckgeräts (Abb. 132), in kleine Teilchen verwandelt werden, aus denen man dann Tabletten herstellt. Der Erfolg der trockenen Granulation kommt dem der nassen Methode gleich: Auspressung der Luft und somit Erhöhung des spezifischen Gewichts. Die oben erwähnten Nachteile fallen beim Trockenverfahren meist weg; man kann sogar „Brausetabletten" auf diese Weise herstellen und erhält dann gut in Wasser zerfallende Tabletten. Dagegen eignen sich sehr leichte und voluminöse Stoffe mehr für die nasse Granulierung. — Man findet mitunter derartige Substanzen in einer kompakteren, speziell zum Tablettieren geeigneten Form im Handel, die sich auch leicht brikettieren lassen. Für Deutschland ist dem Verfasser allerdings nur Azetylsalizylsäure in solcher Verarbeitung bekannt.

Ein gutes Granulat, gleichviel auf welche Weise es gewonnen wurde, soll möglichst wenig Pulver enthalten, da dieses bei der Tablettenpressung zu einer teilweisen Entmischung des Preßgutes beiträgt. Man kann es durch Absieben beseitigen und einer neuen, später zu granulierenden Charge wieder beifügen.

Einen interessanten neuen Weg zur Trockengranulierung beschreibt JACOBS. Er stellt mit einer hydraulischen, ursprünglich der Tinkturenherstellung gewidmeten Presse[1] aus pulverförmigen Tablettenmassen Preßkuchen her, die dann wie Briketts weiterverarbeitet werden. Wie stark der maximale Druck der Presse (450 atü) zu wirken vermag, beweist z. B. der Umstand, daß Aluminiumhydroxyd bis zu einem Drittel seines ursprünglichen Volumens zusammengedrückt werden kann. (Vgl. hierzu „Granulieren" S. 10, 204—206.)

Zum Gleitendmachen der Masse und zur Verhinderung des Anklebens an den Stempeln arbeitet man oft noch eine zweite Flüssigkeit unter, nämlich eine mit reinem Benzin oder Alkohol hergestellte Stearinlösung, die nebenher den Tabletten auch ein schönes, glänzendes Aussehen verleiht. (Benzin und andere Granulierungsflüssigkeiten verdunsten restlos beim Trocknen der Tablettenmasse.) Häufig erfüllt ein Zusatz von 3—5% Talkum denselben Zweck. Als Sprengmittel, die ein leichtes Zerfallen der Tabletten in Wasser bewirken, verwendet man Laminaria- oder Karrageenpulver, ferner Pektin, Agar-Agar, Aerosil und mit recht gutem Erfolg auch Kartoffelstärke, die zugleich bis zu einem gewissen Grad als Gleitmittel dient.

Das Trocknen der in dünner Schicht auf großen Papp- oder Blechdeckeln ausgebreiteten Massen geschieht bei Zimmertemperatur oder im Trockenschrank bei ganz gelinder Wärme; viele Tabletteninhaltsstoffe (Aminophenazon!) zersetzen sich bei stärkerer Erwärmung.

In den zahlreichen Fällen, in denen die Wirkstoffmenge pro Tablette so klein ist, daß man sie für sich allein nicht komprimieren kann (Atropin-Kodein-, Morphintabletten usw.), bedarf es der Beimengung von *Füllstoffen*. Besonders der Milchzucker ist für diese Zwecke als Arzneistoffträger beliebt; für Angina- und Hustentabletten findet seines süßeren Geschmacks wegen meist Rohrzucker Verwendung. Auch die chemisch ziemlich neutralen und im Geschmack indifferenten Stärkearten dienen neben ihren schon besprochenen Funktionen als Füllmittel.

Schlecht schmeckende oder hygroskopische Tabletten überzieht man zweckmäßig mit einer festen Zuckerschicht. Man nennt diesen Vorgang *Dragieren*. Das entstandene **Dragee** zeigt ein gefälliges Äußere, ist wohl-

---

[1] „Hafico", vollhydraulische Tinkturenpresse von H. FISCHER & Co., K.-G., Düsseldorf 10.

schmeckend und haltbar und hat sich daher in der Gunst der Ärzte und Patienten einen festen Platz erworben.

Der zu seiner Herstellung notwendige *Dragierkessel* ist ein schräggestellter, rotierender Behälter (meist aus Kupfer) mit einer weiten Öffnung, in die man bequem mit der Hand hineinfassen kann (Abb. 133 und 134). Es gibt Geräte mit Handbetrieb, doch ist elektrischer Antrieb bei der oft stundenlang währenden Arbeit des Dragierens vorzuziehen.

Ein Dragierkessel dreht sich von links nach rechts, weil so die in seinem Inneren während des Dragierens notwendigen Handgriffe am besten ausgeführt werden können. Sein Prinzip beruht darauf, daß eine gleichmäßige Bewegung des klebrigen Inhalts auf schiefer Ebene aufwärts bis zu einem bestimmten Höhepunkt bewirkt wird. Dann kippt die ganze Masse um, einer Brandung ähnlich. Und schließlich rieseln die einzelnen Teile des Inhalts am Grunde des Kessels nach unten. Dieser Vorgang wiederholt sich dauernd.

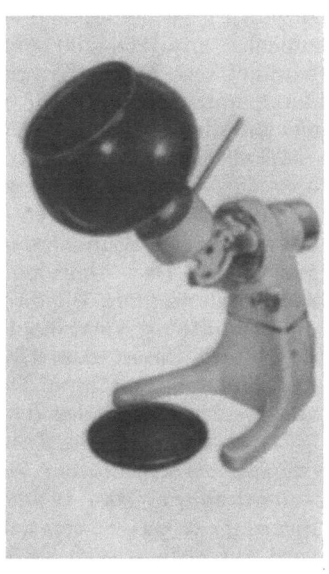

Abb. 133. Dragierkessel des Stada-Allzweckgeräts

Die zum Dragieren bestimmten Tabletten („Kerne") müssen ziemlich fest gepreßt sein, da sie sonst beim Dragieren zerspringen. Vor dem Einbringen der Tabletten in den Kessel muß das Innere des Kupferbehälters mit einer festen Zuckerschicht ausgekleidet werden, da die Kerne schwarz werden würden, wenn man sie auf dem blanken Kupfer rotieren ließe. Man braucht dazu einen Sirup und eine Gummilösung. Den ersten stellt man durch Aufkochen von zwei Teilen Saccharum cristallisatum mit einem Teil Wasser her; für die Gummilösung werden 875 g Gummi arabicum in 1250 g Wasser gelöst (wie bei Mucilago Gummi arabici; Lösungsdauer wenigstens 12 Stunden) und durchgeseiht. Eine Mischung von gleichen Teilen der eben beschriebenen Zucker- und Gummilösung nennt man Gummisirup. Damit wird die Innenwand des Dragierkessels am Abend vor dem Dragieren hauchdünn, aber sehr

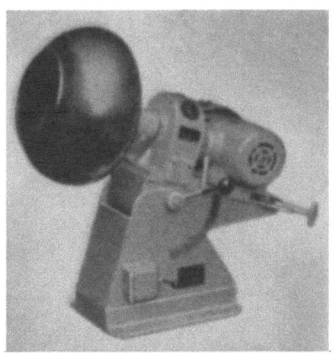

Abb. 134. Dragierkessel von Walter Brucks in Alfeld (Leine). Auch mit Beheizung lieferbar

sorgfältig ausgestrichen und durch Einpudern mit wenig Talk abgedeckt. Der Vorgang wird nach jedesmaligem Trocknen etwa viermal wiederholt.

Tabletten dragiert man meist auf das Doppelte ihres Gewichts auf, so daß z. B. Kerne, die vor dem Überziehen 0,1 g wogen, als fertige Dragees ein Gewicht von 0,2 g haben würden.

Mit dem schon erwähnten Gummisirup dragiert man zunächst bis zur Hälfte des aufzudragierenden Gewichts. Wenn man von 5 kg Tabletten zu je 0,1 g ausgeht, übergießt man die Kerne in dem rotierenden Kessel zunächst mit 100—200 ccm Gummisirup (Abmessen der Deckflüssigkeit bewährt sich in der Praxis besser als *Abwägen*). Dann greift man gut durch und achtet darauf, daß alle Tabletten in möglichst kurzer Zeit gleichmäßig befeuchtet werden. Auf die stark klebenden Kerne wird so viel Talk gestreut, daß die Tabletten im Kessel gut laufen. Man wiederholt den Vorgang noch zweimal, und zwar immer dann, wenn die Tabletten trockengelaufen sind. Dann wird der Kessel angehalten und das Dragiergut 24 Stunden lang bei einer Temperatur von höchstens 50° getrocknet. Das Abdecken mit dem Gummisirup kann noch dreimal wiederholt werden. Die dabei erzielte Decke ist nach dem Trocknen hart und festhaftend; sie ermöglicht ein richtiges Rollen der Kerne. Außerdem wird durch dieses erste Überziehen mit Gummisirup und Talk bewirkt, daß die bei den weiteren Deckungen verwandte reine Zuckerlösung nicht auflösend in das Innere der Kerne dringt.

Die so vorbereiteten Tabletten werden nunmehr mit Zuckerlösung der eingangs beschriebenen Zusammensetzung und Puderzucker (Sieb 5) weiterdragiert. Man benetzt die rollenden Körper mit so viel dieses Sirups (etwa 60—80 ccm), daß sie ringsum gut angefeuchtet sind. Danach wird nur eben so viel Zuckerpulver zugegeben, daß die Dragees gleichmäßig laufen. So verfährt man mindestens fünf- bis sechsmal. Vor jeder neuen Deckung müssen die Kerne trocken sein. Je öfter Trockenpausen eingeschaltet werden, desto besser gelingt die Dragierung.

Haben 10 Dragees das Gewicht von 1,5—1,6 g erreicht, so gibt man bei den einzelnen Portionen nur etwa noch die Hälfte Sirup auf, ohne anschließend Zuckerpulver zuzustreuen. Es darf nur so viel Sirup zugesetzt werden, daß die Dragees zwar gedeckt werden, aber doch noch gleichmäßig laufen.

Wenn ein heizbarer Dragierkessel zur Verfügung steht, kann man auch warm fertigdragieren. Die Dragees werden noch warm, sowie sie aus dem Trockenschrank kommen, mit warmem Sirup unter leichtem weiterem Erwärmen bis zum endgültigen Gewicht aufdragiert. Beim Warmdragieren streut man übrigens keinen Puderzucker an, sondern läßt die Dragees in der

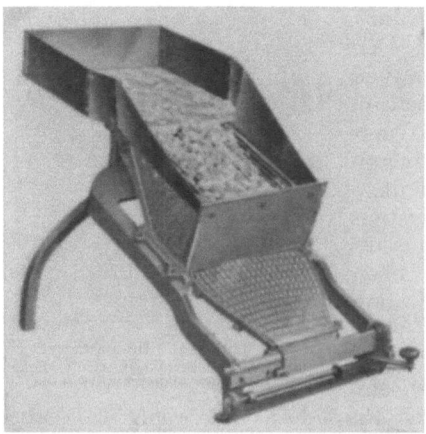

Abb. 135.   Tabletten-Einfüll- und Zählmaschine
von Fritz Kilian in Berlin-Hohenschönhausen

warmen Trommel bis zum Trocknen rollieren. Eine Stunde vor Beendigung des Dragierprozesses verringert man allmählich Temperatur und Auftragsmenge bis zum vollständigen Erkalten.

Um den Dragees zum Schluß den notwendigen Glanz zu geben, gibt man noch einige Talkspritzer hinzu (etwa 0,5 g pro kg Dragees) und läßt außerdem eine Scheibe Cera flava oder besser ein Stück Cera Karnauba in der Größe eines kleinen Apfels mitrotieren. Wenn nötig, gibt man dann und wann auch noch etwas Sirup zu.

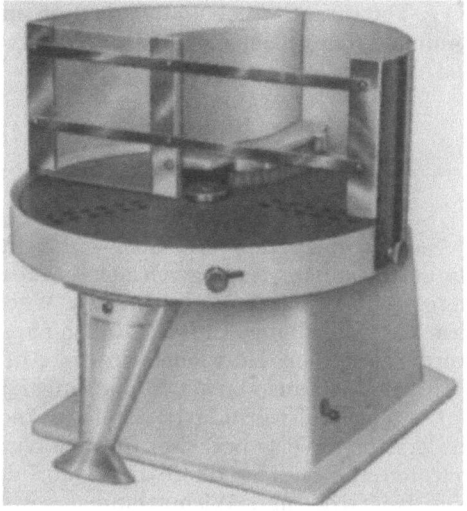

Abb. 136. Dragee-Zähl- und Abfüllmaschine von Paul Raebiger, Berlin-Spandau

Zum Abzählen und Abfüllen von Tabletten und Dragees sind besondere Apparate konstruiert worden, von denen die Abb. 135 und 136 je ein Modell zeigen. Bei dem Drageeabfüllgerät wird durch einen eingebauten Elektromotor mittels einer auswechselbaren Zählplatte jeweils die gewünschte Anzahl von Dragees (oder Pillen) ausgeworfen. Die Hilfskraft braucht nur die zu füllenden Schachteln usw. im Takt der eingestellten Zählgeschwindigkeit unter die Trichteröffnung zu halten.

Der Tablettenabzählapparat arbeitet nach ähnlichem Prinzip. (Vgl. J. ARENDS, Die Tablettenfabrikation und ihre maschinellen Hilfsmittel. Springer-Verlag Berlin, 5. Aufl. 1950 und J. ARENDS, Die Kunst des Dragierens. Pharm. Ztg. 1949, Nr. 27.)

Gossypia et Tela medicata, Arzneiliche Watten und Mulle

Von den mit Arzneistoffen imprägnierten Verbandstoffen ist wohl Gossypium antirheumaticum, die sogenannte Gichtwatte, das einzige Präparat, dessen Herstellung zuweilen noch in Apotheken erfolgt.

Um 1 kg Gichtwatte zu erhalten, tränkt man in einer geräumigen Emailleschale 1 kg gewöhnlicher Verbandwatte zunächst mit einer Lösung von 0,4 g wasserlöslichem Eosin in 3 kg Wasser. Sorgfältiges Durchwalken ist notwendig, um gleichmäßige Färbung zu erzielen und dunkle Farbstreifen zu vermeiden. Aus dem gleichen Grunde darf auch vor dem Trocknen, das in dünnen Lagen bei Zimmertemperatur zu geschehen hat, nicht ausgedrückt werden, man läßt vielmehr die überschüssige Flüssigkeit selbsttätig ablaufen, nachdem die Wattelagen zum Trocknen und zum Ablaufen wie Wäschestücke auf Bindfäden im Freien oder über dem Fliesenboden des Laboratoriums aufgehängt wurden.

Nach vollständigem Trocknen wird die Watte mit einem Spray-Apparat (notfalls aus freier Hand mittels einer Spritzflasche) zuerst mit

30 g Tinctura Capsici und dann mit einer Lösung etwa folgender Zusammensetzung übersprüht:

> Oleum Terebinthinae
> Oleum Juniperi ligni
> Oleum Rosmarini
> Oleum Caryophylli $\overline{aa}$ 1,5
> Camphora............................... 3,0
> Benzinum purum
> (oder Aether Petrolei) .... 300 ccm

Nach ganz kurzem Trocknen — Feuersgefahr berücksichtigen! — und
darauffolgendem Abwägen (meist werden Packungen zu 50 und 100 g
hergestellt) wickelt man zuerst in Wachspapier und dann in eine be-
druckte Umhüllung. Um den Rollen ein gefälliges Aussehen zu verleihen,
werden vor dem Einwickeln in die Außenhülle oben und unten runde
Pappscheiben aus starker Pappe eingelegt.

Die Verbandstoffindustrie stellt Arzneiwatten und -mulle im Prinzip
in derselben Weise her. Das Gewebe wird mit den in geeigneten Medien
gelösten Wirkstoffen durchtränkt und dann zum Trocknen aufgehängt.
Nur bei Gips- und Wismutbinden wird anders verfahren: Auf langen
Holzbahnen werden Gips und Wismutsubnitrat trocken in die auf-
gerollten Binden eingestreut, in deren Maschen die Pulver bei dem dann
folgenden Aufrollen größtenteils haftenbleiben.

Tampons sind Wattebäusche, zum Teil mit weitmaschiger Mullumhüllung, zum Einlegen in Körperhöhlen. Sie kommen mit den verschiedenartigsten Arzneiimprägnierungen vor.

Homöopathie

Der Arzt Dr. Samuel HAHNEMANN aus Köthen (später Paris) gab
im Jahre 1786 eine Heilweise bekannt, deren Prinzip darin besteht, daß
dem Kranken nur solche Mittel als Arznei gegeben werden, die bei
gesunden Menschen ähnliche Symptome (ὅμοιον πάθος, homoion pathos,
ein ähnliches Leiden) hervorrufen wie die zu bekämpfenden Krankheiten.
Er nannte sie daher Homöopathie und prägte ihren Leitspruch Similia
similibus curentur: Ähnliches werde durch ähnliches geheilt. Die sonst
übliche, von GALEN begründete Heilweise nannte HAHNEMANN Allopathie, weil sie mit ihren Arzneien im Körper entgegengesetzte (ἄλλος =
allos = anders) Erscheinungen hervorzurufen strebt wie das zu behan-
delnde Leiden. In neuerer Zeit ist durch das sogenannte Biologische
Grundgesetz, die ARNDT-SCHULZsche Regel, in gewisser Beziehung eine
wissenschaftliche Begründung der Homöopathie gegeben worden. Sie
lautet: Kleine Reize fachen die Lebenstätigkeit an, mittelstarke fördern
sie, starke hemmen sie und stärkste heben sie auf. Auch die Lehre von
den Kolloiden, die zu Hahnemanns Zeiten noch unbekannt war, vermag
manche Wirkung homöopathischer Arzneimittel zu erklären. Im übrigen
ist es nicht Sache des Apothekers, das Für und Wider einer Heilweise zu
diskutieren. Es ist heute wohl selbstverständlich, daß die Anfertigung
homöopathischer Verordnungen in der deutschen Apotheke mit derselben
Sorgfalt geschieht, die seit jeher den allopathischen Verschreibungen
z uteil wurde.

Da nach HAHNEMANN die Wirkung eines Arzneistoffes um so stärker sein soll, je weiter seine Zerteilung getrieben wurde, ist die Verwendung z. T. außerordentlich starker Verdünnungen (Potenzen) ein weiteres wichtiges Kennzeichen der Homöopathie. Die erste „Potenz" entspricht einer Lösung bzw. Mischung 1:10, die zweite wird im Verhältnis 1:100 verdünnt, die dritte 1:1000 usw. Außer diesen sogenannten Dezimalpotenzen (D 1, D 2 usw.) kennt die Homöopathie noch Zentesimalpotenzen: 1:100, 1:1000, 1:1000000 usw., bezeichnet als C 1, C 2, C 3 usw. (HAHNEMANN selbst kannte nur diese; die Dezimalpotenzen wurden erst von seinen Schülern eingeführt.) Potenzen ab D 30 heißen Hochpotenzen.

Die Herstellung homöopathischer Arzneimittel erfolgt nach dem Homöopathischen Arzneibuch (HAB), das von der Firma Dr. Willmar SCHWABE in Leipzig herausgegeben und in seiner zweiten Auflage 1934 im Gebiet des Deutschen Reiches für verbindlich erklärt wurde. (Die sogenannte „Biochemie" nach Dr. SCHÜSSLER beschränkt sich auf 12 Mineralsalze in homöopathischer Verreibung oder in Form daraus hergestellter Tabletten. Die „Komplexhomöopathie" verwendet *Mischungen* homöopathischer Verdünnungen, die allerdings von HAHNEMANN selbst als unvereinbar mit echter Homöopathie, die stets nur *ein* Mittel verwendet, bezeichnet wurde.)

Aus den Arzneigrundstoffen, die wie bei der Allopathie tierischen, pflanzlichen oder mineralisch-chemischen Ursprungs sein können, läßt das HAB Essenzen oder Urtinkturen, Tinkturen, Lösungen und Verreibungen herstellen. Auch „Streukügelchen" (globuli) und Tabletten sind vom HAB aufgenommen worden.

Für die *Essenzen oder Urtinkturen*, die mit dem Zeichen ⊖ versehen werden, läßt die homöopathische Pharmazie im Gegensatz zur allopathischen *frische* Pflanzen verwenden, weil diese nach HAHNEMANN wirksamer sind als getrocknete. Es handelt sich bei den Essenzen um alkoholische Lösungen, die unter besonderer Berücksichtigung des Saftgehalts der Pflanzen herzustellen sind. Nach Reinigung und Zerkleinerung der Pflanzenteile durch Zerreiben im rauhen Porzellanmörser oder durch Zerreißen in einem sogenannten Fleischwolf (Früchte und Samen werden, wenn nötig, zerquetscht) erhält man eine breiige Masse, die dann ausgepreßt wird. Je nach den Inhaltsstoffen der Pflanzen und ihrem Saftgehalt ist die Weiterbehandlung verschieden.

Handelt es sich z. B. um Pflanzen, die weder Harz, ätherische Öle, noch Kampferarten enthalten und beträgt der Saftgehalt 60% oder mehr, so wird der ausgepreßte Saft mit der gleichen Menge 90%igem Weingeist gemischt und nach kräftigem Umschütteln und mehrtägigem Absetzenlassen filtriert. In diesem Fall ist der Arzneigehalt nach § 1 des HAB = ½. Für äußerliche Zwecke wird ein Teil der so gewonnenen Essenz mit 1,5 Teilen 45%igem Weingeist vermischt.

Zur *Potenzierung* mischt man zwei Teile Essenz mit 8 Teilen 45%igem Spiritus und erhält so nach gutem Umschütteln D 1. Aus 1 Teil dieser Verdünnung entsteht dann mit 9 Teilen 45er Weingeist D 2, aus 1 Teil D 2 mit 9 Teilen desselben Lösungsmittels D 3 usw. Entsprechend wird aus 2 Teilen Essenz und 98 Teilen 45er Weingeist C 1, aus 1 Teil dieser Verdünnung mit 99 Teilen 45er Weingeist C 2 gebildet.

Zur Potenzierung dürfen die Mischgläser nur zu $^2/_3$ gefüllt sein, damit durch gehöriges Umschütteln richtig gemischt werden kann. Sorgfältige Signierung der Mischgefäße *und der Stopfen* ist notwendig.

Wenn die Essenz mit dem gleichen Gewicht von 90%igem Weingeist versetzt wird, hat sie, wie schon erwähnt, einen Arzneigehalt = ½. Andererseits werden auch Mischungen 1 + 2 vom HAB aufgeführt, die dann einen Arzneigehalt von $^1/_3$ ergeben. Maßgebend für den ersten oder zweiten Fall ist das Ergebnis der Saftbestimmung.

Bestimmung des Saftgehaltes. Der Saftgehalt $\varkappa$ wird nach folgender Formel errechnet:

$$\varkappa = \frac{100 \cdot a}{100 - b}.$$

a ist der Feuchtigkeitsgehalt der Pflanze in 100 Teilen Pflanzenmaterial, *b* der Trockenrückstand des Saftes in 100 Teilen Saft. Die Feuchtigkeitsbestimmung geschieht bei 100° aus einem Teil der zerkleinerten Masse. Auch der Trockenrückstand des ausgepreßten und filtrierten Saftes in 100 Teilen Saft wird bei 100° bestimmt. Die weitere Erklärung der Formel findet sich auf S. 10 des HAB.

Beispiel: 1 kg Pflanzenbrei ist zu verarbeiten. Er wird zunächst zur Konservierung mit 0,5 kg 90er Weingeist vermischt. Aus dem Feuchtigkeitsgehalt, der 60% ergab, und dem Trockenrückstand, der zu 15% errechnet wurde, erhalten wir den Saftgehalt

$$\varkappa = \frac{100 \cdot 60}{100 - 15} = 70,59\% \cdot$$

1 kg des Breis hat also einen Saftgehalt von

$$\frac{1 \cdot 70,59}{100} = 0,71 \, kg \cdot$$

(Dieser Wert wäre mit 2, 3, 5 usw. zu multiplizieren, wenn 2, 3 oder 5 kg Pflanzenbrei in Arbeit genommen worden wären.)

0,71 ergibt mit 0,5 kg eine Differenz von 0,21 kg. Diese Menge an 90er Weingeist muß also noch zugesetzt werden, bevor 8—14 Tage lang mazeriert wird. Die Masse wird dann ausgepreßt und das Filtrat nach einigen Tagen der Ruhe filtriert. Nachträgliche Trübungen beseitigt man durch Filtration.

Viele Pflanzenteile enthalten sehr wenig Saft, und bei schleimhaltigem Ausgangsmaterial ist er durch Auspressen kaum zu gewinnen. Bei solchen Drogen und auch bei Pflanzen, die Harze, ätherische Öle oder Kampferarten enthalten, wird die zerkleinerte Pflanzenmasse mit der gleichen Menge Wasser gut durchgearbeitet und nach 24stündigem Stehenlassen abgepreßt und filtriert. Aus dem so erhaltenen Saft wird wiederum bei 100° der Trockenrückstand bestimmt, der in der folgenden Formel, die den Saftgehalt der betreffenden Pflanze ergibt, mit *c* bezeichnet wird:

$$\varkappa = \frac{100 \ (a + c)}{100 - c} \ .$$

Ein Teil des berechneten Saftes wird mit zwei Teilen Weingeist versetzt. Man mazeriert dann, indem man zunächst dem Pflanzenbrei die Hälfte seines Gewichts an Weingeist zusetzt, um ihn zu konservieren, da die Bestimmung mehrere Tage dauert. Dann wird noch so viel Alkohol zugesetzt, daß sein Gewicht gleich dem doppelten Gewicht des in der Pflanze bestimmten Saftgehalts ist. Nach 8—14tägigem Ausziehen wird ausgepreßt und filtriert. Der Arzneigehalt ist = $^1/_3$.

Für äußerliche Zwecke mischt man 1,5 Teile Essenz mit 1 Teil 60 %igem Weingeist.

Beispiel: Ein Pflanzenbrei habe 60 % Feuchtigkeitsgehalt und 5 % Trockenrückstand. Wenn 4 kg davon verarbeitet werden sollen, müssen sie zur Konservierung zunächst mit 2 kg 90er Alkohol versetzt werden. Sonach gilt für den Saftgehalt $\varkappa$ die Gleichung:

$$\varkappa = \frac{100 \ (60 + 5)}{100 - 5} \ \text{oder} \ \varkappa = 68,42 \%$$

oder — für unseren Fall —

$$\frac{4 \cdot 68,42}{100} = 2,74 \ \text{kg} \ \cdot$$

4 kg Pflanzenbrei haben also einen Saftgehalt von 2,74 kg. Da die doppelte Menge des Saftgehalts an Alkohol zugefügt werden muß, kommen hier 5,48 kg Spiritus in Frage. Die Differenz mit den zu Anfang zugesetzten 2 kg beträgt 3,74, also muß diese Menge 90er Weingeist noch zugegeben werden.

Nun wird mazeriert und vom Rückstand abgegossen, der ausgepreßt wird. Preßflüssigkeit und Abgegossenes filtriert man nach mehrtägigem Stehenlassen.

Zwecks Potenzierung werden in diesem Fall, um D 1 zu erhalten, 3 Teile Essenz mit 7 Teilen 60er Alkohol vermischt. Weiterhin wird — zur Gewinnung von D 2 und D 3 — 1 + 9 mit Spiritus von derselben Stärke verdünnt. Von der 4. Potenz an kommt auch hier 45er Alkohol zur Verwendung. — Analog wird aus 3 Teilen Essenz mit 97 Teilen Weingeist (60 %) die erste Zentesimalpotenz hergestellt; schon für C 2 — und so fort — verwendet man (1 + 99) Spiritus von 45 %.

Bei einem Saftgehalt über 70 % wird bei Pflanzen ohne Harz, ätherisches Öl oder Kampferarten die Essenz aus gleichen Teilen des berechneten Saftes mit 90 %igem Weingeist hergestellt. Man gibt zu der breiigen Masse zunächst die Hälfte ihres Gewichts an Weingeist und fügt dann noch so viel Alkohol hinzu, daß sein Gewicht gleich ist dem Gewicht des im Ausgangsmaterial bestimmten Saftes. Das Ganze wird gut durchgearbeitet und 8—14 Tage lang mazeriert. Dann wird ausgepreßt und die Flüssigkeit nach mehrtägiger Ruhe filtriert. Der Arzneigehalt beträgt $\frac{1}{2}$; die Potenzierung erfolgt wie S. 214, 215 beschrieben. (HAB S. 13 oben.)

Für äußerliche Zwecke wird 1 Teil Essenz mit 1,5 Teilen 45er Weingeist vermischt, wenn keine anderslautende Vorschrift für das Präparat gegeben ist.

Für Pflanzen mit einem Gehalt an Harz, ätherischem Öl oder Kampferarten und einem Saftgehalt unter 70 % stellt man die Essenz durch Vermischen von 1 Teil des berechneten Saftes mit 2 Teilen 90er Weingeist her. Auch hier wird zuerst der Pflanzenbrei zur Konservierung mit seinem halben Gewicht an 90er Alkohol versetzt. Dann ist noch so viel Weingeist zuzufügen, daß sein Gewicht dem doppelten Gewicht des in der Pflanzenmasse bestimmten Saftes entspricht. Nun wird wieder 8—14 Tage lang mazeriert, nachdem zuvor gut durchgearbeitet worden war. Die Essenz wird von der Breimasse abgegossen und die Masse selbst abgepreßt. Nach mehrtägigem Stehenlassen ist zu filtrieren. Arzneigehalt $^1/_3$; Potenzierung wie S. 214, 215.

Für äußerliche Zwecke werden 1,5 Teile Essenz mit 1 Teil 60er Alkohol vermischt.

Aus ausländischen Pflanzen, die nur im getrockneten Zustand bei uns erhältlich sind, läßt das HAB **Homöopathische Tinkturen** herstellen, die, wie die Essenzen, gleichfalls als Urtinkturen bezeichnet werden. Mit wenigen Ausnahmen werden sie durch Perkolation im Verhältnis 1:10 gewonnen. Wenn die Beschaffenheit des Ausgangsmaterials es zuläßt, wird es grob gepulvert; anderenfalls — auch bei Animalien — erfolgt die Tinkturenbereitung durch Mazeration. Vor dem Einbringen in den Perkolator wird die Droge zwei Tage lang mit der Hälfte ihres Gewichts an Weingeist, dessen Stärke in jedem Fall vom HAB vorgeschrieben ist, unter mehrmaligem Durcharbeiten in gut bedeckter Schale stehengelassen. Aus dem so durchfeuchteten Gut perkoliert man die 10fache Menge der ursprünglich verwendeten Droge in der Weise ab, daß in der Minute etwa 20 Tropfen ablaufen. Danach wird ausgepreßt; die Preßflüssigkeit dient mit zur Mazeration des nächsten Ansatzes.

Aus dieser Bereitungsweise geht hervor, daß der Arzneigehalt $^1/_{10}$ betragen muß. Die Tinktur ist somit identisch mit der 1. Dezimalpotenz des betreffenden Mittels. Die weitere Potenzierung bis einschließlich D 3 erfolgt in der nun schon bekannten Weise mit Alkohol derjenigen Stärke, die für die Bereitung der Tinktur vorgeschrieben war; von D 4 ab wird 45er Weingeist verwendet. Sinngemäß wird C 1 aus 10 Teilen Urtinktur und 90 Teilen Weingeist des für die Tinktur gebrauchten Prozentgehalts hergestellt, C 2 dagegen aus 1 Teil C 1 und 99 Teilen Alkohol von 45 %.

Für äußerliche Zwecke wird 1 Teil Tinktur mit 1 Teil Weingeist derselben Stärke vermischt.

Außer den Essenzen und Tinkturen werden in der Homöopathie auch einfache **Lösungen** als Grundlage der Potenzen verwendet. Das HAB unterscheidet wäßrige und weingeistige Lösungen. Sofern der Arzneistoff sich leicht in Wasser löst, wird 1 Teil Substanz in 9 Teilen destillierten Wassers gelöst. So wird gleichzeitig D 1 erhalten (Arzneigehalt = $^1/_{10}$).

Für D 2 wird 1 Teil D 1 mit 9 Teilen Wasser gemischt, ab D 3 gilt 45er Weingeist als Verdünnungsmittel.

In Wasser schwerer lösliche Stoffe löst man im Verhältnis 1:100 (Arzneigehalt dementsprechend $^1/_{100}$). Dadurch entsteht dann D 2 oder C 1. Weiterhin wird mit 45er Weingeist potenziert.

Für alkohollösliche Substanzen führt das HAB auch weingeistige Lösungen. In Alkohol leicht lösliche Arzneimittel werden 1 + 9 mit verschiedenprozentigem Weingeist gelöst, dessen Stärke für die einzelnen Stoffe vorgeschrieben ist. Wir erhalten so D 1 mit einem Arzneigehalt = $^1/_{10}$. Ebenso wird D 2 gewonnen. Ab D 3 dient 45er Alkohol zur Potenzierung.

In Weingeist schwerer lösliche Stoffe werden 1:100 gelöst (= D 2 oder C 1); Arzneigehalt = $^1/_{100}$. Hiervon 1 + 9 ergibt D 3, wiederum mit verschieden starkem Weingeist, je nach der vom HAB angegebenen Stärke. Ab D 3 wird auch hier 45er Weingeist zur Potenzierung eingesetzt.

Bei den *Säuren* dient als Grundlage der Potenzierung die reine Säure, die 25%ige Salzsäure z. B. enthält in 10 Teilen nur 2,5 Teile HCl, so daß zur Gewinnung von Acidum muriaticum (ältere Form für hydrochloricum) D 1 10 Teile offizineller Salzsäure mit 15 Teilen Wasser vermischt werden. In den so erhaltenen 25 Teilen Flüssigkeit sind dann 2,5 Teile Wirkstoff enthalten; die Lösung steht also im Verhältnis 1:10 und entspricht somit der ersten Dezimalpotenz.

Eine große Rolle spielen in der Homöopathie die **Verreibungen**. Sie heißen lateinisch Triturationes (von terere = reiben, tritus = gerieben). Als Vehikel dient reiner Milchzucker, mit dem der Arzneistoff in einem rauhen Porzellanmörser im Verhältnis 1:10 (für D 1) verrieben wird. Die dazu erforderlichen 9 g Milchzucker werden in 3 Teile geteilt. Die ersten 3 g werden in der Schale fein verrieben, um die Poren im Porzellan zu verschließen. Dann erst wird die wirksame Substanz zugesetzt und nunmehr eine Viertelstunde lang fein verrieben. Dann läßt das HAB mit einem Porzellanspatel 4 Minuten lang abschaben, nochmals 15 Minuten lang verrieben, wiederum abschaben und nun mit weiteren 3 g Milchzucker in derselben Weise verfahren. Dasselbe geschieht mit den letzten 3 g Milchzucker. Mit der so bewirkten Oberflächenvergrößerung des wirksamen Stoffes ist das Ziel der Potenzierung erreicht. Unter dem Mikroskop dürfen bei 200facher Vergrößerung keine gröberen Teilchen mehr zu erkennen sein.

Die Herstellungszeit einer Verreibung beträgt demnach mindestens eine Stunde. Man glaube nicht, mit weniger Zeit auszukommen, denn wenn auch die Masse dem unbewaffneten Auge schon nach kürzerer Verreibungszeit homogen erscheint, beweist die mikroskopische Prüfung doch, daß erst nach einer Stunde oder mehr eine gleichmäßig feine Verteilung des Wirkstoffs erreicht ist.

Das Überspringen von Potenzen ist weder bei flüssigen homöopathischen Arzneimitteln noch bei Verreibungen gestattet. Bei den Flüssigkeiten ist der Grund nicht recht einzusehen, bei Verreibungen aber ist er recht einleuchtend, würde doch beim Überspringen einer Verreibungspotenz ein Verfeinerungsgrad ausgelassen werden. Da die Potenzierungen nach heute geltenden Anschauungen eine kolloidale Verteilung des Wirk stoffs bewirken, würden in einer lege artis hergestellten Verreibung mehr kolloidale Teilchen enthalten sein als in einer weniger sorgfältig behandel-

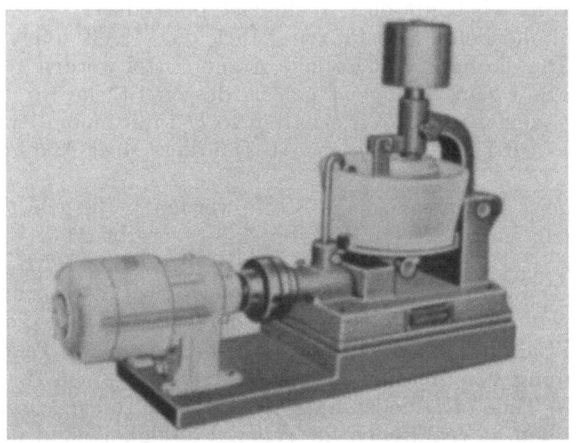

Abb. 137a.   Mörsermühle (Retschmühle) mit Mörser, Mahlgewicht,
Abstreifern und Getriebemotor

ten. Die Art der Potenzierung (1 + 9, 1 + 99 usw.) entspricht grund sätzlich der bei den flüssigen Potenzen angewandten Methode.

Der Anfertigung mit der Hand sind die *Verreibungsmaschinen* über legen (Abb. 137a und b), die alle oben beschriebenen Manipulationen maschinell ausführen und — gegen Staub ge schützt — mit elektrischem Antrieb meist in Kästen arbeiten, deren Glaswände eine Beob achtung der Arbeit gestatten.

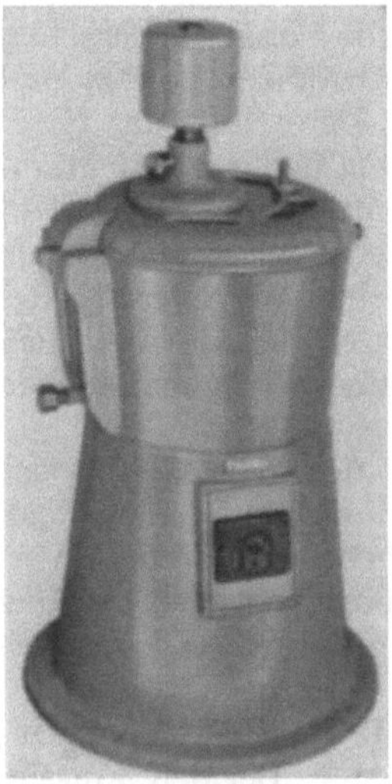

Hygroskopische Stoffe müssen in erwärmten Schalen verrieben werden.

Auch eine *Verreibung mit flüssigen Substan zen* ist vorgesehen. Je nach dem spezifischen Gewicht der betreffenden Flüssigkeit rechnet das HAB auf 0,1 g 2—4 Tropfen. Wenn diese mit 9,9 g Milchzucker verrieben werden, erhal ten wir die zweite Dezimalpotenz des Mittels. 1 + 9 ergibt D 3 usw. Die Zentesimalpotenzen werden sinngemäß in den nun schon bekann ten Verhältnissen ebenfalls durch Verreiben mit Milchzucker gewonnen.

Verreibungen mit Essenzen (Urtinkturen) werden für D 1 in der Weise bereitet, daß 20 Teile Urtinktur mit einem Arzneigehalt = ½ mit so viel Milchzucker verrieben werden, daß eine trockene Masse entsteht. Dann wird wei-

Abb. 137b
Verreibungsmaschine,
geschlossen

terer Milchzucker ad 100,0 beigegeben und sorgfältig vermischt. Bei Essenzen mit $^1/_3$ Arzneigehalt werden 30 g Essenz in der gleichen Weise ad 100,0 mit Milchzucker versetzt. Auch dies ergibt D 1.

Die Zentesimalverreibungen entstehen analog aus 2 bzw. 3 g Urtinktur mit ad 100,0 Milchzucker. So entsteht C 1. Davon ergibt 1 + 99 Saccharum Lactis C 2 usw.

Umgekehrt lassen sich auch *aus Verreibungen flüssige Dilutionen* gewinnen. Das HAB geht dabei von D 6 bzw. C 3 aus in der Annahme, daß durch die sorgfältige Verreibung der Wirkstoff so fein verteilt ist, daß er nunmehr ohne weiteres in Wasser oder Weingeist oder in einem Gemisch beider löslich ist. 1 Teil D 6 oder C 3 löst man in 79 Teilen Wasser, gibt dann 20 Teile 90er Weingeist zu und erhält so nach dem vorgeschriebenen kräftigen Schütteln D 8 bzw. C 4.

Für die **Tabletten** mit homöopathischen Wirkstoffen gilt die Anweisung, daß sie ohne Bindemittel aus den Milchzuckerverreibungen zu pressen sind. Ihr Gewicht betrage 0,1 bzw. 0,25 g.

Globuli (Streukügelchen) bestehen aus reinem Zucker. Sie werden als homöopathische Arzneiträger in 10 verschiedenen Größen hergestellt. Die meistgebrauchten Globuli (Nr. 3) wiegen je 0,004 g. Zur Bereitung von homöopathischen Potenzen in Kügelchenform werden die Globuli mit 1 % ihres Gewichts an flüssiger Dilution übergossen, in einer Schale mittels Glasstabs durch Umrühren gleichmäßig durchtränkt oder auch in einer Flasche mit der in Frage kommenden flüssigen Potenz durch Schütteln getränkt. Man trocknet die Kügelchen in einer Schale, die durch Zudecken mit einem Bogen Filtrierpapier vor Staubeinfall geschützt ist. Zur Imprägnierung von Globuli werden am besten nur Dilutionen verwendet, die mit 60- oder 70 %igem Weingeist bereitet wurden, da in wasserhaltigerem, schwächerem Alkohol sich die Kügelchen teilweise lösen würden. Sollen aber Globuli aus Potenzen hergestellt werden, die nach der Vorschrift 45er Alkohol enthalten, so muß aus der nächst niedrigeren Potenz mit 70 %igem Weingeist die für die betreffenden Kügelchen gewünschte Potenz erst angefertigt werden.

Von den Prüfungsmethoden für Homoeopathica ist die *Kapillaranalyse* von besonderem Interesse, die 1930 von PLATZ, einem Mitarbeiter der Firma Dr. Willmar Schwabe in Leipzig, eingeführt wurde. Die einfache Apparatur zeigt die Abb. 161 (S. 244 bei „Kapillaranalyse").

4. Die Stada

Das „Gemeinschaftsunternehmen Deutscher Apotheken"[1] verdankt seinen Ursprung hessischen und sächsischen Apothekervereinigungen, die schon vor dem ersten Weltkrieg Vorschriften zur Selbstherstellung von Heilmitteln herausgaben, die sich in jeder Apotheke anfertigen ließen und mit wortgeschützten Namen und Packungen auf ärztliche Verordnung hin oder auch im Handverkauf abgegeben wurden. Der Zweck war die Wiederbelebung des Apothekenlaboratoriums, das unter dem Einfluß

---

[1] Stada = Standardpräparate Deutscher Apotheken.

der immer zahlreicher werdenden Fabrikarzneien (Spezialitäten) zu ver-
öden schien. Wegen ihrer zweckentsprechenden Zusammensetzung, der
durch die Selbstherstellung gewährleisteten Frische und der ansprechen-
den Aufmachung führten sich diese Präparate gut ein, zumal ihre Preise
dem inneren Wert der Mittel entsprachen. Allmählich breitete sich der
Stada-Gedanke über ganz Deutschland aus, viele Apotheker setzten sich
für die gute Sache ein, und besonders der 1945 verstorbene Stada-
Direktor HERING, ursprünglich Apothekeninhaber in Driesen (Neumark),
brachte das Unternehmen durch seine Anregungen und die Begeisterung,
mit der er seine Mitarbeiter bei der Stada zu erfüllen wußte, einen großen
Schritt vorwärts. In München entstand durch seine Initiative ein For-
schungs- und Untersuchungslaboratorium mit modernsten Apparaturen,
das leider dem Bombenkrieg zum Opfer fiel, heute aber mit ähnlichen
Einrichtungen in Dortelweil bei Frankfurt a. M. wieder aufgelebt ist. Ständig wird dort an der Verbesserung der alten Vorschriften und an der Schaf-
fung neuer, wertvoller Heilmittel gearbeitet, und in letzter Zeit sind von
den modernen Arzneiformen auch Tabletten und Dragees in das Vorschrif-
tenverzeichnis aufgenommen worden. Da grundsätzlich alle Stada-Präparate in der Apotheke selbst hergestellt werden sollen, wird in Zukunft der
junge Apotheker in zunehmendem Maße auch in die Technik dieses
Gebietes der Galenik eingeführt werden können. Wo noch keine entsprechenden maschinellen Hilfsmittel vorhanden sind, können die
Tablettenpräparate (nur in Notfällen auch andere) aus sogenannten
Herstellerapotheken bezogen werden. Damit wird dem Wunsche weit-
blickender Apotheker Rechnung getragen, nach dem *allmählich* jede
Apotheke in den Stand gesetzt werden soll, alle gebräuchlichen Arzneiformen im eigenen Laboratorium herzustellen, um jederzeit, besonders
aber in Notzeiten, den berechtigten Anforderungen der Ärzte und
Patienten an eine ausreichende, vollwertige Arzneiversorgung gerecht
werden zu können. Tablettier- und Dragierkurse für alle daran Interes-
sierten laufen übrigens seit langem in vielen Orten des Bundesgebiets.
   Die Herstellung aller übrigen Stada-Präparate in der Apotheke bieten
dem pharmazeutischen Nachwuchs Gelegenheit, sich während der Aus-
bildungzeit in der Anfertigung fast aller bekannten Galenika zu üben,
denn außer den — wie schon erwähnt — neuerdings eingeführten
Tabletten und Dragees enthalten die Stada-Vorschriften auch Kapseln,
Emulsionen, Linimente, Salben, Sirupe und eine größere Anzahl von
Teemischungen, die den Praktikanten und Studenten mit manchen wichtigen Arzneidrogen, auch vielen nicht offizinellen, bekannt machen.
Interessante Eisenpräparate und Extrakte (Stadatrate), die er für
bestimmte Stada-Präparate ab ovo herzustellen hat, werden ihm und
auch älteren Kollegen die Beschäftigung mit den Stada-Zubereitungen
weiterhin zu einer Quelle der Freude und Belehrung machen. In den
meisten Apotheken nimmt die Arbeit für die Stada einen großen, mitunter überwiegenden Anteil an der Laboratoriumsarbeit ein, so daß sie
es verdient, von allen, denen das Wohl der deutschen Apotheke und ihre
Leistungsfähigkeit am Herzen liegt, aufs tatkräftigste unterstützt zu
werden.

Die Stada-Rezepte haben den Charakter nichtamtlicher Arzneibuch-
vorschriften und sind geistiges Eigentum der Stada und damit des
Apothekerstandes. Es ist darauf zu achten, daß sie nicht in unrechte
Hände gelangen.

5. Arzneimitteluntersuchung

Der Apotheker selbst — nicht die Großhandlung! — ist für Echtheit
und Reinheit der von ihm abgegebenen Arzneimittel verantwortlich; er
muß daher mit allen gebräuchlichen Methoden der Arzneimitteluntersuchung
vertraut sein. Besonders gilt dies für die vom Arzneibuch angegebenen Prüfungsarten. Infolgedessen wird schon der Praktikant
diesem wichtigen Zweig der Pharmazie sein Interesse entgegenbringen
müssen, doch fordert man von ihm in der Vorprüfung nur die Kenntnis
der einfachen Untersuchungsmethoden teils physikalischer, teils chemischer Art. Außerdem kommen noch gewisse Gehaltsbestimmungen für
ihn in Betracht, wie sie z. B. mit Hilfe der *Maßanalyse* ausgeführt
werden. In erster Linie sollen hier nun diejenigen Untersuchungs-
vorgänge besprochen werden, die in der Vorprüfung erfahrungsgemäß
verlangt werden, weiterhin auch einige Verfahren, die für die Laboratoriumsarbeit nützlich sind. Wir beginnen mit physikalischen Methoden.

Dichtebestimmung

Sie wird vom Arzneibuch für eine große Anzahl flüssiger Rohstoffe
und pharmazeutischer Zubereitungen gefordert. Man bestimmt zunächst
das *spezifische Gewicht.* Hierzu dient uns ein *Pyknometer.*
Das ist ein Glasfläschchen von 10 oder 50 ccm Inhalt
mit etwas verlängertem Hals und eingeschliffenem, zuweilen mit einem Thermometer versehenen Glasstopfen
(Abb. 138), dessen Gewicht — leer und trocken — vor
Beginn der Arbeit festzustellen ist. Man füllt dann mit
Wasser von 20° bis zur eingeritzten Marke in der Weise,
daß man es bis etwas *über* die Marke eingießt, das Pyknometer dann in Wasser von 20° einstellt, nach einer Viertelstunde das überschüssige Wasser mit einem Filtrierpapierstreifen herauszieht und dann nochmals wägt. Wenn man
von dem gefundenen Wert das Gewicht des Pyknometers
abzieht, ergibt sich das Gewicht des Wassers. Dieses ist
auszugießen; mit kleinen Anteilen der zu prüfenden
Flüssigkeit wird das Pyknometer ausgespült, sodann bis
zur Marke damit gefüllt und wiederum gewogen. Nach
Abzug des Gefäßgewichtes hat man nun auch den Wert
für die zu prüfende Flüssigkeit. Man dividiert ihr Gewicht durch das zuvor gefundene des Wassers und erhält

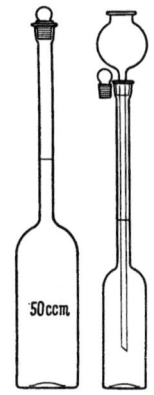

Abb. 138
Pyknometer mit
eingeschliffenem
Glasstopfen;
rechts mit
Einfülltrichter

so *das spezifische Gewicht,* aus dem sich nach der Formel des Arzneibuchs

$$d = \frac{m}{w} \cdot 0{,}99703 + 0{,}0012$$

die Dichte errechnen läßt. ($d =$ Dichte, $m =$ Gewicht der Flüssigkeit, $w =$ Gewicht des Wassers. 1 ccm Wasser von 20° wiegt 0,99703 g, 1 ccm Luft der gleichen Temperatur 0,0012 g.) Das HAB läßt übrigens diese Bestimmung bei 17,5° ausführen.

Mit einer für die Praxis ausreichenden Genauigkeit bestimmt der Apotheker im allgemeinen die Dichte mittels der MOHR-WESTPHALschen Waage (Abb. 9, S. 8, 9). Sie diente ursprünglich der Feststellung des spezifischen Gewichts, läßt sich aber durch etwas abgeänderte Gewichte („Reiter") auch für die Ermittlung der Dichte verwenden. (Vgl. „Wägen" S. 8, 9.)

Am bequemsten und schnellsten erfolgt die Dichtebestimmung mittels des *Aräometers*, das auch Senkspindel oder einfach Spindel genannt wird. Besonders in den Fällen „spindelt" man gern, in denen es sich um häufig wiederkehrende Dichteermittlungen derselben Flüssigkeit handelt; so gibt es z. B. Alkoholometer und Saccharometer in Spindelform, die nicht die Dichte, sondern gleich den entsprechenden Prozentgehalt an Alkohol bzw. Zucker anzeigen. — Für Arzneibuchuntersuchungen kommt nur die MOHR-WESTPHALsche Waage in Betracht.

Abb. 139 zeigt ein Aräometer „in Betrieb". Wir sehen eine geschlossene, oben mit einer Skala versehene Glasröhre, die durch eine luftgefüllte

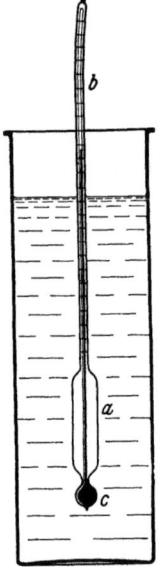

Abb. 139
Aräometer
a Schwimmkörper
b Röhre mit Skala
c Quecksilberkugel

Ausbuchtung zum Schwimmen befähigt ist. Eine mit Quecksilber oder Schrot gefüllte Kugel darunter sorgt dafür, daß die Spindel stets aufrecht schwimmt. Der Auftrieb läßt die Röhre mit der Skala je nach der spezifischen Schwere der zu prüfenden Flüssigkeit mehr oder minder weit herausragen; der Flüssigkeitsspiegel zeigt an der Skala direkt die Dichte des Gefäßinhaltes an. Um gültige Vergleiche anstellen zu können, ist stets bei gleicher Temperatur zu spindeln. Man senke die Spindel *langsam* in die Flüssigkeit; läßt man sie zu schnell hineinfallen, läuft man Gefahr, daß die Quecksilberkugel am Boden des Gefäßes zerschlagen wird. — Für den Gebrauch in der Apotheke gibt es Aräometersätze, das sind mit Samt ausgelegte Kästen, in denen 4 Spindeln Platz finden, mit denen man praktisch alle vorkommenden Dichten bestimmen kann.

Eine besondere Dichtebestimmung für weißes und gelbes Wachs (Cera alba et flava) läßt das Arzneibuch folgendermaßen ausführen:

Man mischt 2 Teile Weingeist mit 7 Teilen Wasser, läßt die Flüssigkeit so lange stehen, bis alle Luftbläschen verschwunden sind, und bringt Kügelchen von Wachs hinein. Sie müssen in der Flüssigkeit schweben oder zum Schweben gelangen, wenn durch Zusatz von Wasser die Dichte der Flüssigkeit auf 0,956 bis 0,961 gebracht wird. Die Wachskügelchen werden so hergestellt, daß man das Wachs bei möglichst niedriger Temperatur schmilzt und mit Hilfe eines Glasstabes in ein Probierrohr mit Weingeist dicht über dessen Oberfläche vorsichtig eintropfen läßt. Der Weingeist ist zuvor auf 55° zu erwärmen und in ein Becherglas zu stellen, das so viel Wasser von Zimmertemperatur enthält, daß das Probierrohr zur Hälfte eintaucht. Bevor die so erhaltenen, allseitig abgerundeten Körper zur Bestimmung der Dichte benutzt werden, müssen sie 24 Stunden lang an der Luft gelegen haben.

Wo diese Prüfung regelmäßig vorgenommen wird — etwa in einer pharmazeutischen Großhandlung —, empfiehlt es sich, je zwei Weingeist-Wasser-Gemische von 0,956 und 0,961 für weißes und von 0,948 bzw. 0,958 für gelbes Wachs vorrätig zu halten, zumal diese Mischungen immer wieder verwendet werden können. Die Kügelchen dürfen dann in dem Gemisch mit der niedrigeren Dichte nicht untersinken und auf der mit der höheren nicht schwimmen.

Bestimmung des Schmelz- und Erstarrungspunktes
Mikrosublimation und Mikrodestillation

Man versteht unter *Schmelzpunkt* den Temperaturgrad, bei dem eine feste Substanz schmilzt, das heißt flüssig und damit durchsichtig wird. Sowohl zur Identitäts- als auch zur Reinheitsprüfung organischer, chemischer Substanzen ist diese Prüfung von Wichtigkeit, denn eine Vermischung mit anderen Stoffen verändert den Schmelzpunkt oder beeinflußt ihn in der Weise, daß das Schmelzen und Flüssigwerden sich über mehrere Temperaturgrade hinzieht, so daß aus dem Schmelz*punkt* eine Schmelz*zone* wird. Demzufolge setzen auch Verunreinigungen den Schmelzpunkt herab, und da schon Wasser als Verunreinigung zu gelten hat, schreibt das Arzneibuch ein Trocknen der zu prüfenden Substanz vor. — Verwechslungen zweier Stoffe lassen sich durch Bestimmung ihrer Schmelzpunkte leicht erkennen. In vielen Fällen wird an Stelle des Schmelzpunkts das Schmelzintervall benannt, das wahrscheinlich auch im Nachtrag zum Deutschen Arzneibuch aufgenommen werden wird. Im übrigen wird voraussichtlich in diesem Nachtrag bei einigen Stoffen der Erstarrungspunkt im rotierenden Thermometer und bei anderen der Tropfpunkt nach Ubbelohde bestimmt werden.

Für die Bestimmung des Schmelzpunktes gibt das Arzneibuch folgende Anweisungen:

a) Bei allen Stoffen, ausgenommen Fette und fettähnliche Stoffe, und soweit nicht in besonderen Fällen etwas anderes vorgeschrieben ist, wird die Bestimmung des Schmelzpunkts in einem dünnwandigen, am unteren Ende zugeschmolzenen Glasröhrchen von höchstens 1 mm lichter Weite ausgeführt. In dieses bringt man so viel von der feingepulverten, vorher in einem Exsikkator über Schwefelsäure und, wenn nichts anderes vorgeschrieben ist, wenigstens 24 Stunden lang getrockneten Substanz, daß sich nach dem Zusammenschütteln auf dem Boden des Röhrchens eine 2 bis höchstens 3 mm hoch stehende Schicht bildet. Das Röhrchen wird hierauf an einem geeigneten Thermometer derart befestigt, daß die Substanz sich in gleicher Höhe mit dem Quecksilbergefäß des Thermometers befindet

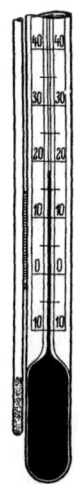

Abb. 140
Zur Bestimmung des Schmelzpunkts nach DAB 6

(Abb. 140). Darauf wird das Ganze in ein etwa 15 mm weites und etwa 30 cm langes Probierrohr gebracht, in dem sich eine etwa 5 cm hohe Schwefelsäureschicht befindet. Das obere, offene Ende des Schmelzröhrchens muß aus der Schwefelsäureschicht herausragen. Das Probierrohr setzt man in einen Rundkolben ein, dessen Hals etwa 3 cm weit und etwa 20 cm lang ist, und dessen Kugel einen Inhalt von etwa 80—100 ccm hat. Die Kugel enthält so viel Schwefelsäure, daß nach dem Einbringen des Probierrohrs die Schwefelsäure etwa zwei Drittel des Halses anfüllt. Die Schwefelsäure wird erwärmt und die Temperatur von 10° unterhalb des zu erwartenden Schmelzpunkts ab, soweit nichts anderes vorgeschrieben ist, so langsam gesteigert, daß zur Erhöhung um 1° mindestens eine halbe Minute erforderlich ist. Die Temperatur, bei der die undurchsichtige Substanz durchsichtig wird und zu durchsichtigen Tröpfchen zusammenfließt, ist als der Schmelzpunkt anzusehen.

b) Die Bestimmung des Schmelzpunkts der Fette und der fettähnlichen Stoffe wird in einem dünnwandigen, an beiden Enden offenen Glasröhrchen von etwa 1 mm lichter Weite ausgeführt. In dieses bringt man so viel des zu untersuchenden und nötigenfalls zu schmelzenden Fettes, daß es eine etwa 1 cm hoch auf dem Boden stehende Schicht bildet. Bei Anwendung geschmolzenen Fettes läßt man das Röhrchen mindestens 24 Stunden lang bei niedriger Temperatur (etwa 10°) liegen, um das Fett völlig zum Erstarren zu bringen. Erst dann ist das Röhrchen mit einem geeigneten Thermometer zu verbinden und in ein etwa 30 mm weites Probierrohr zu bringen, in dem sich das zum Erwärmen dienende Wasser befindet. Das Erwärmen muß allmählich und unter häufigem Umrühren des Wassers geschehen. Der Wärmegrad, bei dem das Fettsäulchen durchsichtig wird und in die Höhe schnellt, ist als der Schmelzpunkt anzusehen.

Als Thermometer ist ein geeichtes Instrument zu verwenden, das Temperaturen von 300—360° anzeigt. Die Befestigung des Röhrchens am Thermometer geschieht am besten mittels Platindrahts. Ist dieser nicht vorhanden, so hilft man sich mit einem kleinen Gummiring, wie man ihn durch Abschneiden eines Stückchens Gummischlauch erhalten kann. Leider färbt das Schlauchstück bald die Schwefelsäure dunkel, so daß sie ausgewechselt werden muß. — Mitunter bedarf es gar keines Befestigungsmittels; man „klebt" das Röhrchen mit etwas Schwefelsäure an das Thermometer. Die Adhäsionswirkung genügt dazu in vielen Fällen, besonders dann, wenn das Röhrchen so lang gewählt wird, daß es genügend weit über die Schwefelsäure hinausragt.

Der durchbohrte Korkstopfen, der das Thermometer hält, muß eine Einkerbung erhalten, damit die Luft beim Erwärmen aus dem Apparat entweichen kann.

Bei der Bestimmung des Schmelzpunkts der Fette ist zu beachten, daß sie sich bei längerem Lagern entmischen können. Um auch in solchen Fällen zu einem brauchbaren Ergebnis zu kommen, schmilzt man eine größere Menge des Fettes, rührt gut durch und beschickt mit dem Gemisch das Schmelzröhrchen.

Die Schwefelsäure wird durch organische Substanzen (Staub) allmählich braun gefärbt; dies stört die Ablesung. Durch Zugabe von etwas Salpeter (Kalium- oder Natriumnitrat) tritt wieder Entfärbung ein. Da Schwefelsäure sehr hygroskopisch ist (Verwendung im Exsikkator!), wird sie nach längerem Gebrauch im Schmelzpunktbestimmungsgerät so wasserhaltig, daß sie beim Erwärmen zu dampfen beginnt. In diesem Fall ist sie durch neue Säure zu ersetzen. — An Stelle der Schwefelsäure läßt sich sowohl im Rundkolben als auch im Probierrohr *Paraffinum liquidum* (flüssiges Paraffin) verwenden.

Acidum acetylosalicylicum (Azetylsalizylsäure) würde bei längerer Einwirkung einer in Schmelzpunktnähe liegenden Temperatur zersetzt werden; das Arzneibuch läßt daher die Bestimmung des Schmelzpunkts, der nicht unter 135° liegen soll, in folgender Weise vornehmen:

Vor dem Hineinbringen des Schmelzröhrchens wird das Heizbad zunächst auf etwa 125° und dann weiter mit so großer Flamme erhitzt, daß zur Steigerung der Temperatur um je 1° höchstens 10—15 Sekunden erforderlich sind.

Die Schmelzpunktbestimmung dient bei über 90 Arzneibuchchemikalien als Nachweis von Identität und Reinheit. Das der Azetylsalizyl-säure (Schmelzpunkt 135°) chemisch gleiche Aspirin schmilzt bei 137°. An diesem hohen Schmelzpunkt und auch an der Kristallform erkennt die Herstellerfirma mit Sicherheit ihr Erzeugnis und ist somit in der Lage, Substituierungen aufzudecken.

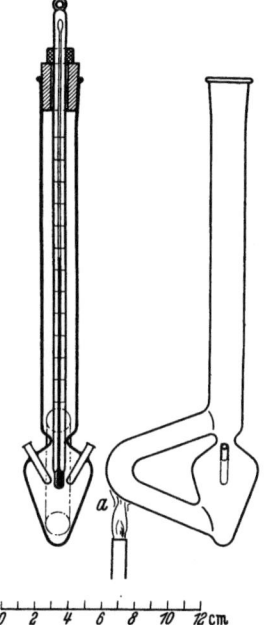

Der Schmelzpunktapparat nach Dr. WESTER-BURG (Abb. 141) ist dem des Arzneibuchs in mancher Hinsicht überlegen. Wird die Füllflüssigkeit bei *a* erhitzt, so steigt sie nach oben und wird dadurch in kreisende Bewegung versetzt. In der Mitte der birnenförmigen Ausbuchtung befindet sich die Quecksilberkugel des Thermometers. Ganz dicht daran reichen eingeschmolzene, unten geschlossene Glasröhrchen, in die *von außen* kurze, gläserne Schmelzpunktröhrchen eingesetzt werden können, die also hier nicht — wie bei der Anordnung des Arzneibuchs — von der Füllflüssigkeit benetzt werden. Man kann mit dem WESTERBURGschen Gerät rasch hintereinander Schmelzpunktbestimmungen ausführen; das ist mit dem des DAB nicht möglich.

Eine besonders elegante Art der Schmelzpunktbestimmung ermöglicht die KOFLERsche Heizbank, die man wegen ihres hohen Preises

Abb. 141. Apparat zur Schmelzpunktbestimmung nach Dr. Westerburg

(etwa 250 DM) nur in großen Apotheken finden wird. Die zu prüfende Substanz wird auf einen Metallstreifen gestreut, der in der Weise elektrisch beheizt wird, daß die Temperatur von einem zum anderen Ende gleichmäßig ansteigt. Auf einer zugehörigen Skala läßt sich die Schmelztemperatur ablesen, nachdem ein Zeiger auf die im allgemeinen gut erkennbare Stelle des Bandes eingestellt wurde, an der feste und geschmolzene Substanz aneinandergrenzen. — Von diesem Gerät sind zahlreiche Varianten im Handel, die zur Untersuchung teils durchfallendes Licht, teils Auflicht verwenden.

Bei der Identifizierung von Chemikalien*gemischen* spielt die „eutektische Temperatur" eine Rolle, die man bei trockenen und schmelzbaren Stoffen ebenfalls sehr gut mit der KOFLERschen Heizbank bestimmen kann. Sie ist für alle Mischungsverhältnisse der jeweiligen Stoffe konstant. Unter „Eutektikum" versteht man ein Gemenge aus zwei oder mehr reinen Stoffen (z. B. eine Legierung), das bei einer bestimmten (der eutektischen) Temperatur erstarrt, wenn es aus dem flüssigen in den festen Zustand übergeführt wird. Es hat also wie ein reiner Stoff einen Erstarrungspunkt und dementsprechend auch einen Schmelzpunkt. Eutektikum liegt nur bei einem bestimmten Mischungsverhältnis, dem eutektischen Verhältnis, vor. Bei anderen als der eutektischen Zusammensetzung erstarrt bei Abkühlung entweder nur eine der reinen Komponenten oder es bilden sich Mischkristalle, deren Zusammensetzung von derjenigen der Schmelze verschieden ist. Die eutektische Temperatur liegt tiefer als die Schmelztemperatur der Komponenten.

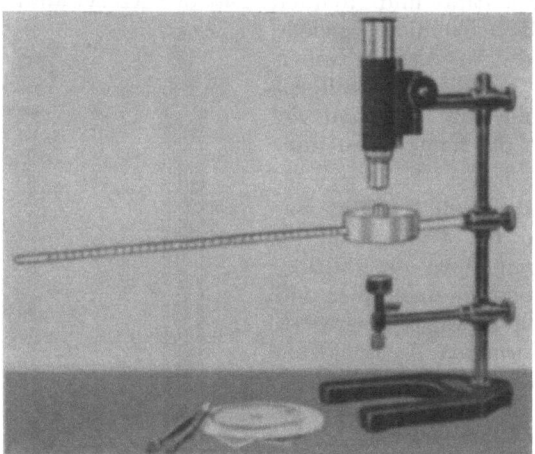

Abb. 142.   Gerät zur Schmelzpunkt-Mikrobestimmung und Mikrosublimation nach Opfer-Schaum von Ludwig Hormuth, Heidelberg

Bei der Mikroschmelzpunktbestimmung mit Hilfe des Heiztischmikroskops nach OPFER-SCHAUM (Abb. 142) kommt man mit sehr wenig Substanz aus. Das Fortschreiten des Schmelzens läßt sich durch das Okular beobachten; der Schmelzpunkt ist an einem Thermometer ablesbar, das dem Heiztisch angefügt ist. Das Gerät eignet sich auch für die Ausführung von *Mikrosublimationen,* für die im übrigen vom DAB 6 eine gute und einfache Methode angegeben wird. Die Beschreibung ist so klar und leicht faßlich, daß ihr kaum etwas hinzuzufügen ist. In demselben Abschnitt des Arzneibuchs wird auch die *Mikrodestillation* in ausreichender Weise behandelt. Die beiden Abschnitte lauten:

Die *Mikrosublimation* wird in folgender Weise ausgeführt. Einige kleine, mit der Schere oder dem Messer hergestellte Schnitzel einer Droge oder einige Milligramm Pulver werden auf einen Objektträger gebracht, den man auf ein mit Asbesteinlage versehenes Drahtnetz oder eine Asbestplatte legt. Auf das eine Ende des Objektträgers legt man ein oder mehrere Stückchen Glas, dann bedeckt man mit einem zweiten Objektträger so, daß er mit dem

einen Ende auf den Glasstückchen, mit dem anderen auf dem ersten Objektträger ruht. Seine Unterseite muß sich dann etwa 1 mm über dem Präparat
befinden. Die Erhitzung erfolgt durch ein kleines, etwa 1 cm hohes Gas-
flämmchen, dessen Spitze sich etwa 7 cm unter der Asbestplatte befinden
muß. Der Objektträger mit dem Sublimat wird so oft nach 1 bis 2 Minuten
gegen einen anderen ausgewechselt, bis kein Sublimat mehr entsteht. Die
Untersuchung hat sofort und nochmals nach 24 Stunden stattzufinden.

Die *Mikrodestillation* wird in einem kleinen, auf einem Asbestdrahtnetz
oder einer Asbestplatte stehenden Glasschälchen vorgenommen, das in gleicher
Weise wie bei der Mikrosublimation erhitzt wird. Das Schälchen wird mit
einem Uhrglas bedeckt, in das man der besseren Kühlung wegen einige Tropfen Wasser geben kann. Das Destillat sammelt sich als hängender Tropfen
an der Unterseite des Uhrglases, von der es auf den Objektträger übertragen
wird.

Die *Mikrosublimation* ist für folgende Drogen vorgeschrieben: Cortex
Frangulae, Folia Juglandis, Lichen islandicus, Radix Colombo, Radix
Gentianae, Radix Ononidis, Radix Pimpinellae und Rhizoma Rhei.

Die *Mikrodestillation* wird nur bei Fructus Anisi gefordert.

Da die Bestimmung des Schmelzpunktes bei niedrig
schmelzenden Stoffen wie Phenol u. ä. nach der üblichen
Methode des Arzneibuchs nicht mit Sicherheit auszuführen ist, hat das Arzneibuch für derartige Stoffe die
Bestimmung des Erstarrungspunktes eingeführt.

Mit *Erstarrung* wird der Übergang vom flüssigen in den
festen Aggregatzustand bezeichnet. Er geschieht bei chemisch einheitlichen Stoffen beim Unterschreiten einer bestimmten Temperatur, der Erstarrungstemperatur, die
den *Erstarrungspunkt* im Sinne des DAB darstellt. Seine
Bestimmung macht keine Schwierigkeiten und wird nach
dem Arzneibuch in folgender Weise ausgeführt:

Zur Bestimmung des Erstarrungspunkts werden etwa
10 g des zu untersuchenden Stoffes in einem Probierrohr,
in dem sich ein geeignetes Thermometer befindet, vorsichtig geschmolzen. Durch Eintauchen in Wasser, dessen
Temperatur etwa 5° niedriger als der zu erwartende Erstarrungspunkt ist, wird die Schmelze auf etwa 2° unter
den Erstarrungspunkt abgekühlt und darauf durch Rühren
mit dem Thermometer, nötigenfalls durch Einimpfen eines
kleinen Kristalls des zu untersuchenden Stoffes, zum Erstarren gebracht. Die während des Erstarrens beobachtete
höchste Temperatur ist als der Erstarrungspunkt anzusehen.

Zu dieser Bestimmung bedient man sich zweckmäßig eines Probierrohres mit seitlichem Tubus (Abb.
143). Das Einimpfen eines kleinen Kristalls des zu untersuchenden Stoffes kann durch den seitlichen Tubus
geschehen.

Den Erstarrungspunkt läßt das DAB bei Acidum ace-
ticum, Bromoform, Eucalyptol, Oleum Anisi, Paraldehyd
und Phenol feststellen.

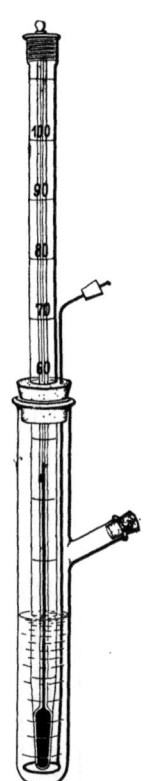

Abb. 143
Apparat zur
Bestimmung
des
Erstarrungs-
punktes nach
DAB 6

Bestimmung des Siedepunktes

Unter dem Siedepunkt einer Flüssigkeit wird diejenige Temperatur verstanden, bei der ihr Dampfdruck gleich dem Luftdruck ist. Hieraus erhellt die Abhängigkeit des Siedepunkts vom Barometerstand, der das Arzneibuch Rechnung trägt, indem es in Anlage VII eine Tabelle bietet, die die verschiedenen Siedepunkte zwischen 650 und 800 mm Luftdruck enthält. Die Siedepunktangaben bei den einzelnen Arzneibuchpräparaten gelten für einen normalen Luftdruck von 760 mm.

Das Arzneibuch gibt für die Siedepunktsbestimmung zwei Hauptmethoden an, je nachdem es sich um eine Prüfung auf Identität oder auf Reinheit handelt. Die Reinheitsprüfung ist für den Praktikanten am wichtigsten; mit ihr sollte er sich in erster Linie vertraut machen. Eine dritte Anweisung gibt das DAB noch für solche Flüssigkeiten, bei denen innerhalb gewisser Temperaturgrenzen bestimmte Anteilsmessungen übergehen sollen. (Hierzu zählt z. B. Petroleumbenzin und rohes Kresol.)

Für die Identitätsbestimmung durch Ermittlung des Siedepunktes heißt es im Arzneibuch S. XXIV, Absatz 29a:

Soll durch die Untersuchung lediglich die Identität eines Arzneimittels festgestellt werden, so bedient man sich des zur Bestimmung des Schmelzpunkts unter 27a beschriebenen Apparats, indem man an dem Thermometer in der gleichen Weise, wie oben beschrieben, ein dünnwandiges, an einem Ende zugeschmolzenes Glasröhrchen von 3 mm lichter Weite befestigt und in dieses 1 bis 2 Tropfen der zu untersuchenden Flüssigkeit sowie — zur Verhütung des Siedeverzugs — ein unten offenes Kapillarröhrchen gibt, das in einer Entfernung von 2 mm vom eintauchenden Ende eine zugeschmolzene Stelle hat. Man verfährt alsdann weiter wie bei der Bestimmung des Schmelzpunkts. Die Temperatur, bei der aus der Flüssigkeit eine ununterbrochene Reihe von Bläschen aufzusteigen beginnt, ist, als der Siedepunkt anzusehen.

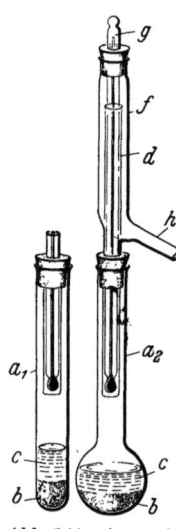

Die, wie schon erwähnt, für den Praktikanten besonders wichtige Reinheitsprüfung ist nach dem DAB folgendermaßen auszuführen:

Soll durch die Bestimmung des Siedepunkts der Reinheitsgrad eines Stoffes festgestellt werden, so ist der Stoff aus dem nachfolgenden beschriebenen und abgebildeten Apparat zu destillieren. Als Siedegefäß wird für die verschiedenen, nachstehend genauer unterschiedenen Zwecke entweder das Siederohr a_1 verwendet oder der Siedekolben a_2 [Abb. 144]. Das Siederohr a_1 besteht aus einem starkwandigen Probierrohr von 180 mm Höhe und 20 mm lichter Weite, während der Siedekolben a_2 aus einem ähnlichen Rohr besteht, das am unteren Ende zu einer Kugel von etwa 5 cm Durchmesser ausgeblasen ist. Zunächst wird in das Siedegefäß a_1 oder a_2 eine etwa 2 cm hohe Schicht trockene Tariergranaten b, die einen Durchmesser von 2—2,5 mm haben und mit roher Salzsäure gereinigt worden sind, oder ein Siedestäbchen gebracht. Dann werden ungefähr 15 ccm der zu prüfenden Flüssigkeit in das Siedegefäß gebracht. Auf dem Siedegefäß wird mittels eines Korkes der Siedeaufsatz befestigt. Dieser besteht aus einem Dampfrohr d von 9 mm lichter Weite und etwa 210 mm Höhe, dessen oberer Teil von dem angeschmolzenen Dampfmantel f von etwa 20 mm Weite und 140 mm Länge umgeben ist. Das obere etwas verjüngte Ende des Dampfmantels ist mit einem Kork verschlossen, in dem das Thermometer g befestigt wird. An dem unteren

Abb. 144. Apparat zur Bestimmung des Siedepunkts nach DAB 6

Ende des Dampfmantels ist ein Abzugsrohr h von etwa 210 mm Länge angebracht.

Die Tariergranaten oder das Siedestäbchen — auch ein Magnesiastäbchen kann für diesen Zweck verwandt werden — verhindern Siedeverzug und damit das gefährliche Stoßen der Flüssigkeit.

Die Erhitzung auf dem Drahtnetz, zum Teil mit Asbestumrandung, soll eine *Über*hitzung des Dampfes vermeiden und ferner eine Beeinflussung des Thermometers durch strahlende Wärme ausschließen. Man beginne langsam mit der Erwärmung und sorge dafür, daß nach Beginn der Destillation keine Unterbrechung der Wärmezufuhr stattfindet, da sonst der Versuch von neuem begonnen werden muß, weil die Quecksilbersäule sinkt.

Wo die vorgeschriebene Asbestplatte nicht vorhanden ist, kann man sie durch ein Asbestdrahtnetz ersetzen, das man in der Mitte mit einem Nagel oder einer spitzen Schere in einem Kreis von 2 cm Durchmesser durchlöchert.

Für die dritte Arzneibuchanweisung sind als Siedegefäße die üblichen *Fraktionierkölbchen* (Abb. 2 bei „Destillieren" S. 30) zu verwenden. Das Erhitzen ist bei Flüssigkeiten, die unterhalb 75° sieden, auf dem Wasserbad vorzunehmen, in den übrigen Fällen über freier Flamme auf dem Drahtnetz.

Bestimmung des Alkoholgehaltes
Nachweis von Methylalkohol und Azeton
in Tinkturen, Alcohol absolutus und Spiritus

Das Arzneibuch gibt in seinen Allgemeinen Bestimmungen eine Anleitung zur Bestimmung der sogenannten *Alkoholzahl* in Tinkturen.

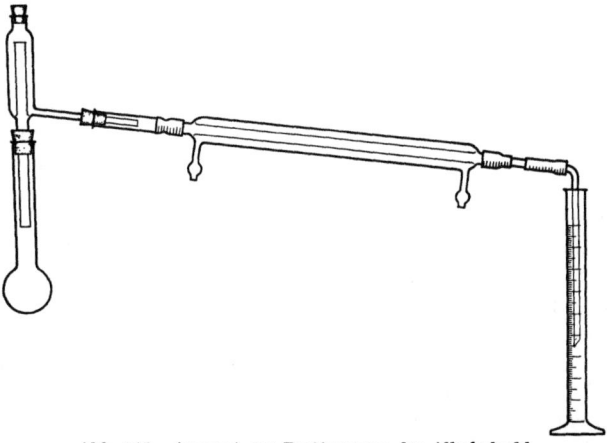

Abb. 145. Apparat zur Bestimmung der Alkoholzahl

(In demselben Abschnitt wird auch die Prüfung auf Methylalkohol und Azeton beschrieben.) Man verwendet den zur Bestimmung des Siedepunkts benutzten Apparat (Abb. 145) mit dem Siedekolben a_2 und einem angeschlossenen Kühler, dessen unteres Ende einen Vorstoß trägt, wie ihn die Abbildung zeigt. Als Vorlage dient ein in $\frac{1}{10}$ ccm eingeteilter Glaszylinder von 25 ccm Inhalt.

In den Siedekolben gibt man 10 g (auf der Rezepturwaage möglichst genau abgewogen) der zu prüfenden Tinktur, 5 g Wasser und ein Siedestäbchen zur Verhütung des Siedeverzugs. Auf einer Asbestdrahtnetzplatte, die in der Mitte eine asbestfreie, nur von Drahtgeflecht gebildete Öffnung hat, wird mit schwacher Bunsenflamme derart erhitzt, daß das Drahtnetz rotglühend wird. Nach Beginn des Siedens erhitzt man nur so stark weiter, daß die Flüssigkeit gleichmäßig siedet. Bei den mit verdünntem Weingeist bereiteten Tinkturen sind etwa 11 ccm, bei den mit Weingeist bereiteten 13 ccm, bei Tinctura Opii crocata und Tinctura Opii simplex etwa 9 ccm abzudestillieren.

Das Destillat in der Vorlage wird nun mit so viel Kaliumkarbonat durchgeschüttelt, daß eine mindestens 0,5 cm hohe Schicht von Kaliumkarbonat ungelöst bleibt. Im Fall der mit verdünntem Weingeist hergestellten Tinkturen werden etwa 6—7 g (bei den Opiumtinkturen etwas mehr), bei den Weingeisttinkturen 3—4 g des Salzes gebraucht. Wenn zuviel davon zugesetzt wurde, so bleibt die Trennung der Flüssigkeiten undeutlich. Man muß dann mit ganz wenig Wasser nochmals durchschütteln, bis bei ruhigem Stehen eine scharfe Scheidung eintritt.

Das Ganze beruht also auf einer „Aussalzung" des Alkohols durch Kaliumkarbonat. Durch dieses Salz wird dem abdestillierten Alkohol-Wasser-Gemisch der größte Teil des Wassers entzogen, und Äthylalkoholhydrat, $C_2H_5OH + H_2O$, scheidet sich ab, weil es sich mit der gesättigten Karbonatlösung nicht mischt.

Der Meßzylinder wird eine halbe Stunde lang in Wasser von 20° gestellt, so daß sein Inhalt sich auf diese Temperatur abkühlt. Man liest nun die Anzahl Kubikzentimeter der Alkoholschicht ab und erhält so die Alkoholzahl. Durch Multiplikation mit 7,43 erhält man den Alkoholgehalt in Gewichtsprozenten.

Verfälschungen von Spirituspräparaten mit vergälltem Branntwein erkennt man an deren Gehalt an *Methylalkohol* und *Azeton*. Der Nachweis geschieht unter Verwendung des Destillats, das bei der Bestimmung der Alkoholzahl erhalten wurde. In dem dabei benutzten Apparat werden von diesem Destillat 2 ccm abdestilliert und in folgender Weise geprüft:

a) Auf Methylalkohol.

1 ccm Destillat wird mit 4 ccm verdünnter Schwefelsäure gemischt. Unter guter Kühlung und stetem Umschütteln fügt man allmählich 1 g fein zerriebenes Kaliumpermanganat hinzu. Etwa vorhandener Methylalkohol wird dadurch zu Formaldehyd oxydiert. Nach Verschwinden der Violettfärbung wird durch ein kleines, trockenes Filter filtriert und das meist schwach rötlich gefärbte Filtrat einige Sekunden lang schwach erwärmt, bis es farblos geworden ist. Nach dem Erkalten gibt man aus einer Pipette 3—5 Tropfen dieser Flüssigkeit zu 0,5 ccm einer frischbereiteten und gut gekühlten Lösung von 0,02 g Guajakol in 10 ccm Schwefelsäure, die sich auf einem auf weißer Unterlage ruhenden Uhrglas

befindet. Die Ausflußöffnung der Pipette wird dabei der Oberfläche der Guajakollösung soweit als möglich genähert.

Innerhalb von 2 Minuten darf nun keine rosarote Färbung eintreten; der aus dem Methylalkohol entstandene Formaldehyd gibt mit phenolartigen Verbindungen nach Art des Guajakols in konzentrierter Schwefelsäure rote bis violette Färbungen.

b) Auf Azeton.

Der andere Kubikzentimeter des Destillats wird mit 1 ccm Natronlauge und 5 Tropfen Nitroprussidnatriumlösung versetzt. Es darf keine Rotfärbung auftreten, die nach sofortigem Zusatz von 1,5 ccm verdünnter Essigsäure in Violett übergeht.

Die *Schweizer Pharmakopöe* läßt folgendermaßen verfahren:

23 ccm Tinktur oder Fluidextrakt werden mit 75 ccm Wasser in einen 250-g-Kolben gebracht. Man destilliert etwa zwei Drittel der Flüssigkeit ab; als Vorlage dient ein 100 ccm fassendes Meßkölbchen. Eine halbe Stunde lang wird es mit dem Destillat in Wasser von 15° eingestellt; darauf füllt man mit Wasser bis zur Marke auf. Nach Bestimmung des spezifischen Gewichts der Flüssigkeit wird aus einer Tabelle der Alkoholgehalt in Volumprozenten bestimmt, der noch mit 4 zu multiplizieren ist, um den wirklichen Gehalt des Ausgangsmaterials zu ermitteln.

Das HAB läßt den Weingeistgehalt bestimmen, indem 50 ccm der Tinktur mit 100 ccm Wasser und 50 g Natriumchlorid oder Natriumsulfat in einen Destillierkolben gegeben werden. Kochsalz oder Natriumsulfat werden zugesetzt, um das Schäumen zu verhindern. 100 ccm werden abdestilliert, und von dem Destillat bestimmt man das spezifische Gewicht. Aus einer Alkoholtabelle kann dann der Gehalt an reinem Weingeist abgelesen werden.

Es wird jedoch auch die Vorschrift des DAB zugelassen, wenn die zu prüfende Tinktur beim Kochen nicht schäumt. Welcher der beiden Vorschriften jeweils der Vorzug gegeben wird, bleibt der Erfahrung des Prüfers überlassen.

Die Vorschriften der Arzneibücher zur Bestimmung des Alkoholgehalts befriedigen deshalb nicht immer, weil zu ihrer Ausführung ziemlich große Substanzmengen gebraucht werden. Es wurden daher sogenannte Mikromethoden ausgearbeitet, unter anderem von KERN und LÜCHOW, über die man sich in dem bekannten Werk von KERN (Angewandte Pharmazie) unterrichten kann.

Gehaltsbestimmung des ätherischen Öls in Drogen

Da Arzneidrogen mit einem Gehalt an ätherischem Öl in der Hauptsache diesem Ölgehalt ihre Wirkung verdanken, ist die Bestimmung des ätherischen Öls für den Apotheker von großer Wichtigkeit. Nach dem DAB wird sie in folgender Weise ausgeführt:

10 g (grobes) Drogenpulver, bei Flores Caryophylli 5 g, werden in einem Literrundkolben (vgl. Abb. 146) mit 300 ccm Wasser übergossen und nach Hinzufügung einiger gereinigter Tariergranaten (zur Vermeidung des Siedeverzugs) der Destillation unterworfen. Man gebraucht dazu

ein zweimal rechtwinklig gebogenes, etwa 30 cm langes Destillierrohr und einen kurzen, senkrecht absteigenden Kühler, dessen Rohr 55 cm und dessen Kühlmantel 22 cm lang ist. Der Kolben wird auf dem Drahtnetz

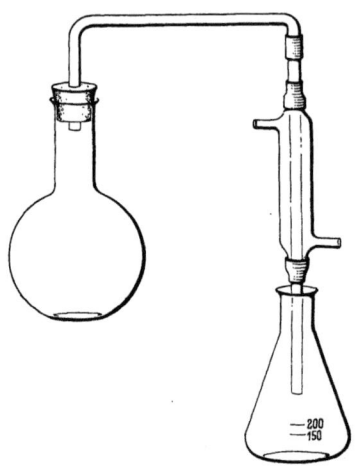

mit einem kräftigen Bunsenbrenner erhitzt. Als Vorlage dient ein Kolben oder Scheidetrichter von 300 ccm Inhalt, den man bei 150 und 200 ccm mit einer Marke versehen hat. Wenn 150 ccm Destillat übergegangen sind, wird die Flamme entfernt und nach dem Aufhören des Siedens der Inhalt des Kolbens ohne Lösung der Verschlüsse durch vorsichtiges Umschwenken in drehende Bewegung versetzt, bis die an der Kolbenwand haftenden Teilchen wieder in der Flüssigkeit verteilt sind. Dann wird erneut zum Sieden erhitzt, bis nochmals 50 ccm übergegangen sind. Falls das Kühlrohr — durch Abscheidung von ätherischem Öl — Trübungen erkennen

Abb. 146. Apparat zur Bestimmung des ätherischen Öls in Drogen nach dem DAB 6

läßt, ist die Kühlung bis zum Verschwinden dieser Trübungen vorübergehend abzustellen. — Das Kühlrohr soll nicht in das Destillat eintauchen.

Etwa 200 ccm des Destillats werden im Scheidetrichter mit 60 g Natriumchlorid versetzt und die Lösung dreimal mit je 20 ccm *Pentan* ausgeschüttelt.

Das Natriumchlorid setzt man vor dem Ausschütteln in der Absicht zu, die Löslichkeit der ätherischen Öle in Wasser herabzusetzen, die Öle also „auszusalzen".

Die in einem Kölbchen gesammelten Auszüge werden zum Absetzen des mit hineingelangten Wassers einige Minuten lang stehengelassen. Dann führt man sie in ein gewogenes Weithalskölbchen von 100 ccm Inhalt über. Tropfen der Salzlösung dürfen nicht mit hineingelangen!

Auf einem mäßig erwärmten Wasserbad wird dann das Pentan vorsichtig (feuergefährlich!) abdestilliert. Die letzten Pentananteile entfernt man durch sehr vorsichtiges Einblasen (oder Durchsaugen) von Luft, die zwecks Trocknung durch ein mit Chlorkalziumstücken beschicktes Rohr geleitet wird. Durch die infolge Verdunstung etwa noch vorhandenen Pentans entstehende Kälte würde aus feuchter Luft Wasser abgeschieden werden.

Nun stellt man das Kölbchen eine halbe Stunde lang in den Exsikkator und wägt es. Nach weiterem viertelstündigen Stehenlassen im Exsikkator darf der Gewichtsverlust nur wenige Milligramm betragen, andernfalls ist das Kölbchen so lange im Exsikkator zu belassen, bis die Differenz der in viertelstündigen Zwischenräumen erfolgenden Wägungen höchstens 0,002 g beträgt.

Für die hier beschriebene Apparatur des DAB 6 wurden im Laufe der letzten Jahrzehnte manche Verbesserungen vorgeschlagen; es entstanden neue Geräte nach UNGER, MORITZ, CLEVENGER (Neo-Clevenger),WASICKY, DADDER u. a. Die eben genannten Apparate stimmen mit der Arzneibuchmethode insofern überein, als sie wie diese das Abdestillieren des mit Wasserdampf flüchtigen ätherischen Öls mit Wasser und das volumetrische Messen des abdestillierten Öls zur Grundlage haben. Wenn auch nach wie vor die Arzneibuchmethode für den Praktikanten in erster Linie in Betracht kommt, so sollen hier doch noch zwei bewährte Geräte neuerer Art beschrieben werden, zunächst der Apparat nach DADDER (Abb. 147), (den KERN und NEUWALD weiterhin verbesserten) vgl. deren Ergänzungsvorschläge zum Deutschen Arzneibuch, I. Mitteilung 1952.

Er besteht aus 3 Teilen:

    a) dem 1-l-Rundkolben aus Jenaer Glas,
    b) dem Kühler mit Meß-, Rücklauf- und Zulaufrohr,
    c) dem Einsatz- bzw. Luftausgleichrohr.

Zur Bestimmung des Gehalts an ätherischen Ölen können die Blattdrogen ganz oder geschnitten verwandt werden; leicht aufschließbare Früchte ebenfalls.

Bei besonders ölreichen Drogen, wie Flores Caryophylli, sind 5 g Drogenpulver erforderlich, sonst 10 g.

Die Droge wird in den Kolben gebracht und 200—250 ccm Wasser durch das Zulaufrohr hinzugegeben. Damit füllt sich auch das Rücklaufrohr. Es wird unter guter Kühlung destilliert, bis sich im oberen Teil des Kühlers keine Öl-

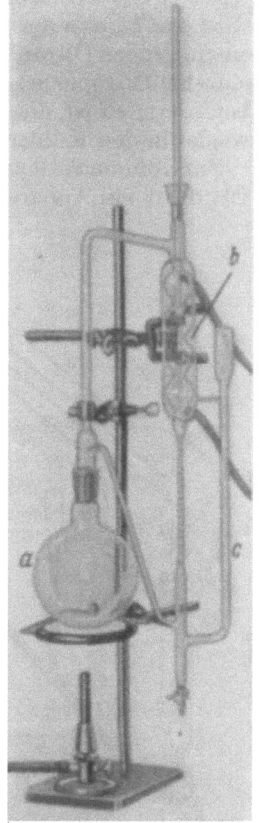

Abb. 147. Apparat zur Schnellbestimmung ätherischer Öle nach Dadder von A. G. Wenderoth, Kassel

tröpfchen mehr zeigen. Die Kühlung wird dann abgestellt, so daß das Kühlwasser sich erwärmt und etwa im untersten Teil des Kühlers sitzengebliebene Tröpfchen Öl ebenfalls warm werden und in die Meßröhre gehen. Die Ölmengen können dann sofort in dem engen Rohr oder bei schweren Ölen unten, direkt oberhalb des Glashahnes, abgelesen werden.

Durch Ablassen oder Zugeben von Wasser kann der Ölspiegel genau auf eine Meßmarke eingestellt und etwa in der weiten Meßröhre befindliches Öl in die engere Röhre getrieben werden.

Öle, die schwerer als Wasser sind, wie Oleum Cinnamomi und Oleum Caryophylli, sammeln sich in dem Teil der Meßröhre unterhalb der Rücklaufröhre, oberhalb des Ablaufhahnes, und können dort gemessen werden.

Durch das Einsatzrohr wird eine ruhige Arbeit der Apparatur gewährleistet. Bei Ölen, die leichter als Wasser und sehr beweglich sind, z. B. Oleum Anisi, empfiehlt es sich, zu Beginn der Bestimmung ein halbes Kartenblatt voll Kochsalz durch das seitliche Zulaufrohr einzufüllen; dadurch wird das Tanzen der Öltröpfchen etwas gebremst und die Vereinigung zu einem großen Öltropfen beschleunigt. Werden im Anfang der Destillation einzelne Öltröpfchen durch das Rückflußröhrchen wieder in den Kolben befördert, so ist dies ohne Bedeutung, da sie durch den Dampf sofort wieder in den Kühler gelangen.

Zur volumetrischen und gravimetrischen Bestimmung des ätherischen Öls dient ein Apparat nach STAHL (Abb. 148), mit dem auch sehr kleine Mengen bestimmt werden können. Die Apparatur ermöglicht eine kontinuierliche Wasserdampfdestillation mit 0,5 ml Pentan als Vorlage. Das Pentan wird später entfernt und das zurückbleibende Öl gewogen. Mit Hilfe einer eingebauten graduierten Bürette können auch Bestimmungen nach der volumetrischen Methode durchgeführt werden.

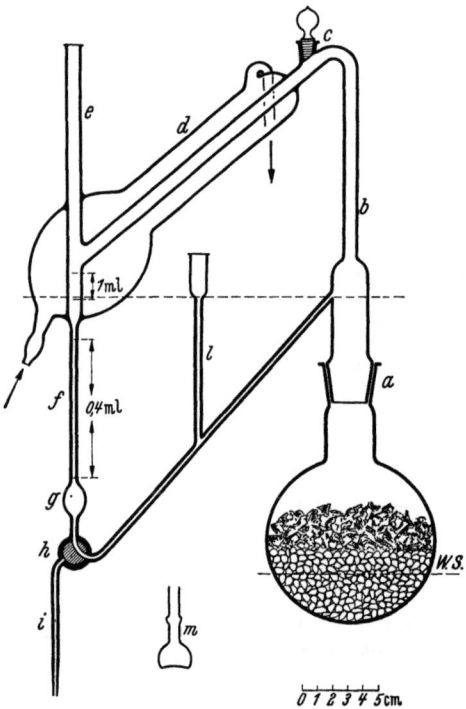

Abb. 148. Apparat nach Stahl zur Bestimmung des ätherischen Öls in Drogen

Die Arbeitsvorschrift lautet:

Mit einer breiten Klammer, die den Kühlmantel umgreift, wird der Apparat am Stativ befestigt und nach der Beschickung des ebenfalls mit einer Klammer am selben Stativ angebrachten Destillationskolbens auf diesen herabgesenkt. Die Beheizung erfolgt in üblicher Weise mittels Bunsenbrenners oder anderer regulierbarer Wärmequellen.

Zunächst wird das Kapillarsystem mit Wasser gefüllt. Hierzu dreht man den Hahn in „Spülstellung" (Abb. 149b) und füllt durch den Einfüllstutzen l so lange Wasser ein, bis dieser Teil luftblasenfrei gefüllt ist; ohne die Wasserzufuhr zu unterbrechen, dreht man den Hahn entgegen dem Uhrzeigersinn in die Umlaufstellung (Abb. 149a) und füllt so das Kapillarsystem und das Druckausgleichrohr bis zu dem sich von selbst einstellenden Niveau. Nun wird die Kühlung in Gang gesetzt und dann mit

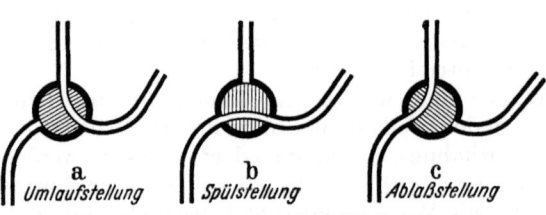

a
Umlaufstellung

b
Spülstellung

c
Ablaßstellung

Abb. 149. Zur Bestimmung (nach Stahl) des ätherischen Öls in Drogen

einer durch das Druckausgleichrohr e eingeführten Pipette 0,5 ml Pentan vorgelegt; die Beheizung kann jetzt in Gang gesetzt und mit der Destillation begonnen werden.

Oft ist eine genaue Festlegung der pro Zeiteinheit übergehenden Dampfmenge erforderlich; diese ist sehr einfach dadurch möglich, daß die pro Minute übergehende Wassermenge gemessen wird. Man stellt hierzu durch vorsichtiges Drehen des Hahnes in Ablaßstellung (Abb. 149c) den Meniskus bis zur Null-Marke der 1-ml-Graduierung, dreht den Hahn in Sperrstellung, stellt die Zeit (Stoppuhr!) fest, die bis zum Erreichen der oberen Marke (1 ml) erforderlich ist, und rechnet auf ml/pro Minute um. Die Destillationsgeschwindigkeit kann durch Regulierung der Heizquelle zwischen 0,5 und 6 ml/pro Minute variiert werden.

Nach der vorgesehenen Destillationszeit wird die Heizung entfernt und einige Minuten bis zum Erkalten des Spülstutzens gewartet.

Dann wird der Dreiweghahn im Uhrzeigersinn schnell über Stellung B vorsichtig in Stellung C gedreht, so daß sich die Öl-Pentansäule nur langsam senkt. Befindet sich das Ölgemisch im unteren Teil der Olive (noch nicht in der unteren Kapillare!), so dreht man den Hahn etwas nach links in Sperrstellung und wartet einige Minuten, bis das an den Wänden haftende Wasser abgelaufen ist und sich mit der Hauptwassermenge vereinigt hat. Nun läßt man ganz langsam weiter ab, bis die Öl-Pentanlösung die Rille der Feineinstellung der oberen Hahnbohrung erreicht hat. In diesem Augenblick dreht man den Hahn nach links in Spülstellung B; das noch in diesem System befindliche Wasser läuft ab. Die Wasserreste in Hahn und Ablaßrohr werden entfernt, indem man durch den Einfüllstutzen vorsichtig Aceton (das auf keinen Fall in das Steigrohr einfließen darf) und anschließend Pentan gibt. Jetzt kann die Pentan-Öl-Lösung durch Drehen des Hahnes nach rechts (Uhrzeigersinn!) in Stellung C in ein Mikrokölbchen m abgelassen werden. In dieser Stellung werden nach Ablassen der Öllösung durch das Druckausgleichrohr e noch etwas Pentan getropft und damit noch die letzten Ölreste in das Auffangkölbchen gespült. Die nun im Mikrokölbchen befindliche Gesamt-Pentanmenge soll höchstens 2 ml betragen. Zum Schluß wird das vorher genau gewogene Kölbchen zum Abdampfen des Pentans in ein auf 50° C erwärmtes Sandbad gestellt, das so lange durch gelinde Beheizung auf dieser Temperatur gehalten wird, bis alles Pentan verdampft ist.

Für eine reine Dampfdestillation wird der Kolben etwa zur Hälfte mit gereinigtem „Perlkies" (zu beziehen aus jedem Baumaterialiengeschäft) gefüllt, dann das Wasser zugegossen (Wasserspiegel einige Zentimeter unter der Kiesoberfläche) und zum Schluß die Droge gleichmäßig aufgeschüttet. Diese Art der Beschickung bietet außerdem den Vorteil, daß bei relativ großer „Siedebodenfläche" die Wassermenge sehr stark verringert wird (wichtig wegen der Wasserlöslichkeit mancher ätherischen Öle), und nicht zuletzt, daß so ein ruhiges und gleichmäßiges Destillieren auch bei feiner Pulverdroge gewährleistet ist.

Viskositätsbestimmung, Viskosimetrie

Viskosität oder Zähflüssigkeit (Zähigkeit) ist die den Flüssigkeiten (und Gasen) eigentümliche innere Reibung. Sie ist stark von der Temperatur abhängig und nimmt im allgemeinen mit zunehmender Temperatur ab. In der Pharmazie spielt der Viskositätsgrad einer Flüssigkeit mitunter die Rolle einer wichtigen Kennzahl, z. B. bei der Beurteilung von Ölen und Schleimen zur Herstellung von Emulsionen. Eine Viskositätsbestimmung mit dem *Viskosimeter* dürfte in einem neuen Arzneibuch in vielen Fällen gefordert werden.

Es gibt zwei Arten von Viskosimetern. Die eine läßt die Ausfluß- bzw. Durchflußzeit eines bestimmten Rauminhalts durch ein Röhrchen (Kapillare) von bestimmter Weite ermitteln (Kapillarviskosimeter), die andere geht von der Zeit aus, in der eine Kugel durch ein mit Flüssigkeit gefülltes Rohr zu Boden sinkt (Kugelviskosimeter). Je zäher eine Flüssigkeit ist, um so langsamer durchfließt sie die Kapillare bzw. um so langsamer fällt die Kugel im Rohr. Die Abb. 150 und 151 zeigen Geräte, die sich für den Gebrauch in der Apotheke eignen.

Man unterscheidet dynamische oder absolute Viskosität und kinematische Viskosität. Die erstgenannte hat als Einheit im Zentimeter-Gramm-Sekunde-System das Poise (P), dessen hundertster Teil, das Zentipoise (cP), etwa der dynamischen Viskosität von Wasser bei 20° entspricht. Das Poise selbst stellt die dynamische Viskosität einer Flüssigkeit dar, die mit der Kraft von 1 Dyn den Reibungswiderstand zwischen zwei unter bestimmten Bedingungen aneinander vorbeigleitenden Flüssigkeitsschichten zu überwinden vermag.

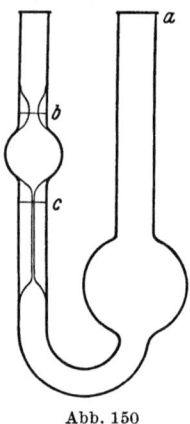

Als Maß für die kinematische Viskosität, die der Quotient aus absoluter Viskosität und Dichte ist, hat sich das *Stoke* (St) eingeführt. Ein *Zentistoke* (cSt) gibt etwa die kinematische Viskosität von Wasser bei 20° an.

Das Kapillarviskosimeter nach OSTWALD (Abb. 150) besteht aus einer U-förmig gebogenen Glasröhre, die links unterhalb einer bauchigen Erweiterung kapillar verengt ist. Oberhalb und unterhalb der Erweiterung sind die Marken b und c angebracht. In die rechte, weitere Röhre füllt man 5 ccm Untersuchungsmaterial ein, hängt den an einem Stativ befestigten Apparat bis einige Zentimeter über b in ein mit Wasser gefülltes

Abb. 150
Ostwaldsches
Kapillarviskosimeter

Becherglas und sorgt dafür, daß das Wasser während der vorgesehenen Bestimmungen konstante Temperatur hat.

Wenn man annehmen darf, daß innerhalb und außerhalb des Apparats die gleiche Temperatur herrscht, treibt man durch Blasen an einem bei a aufgesetzten Gummischlauch die Flüssigkeit in den linken Schenkel bis etwas über b hinaus und mißt dann mit der Stoppuhr die Sekunden (t), die die Flüssigkeit braucht, um von b bis c zu gelangen. Ebenso bestimmt man die Zeit, die bei der gleichen Temperatur destilliertes Wasser zur Zurücklegung desselben Weges braucht (t_1). Die relative Viskosität ist dann $\frac{t}{t_1}$. Soll auf absolute Viskosität umgerechnet werden, so geschieht dies unter Berücksichtigung der Dichten der Untersuchungs-

flüssigkeit und des Wassers nach einer Formel,
die dem Apparat beigegeben ist. Ihre Er-
örterung würde hier zu weit führen.

Das Kugelfallviskosimeter nach TAUSZ
(Abb. 151) besteht aus einem Metallrohr, das
an beiden Enden mit durchsichtigen Scheiben abgeschlossen ist. Zum Gebrauch wird
der Apparat auf einen Spiegel gestellt, in dem
die Endlage der Kugel auch bei dunklen Flüssigkeiten leicht erkennbar ist. An einem eingebauten Thermometer kann die Meßtempe-
ratur abgelesen werden. Die Messung läßt
sich durch Umdrehen des Apparats beliebig
oft wiederholen.

Grundlage der Messung ist nach dem oben
Gesagten die Bestimmung der Fallzeit. Sie
steht in direkter Beziehung zur Viskosität
in Zentipoisen. Zentistokes ergeben sich bei
Division durch das spezifische Gewicht.

Alkaloidbestimmungen

Zum Nachweis von Alkaloiden im allgemeinen bedient man sich der sogenannten
Gruppenreagentien für Alkaloide, die zunächst
einmal das Vorhandensein dieser Körper überhaupt aufzeigen, indem sie mit einer Anzahl
von Alkaloiden Fällungen ergeben, ohne
einen einzelnen dieser Stoffe zu kennzeich-

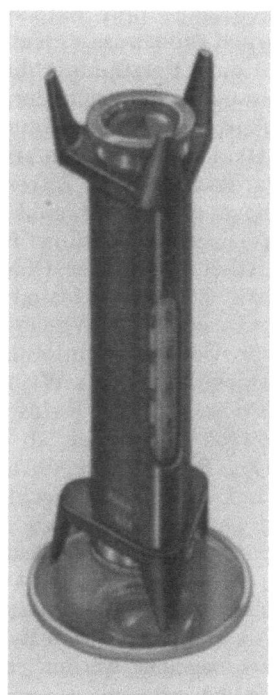

Abb. 151
Kugelfallviskosimeter
nach Tausz von R. Jung AG,
Heidelberg

nen. Ein solches Gruppenreagens ist z. B. die *Gerbsäure*, die Alkaloide
als weiße Tannate fällt. (Auf Grund dieser Tatsache gibt man bei Alka-
loidvergiftungen gerbsäurehaltige Getränke, wie Kaffee oder Tee, als
Gegenmittel.) Weiterhin wird als Gruppenreagens gebraucht Phosphor-
wolframsäure, Pikrinsäure, Jodjodkalium, Kaliumwismutjodid und
Kaliumquecksilberjodid (Mayers Reagens, $K_2 HgJ_4$). Bei den sogenannten *narkotischen Fluidextrakten* — es sind damit die alkaloidhaltigen
gemeint — läßt das Arzneibuch MAYERS Reagens anwenden, um festzustellen, ob die Pflanzenteile vollkommen ausgezogen sind. (Alkaloide
fällt dieses Reagens weiß.) Bei „Extracta fluida" lesen wir im DAB,
daß zu diesem Zweck 10 ccm der ablaufenden Flüssigkeit mit 3 Tropfen
verdünnter Salzsäure auf dem Wasserbad eingedampft werden. Der
Rückstand enthält die praktisch wasserlöslichen Alkaloide als nunmehr
lösliche Chloride. Man nimmt den Rückstand mit 5 ccm Wasser auf,
filtriert und versetzt mit MAYERS Reagens. Eine sofort auftretende
Trübung würde anzeigen, daß der Auszug noch unvollkommen war, daß
also die auszuziehende Droge noch Alkaloide enthält.

Die bisher erwähnten Reagentien zeigten durch *Fällungen* die Gegen-
wart von Alkaloiden an. Eine Anzahl weiterer Prüfstoffe ergibt mit
Alkaloiden *Färbungen*. Solche färbenden Reagentien sind konzentrierte

Schwefel- und Salpetersäure, Molybdän- und Vanadinschwefelsäure. Auch Chlorwasser, Kaliumchlorat und Ammoniak gehören hierher.

Zum Verständnis der vom Arzneibuch angegebenen Alkaloidbestimmungen, in denen der Alkaloidgehalt einer Droge oder einer pharmazeutischen Zubereitung festgestellt werden soll, sei folgendes gesagt: Da Alkaloide in Drogen stets an irgendeine organische Säure gebunden sind (z. B. Apfel- oder Zitronensäure), müssen sie zunächst durch eine stärkere Base, etwa Ammoniakflüssigkeit, in Freiheit gesetzt werden. Die dann vorliegende Lösung freien Alkaloids in organischem Lösungsmittel (Äther, Essigäther, Chloroform) muß geklärt werden, um sie zur Titration bzw. zur gewichtsanalytischen Bestimmung geeignet zu machen. Teils reißt schon ein Wasserzusatz die trübenden Bestandteile an sich, wie bei der Gehaltsbestimmung von Radix Ipecacuanhae (sehr stärkehaltig! Stärke *quillt* mit Wasser), teils muß mit Tragant nachgeholfen werden (Cortex Chinae, Extractum Belladonnae). Auch Talk wird für denselben Zweck verwendet, so bei Folia Hyoscyami und anderen Blattdrogen. Eine Fehlerquelle, die einen zu hohen Alkaloidgehalt vortäuschen könnte, sind die auch in geklärten Lösungen gelegentlich noch vorhandenen flüchtigen Amine, wie z. B. Methylamin; sie sind daher vor der Titration durch teilweises Abdestillieren des Äthers zu entfernen.

Nicht immer gelingt die Freisetzung des Alkaloids durch Alkalisierung ohne weiteres. So müssen bei Cortex Chinae die in der Droge enthaltenen Alkaloide erst durch Erhitzen mit verdünnter Salzsäure als Hydrochloride herausgelöst werden, bevor sie durch Natronlauge in Freiheit gesetzt werden können.

Vor dem Ausschütteln (= Herauslösen der Alkaloide bzw. des Alkaloids) der alkaloidhaltigen Droge in dem für diesen Zweck — wie schon erwähnt — stets verwendeten organischen Lösungsmittel ist es mitunter nötig, einen Stoff zuzusetzen, der die Löslichkeit des Alkaloids in Wasser herabsetzt. Dazu wird z. B. bei Tinctura Colchici Natriumchlorid vom Arzneibuch vorgeschrieben, da Colchicin in Wasser so leicht löslich ist, daß es sich nicht ausschütteln läßt. In Kochsalzlösung dagegen ist es unlöslich. Auch bei Semen Arecae stellt die leichte Löslichkeit des Arekolins in Wasser eine Fehlerquelle dar; man verwendet in diesem Fall getrocknetes Natriumsulfat zur Entwässerung. Bei Cortex Granati finden wir ebenfalls Natrium sulfuricum siccatum zur Wasserbindung angewandt.

Wenn man Natronlauge auch zur Alkalisierung von solchen Alkaloiden verwenden wollte, die — wie die Mutterkornalkaloide — freie OH-Gruppen enthalten, würden mit der Lauge Phenolate entstehen, die in organischen Lösungsmitteln nicht löslich sind. Das DAB schreibt daher in diesem Fall die sehr schwache Base *Magnesiumoxyd* vor, bei der eine Phenolatbildung ausgeschlossen ist.

Bei sehr fetthaltigen Drogen wie Mutterkorn kann eine Entfettung des Analysenmaterials mit Petroläther, die man im Perkolator vornimmt, vorteilhaft sein. Bei älterem Material nämlich kann das Fett hydrolytisch gespalten sein; auf Zugabe der Magnesia entstehen dann Magnesiumsalze der Fettsäuren, die in Äther löslich sind und die Bestimmung stören können. Allgemein gilt für fetthaltige Drogen, daß statt Natronlauge lieber schwächere Basen wie Natriumkarbonat oder Ammoniak verwendet werden sollten, da aus NaOH mit Fetten Seife entsteht, die den Gang der Bestimmung stören würde.

Für alle Alkaloidtitrationen schreibt das Arzneibuch in seinem Allgemeinen Teil die Verwendung von Feinbüretten vor, um Material zu sparen.

Im Prinzip verläuft die Titration der Alkaloide folgendermaßen:

Durch Schütteln der Äther- oder Ätherchloroformlösung mit $\frac{n}{10}$ Salzsäure gehen die Alkaloide — unter Verbrauch einer äquivalenten Säuremenge — als Hydrochloride in die wäßrige Lösung über. Die nicht gebundene Salzsäure wird mit Kalilauge zurücktitriert. Aus dem Verbrauch der Lauge (bzw. Säure) läßt sich dann der Alkaloidgehalt berechnen.

Die *Indikatoren* werden nach dem zu erwartenden Umschlagspunkt gewählt. Wo — wie in den meisten Fällen — die Neutralisation bei etwa pH 5 zu erwarten ist, verwendet man Methylrot, in einigen anderen Fällen auch Methylorange, das ungefähr bei pH 4 umschlägt. Wenn ein Alkaloid — wie das Colchicin in Semen und Tinctura Colchici — eine so schwache Base ist, daß mit den üblichen Indikatoren ein deutlicher Umschlag nicht zu erzielen ist, greift man zur gewichtsanalytischen (gravimetrischen) Bestimmung.

Maßanalyse

Gewichts- und Maßanalyse gehören zu den Gehaltsbestimmungen, die das Arzneibuch in vielen Fällen vorschreibt. Die Maßanalyse ist die beliebteste Methode einer solchen „quantitativen Analyse", weil sie am schnellsten und trotzdem sehr genau und sicher arbeitet. Im Gegensatz dazu ist die *Gewichtsanalyse* recht zeitraubend. Wegen ihrer dem jeweiligen Zweck angepaßten Vielfalt der Ausführung bedarf es längerer Zeit, um mit ihr vertraut zu werden; sie wird daher während des Hochschulstudiums ausgiebig geübt und kommt für die Praktikantenzeit im allgemeinen nicht in Frage. Dagegen begleitet die praktisch und theoretisch leicht zu erlernende und vielseitig anwendbare Maßanalyse den jungen Fachgenossen während seiner ganzen Ausbildungszeit.

Sie wurde von dem französischen Physikochemiker GAY-LUSSAC (1778—1850) begründet und dient der Gehaltsbestimmung von Flüssigkeiten. Man nennt sie auch volumetrische Analyse oder Volumetrie. Der Reaktionsablauf heißt „Titration", die dabei ausgeübte Tätigkeit „titrieren", abgeleitet von dem Worte „Titer"; damit bezeichnet man den Gehalt einer volumetrischen Lösung an wirksamer Substanz. (Franz. le titre, der Gehalt.)

Die Maßanalyse beruht darauf, daß man einen gelösten Stoff mit einem anderen, gleichfalls in Lösung befindlichen „titriert", das heißt seinem Gehalt nach abmißt. Zu diesem Zweck läßt man aus einer graduierten Röhre (Bürette) so lange eine volumetrische Lösung von bekanntem Gehalt zufließen, bis eine chemische Umsetzung oder Sättigung, mitunter auch eine Fällung, eingetreten ist. Aus der verbrauchten Anzahl von Kubikzentimetern läßt sich dann der Gehalt der zu prüfenden Flüssigkeit errechnen.

Der Zustand der Sättigung wird erkannt an einer auftretenden Fällung oder an dem Verfärben bzw. Farbloswerden der zusammentretenden Lösungen. Häufig muß dabei ein „Indikator" zu Hilfe genommen werden, der die Beendigung der Reaktion anzeigt, z. B. Lackmus, Phenolphthalein, Methylorange und — bei der Jodometrie — Stärke.

Volumetrische Lösungen haben einen bestimmten Gehalt: normal, $1/_2$-, $1/_{10}$-, $1/_{100}$-normal (n, $\frac{n}{2}$, $\frac{n}{10}$, $\frac{n}{100}$). Eine Normallösung enthält im Liter ein Gramm-Äquivalent des gelösten Stoffes. Man versteht darunter die Menge, die *einem* Grammatom Wasserstoff entspricht. Daher beträgt das Normalgewicht der Schwefelsäure, H_2SO_4, nicht 98, sondern nur 49 g, ein Liter Normal-Kochsalzlösung dagegen müßte, entsprechend der Formel NaCl, 58,5 g Natriumchlorid enthalten. $\frac{n}{2}$ NaCl, $\frac{n}{10}$ NaCl usw. würden dann im Liter 29,25 bzw. 5,85 g NaCl-Gehalt haben.

Bei Verbindungen, die nicht ohne weiteres erkennen lassen, wieviel H- oder halben O-Grammatomen sie äquivalent sind, bedarf es der Kenntnis der für den Zerlegungsvorgang des betreffenden Stoffes in Betracht kommenden Reaktionsgleichung. Man muß z. B. wissen, daß *Kaliumbromat* beim Erhitzen in Kaliumbromid und Sauerstoff zerfällt:

$$2\ KBrO_3 \ \rightarrow \ KBr + 3\ O_2$$

Aus der Gleichung geht hervor, daß 6 ($= \frac{12}{2}$) O-Atome 2 $KBrO_3$ Grammolekülen äquivalent sind:

$$\frac{2 \cdot 167{,}02}{12} \quad \overset{\text{äquivalent}}{\rightarrow} \quad \frac{12}{2}\ O$$

$$= 27{,}83 \ \rightarrow \ \frac{1}{2}\ O = 1\ H$$

1 Grammäquivalent Kaliumbromat ist also 27,83. Ein Zehntel dieser Menge in g ist zu einem Liter in Wasser zu lösen, um eine $\frac{n}{10}$ $KBrO_3$-Lösung zu erhalten.

Zur Herstellung von 1 Liter $1/_{10}$ Normal-Kaliumpermanganatlösung braucht man 3,1606 g $KMnO_4$. Dies errechnet sich aus der oxydierenden Wirkung von $KMnO_4$ in schwefelsaurer Lösung:

$$2\ KMnO_4 + 3\ H_2SO_4 = 5\ O + K_2SO_4 + 2\ MnSO_4 + 3\ H_2O$$
$$KMnO_4 \quad \text{Mol.-Gew. } 158{,}03$$

2 Mol $KMnO_4$ = 316,06 g geben 5 Grammatome = 80 g O. Das Normalgewicht ($= \frac{1}{2}$ Grammatom O) des Kaliumpermanganats ist deshalb

$$= \frac{316{,}06}{10}\ g = 31{,}606\ g \ (\text{für n also } 3{,}1606\ g).$$

Das Arzneibuch gibt in seinen „Untersuchungsverfahren" Vorschriften zur Benutzung und Prüfung der volumetrischen Lösungen und läßt Abweichungen vom genauen Gehalt dieser Maßflüssigkeiten durch einen

Faktor (F) korrigieren, der neben dem Herstellungsdatum auf jedem Vorratsgefäß einer Normallösung vermerkt sein muß. Mit diesem Faktor muß die Anzahl der bei einer Maßanalyse verbrauchten Kubikzentimeter multipliziert werden, um zu richtigen Ergebnissen zu kommen. Eine genau stimmende Normallösung würde naturgemäß den Faktor 1 haben. Bei zu starken Normallösungen ist der Faktor größer als 1, bei zu schwachen wird er unter 1 liegen. — Wenigstens einmal im Jahr sind die Faktoren aller Normallösungen nachzuprüfen und gegebenenfalls zu berichtigen.

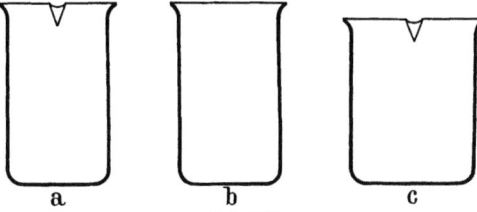

Abb. 152
a, b: Hohe Bechergläser mit und ohne Ausguß,
c. Niedriges Becherglas (Griffin-Kochbecher)

Die hauptsächlich für die Maßanalyse benutzten Geräte sind Meßkolben, Büretten und Pipetten. Man titriert meist in *Bechergläser* hinein, die — mit und ohne Ausguß — in verschiedenen Formen im Handel sind (Abb. 152). Zum Abspülen von Gefäßwänden und für viele andere Zwecke ist die *Spritzflasche* sehr beliebt (Abb. 153).

Als *Meßkolben* dienen enghalsige Stehkolben mit Inhaltsmarke. Abb.154 zeigt einen solchen Kolben ohne Stopfen; häufig sind diese Kolben noch mit eingeschliffenem Vollstopfen versehen.

Die häufigsten Formen der *Büretten* zeigt uns die Abb.155a—c. Der meist angeschmolzene „Schellbachstreifen" erleichtert das Ablesen. Bei den gebräuchlichen Büretten zeigt der Kubikzentimeter 10 Teilstriche, die Feinbürette dagegen ist pro Kubikzentimeter in 50 Teile unterteilt. Ihre Abflußvorrichtung muß so beschaffen sein, daß etwa 40 Tropfen Wasser 1 ccm entsprechen. Sie dient (z. B. bei Alkaloidbestimmungen) zu Messungen, die eine über 0,1 ccm liegende Genauigkeit ergeben sollen. Zum *Ablesen*

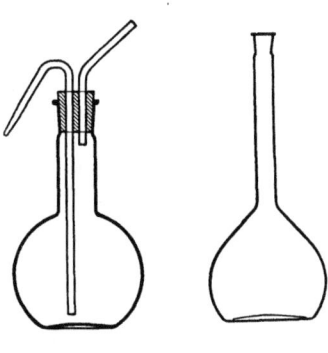

Abb. 153
Spritzflasche von
Schott & Gen.,
Mainz

Abb. 154
Meßkolben
ohne
Stopfen

der Büretten benutzt man bei hellen und durchscheinenden Flüssigkeiten den *unteren* Meniskus, bei stark gefärbten Lösungen dagegen den oberen. Abb. 156 zeigt die gekrümmte Oberfläche der Flüssigkeit in einer Bürette, *a* bedeutet den oberen, *b* den unteren Meniskus.

Bei den *Pipetten* unterscheiden wir Meß- und Vollpipetten, deren Eigenart Abb. 157 wiedergibt. Beim Entleeren der Pipetten wartet man nach dem Ausfließen eine halbe Minute, um auch die an den Pipettenwandungen noch haftende Flüssigkeit ablaufen zu lassen. Danach wird die Spitze der Pipette an der inneren Gefäßwand abgestrichen.

Pipetten und ebenso Büretten sind auf Ausguß geeicht und deshalb mit einem A bezeichnet. Es bedeutet, daß bei diesen Geräten die Menge

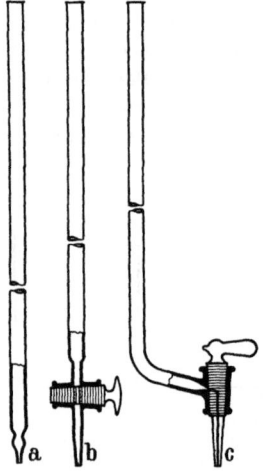

Abb. 155a—c. Büretten
a. mit Schlauchansatz, b. mit
geradem, c. mit seitlichem
Hahn (nach Schott & Gen.,
Mainz)

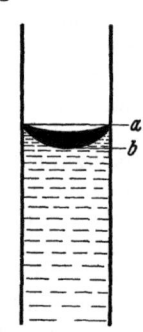

Abb. 156
a oberer, b unterer
Meniskus der
Flüssigkeitssäule
in einer Bürette

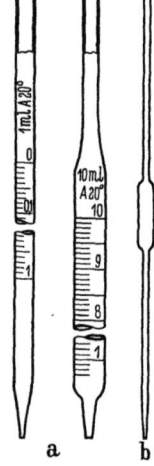

a   b

Abb. 157
Pipetten: links
2 Meßpipetten,
rechts eine Voll-
pipette (nach
Schott & Gen.,
Mainz)

der ausfließenden Flüssigkeit genau gleich ist dem auf der Bürette oder Pipette vermerkten Rauminhalt. Meßkolben dagegen eicht man auf Einguß (E), das heißt, die bis zur Marke eingefüllte Flüssigkeit entspricht genau dem angegebenen Inhalt des Gefäßes. Alle diese Meßgefäße *müssen* geeicht sein.

Pipetten und Büretten sind nach Gebrauch sofort zu entleeren und in der Weise zu reinigen, daß man sie erst mit Wasser und dann mit Alkohol durchspült. (Das billigere Methanol erfüllt denselben Zweck.) Man läßt sie dann mit der oberen Öffnung nach unten auslaufen und austrocknen. Verschmutzte Meßgeräte reinigt man rasch und sicher mit Dichromatschwefelsäure, einer Mischung von Kaliumdichromatlösung (1:10) mit konzentrierter Schwefelsäure. Selbstverständlich muß dann sehr sorgfältig mit Wasser nachgespült werden. Die Hähne der Büretten werden nach der Reinigung mit einem Tuch gut abgetrocknet und mit Vaselin schwach eingefettet.

Zur *Herstellung einer Normallösung* dienen die sogenannten Urtitersubstanzen, das sind Stoffe, die sich leicht in völliger Reinheit gewinnen und gut abwägen lassen. Zur Bereitung einer Normal-Kochsalzlösung (n oder $\frac{n}{1}$ NaCl) wägt man beispielsweise 58,5 g reinstes Natriumchlorid auf der analytischen Waage in einem Schälchen mit Ausguß ab und bringt dann den Stoff auf einen Trichter, den man einem 1 l-Meßkolben aufgesetzt hat. In kleinen Anteilen wird alsdann Wasser aufgegossen, bis das Salz gelöst ist. Das Schälchen, in dem abgewogen wurde, muß öfters nachgespült und das Spülwasser durch den Trichter mit in den Kolben gegeben werden. Auch der Trichter muß so sorgfältig nachgewaschen werden, daß man sicher sein kann, alles NaCl im Kolben zu haben. Schließlich füllt man mit Wasser bis etwa 1 cm unter der Marke am Kolbenhals auf, erwärmt den Kolben im Wasserbad auf 20° und füllt dann genau bis zum Eichstrich mit Wasser auf.

Chromatographische Adsorptionsanalyse

Die Entdeckung des Verfahrens um 1906 und auch der Name stammen von dem russischen Botaniker TSWETT, der sich mit Hilfe dieser Methode erfolgreich um die Zerlegung des Blattgrüns (Chlorophyll) in seine Bestandteile bemühte. Das Prinzip liegt darin, daß man durch eine mit einem Adsorbens gefüllte Glasröhre (daher auch ,,Röhrenchromatographie'') die Lösung hindurchsickern läßt, deren einzelne gelöste Stoffe bestimmt werden sollen. Diese werden dabei in verschiedenen Zonen gebunden und sind auf diese Weise leicht voneinander zu trennen. Ihrer Einfachheit und Schnelligkeit wegen (auch für quantitative Bestimmungen!) wurde die Methode in das 9. Dänische Arzneibuch von 1951 aufgenommen.

Die Chromatographische Adsorptionsanalyse beruht auf den Erscheinungen der Kapillarität, die ihrerseits als ein Produkt aus Oberflächenspannung und Adhäsion gelten kann. Kapillarkräfte sind die Ursache dafür, daß z. B. die Flüssigkeit in einer engen Röhre, die in ein größeres Gefäß eingetaucht ist, höher steht als in diesem Gefäß. Auf Kapillarität beruhen unter anderem die Saugfähigkeit des Filtrierpapiers und damit die Papierchromatographie und die Kapillaranalyse. (Siehe S. 242 ff u. 244.)

Die Adsorption ist also ein physikalisches Geschehen; die chemische Natur der adsorbierten Stoffe spielt bei dem Vorgang zunächst keine Rolle, doch kann man unter Umständen durch Imprägnierung des Adsorbens oder durch einen wechselnden pH-Wert des Säuleninhalts auch chemische Einflüsse mit zur Geltung bringen. TSWETT verwandte übrigens zu seinen Versuchen in einer ,,Adsorptionssäule'' unter anderem Kalziumkarbonat, Aluminium- und Magnesiumoxyd und nannte das Adsorbens die ,,feste Phase'', das Lösungs- oder Elutionsmittel dagegen die ,,flüssige Phase''.

Bei Arbeiten im Apothekenlaboratorium folgen wir gern den Anweisungen von WOELM (vgl. Abb. 158). Für kleine Ansätze wird ein Allihnsches Rohr (a) oder ein einfaches Kugelrohr (b) verwendet. Die Kugel am Ende des Rohres hat den Zweck, bei chromatographischen Alkaloidbestimmungen die letzte Nachwaschflüssigkeit auf einmal aufzunehmen. Für größere Maßstäbe bewährt sich die Anordnung c. Ein Glasrohr von 30—60 cm Länge und 2—4 cm Durchmesser wird von einem durchbohrten Kork in einer Filternutsche festgehalten, auf deren Porzellansiebplatte es ruht. Unten ist das Rohr durch einen Wattebausch verschlossen. Das Aluminiumoxyd wird entweder trokken eingefüllt oder, in einer Flüssigkeit suspendiert, als Brei eingegossen.

Die ersten Versuche von TSWETT ergaben ein sogenanntes *flüssiges Chroma-*

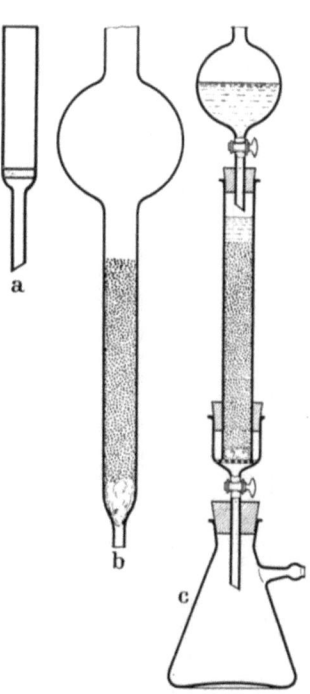

Abb. 158a—c
Chromatographiersäulen
(Aus Woelm-Mitteilungen Al 7)

15a

togramm; der Forscher füllte zuerst die zu untersuchende Flüssigkeit, dann das Lösungsmittel auf, sammelte den Durchlauf in einzelnen Fraktionen, die sich durch verschiedene Färbungen zu erkennen gaben, und gewann so die einzelnen in der Lösung enthaltenen Stoffe. Heute zerteilt man meist die Säule, deren Fraktionen sich durch verschiedene Färbungen unterscheiden (die unter Umständen erst durch Zugabe bestimmter gelöster Chemikalien entwickelt werden müssen) und löst aus dem betreffenden Abschnitt mit einem geeigneten Lösungsmittel den adsorbierten Stoff heraus.

Die Zerteilung der Säule geschieht in der Weise, daß man die überschüssige Flüssigkeit durch kurzes Absaugen entfernt, die feuchte Füllung mit einem Spatel bis zur nächsten Zonengrenze auflockert und den lockeren Teil durch Neigen des Rohrs ausschüttet. Auch läßt sich die ganze Füllung mit einem Stempel herausdrücken und dann zerschneiden. Schließlich kann man kleine Röhren mit einem Glasmesser als Ganzes zerteilen.

Aus der Verteilungschromatographie an der Säule entwickelte sich die **Papierchromatographie.**

Die drei englischen Proteinforscher CONSDEN, GORDON und MARTIN beschrieben 1944 zum ersten Mal die erfolgreiche Trennung einer sehr geringen Menge eines Aminosäuregemischs.

Auch bei der Papierchromatographie hat neben der Leistungsfähigkeit der Methode die Billigkeit der Apparatur und die Einfachheit der Durchführung ihre schnelle Einbürgerung bewirkt. „Eine gute Technik leistet manchmal der Wissenschaft bessere Dienste als die Entwicklung hochtheoretischer Spekulationen", sagt der französische Physiologe Claude BERNARD.

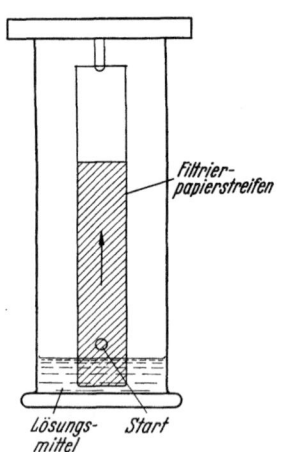

Abb. 159. Einfaches Chromatographiergefäß
(Aus Cramer, Papierchromatographie; Verlag Chemie GmbH, Weinheim, Bergstr.)

Die Papierchromatographie eignet sich sowohl zum Nachweis (zum Teil auch zur quantitativen Bestimmung) kleinster Mengen von Chemikalien als auch zur Trennung wasserlöslicher Stoffe, selbst in sehr kleinen Quantitäten. Das Verfahren gehört also zu den sogenannten „Mikromethoden", deren Vervollkommnung unter anderem KERN anstrebt, weil bei ihrer Anwendung sehr viel Material gespart wird.

Abb. 159 zeigt ein Chromatographiergefäß einfachster Bauart. Es kommt vor allem darauf an, daß der Behälter dicht ist, denn durch Abdunsten kann eine Veränderung des Lösungsmittelsystems bewirkt werden.

Nehmen wir an, es sollte ein Gemisch von — in Wasser oder in einem anderen Medium gelösten — Aminosäuren analysiert, das heißt getrennt werden. Zu diesem Zweck wird eine ganz geringe Menge der Mischung mittels einer Pipette bei dem mit „Start" bezeichneten Punkt auf den Filtrierpapierstreifen von etwa 30 cm Länge aufgetragen. (Bewährt ist das Schleicher & Schüll-Papier Nr. 2043 und 2045.) Bevor die eigentliche Papierchromatographie beginnt, läßt man den Fleck eintrocknen, das heißt das Lösungsmittel verdunsten. (In Wasser gelöstes Butanol ist eines der meistgebrauchten Lösungsmittel für diese Arbeiten.)

Der Papierstreifen wird nun im Gefäß so aufgehängt, daß sein unterer Rand 1 cm tief in das Lösungsmittel eintaucht und der Substanzfleck sich kurz über dem Flüssigkeitsspiegel befindet. Infolge Kapillarität steigt nun die Flüssigkeit im Streifen hoch, und zwar 25—30 cm innerhalb 10 Stunden. Sie überflutet dabei den Substanzfleck, nimmt daraus die einzelnen Bestandteile des Gemischs verschieden weit mit und trennt sie so in der gewünschten Weise.

Die Wanderungsstrecke einer Substanz kann wie Schmelzpunkt, spezifisches Gewicht, Brechungsindex usw. zur Identifizierung eines Stoffes dienen. Man setzt sie in Beziehung zur Wanderungsstrecke der Lösungsmittelfront und erhält so den sogenannten Rf-Wert (Retensionsfaktor)

$$Rf = \frac{\text{Wanderungsstrecke der Substanz}}{\text{Wanderungsstrecke der Lösungsmittelfront}}.$$

Das entstandene „Papyrogramm" wird nun getrocknet und durch Farblösungen, in die das Papier gelegt oder mit denen es mittels Parfümzerstäubers übersprüht wird, sichtbar gemacht. Aminosäuren z. B. kann man mit wäßrig-butanolischer Ninhydrinlösung sichtbar machen, reduzierende Substanzen mit ammoniakalischer Silbernitratlösung.

Besonders schnell, schon nach 1—2 Stunden, führt die Rundfiltertechnik zum Ziel. Dabei kommt der Startpunkt in die Mitte eines Rundfilters, und auch das Lösungsmittel wird von der Mitte aus zugeführt. Es entsteht ein Chromatogramm aus konzentrischen Ringen, die eine große Trennungsschärfe ermöglichen.

Das Filtrierpapier wird in der Papierchromatographie als feste oder stationäre Phase, das Lösungsmittel als mobile Phase bezeichnet.

Eine Ergänzung der Papierchromatographie bedeutet die **Papierelektrophorese,** die neuerdings auch in der Pharmazie Bedeutung gewinnt. Mit Hilfe der Papierelektrophorese gelang z. B. die Zerlegung des Kobragiftes in seine Bestandteile.

Die Wanderung der elektrisch geladenen Teilchen in einem elektrischen Feld geschieht bei der Papierelektrophorese auf einem Filtrierpapierstreifen, durch den eine scharfe Trennung und Fixierung der Einzelfraktionen erreicht wird. Meist arbeitet man heute mit der Papierelektrophoresekammer nach GRASSMANN-HANNIG (Abb. 160).

Die beiden Enden des Filtrierpapierstreifens tauchen in eine Elektrolytflüssigkeit; die Analysensubstanz trägt man mittels Pipette in der Mitte zwischen Anode und Kathode als schmalen Strich auf. Dann wird das Papier mit Pufferlösung besprüht und für 2—3 Stunden einem elektrischen Strom von bestimmter Spannung und Stärke ausgesetzt.

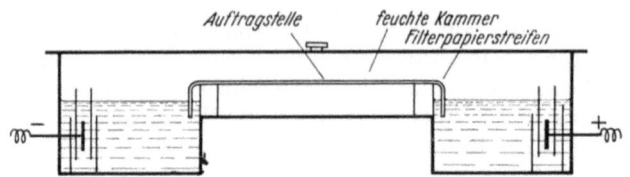

Abb. 160. Schema der Papierelektrophoresekammer nach Großmann-Hannig
(Aus ,,Die Theraphie des Monats'' 11/12, 1954.
Herausgegeben von C. F. Boehringer & Soehne GmbH, Mannheim)

Nach Beendigung des Trennungsvorganges wird der Streifen getrocknet und entwickelt; danach können die Einzelbestandteile herausgelöst (eluiert) und für sich untersucht bzw. bestimmt werden.

Ein Vorläufer der Papierchromatographie ist die **Kapillaranalyse.** Sie wird nach dem HAB in folgender Weise vorgenommen:

,,Die Kapillaranalyse der Essenzen, Tinkturen und flüssigen Potenzen wird nach der Methode ‚PLATZ' ausgeführt. Streifen aus Filtrierpapier von stets der gleichen Sorte (Schleicher & Schüll Nr. 604), quer zu der feinen wasserzeichenartigen Rippelung geschnitten und von 2 cm Breite sowie 25 cm Länge werden so aufgehängt, daß ihr unteres Ende den Boden eines zylindrischen Glasgefäßes von etwa 5 cm Höhe und etwa 3 cm Durchmesser berührt (Abb. 161). In das Glasgefäß gibt man, falls nicht anders vorgeschrieben, 5 ccm der zu untersuchenden Lösung. Nach 24 Stunden Stehen in einem zugfreien und nicht zu warmen Raume oder früher, falls schon vorher alle Flüssigkeit aufgesogen, nimmt man den Streifen ab, trocknet, falls nötig, und prüft im Tageslicht und unter der Analysenquarzlampe im filtrierten, von sichtbaren Strahlen befreiten ultravioletten Licht.

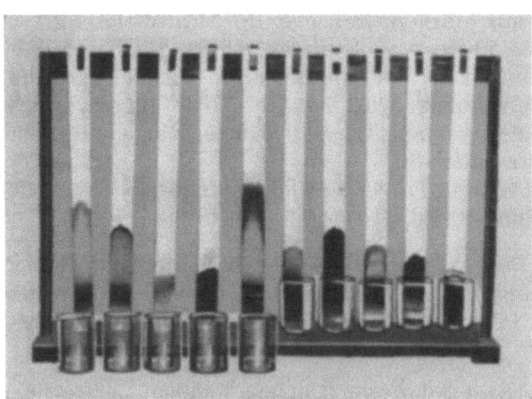

Abb. 161. Gerät zur Kapillaranalyse nach Platz

Zur Untersuchung höherer Verdünnungen benutzt man an Stelle der breiten Kapillarstreifen solche von nur 2,5 mm Breite. Die Verreibungen (oder zerstoßenen Tabletten) — soweit nicht anders angegeben: 5 g — werden mit etwa der doppelten Gewichtsmenge absoluten Weingeistes angeschüttelt und der erhaltene Brei wie eine Dilution kapillarisiert. Die Vorschriften zur Untersuchung der Streukügelchenpräparate mittels der hier beschriebenen Methode finden sich bei den einzelnen Mitteln angegeben.

Zur möglichst verständlichen Beschreibung wird das Kapillarbild eingeteilt in

1. das Oberteil, bestehend aus der wäßrigen Zone und häufig einer Wölbung (elliptischer Einschnitt);
2. das Unterteil mit (von oben nach unten) Wölbung, Band (oft aus mehreren Zonen bestehend) und Fuß. Das Band kann mitunter das ganze Unterteil oder wenigstens die Wölbung mit bedecken."

Man erkennt nach diesem Arbeitsgang, daß die verschiedenen Lösungsmittel mit ihren unterschiedlichen Inhaltsstoffen infolge der im Filtrierpapier wirksamen Kapillarität verschieden hoch gestiegen sind und beim Verdunsten charakteristisch gefärbte, etwa in der Reihenfolge der Löslichkeit abgeschiedene Zonen hinterlassen haben, die sich durch eine kräftiger gefärbte Grenzlinie meist ziemlich scharf voneinander unterscheiden. Legt man die Streifen unter eine Analysenquarzlampe, so treten im filtrierten Ultraviolettlicht die Zonen und Bänder, zum Teil in ganz anderen bezeichnenden Farben, besonders deutlich hervor.

Sehr wesentlich ist, daß die Bestimmungen unter stets gleichbleibenden Bedingungen ausgeführt werden, da sich sonst leicht Unterschiede ergeben. Dies gilt nicht nur in bezug auf das zu verwendende Filtrierpapier, als auch besonders für die Umgebung. Es empfiehlt sich, die Versuche unter einer Glasglocke anzusetzen, wodurch Zugluft und Staub ausgeschlossen werden.

Mit Hilfe der Lumineszenzanalyse gelingt eine ziemlich vollkommene Beurteilung der zu untersuchenden Flüssigkeiten, etwa von DAB-Tinkturen. Durch diese „Kapillarbilder" lassen sich Beschaffenheit und Gehalt pharmazeutischer Zubereitungen bis zu einem gewissen Grade erkennen. Man vergleicht die Abscheidungen auf den Streifen mit solchen, die aus Vergleichspräparaten herstammen, deren Inhaltsstoffe bekannt sind. Erstaunlich ist die Beweiskraft der Methode bei stark verdünnten homöopathischen Arzneien; so ergibt beispielsweise Aconit. dil. D 6 oder Arnica dil. D 6 (1:1 000 000!) am oberen Rand der Aufsaugung noch einen deutlich sichtbaren bräunlichen bzw. grünlichen Saum. — Das Kapillarbild zeigt auf, daß Tinkturen eigener Herstellung oft den aus dem Handel bezogenen Erzeugnissen überlegen sind. Solche Vergleiche lassen sich unter anderem auch mit Fluidextrakten anstellen.

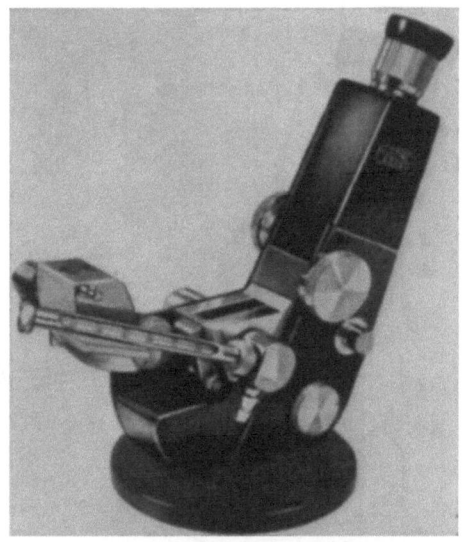

Abb. 162. Abbe-Refraktometer (Vorderseite) mit hochgeklapptem Beleuchtungsprisma

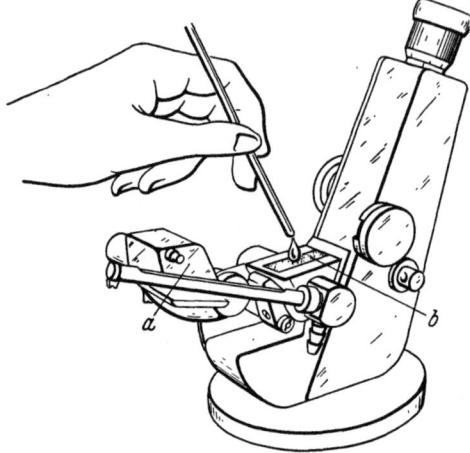

KERN gibt in seiner „Angewandten Pharmazie" sehr interessante Einzelheiten über Kapillaranalyse, auch GSTIRNER („Einführung in die Arzneibereitung") setzt sich in fesselnder Weise mit der Problematik und Technik des Verfahrens auseinander.

Refraktometrie

Das Erg.-B. 6 zum DAB 6 gibt bei 32 Artikeln den *Brechungsindex* an, der neben Schmelzpunkt, Siedepunkt, spezifischem Gewicht usw. eine vielfach besonders bezeichnende Konstante zur

Abb. 163.   Aufbringen eines Tropfens der zu untersuchenden Flüssigkeit auf die Fläche des Meßprismas

Identifizierung bzw. Gütebeurteilung der betreffenden Stoffe (z. B. der fetten und ätherischen Öle) darstellt.

Die Messung der Lichtbrechung von Flüssigkeiten gehört zu den sogenannten Mikroverfahren, die in der Apotheke besondere Beachtung verdienen, weil bei dem heute oft notwendigen Bezug kleiner und kleinster Mengen von Arzneistoffen aus wirtschaftlichen Gründen nicht mehr unverhältnismäßig große Teile davon zur Untersuchung auf Identität und Reinheit verwandt werden können. Auch als Schnellverfahren kann die Refraktometrie unser Interesse beanspruchen, denn

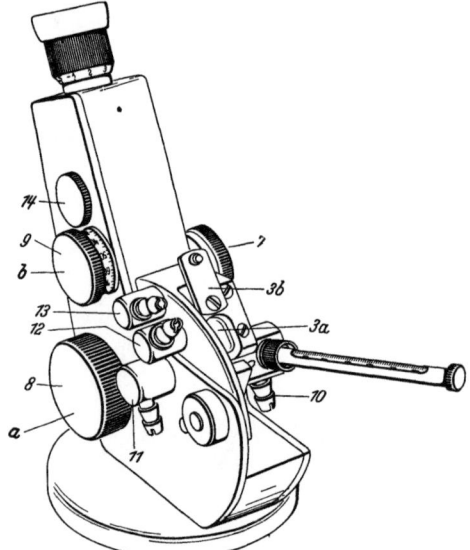

die erwähnten kleinen Bezüge von Arzneistoffen würden langwierige Prüfungsmethoden nicht lohnend erscheinen lassen.

Zwar ist die Bestimmung des Brechungsindex dem Apotheker noch nicht zur Pflicht gemacht, doch da ein neues Arzneibuch diese Prüfung mit großer Wahrscheinlichkeit aufnehmen wird, erscheint ihre Besprechung und Erläuterung hier am Platze.

Das bisher meist verwendete Refraktometer nach ABBE (das Eintauchrefraktometer von ZEISS wird in Westdeutschland nicht mehr hergestellt) zeigt die Abb.

Abb. 164.   Abbe-Refraktometer (Rückseite)

162. Für die Untersuchung von Flüssigkeiten wird das Beleuchtungsprisma hochgeklappt, dann läßt man einige Tropfen der Flüssigkeit auf die Fläche des Meßprismas fallen (Abb. 163), klappt das Beleuchtungsprisma wieder zu und beobachtet nun gegen das Fenster oder eine künstliche Lichtquelle. Durch Drehen an dem großen Triebknopf (Abb. 164,8a) und danach am Kompensatorknopf (Abb. 164,7) stellt man die Grenze zwischen hell und dunkel so ein, daß sie durch die Mitte des Strichkreuzes geht (Abb. 165). Nun kann man die

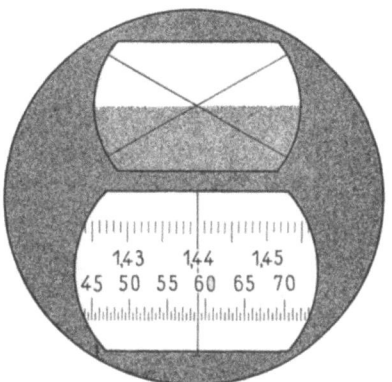

Abb. 165. Sehfeld im Okular

Brechungszahl im unteren Teil des Sehfeldes an der Skala ablesen (obere Zahlenreihe). Die unteren Zahlen zeigen unmittelbar den Zuckergehalt einer wäßrigen Lösung in Prozenten an. Für Bestimmungen besonderer Art geben die Druckschriften, die mit dem Apparat geliefert werden, spezielle Anweisungen.

Durch besondere Einfachheit und damit verbundene Billigkeit zeichnet sich das Mikro-Refraktometer nach JELLEY aus (Abb. 166). Mit diesem Gerät lassen sich im Apothekenlabor schnell und bequem viele aufschlußreiche Refraktionsbestimmungen vornehmen, wobei man allerdings bedenken muß, daß eine Festlegung der dritten Dezimale nach dem Komma bereits sehr schwierig ist. Es besteht aus einem festen Stativ, das am unteren Ende eines schräg an dem Stativ befestigten Armes eine senkrechte Skala trägt. Auf dieser Skala befindet sich bei 1,522 ein schmaler Spalt S, durch den bei Beleuchtung ein Lichtstrahl auf den am anderen Ende des Armes senkrecht angebrachten „Tisch" fällt, der eine Öffnung O trägt (Abb. 167), vor der auf einer Glasplatte ein Prisma P in der Weise aufgekittet ist, daß die brechende Kante etwa in der Mitte von O liegt. Durch diese Öffnung wird nun der Spalt S betrachtet, nachdem man bei c einige Tropfen der zu untersu-

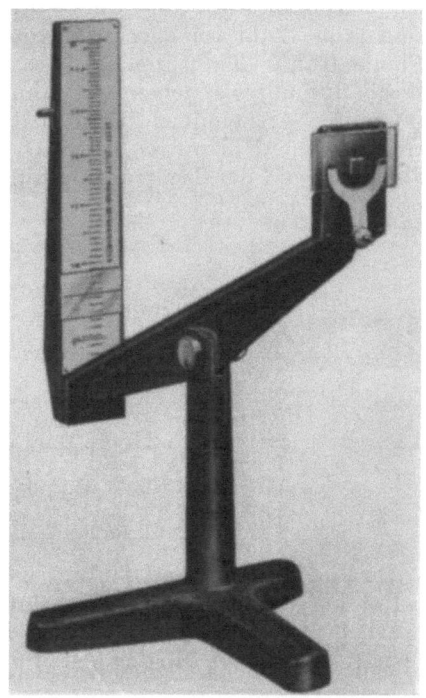

Abb. 166. Mikrorefraktometer nach Jelley

16*

chenden Flüssigkeit mittels Pipette auf die schräge Fläche des Prismas gebracht hat. Durch das so entstandene Flüssigkeitsprisma wird das Licht nach oben oder unten abgelenkt, je nachdem der Brechungsindex der Flüs-

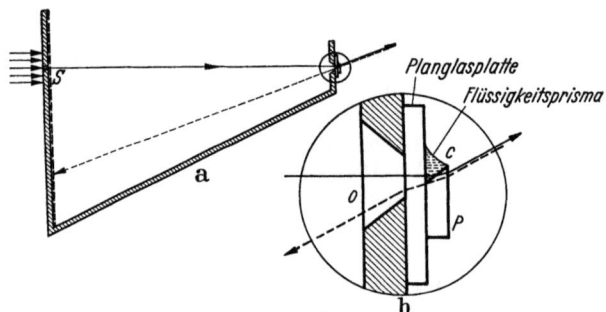

Abb. 167. Schema des Mikro-Refraktometers nach Jelley

sigkeit größer oder kleiner ist als der des Glasprismas. Für das beobachtende Auge scheint das Licht deshalb nicht mehr vom Spalt herzukommen, sondern von einem höher bzw. tiefer gelegenen Skalenpunkt. Am Ort des scheinbaren Spaltbildes kann man nun den zugehörigen Brechungsindex ablesen.

Apotheker Dr. habil. OPFER-SCHAUM, Rodheim-Bieber, hat Tabellen zur Arzneimittelprüfung durch Refraktometrie ausgearbeitet, die für eine große Zahl flüssiger Arzneimittel, wie ätherische und fette Öle, Fluidextrakte, Tinkturen, Spirituspräparate, Sirupe usw., die Lichtbrechungsindizes angeben und damit dem Praktiker für die Prüfung der genannten Arzneimittel auf Identität und gleichmäßige Beschaffenheit ein wertvolles Hilfsmittel bieten. Die Bestimmungen sind allerdings stark abhängig von der Temperatur. Einige Konstanten aus diesen Tabellen seien hier angeführt:

	$n_D \ 20^0$
Oleum Anisi	1,552—1,559
Oleum Olivarum	1,468—1,470
Oleum Terebinthinae	1,467—1,478
Acetonum	1,359—1,360
Alcohol propylicus..............	1,384—1,388
Chloroformium	1,447—1,448
Extractum Secalis cornuti fluidum .	1,373
Extractum Thymi fluidum	1,375
Tinctura Arnicae	1,363
Tinctura Chinae composita	1,370
Tinctura Opii simplex	1,360
Tinctura Valerianae	1,367

Da Fluidextrakte und Tinkturen heute nicht immer in den Apotheken selbst hergestellt werden, erscheint es besonders notwendig, die recht spärlichen Angaben, die das DAB 6 für die Prüfung dieser Zubereitungen macht, durch neue Möglichkeiten der Beurteilung zu ergänzen.

Schrifttum

ANSELMINO u. GILG: Kommentar zum Deutschen Arzneibuch 6. Ausg., 1926, Berlin: Springer, 1928.

ARENDS: Über die Herstellung von Ampullen in der Apotheke. Südd. Ap.-Ztg. **1949**, H. 47.

ARENDS: Die Kunst des Dragierens. Pharm. Ztg. **1949**, H. 47.

ARENDS: Über Pastillen und ihre Herstellung in der Apotheke. Pharm. Ztg. **1950**, H. 30.

ARENDS: Die Tablettenfabrikation und ihre maschinellen Hilfsmittel. 5. Auflage 1950. Springer-Verlag.

ARENDS: Über die Grundlage der Emulsionsbildung, Pharm. Ztg. **1951**, H. 22.

ARENDS: Über Extrakte und ihre Herstellung in der Apotheke. Pharm. Ztg. **1953**, H. 1.

ARENDS: Über Suppositorien und Suppositorienmassen in Apotheke und Industrie. Pharm. Ztg. **1953**, H. 21.

ARENDS: Über medizinische Weine. Apoth.-Ztg. **1953**, H. 38.

ARENDS: Über Sirupe, auch im Hinblick auf das DAB VII, Pharm. Ztg. **1953**, H. 36.

AWE u. FREUDENSTEIN: Versuche zur Schnellfertigung von Dragees mit niedrigen Zerfallzeiten. Dtsch. Ap.-Ztg. **38**, 872 (1956).

AWE u. KETELS: Die Verwendbarkeit von „Mixgeräten" in Apotheken. Arch. d. Pharmazie **5**, 67 (1955).

BARTHOLD: Probleme der Stadatrat-Herstellung. Aus den Stada-Laboratorien Tübingen und Essen. Dtsch. Ap.-Ztg. **9**, 145ff. (1953).

BIEDEBACH u. WEIGAND: Über die Verwendung von Piperazin-Derivaten als Emulgatoren. Arch. d. Pharmazie und Ber. Dtsch. Pharmaz. Ges. **1941**, 101ff.

BODENDORF: Kurzes Lehrbuch der pharmazeutischen Chemie 4. Aufl. Berlin/Göttingen/Heidelberg: Springer, 1954.

BRANDRUP-SCHOLZ: Galenische Pharmazie. Dresden und Leipzig: Th. Steinkopff, 1950.

BREDDIN: „Das Diakolationsverfahren". 1934 erschienen im Eigenverlag Apotheke Kirchhain, sowie Pharm. Ztg. 1015 und 1936, 112, **50**, 3445 (1935).

BRIEGER: Grundzüge der praktischen Pharmazie 6. Aufl. Berlin: Springer, 1926.

BÜCHLER & CO: Laboratorium der Chininfabrik Braunschweig. „Die Herstellung von Zäpfchen mit hohem Chiningehalt". Südd. Ap.-Ztg. **6**, 84 (1949). Ergänzung dazu: Südd. Ap.-Ztg. **26**, 483 (1949).

CRAMER: Papierchromatographie 3. Aufl. Weinheim: Verlag Chemie GmbH., 1954.

CZETSCH-LINDENWALD: Pharmazeutische Technologie 2. Aufl. Wien: Springer, 1953.

CZETSCH-LINDENWALD u. SCHMIDT-LA BAUME: Salben, Puder, Externa 2. Aufl. Berlin: Springer, 1944.

CZETSCH-LINDENWALD: Pflanzliche Arzneizubereitungen. Südd. Ap.-Ztg. **1943**.

DANN: Die pharmazeutischen Grundlagen der Arzneiverordnungslehre. Dresden und Leipzig: Th. Steinkopff, 1927.

DEUTSCHES ARZNEIBUCH 6. Ausg. **1926**.

ERGÄNZUNGSBUCH zum Deutschen Arzneibuch 6. Ausg. (Erg.-B. 6). Berlin: Dtsch. Ap.-Verlag Dr. Hans Hösel, 1941.

ESCHENBRENNER: „Folia-Digitalis-Suppositorien". Pharm. Ztg. **1936**, 1701.

FABIAN: Die Nachbehandlung von Emulsionssalben. Dtsch. Ap.-Ztg./Südd. Ap.-Ztg. **6**, 93 (1951).

FEY: Pharm. Vorschriftensammlung. Stuttgart: Wissenschaftl. Verlagsges. m.b.H. 1950.

FISCHER, KAISER, ZIMMERMANN: Der Apothekerpraktikant 1955, 6. Aufl. Wissenschaftl. Verlagsges. m.b.H. Stuttgart.

FRERICHS: Die Prüfung der Arzneistoffe. Berlin: Springer, 1932.

FRIESEN: Galenische Streiflichter (II. Suppositoria) Ap.-Ztg. 9/10, 109 (1950).

FRIESEN: Erfahrungen bei der Verarbeitung von Postonal zu Suppositorien. Pharmazie 2, 76 (1946).

FRÜHWALD: ,,Therapeutische Kleinigkeiten". Dermatolog. Wschr. 1947, 8.

GEISSLER u. MOELLER: Real-Enzyklopädie der gesamten Pharmazie. Wien und Leipzig: Urban und Schwarzenberg, 1888.

GSTIRNER: Einführung in die Arzneibereitung. Stuttgart: Wissenschaftl. Verlagsges. m. b. H., 1949.

GSTIRNER: Fortschritte der galenischen Pharmazie. ,,Die Pharmazeutische Industrie", 8 (1944).

GRIESSBACH: Austausch-Adsorbentien in der Lebensmittelindustrie. Leipzig: J. A. Barth, 1949.

GROSSER BROCKHAUS: 1953—57.

GUGEL: Ein fachmännisches Urteil über den ,,Starmix". Starmix Kundendienst 1950.

GUTTMANN: Medizinische Terminologie. Berlin, Wien: Urban und Schwarzenberg, 1941.

HÄBEL: Fragen um die Zäpfchenbereitung in der Apotheke. Pharm. Zentralhalle, 7, 193 (1948).

HAGELSTEIN: Sterilisation in der Großdefektur eines Krankenhauslaboratoriums. ,,Die Krankenhausapotheke" 3, 1953 (Beiblatt der Dtsch. Ap.-Ztg. ver. mit Südd. Ap.-Ztg.).

HAGERS Handbuch der pharmazeutischen Praxis. Berlin: Springer, 1949.

HAGERS Pharmazeutisches Manuale. Leipzig: J. A. Barth, 9. Aufl. 1931.

HELLMANN u. KARLSON: Papierchromatographie und Papierelektrophorese. ,,Die Therapie des Monats", 11/12, 1954, Mannheim: C. F. Boehringer Soehne G.m.b.H.

HERTER: Zur Kenntnis des Extractum Ferri pomati. Pharm. Nachrichten, 2. Jahrg., 1 (1948).

HOFFMANN u. HORNBOGEN: Pharmakologische Untersuchungen über synthetische Suppositoriengrundmassen. Pharm. Zentralhalle, 11, 369 ff. (1950).

HOFFMANN u. HORNBOGEN: Experimentelle Untersuchungen über synthetische Salben und Suppositorienmassen. Das Dtsche. Gesundheitswesen, 27, 843 ff. (1950).

HUNNIUS: Pharmazeutisches Wörterbuch. Berlin: Walter de Gruyter & Co., 1950.

JAKOBS: Die ,,Hafico-Tinkturenpresse als Hilfsapparat bei der Tablettenfabrikation". Dtsch. Ap.-Ztg., 16, 319 (1954).

JÄGER: Die Imhausen-Suppositorienmasse. Dtsch. Ap.-Ztg./Südd. Ap.-Ztg. 45, 832 (1951).

JANISTYN: Riechstoffe, Seifen, Kosmetica. 2 Bände, Heidelberg: Dr. Alfred Hüthig, 1950.

KAISER u. LANG: Der Motor-Emulgator. Südd. Ap.-Ztg. 27, 507 (1950).

KERN: Angewandte Pharmazie. Stuttgart: Wissenschaftl. Verlagsges. m.b.H., 3. Aufl., 1951.

KERN: Wege und Ziele der angewandten Pharmazie. Südd. Ap.-Ztg. 27, 523 ff. und 36, 698 ff. (1950).

KERN: Bemerkungen zu dem Diskussionsbeitrag von Dr. Fritz Neuwald zum Vorschlag zur Gestaltung des allgemeinen Abschnittes ,,Unguenta-Salben" im Deutschen-Arzneibuch. Ap.-Ztg. 60, (1956).

KERN-NEUWALD: Ergänzungsvorschläge zum Deutschen Arzneibuch, I. Mitteilung. Eigenverlag der Apothekerkammern Nordrhein, Rheinland-Pfalz und Westfalen-Lippe 1952.

KERN u. SALZMANN: Über den Abschnitt „Adeps neutralis. Neutralfett". Pharm. Ztg. **1956**, 100.

KLEINKNECHT: Aus der Praxis der Arzneimitteluntersuchung im Laboratorium der Apotheke. Dtsch. Ap.-Ztg. **23**, 411 (1951).

KÖHLER: Stadasuppol, eine neue Suppositorienmasse. Pharm. Ztg. 1, 22 (1951).

KÖHLER: Das Stada-Allzweckgerät. Südd. Ap.-Ztg. **37**, 718 (1950).

KRESS: Über einen neuen Emulgator aus der Fettalkoholreihe. Dtsch. Ap.-Ztg. 15/16, '204 (1950).

KWASNIEWSKI: Das Kapitel der Dekokte, Infuse und Kaltmazerate in einem neuen Deutschen Arzneibuch. „Pharmazie" **2**, 42 ff. (1951).

LIETZ: Die Öl-in-Wasser-Emulsionen in Pharmazie und Kosmetik. Südd. Ap.-Ztg. 18, 336 (1950).

MANZ u. GRÄSER: Beiträge zur Herstellung von Suppositorien. Südd. Ap.-Ztg. **5**, 66 (1949).

MERZ: Grundlagen der Pharmakologie, 3. Aufl., Stuttgart: Wissenschaftl. Verlagsges. m. b. H., 1945.

MIDDENDORF: Postonal als Pillengrundmasse. Südd. Ap.-Ztg. 21, 355 (1949).

MOHRSCHULZ: Praktische Hinweise für die Filtriertechnik im Apothekenlaboratorium. Pharm. Ztg. **27**, (1953).

MOHRSCHULZ: Über Probleme bei der Bearbeitung von Injektionsarzneien. Dtsch. Ap.-Ztg./Südd. Ap.-Ztg. 28, 504 (1953).

MOHRSCHULZ u. LUKAS: Erfahrungen mit einer neuartigen Suppositoriengießform. Dtsch. Ap.-Ztg. **1954**, 1288.

MÜNZEL: Die Arzneiform der Salben. Pharm. Ztg. **1956**, 728.

MÜNZEL u. AMMANN: Beiträge zur Kenntnisse der abwaschbaren Fett-in-Wasser-Salben. Pharmaceutica Acta Helvetiae **1955**, 462.

NEUWALD: Diskussionsbeitrag zum Vorschlag zur Gestaltung des Abschnitts „Salben" im DAB von KERN und SALZMANN. Dtsch. Ap.-Ztg. **49**, 1177 (1955).

NEUWALD: Vorschriften zur Sterilisation von Arzneimitteln in Rezeptur und Defektur. Pharm. Ztg. **1956**, 862.

NEUWALD: Elixiere als moderne Arzneizubereitungen. Pharm. Ztg. **1956**, 38, 1064 ff.

OPFER-SCHAUM: Die Verwendung des „Bamix" in Rezeptur und Defektur der Apotheke. Pharm. Ltg. **12**, 320 ff. (1956).

OTTERSBACH: Handbuch der Drogistenpraxis, 16. Aufl., Berlin/Göttingen/Heidelberg: Springer, 1949.

PAUL: Die Untersuchung der Arzneimittel des Deutschen Arzneibuchs 6. Berlin: Springer, 1927.

PFAU: Bereitung von Pillen. „Pharmazie" 4, 163 (1946).

PFAU: Prüfung von Emulsionen und Linimenten. „Pharmazie" **12**, 589 (1950).

PRESCRIPTIONES MAGISTRALES, Ausg. 1951, Schweizerischer Apotheker-Verein.

POULSSON: Lehrbuch der Pharmakologie. Leipzig: S. Hirzel, 1937.

RAPP: Wissenschaftliche Pharmazie in Rezeptur und Defektur. Berlin: Springer, 1927.

REINICKE: Zur modernen Salbenrezeptur. Dtsch. Ap.-Ztg. **46**, 844 (1953).

SCHILL: Die Herstellung von Tinkturen nach dem Perkolationsverfahren. Pharm. Ztg. **1950**, 413.

SCHINDERA u. VETTER: Herstellung von bidestilliertem Wasser in neuartigen Apparaten. Südd. Ap.-Ztg. **27**, 509 ff. (1950).

SCHIRM: Zäpfchengrundmasse mit erhöhtem Wasserbindevermögen. Dtsch. Ap.-Ztg. **51**, 1215 (1955).

SCHLICKUM: Ausbildung des jungen Pharmazeuten, 15. Aufl., Leipzig: J. A. Barth, 1932.

SCHMID: Arzneimittelaerosole. „Pharmazie" 4, 11 (1956).

SCHMIDT-LA BAUME: „Die Öl-in-Wasser-Emulsionen (Lanettewachs N und Cetiol) in der Hauttherapie". Dermatolog. Wschr. **20**, 385 (1942).

SCHMITT: Flaschen und Verschlüsse. „Die Krankenhaus-Apotheke". Beiblatt der Dtsch. Ap.-Ztg. **1956**, 2.

SCHNEIDER, E.: Invertseifen und ihre pharmazeutische Verwendung. Südd. Ap.-Ztg. **27**, 504ff. (1950).

SCHNEIDER, E.: Über eine neue Suppositorienmasse. Südd. Ap.-Ztg. **15**, 431 (1948).

STARKE: Zwei wertvolle Helfer bei Filtrationen in Rezeptur und Defektur. Dtsch. Ap.-Ztg. **50**, 1201 (1955).

TRUTTWIN: Die chemisch-pharmazeutische Fabrik. Halle:˙ Wilh. Knapp, 1944.

WEICHHERZ & SCHRÖDER: Fabrikationsmethoden für galenische Arzneimittel

WILKE: Herstellung keimfreier Lösungen mit Seitz-Filtern im Apothekenbetrieb. Dtsch. Ap.-Ztg./Südd.˙ Ap.-Ztg. **13**, 214—218 (1955).
und Arzneiformen. Wien: Springer, 1930.

WILL: Neues pharmazeutisches Manual, 5. Aufl. Berlin/Göttingen/Heidelberg: Springer, 1953.

WOJAHN: Kurze Einführung in die galenische Pharmazie. Dresden und Leipzig: Th. Steinkopff, 1951.

Sachverzeichnis

Die Kennzeichnung geschützter Namen ist nach sorgfältiger Prüfung vorgenommen worden. Wenn in Einzelfällen Warenzeichen versehentlich nicht gekennzeichnet sein sollten, so berechtigt dies nicht zu der Annahme, daß es sich um einen freien Handelsnamen (Freizeichen, Trivialnamen usw.) handelt. Verfasser und Verlag verwahren sich dagegen, daß das vorliegende Werk hierfür als Beweis herangezogen wird.

ABO = Apothekenbetriebsordnung

Abdampfen 28, 34
Abfassen 26
Abfüllen von Flüssig-
   keiten 26—28
— von Salben in
— Tuben 166
Abfüll-schlauch 27
— -trichter 26
Abschäumen 63, 65
Absorptionsgrund-
   lagen 154
Aceta 57
Acetum aromaticum 58
— Sabadillae 57, 58
— Scillae 58
— Veratri 58
Adeps benzoatus 156
— Lanae anhydricus
   155, 182
— neutralis (Adeps
   solidus) 169, 176,
   185
— suillus 154, 156
Adsorbens 20
Adsorptions-analyse,
   chromatographische
   240 ff.
— -grundlage 241
— -säule 241
Adulsion ® 79
Aerosil 20
Aerosole 56, 57
Aetherische Öle,
   Gehaltsbestimmung
   in Drogen 229
Agar 111
Alcoholica Lanae 155
Alginate, Alginat-
   schleim 51, 78, 80,
   128
Alkaloidbestimmun-
   gen 235
Alkoholgehalt,
   Bestimmung 227

Alkoholometer 220
Alkoholzahl 96
Alkohosol 49
Allihnsches Rohr 241
Allopathie 210
Aloeextrakt 144
Aminophenazon-
   lösung 51
Ampullae, Ampullen
   190
Ampullen-abschneider
   190, 191
— -feile 190
— -füllung 27, 194
— -gläser 190—192
Amylum Oryzae 104
— Solani 104
Analytische Waage 6 ff.
Angosturawein 69
Anstoßen 106, 107
Anti-biotika 169, 170
— -septik 41
Apfelextrakt, eisen-
   haltiges 142
Apparate zur Bestim-
   mung des ätheri-
   schen Öls in Drogen
   231, 232
Aqua bidestillata 31,
   192
— conservans 40
Aquae aromaticae 33
Aräometer 220
Aristamid ® 169
Arndt-Schulzsche
   Regel 210
Arsenpillen 114
Arzneistäbchen 188
Asellanemulsion 128,
   129
Asepsis 40, 41
Aufgüsse 69, 78
Augensalben 169
Aureomycin ® 169

Ausdämpfen 195
Ausgießen von Stuhl-
   zäpfchen 172
Ausrollen von Stäbchen
   188
— von Stuhlzäpfchen
   172, 174
Autoklaven 43, 44
Azeton, Nachweis 227

Bacilli 188
Baldrianwein 69
Ballonkipper 28
Balsama, Balsame 170
Balsamemulsion 126
Balsamum contra
   Perniones 171
— mammale 171
— Mentholi composi-
   tum DAB 6 171
— Nucistae 161
Bamix-Apparatur
   10—12, 51, 167
Bedruckapparate für
   Ampullen 198
Belladonna-Vaginal-
   kugeln 187
— -Stuhlzäpfchen 185
Bentonit, Bentonit-
   schleim 81, 158
Berkefeld-Filter 23
Benzoeschmalz 156
Bilsenkraut-extrakt 145
— -öl 85
Bindemittel 108, 124
Biochemie 211
Bitterklee-Extrakt 143
Blaudsche Pillen 114
Bleipflaster 115, 116
Bleiweißpflaster 119
Blutisotonie 51
Borglycerin 51
Bougies 190
Brandliniment 132, 133

Brausendes Bromsalz 18
Brausesalze 18
Brechnußextrakt 147
Brechungsindex 97, 246
Brechwein 68
Briketts, Brikettieren 205
Brustwarzenbalsam 171
Büretten 239, 240

Capsulae amylaceae 103
— gelatinosae 104
Carbowachse 154, 187
Cenomasse 109, 110
Cerata 52, 153, 161
Ceratum Aeruginis 161
— Cetacei 161
— labiale 161
— Nucistae 161
— Resinae Pini 161
Cetiol 88, 156, 157
Cetiolan 156, 157
Cetostearylalkohol, emulgierender 153
Cetylalkohol 157, 182
China-extrakt, weingeistiger 145
— -wein 67
Chininpillen 114
Chloroformöl 83
Chlorkalziumstopfen 144
Chromatogramm 241
Chromatographiergefäß 242
Collemplastra 116
Collemplastrum adhaesivum 122
— Zinci 122
Conasal ® 81
Conspergentia 104

Dampfapparat 32
Dampf, gespannter und strömender 44
— -heizschlange mit Trichter 21
Deckeln 205
Decksalben 153, 155
Dekantieren 38
Dekokte 69—78
Dekoktorium 70
Desinfektion 40, 41
Destillation, fraktionierte 28
—, trockene 29
Destillieren 28
Dezimalpotenzen 211
Dezimalwaage 8

Diakolation 149—151
Diakolator 95, 149
Dialysate 48, 152
Dialyse 47, 50, 152
Dialysier-schlauch 48
— -trichter 48
Dichtebestimmung 219
Differenzialhebelpresse 92
Diffusion 47
Digestion 82
Dimazeration 82
Dispersionsmittel 49
Dragees 199, 206—209
Dragieren 113, 206—209
Dragierkessel 207
Dreiwalzenmühle 163
DRF (Deutsche Reichsformeln) 125
Drogenmühle 10 ff.
Druckfiltration 24
Düsenemulgator 129

Eindicken 28
Eisenlebertran 87
—, konzentrierter 87
Eisenliquores 39
Eisen-tinktur, apfelsaure 98
— -wein 39, 69
— -zucker 39
EK-Filter 24
EKS-Filterschichten 25
Elaeosacchara 100
Elektrorührer 51
Elixiere, Elixiria 54, 55
Elixir Aurantii compositum 54
— e Succo Liquiritiae 54, 55
Emplastra 115 ff.
— extensa 115, 121, 122
— in massis 116
— in tabulis 116
Emplastrum adhaesivum 118
— anglicum 121
— Cantharidum ordinarium 120
— Cantharidum perpetuum 120
— Cantharidum pro usu veterinario 120
— Cerussae 119
— fuscum camphoratum 121
— Hydrargyri 119
— Lithargyri 115

— Lithargyri compositum 118
— saponatum 119
— saponatum salicylatum 119
Emulgatoren 123—126, 132, 133, 181
Emulsionen 123 ff.
— O/W 155, 157, 181
— W/O 154, 182
— aus festen Fettstoffen 126
Emulsions-grundlagen 154
— -mörser 125
Emulsio oleosa 124, 126
Englisches Pflaster 121
Entkeimungsfilter der Seitzwerke 24, 193
Entschäumen 55, 140, 183
Enzianextrakt 143
Erdnußöl, gehärtetes 154
Erstarrungspunkt, Bestimmung 221 ff.
Essentiae, Essenzen 54, 211
Essige 57
Estarinum ® 176, 187
Etrate 152
Eucerinsalbe 155
Eucerinum anhydricum 156
— cum aqua 156
Eutekticum 224
Evakolation 149—151
Evakolator 95, 149, 150
Exsikkator 16
Extinktion 168
Extracta, Extrakte 138 ff.
Extrakte, dicke 138, 139
—, dünne 138, 139
Extracta fluida 139, 148—152
— sicca 139—148
— spissa 138, 139
— tenua 138, 139
Extractum Aloes 144
— Belladonnae 144, 145
— Cardui benedicti 143
— Chinae spirituosum 145
— Colocynthidis 146
— Faecis 109, 110, 146
— Ferri pomati 142

— Filicis 139
— Gentianae 143
— Hyoscyami 145
— Opii 146
— Secalis cornuti fluidum 151
— Strychni 147
— Thymi fluidum 151
— Trifolii fibrini 143

Faktor 239
Fällen 37
Faltenfilter 19
Fantaschale 159
Farnextrakt 139
Fenchelhonig 59, 60
Ferrum oxydatum cum Saccharo 39
Fettgrundlagen 154
Feuchtgranulierer 205
Fiehesche Reaktion 58
Filter 19, 52
— -kerzen 23, 41
— -nutschen 19, 22
Filtrieren 19 ff., 193
— mit Überdruck 21, 22
— mit vermindertem Druck 21, 22, 24
Filtrierpapier 19—21
—, faserfreies 21
Fingerhuttinktur 98
Fix-Suppositorien-presse 173, 174
Fluidextrakte 94, 96, 139, 148—152
Flügelemulsions-maschine 128, 129
Fraktionierkolben 30, 227
Frinet-Abfüllapparat 28
Frostbalsam 171
Füll-apparate 26, 27
— -stoffe 107, 206

Gallerten 88
Gebläsebrenner 196
Gefriertrocknung 17
Gelantha 88, 90
Gelatina sterilisata pro injektione 90
— Zinci 89, 90
Gelatine 49, 66, 67, 81, 88
— -kapseln 104
Gelatinieren 112
Gele 49, 153
—, elastische 49
—, plastische 49
Gelées 88

Gewichte 4 ff.
Gewichtsanalyse 237
Gewicht, spezifisches 219
Gichtwatte 209
Gieß-formen für Suppositorien 174—188
— -verfahren für Suppositorien 174
Glasfritten 19, 23
Glassinterfilter 23, 42, 193
Glaswolle 19
Globuli 107, 211, 217
Globuli vaginales 183
Glyzeringelatine 88, 89
— -zäpfchen 88, 187
Glyzeringelée 89
Glyzerin-salbe 155, 158
— -seife, flüssige 137
— -zäpfchen 178, 182
Gossypia 209
Gossypium antirheumaticum 209
Grammäquivalent 182, 183
Granula 106
Granulation, nasse 205, 206
—, trockene 205, 206
Granulieren 10, 18, 204—206
Granuliermaschine 205
Grundgesetz, biologisches 210
Grünspanzerat 161
Gruppenreagentien 235
Gummi, desenzymatisiertes 78
— -schleim 78
— -sirup 207
Gießformen für Stangen- und Tafelzerate 161
Guttaplaste ® 116

Haarlemer Öl 84, 87, 171
Hafico-Presse 93, 94
Handdampfkocher 70
Handelswaagen 6
Handwaagen 4 ff.
Harmonikakapseln 102
Harntreibender Wein 69
Harze 114
Harzemulsionen 127
Haut-firnisse 90
— -milch 82
Hefeextrakt 146

Heftpflaster 118
Heißwassertrichter 21, 65
Heizbank, Koflersche 223, 224
Heiztischmikroskop nach Opfer-Schaum 224
Himbeer-saft 62
— -sirup 62, 63, 65
Hochpotenzen 211
Homogenisierung 125, 129—131
Homöopathie 210 ff.
Honige 58
Honig, gereinigter 59
Hühneraugenpflaster 119
Hustenpastillen 201
Hydrosol 49
Hypericin 86
Hypericumrot 86

Ichthyol ® 82, 114, 172, 174, 180, 184
— -Vaginalkugeln 184
— -Pillen 114
— -Zäpfchen 172
Imhausen-Masse ® 169, 176, 178, 184, 187
Indikatoren 238
Infundierapparat 70
Infusa 69—78
Injectabilia, Injectiones 198 ff.
Injektionslösungen 191, 192, 198, 199
—, isotonische 51
Isländisch-Moos-Paste 89

Jodeisenlebertran 88

Karbolöl 84
Kakaobutter 181
Kaliseife 136, 137, 158
Kaliumjodidpillen 114
Kalkkasten 15
Kaltfiltration, aseptische 45
Kaltmazerate 69, 77, 78, 83
Kampheremulsionen 127
Kampheröl 84
Kampherwein 67
Kapillaranalyse 96, 152, 244
Kapillarität 241
Kartoffelstärke 104

Karion ® 80
Kieselgur 104
Kautschukheftpflaster 122
Kochsalzlösung, physiologische 50
Koflersche Heizbank 223, 224
Kolawein 69
Kolieren 19, 25, 26
Koliertücher 72
Kollodiumhaut 19, 24
Kolloide 48, 49
Kolloidmühlen 50
Koloquinthenextrakt 146
Komplexhomöopathie 211
Kondurangowein 67
Konservierung 40
Konservierung, chemische 40
— durch Wasserent-zug 15
Kontaktpuder 105
Körner 106
Kosmetische Salben 154
Kotthoff-Mischmühle 129, 130
Krätzeliniment 132
Krause-Zerstäubungs-verfahren 147
Kräuterschneidemesser 12, 13
Kremschmelze 185
Kresolseifenlösung 137, 138
Kreßner-Siebe 13
Kristallisation 50
Kristallisieren 36
Kristalloide 47—49
Kugelmühle 12
Kugelrohr 241
Kugelviskosimeter nach Oswald 235
— nach Tausz 235
Kühler, Liebigscher 30, 35
Kühlsalbe 168
Kummerfeldsches Waschwasser 82
Kummersche Supposi-torienpresse 173

Lakritzen 61, 62
Laminariapulver 111
Lanette E 153
— N 156
— -Salbe 156
— NP 156

— -wachse 157, 182
Lanolin 155
Lasupol 184, 186
Lebertran-emulsion 52, 124, 127, 128, 129, 130, 131
— -salbe 164
Liniment, flüchtiges 132
Linimenta, Linimente 132
Linimentum ammoniatum 132
— ammoniato-cam-phoratum 132
— Calcariae 132, 133
— saponato-campho-ratum 132
— Styracis 133
Lippenpomade 161
Liquores 48
Liquor Ammonii foeni-culatus 59, 60
— Calcii sulfurati 82
— Carbonis detergens 82, 153
— Cresoli saponatus 137, 138
— Ferri oxychlorati dialysati 48
— Ferri subacetici 99
Loeco-Kolierapparat 25, 26
— -Thermopistill 160, 176
— -Tinkturenpresse 92, 93
Lösungen 48
—, äquimolare 50
—, blutisotonische 50
—, echte 49
—, gesättigte 50
—, isotonische 50, 192, 193
—, kolloiddisperse 49, 50, 54
—, molekulardisperse 49
—, parenterale 198
—, physiologische 50
—, tränenisotonische 51
—, übersättigte 50
—, ungesättigte 50
Lösungsvermittler 53
Lotio alba aquosa 82
Lotio cosmetica 82
— cosmetica Kummer-feld 52
— Zinci 80
Lufttrockenschrank 42
Lumax-Schalenhalter 160, 161

Luminal ® 109
Lumineszensanalyse 245
Lutschtabletten 204
Lycopodiumemulsion 125, 126

Malaxieren 117
Magnesiastäbchen 227
Mandelölemulsion 124, 126
Masse C 48 (Imhausen-masse) 169, 176, 178, 184
Massa Estarinum ® 176, 185
Mastu-Salbe Stada 153
Maßanalyse 237 ff.
Mattkrem 157
Maulaffen 91
Mayers Reagens 235
Mazeration 82
Medizinalgewichte, alte 4
Medvag-Luftpumpe 16, 21, 22
Meerzwiebelessig- 58
— -sauerhonig 60
Mehrzweck-Filtergerät der Seitz-Werke 42
Mella 58
Mel depuratum 59
— Foeniculi 59, 60
— rosatum 59
— — boraxatum 59
Membranfilter 19, 24
Menstruum 91, 149
Menthobalsol Stada 153
Mentholbalsam 171
Meß-kolben 239
— -pipetten 239, 240
Methylalkohol, Nach-weis 227 ff.
— und Azeton, Prüfung auf 96, 227 ff.
Methylzellulose 125
— -schleim 80
Mikrodestillation 221, 224, 225
-methoden 242, 246
— -refraktometer nach Jelley 247
— sublimation 221, 224, 225
Mischtrommeln 100
Mixgeräte 10, 11, 64, 100, 129, 164
Mohr-Westphalsche Waage 8, 9

Morphiumampullen 190
Motor-Emulgor 130, 164
Mucilagines 78
Mucilago Cydoniae 79
— Gummi arabicae 51, 52, 78, 81
— Methylcellulosi 80
— Salep 79
— Tagat 80
— Tragacanthae 79
— Tylose 79, 125
— Zinci 80
Mulle, arzneiliche 209
Muskatbalsam 161
Mutterkorn-fluid-extrakt 151
— -mühlen 13
Mutterpflaster, braunes 121

Nachtkrems 158
Natriumjodidpillen 114
Neutralfett 185
Normallösung 240
Noviform ® 169
Nutschen 19, 22

Oblaten-kapseln 103
— -verschlußapparat 103
Öle, ätherische, Gehalts-bestimmung in Drogen 229
—, arzneiliche 93
Ölemulsionen 124
Öl-in-Wasser-Emul-sionen 123
Olea medicata 83
— cocta seu infusa 83
Oleum Arachidis hydro-genatum 154
— Cacao 181
— camphoratum 51, 84
— Cantharidis 85, 86
— Chamomillae in-fusum (coctum) 85
— Chloroformii 83
— Hyoscyami 85
— Hyperici 86
— Jecoris Aselli aro-maticum 87
— Jecoris Aselli ferratum 87
— Jecoris Aselli ferratum concen-tratum 87
— Jecoris Aselli ferrojodatum 88

— Lini sulfuratum 83, 86, 171
— phenolatum 84
— Terebinthinae sulfuratum 83
— Zinci 82, 88
Olitäten 87
Olivenöl, entsäuertes 84
Ölzucker 100
Opiumextrakt 146
Opoldok 133, 134
—, flüssiger 134
— -gläser 134
Osmose 47
Oxymel Scillae 60
— simplex 60
Oxymella 58

Painexpeller 132
Papier-chromato-graphie 242 ff.
— -elektrophorese 243, 244
— -kammer nach Graß-mann/Hannig 244
Paraffinkohlenwasser-stoffgrundlagen 154
Pastae, Pasten 152 ff.
Pasteurisieren 40
Pastillen 199—202
— -masse 199, 200
— -stecher 200
Pastilli Ammonii chlorati 201
— contra Tussim 201
Penicillin-Augensalbe 170
— -salbe, wasserhaltige 157, 170
Pepsinwein 68
Pepton 48
Perkolation 95, 148—151, 214
Perkolationstinkturen 94
Perkolator 95, 148
Pfefferminzplätzchen 202
Pflaster 115
—, englisches 121
—, gestrichenes 115, 121, 122
— in Blöcken 116
— in Tafeln 116
— -mull 116
Phase, wäßrige 49
—, disperse oder innere 49
—, geschlossene oder äußere 49

Phenolöl 84
Phosphor-brandwunden 54
— -emulsion 127
— -lösung 53
— -pillen 114
Phosphorus solutus 53
Pillen 105 ff.
— -abschneider 107
— -maschine 105
— -strangpresse 107
—, Prüfung auf Zerfall-barkeit 111
—, Überziehen der 111
—, Überziehen mit Kollodium 112
—, Überziehen mit Schellack 112
Pilulae aloeticae ferratae 112
— Ferri carbonici Blaudii 114
Pipetten 239
Pistill, elektrisch heiz-bares 160, 176
Plantrite ®   46
Plätzchen 199
Poise 234
Porzellan-Nutschen 22
Postonal ® 108, 109, 174, 186, 187
Potenzierung 211 ff.
Potio Riverii 56
Polyaethylenglykol-salben USP XV 155, 157
Präzipitieren 37
Pressen 38
— von Stuhlzäpfchen 172
Presse mit Wasser-kühlung 92
Preß-beutel 92, 93
— -verfahren für Sup-positorien 92—94, 172, 185
Protargol ® 188
Prüfung der Extrakte 152
— der Tinkturen 96
Pseudoemulsionen 123, 153, 185
Puder 100, 104
Pultiformsalben 23, 168
Pulveres, Pulver 99
Pulver, abgeteilte 101
— -Dispensierlöffel 103
— -kapseln 102
— -kapselaufbläser 102, 103

Pulvermischdose 100
Pulvern 9 ff.
Pulver-schiffchen 102
— -trichter 101
Pulvis inspersorius 104
— salicylicus cum
    Talco 101
Pyknometer 219
Pyrogene 192

Quasiemusionen 153
Quecksilber-pflaster
    119
— -pillen 115
— -salbe, gelbe 168
— -salbe, graue 168
— -salbe, weiße 168
Quittenschleim 79

Raupertverschluß 64
Refraktometer nach
    Abbe 246, 247
Refraktometrie 246
Reisstärke 104
Rektifikation 28
Resorptionssalben
    154, 156
Reperkolation 151
Retensionsfaktor 243
Retorten 30
Rezepturwaagen 5
Rf-Wert 243
Rhabarbertinktur,
    wäßrige 97
—, weinige 66, 68, 97
Ringer-Lösung 50
Rivièrescher Trank 56
Rohemulsion 129
Röhren-chromato-
    graphie 241
— -perkulation 179
Rosenhonig mit Borax
    59
Rota-Handfüller 194
— -Sprudelwasch-
    apparat 191
Rotulae 199, 202
— Menthae piperitae
    202
Rückflußkühler 34
Rundfiltertechnik 243
Rühren 51, 79
Rüttelsiebe 15

Sabadillessig 57, 58
Saccharometer 220
Säfte 60
Saftgehalt, Bestimmung
    212
Sagradawein 69
Salben 152 ff.

—, Abfüllen 166, 178,
    179
— auf Schleimbasis 158
—, kosmetische 154
Salbe, wasserhaltige 155
—, wasserhaltige
    emulgierende 155
—, weiche 153
Salben-grundlage,
    wasserlösliche 153,
    155
— -herstellung,
    Technik der 162 ff.
— -körper, haut-
    freundlicher 153
— -maschine 163
— -mischplatte 162
— -mischmaschine 165
— mit Perubalsam 169
Sal bromatum effer-
    vescens 18
Salepschleim 79
Salizylseifenpflaster 119
Samenemulsion 124
Sapones, Seifen 134
Sapo glycerinatus
    liquidus 137
— kalinus 136, 137, 158
— kalinus venalis 137
— jalapinus 137
— medicatus 134—136
— venetus seu olea-
    ceus 135
Saturationes,
    Sättigungen 55, 56
Saturatio simplex 56
Sauerhonige 58
Säulenchromato-
    graphie 241, 242
Schalenhalter Lumax
    160, 161
Schaumzerstörer 55,
    87, 140
Schlangenkühler 30
Schleime 78
Schmelzen 52
Schmelzpunkt 221 ff.
—, Bestimmung 221
—, Bestimmung bei
    Fetten 222
— -apparat nach
    Westerburg 223
Schmierseife 136, 137
Schnelldispensierer 103
Schrägrohr-Heizsystem
    142
Schüttelmixturen 81
Schwefel, kolloidaler 105
— -puder 105
— -salbe 169

Schweineschmalz 154,
    156
Seifen 134
— als Emulgatoren 136
— -pflaster 119
— -spiritus 138
— -zäpfchen 183
Seitzfilter 19, 193
Seitzsche Filtriermasse
    20, 25
Senkspindel 220
Sicherheitsheber 27
Sieben 9 ff.
Siede-kolben 30
— -punktbestimmung
    226
— -stäbchen 32, 227
— -verzug 31
Sikotopf 34, 40, 60, 83,
    140
Silikagel 16
Silicon-öl 157
— -Entschäumer 140
— -Kautschuk 43, 199
Sintrax-Apparat 72, 73
Sirupi, Sirupe 63
Sirupus Althaeae 65
— Cerasi 65
— Ferri jodati 46, 65
— Ferri oxydati 39
— Kalii sulfoguaja-
    colici 65
— Rhamni catharticae
    65
— Rubi Idaei 62, 65
— simplex 51, 63
— Thymi compositus
    65
Sole 49
Solutio Acidi borici 51
— Natrii chlorati phy-
    siologica 50
— Succi Liquiritiae 62
— Vleminckx 82
Solutiones, Lösungen
    48 ff.
Span 53
Spanischfliegen-öl 86
— -pflaster 120
— für tierärztlichen
    Gebrauch 120
— immerwährendes
    120
— -tinktur 90, 97
Spatelschlitten 159, 160
Spezialglasbrenner für
    Ampullen 195, 196
Spindel 220
Spiritus Aetheris
    nitrosi 35

— saponato-camphoratus 134
— saponatus 138
— Saponis kalini 137
Sprays 56
Sprengmittel 111
Spritzflasche 239
Stabilisator 45
Stabilisieren 15, 45
Stabilisierung nach Bourquelot 97
Stada 217
Stada-Allzweckgerät 79, 80
Stadatrate 218
Stadatrator 95, 149, 150
Stadimol-Suppositorienmasse 185
Stadler-Wasserdestillationsgerät 31
Starmix 11, 50, 52
Stärkungswein 69
Stas-Balsam Stada 169
Stearatkrem 157
Stearylalkohol 157
Sterilfiltration 23—25
Sterilisation 40, 43, 45, 63, 64, 191, 196, 197
—, chemische 44, 196, 197
—, fraktionierte 41, 44, 197
— mit infraroten Strahlen 45
— mit ultravioletten Strahlen 45
— mit Ultraschall 45
Stoke 234
Strangpressen 107
Streukügelchen 211, 217
Strophantustinktur 107
Stuhlzäpfchen 171 ff.
Sublimieren 36
Succi 60
Succus Cerasi 60
— Juniperi inspissatus 60, 61
— Liquiritiae depuratus 60, 61, 62
— Rubi Idaei 60, 62
Sulfonamidsalben 169
Suppobasin 184
Suppositol 169, 184
Suppositoria, Suppositorien 171 ff.
Suppositorien, Abfüll- und Gießtopf für 178, 179

Suppositoria Glycerini Gelatina alba parata 182
— Glycerini Sapone parata 183
Suppositorien-formen 173—180
— -grundstoffe 181
— -masse Imhausen (C 48) 169, 176, 178, 184
— -presse „Fix" 173, 174
— — nach Kummer 173
Sulfur colloidale (Sulfidal ®) 50
Suspensionen 49
Süßholzsaft, gereinigter 61, 62
Synärese 157
Systeme, disperse 49

Tablettae, Tabletten 199 ff.
— Saccharo obductae (Dragees) 199
Tablettenpressen 203
Tabletten- und Dragees-Zähl- und Abfüllapparate 208, 209
Tageskrems 157
Tampons 210
Teeps ® 46, 152
Tegin ® 182
Tela medicata 209
Temperatur, eutektische 224
Tenakel 25, 39
Terra silicea 104
Terpentinöl, geschwefeltes 83
Thermopistill „Loeco" 160, 176
Thigenol ® 172
Thixotropie 169
Thüringer Spezialitäten 87
Tinctura Absinthii 45
— Allii sativi 96
— Aloes 98
— Asae foetidae 98
— Benzoes 94, 98
— Cannabis Indicae 99
— Cantharidum 96, 97
— Chelidonii 96, 99
— Convallariae 96
— Digitalis 98
— Ferri chlorati aetherea 99

— Ferri pomati 98
— Ferri subacetici 99
— haemostyptica 98
— Jodi 96, 98
— Moschi 98
— Myrrhae 94, 96, 99
— Rhei aquosa 97
— Rhei vinosa 66, 68, 97
— Secalis cornuti Acido parata 98
— Strophanti 98
— Valerianae 45, 97
— Valerianae aetherea 97
Tinktur, blutstillende 98
Tinkturen aus frischen Preßsäften 45, 96, 211, 214
— -pressen 92, 93
— -presse, hydraulische 93, 151
Titer 237
Titration 237
Titrieren 237
Tollkirschenextrakt 144, 145
Tötung 168
Tragant-Glyzerin 189
— -schleim 79
Trichter 19, 21
— -halter 21
Trikoplaste ® 116
Triturationes 215
Trochisci 199
— Santonini 199
Trocken-ampullen 198
— -extrakte 139—148
— -granulieren 205
— -infuse 74, 147
— -pinselung 82
— -schränke 16—18
Trocknen 40, 45
Turbomischer 15, 131
Tuben 165, 166
— -füllmaschine 165, 166
— -schließapparat 167, 168
— -zange 166
Tween 53
Tylose ® 125
— -schleim 51, 52, 79, 81
Tyndallisierung 44, 197

Ultrafilter 24
Unguenta, Salben 152 ff.

— chemotherapeutica 169
Unguentum Alcoholium Lanae 155
— aquosum 154, 155
— cereum 158
— emulsificans 153
— Glycerini 80, 156
— hydrophilicum 155
— Hydrargyri album 37, 38, 39, 168
— Hydrargyri cinereum 168
— Hydrargyri flavum 37—39, 168
— Lanette 156
— leniens 168
— Olei Jecoris Aselli 164
— molle 153
— Penicillini 170
— Penicillini aquosum 170
— Polyaethylenglycoli 154
— sulfuratum 169
— Zinci 164
Uni-Emulgor 129
Universal-balsam 87
— -waage nach Seppler 5
Urtinkturen 211
Urtitersubstanzen 240
Usalin Stada 153

Vaginalkugeln 171, 174, 183, 187
— mit Acidum lacticum 184
— mit Argentum nitricum 184
— mit Argentum proteinicum 188
Vakuum-apparat 29
— -destillation 29
— -exsikkator 16
— -füllapparat 195
— -perkolation 95
— -trockenschrank 17
— -umlaufverdampfer 140—142
Vaselin 154, 155
Vasogene ® 131

Vasolimenta, Vasolimente 131, 182
Verdickungsmittel 81
Verdrängungs-faktor 176
— -verfahren 94
Vergolden 112
Verhältnis, eutektisches 224
Verkrustung 39
Verreibungen 211, 215
Verreibungsmaschinen 216
Verseifung 134
Versilbern 112
Vibrationssieb 15
Vina medicata 66
Vinum Absinthii 68
— Angosturae 69
— camphoratum 67
— Cascarae Sagradae 69
— Chinae 67
— Colae 69
— Condurango 67
— diureticum 69
— ferratum 69
— Pepsini 68
— stibiatum 68
— tonicum 69
— Valerianae 69
Viskoseschwamm 95
Vitamin-Lösungen 59
Vitasellan Stada 59
Viskosimeter 234, 235
Viskosimetrie 233 ff.
Viskosität, absolute 234
—, dynamische 234
—, kinematische 234
Viskositätsbestimmung 233 ff.
Vogan ® 169
Vollpipetten 239
Volumetrie 237
Vorlauf 148

Waagen 4 ff.
Wacholdermus 60, 61
Wachssalbe 158
Wägegläschen 8
Wasser, aromatisches 33

Wasser-in-Öl-Emulsion 123
— -bad 30
— -dampfdestillation 28, 33
Wasserdampf, gespannter 41
—, strömender 41, 42
Wasser-destillations-apparat nach Stadler 31
— -gehaltsprüfung 96
— -strahlluftpumpe 21, 29
— -zahl 154
Watten und Mulle, arzneiliche 209
Wein, harntreibender 69
Weine, medizinische 66 ff.
Wermutwein 68
Wiegemesser 12
Wollfett 155
— -alkohol 155
— -alkoholsalbe 155
Wollwachs 155
Wundsalben 154, 155

Zahnscheibenmühle „Beco" 10
Zäpfchen 171 ff.
Zelluloidschaber 162
Zellulose und Zellulose-derivate 78, 79
Zentesimalpotenzen 211, 217
Zentipoise 234
Zentistoke 234
Zerate 152, 153, 161
Zerat, gelbes 161
Zeratformen 161
Zerkleinern 9 ff.
Zerstäubungs-trocknung 147
Zink-kautschukheft-pflaster 122
— -leim 89
— -öl 88
Zuckersirup 63
Zugpflaster, gelbes 118
Zweiphasensystem 49

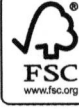

MIX
Papier aus verantwortungsvollen Quellen
Paper from responsible sources
FSC® C105338

If you have any concerns about our products,
you can contact us on
ProductSafety@springernature.com

In case Publisher is established outside the EU,
the EU authorized representative is:
**Springer Nature Customer Service Center GmbH
Europaplatz 3, 69115 Heidelberg, Germany**

Printed by Libri Plureos GmbH
in Hamburg, Germany